Textbook of
ELECTROPHYSIOLOGICAL STUDY
Second Edition

EPS概論

村川裕二／山下武志 ［編集］
Yuji Murakawa　Takeshi Yamashita

改訂第2版

南江堂

編集者

村川 裕二	むらかわ ゆうじ	帝京大学溝口病院第4内科・中央検査部 教授
山下 武志	やました たけし	心臓血管研究所 所長

執筆者(執筆順)

村川 裕二	むらかわ ゆうじ	帝京大学溝口病院第4内科・中央検査部 教授
奥山 裕司	おくやま ゆうじ	おくやまクリニック 院長
新田 順一	にった じゅんいち	榊原記念病院 副院長
鈴木 誠	すずき まこと	横浜南共済病院循環器内科 部長
小山 雄広	こやま かつひろ	東京大学医学部附属病院コンピュータ画像診断学／予防医学講座 特任助教
山下 武志	やました たけし	心臓血管研究所 所長
庭野 慎一	にわの しんいち	北里大学医学部循環器内科学 診療教授
岩崎 雄樹	いわさき ゆうき	日本医科大学循環器内科 講師
蜂谷 仁	はちや ひとし	土浦協同病院循環器センター内科 部長
鈴木 文男	すずき ふみお	結核予防会複十字病院循環器科 科長
安喰 恒輔	あじき こうすけ	JR東京総合病院循環器内科 担当部長
山根 禎一	やまね ていいち	東京慈恵会医科大学循環器内科 教授
清水 昭彦	しみず あきひこ	宇部興産中央病院 院長
髙橋 良英	たかはし よしひで	東京医科歯科大学医学部先進不整脈学寄附講座 准教授
池主 雅臣	ちぬし まさおみ	新潟大学医学部保健学科 教授
保坂 幸男	ほさか ゆきお	新潟市民病院循環器内科 副部長
小林 義典	こばやし よしのり	東海大学医学部付属八王子病院循環器内科 教授
夛田 浩	ただ ひろし	福井大学学術研究院病態制御医学講座循環器内科学 教授
野上 昭彦	のがみ あきひこ	筑波大学医学医療系循環器不整脈学 教授
池田 隆徳	いけだ たかのり	東邦大学大学院医学研究科循環器内科学 教授
清水 渉	しみず わたる	日本医科大学大学院医学研究科循環器内科学分野 大学院教授
里見 和浩	さとみ かずひろ	東京医科大学不整脈センター センター長
大坪 豊和	おおつぼ とよかず	自衛隊福岡病院内科循環器
土谷 健	つちや たけし	EP Expert Doctors-Team Tsuchiya 代表
髙橋 尚彦	たかはし なおひこ	大分大学医学部循環器内科・臨床検査診断学講座 教授
関田 学	せきた がく	順天堂大学医学部循環器内科 准教授
中里 祐二	なかざと ゆうじ	順天堂大学医学部附属浦安病院循環器内科 教授
加藤 武史	かとう たけし	金沢大学大学院先進予防医学研究科システム代謝学講座 特任准教授

はじめに

臨床電気生理検査は不整脈の病態を解き明かす手法である．

本書は，必要な機器，病態の考え方，診断と治療の方法を扱っている．
基礎生理から現場のテクニックに至る全体を取り上げているが，もとよりひとつのテキストに漏れなく集約できるわけではない．
そのゆえ，書名を「概論」とした．

初版は2010年．その後，カテーテルアブレーションやデバイス治療の進化，病態に関わる経験と報告がいっそう蓄積された．
情報の刷新のために，ここに版を改める．

カテーテル室の構成，診断と治療へのアプローチは多彩である．それらを均一化することが喫緊に求められるわけではないが，およその標準を掲げることにより，これからこの検査に携わる方に本検査の概要を提供したい．

一方では，診療現場を担う専門医の診断的思考や手技の洗練にも寄与するために，業績が広く周知される各執筆者に個人的経験やフィロソフィーにも踏み込んだ記述を依頼した．

現在の臨床電気生理学は膨大な知識に支えられており，短時間に習得できるものではない．しかし，心筋の伝導性や不応期など基本的パラメータは不変であり，プログラム刺激法そのものにも大きな変更はない．

臨床電気生理に関わる人々は解析から結論への道筋が明解であることを求める．本書の読者には，テクノロジーの変遷のみにとらわれることなく，この領域に特有な「ロジックの端正さへのこだわり」も共有されることを願う．

2019年2月

編　者

目次

第1章 EPSの黎明　村川裕二
- A. His束電位から ……………… 1
- B. カテーテルアブレーションへ ……………… 2
- C. アプローチの変遷 ……………… 3
- D. 臨床心臓電気生理研究会 ……………… 3

第2章 検査に備えて　奥山裕司
- A. 心電図検査：何が出るか予測する ……………… 5
- B. 画像診断：胸部X線，心エコー，CT ……………… 17

第3章 EPS/アブレーションを行う前に：ハード　新田順一
- A. 検査室のかたち（機器の配置） ……………… 19
- B. マンパワー ……………… 21
- C. 目的に応じた電極カテーテル ……………… 21
- D. 記録装置 ……………… 25
- E. プログラム刺激装置 ……………… 26
- F. カテ室を使いやすくする工夫 ……………… 26

第4章 EPS/アブレーションを行う前に：ソフト　鈴木 誠
- A. 鎮静のテクニックと全身管理 ……………… 29
- B. カテーテル操作と穿刺法 ……………… 30
- C. カテーテルの動かし方，電極カテーテルのポジショニング ……………… 33
- D. 合併症とその回避 ……………… 45
- E. 検査室に入ってから出るまで ……………… 48

第5章 プログラム刺激とは何か　小山雄広・山下武志
- A. EPSに必要な電気生理 ……………… 51
- B. 洞結節と房室結節の生理 ……………… 56
- C. プログラム刺激：期外刺激法 ……………… 58
- D. プログラム刺激：頻回刺激法 ……………… 67
- E. EPSで用いられる用語 ……………… 73
- F. 洞結節機能の評価 ……………… 86

第6章 検査と治療の実際

1 洞不全症候群　庭野慎一 ……………… 91
- A. 病態 ……………… 91
- B. EPSで知りたいこと ……………… 92
- C. EPSの実際 ……………… 93
- D. 症例 ……………… 98
- E. 治療選択の考え方 ……………… 102

2　房室ブロック　　岩崎雄樹 ……… *105*
A. 病態 ……… *105*
B. EPS で知りたいこと ……… *108*
C. カテーテルの配置 ……… *108*
D. 症例 ……… *111*
E. 治療選択の考え方 ……… *113*

3　副伝導路の関与する発作性上室頻拍および特殊な副伝導路　　蜂谷仁 ……… *116*
A. 病態 ……… *116*
B. EPS で知りたいこと ……… *116*
C. カテーテルの配置，およびカテーテルアブレーションの方法 ……… *120*
D. 症例 ……… *121*
E. 症例としては取り上げにくいが大事な所見 ……… *140*
F. 治療選択の考え方 ……… *141*
G. 特殊な副伝導路 ……… *141*

4　房室結節リエントリー頻拍をめぐる新しい展開　　鈴木文男 ……… *146*
A. 病態 ……… *146*
B. AVNRT の典型例 ……… *147*
C. まれなタイプの AVNRT ……… *148*
D. 未解明の問題点 ……… *162*

5　洞結節リエントリー頻拍　　安喰恒輔 ……… *171*
A. 病態 ……… *171*
B. EPS で知りたいこと ……… *171*
C. カテーテルの配置 ……… *172*
D. 症例 ……… *172*
E. 治療選択の考え方 ……… *173*
F. カテーテルアブレーションの方法 ……… *173*
G. 不適切洞頻脈に対するアブレーション ……… *175*

6　解剖学的峡部に依存する心房粗動および特殊な心房粗動　　山根禎一 ……… *176*
A. 定義と病態 ……… *176*
B. EPS の方法とそこから知りたいこと ……… *176*
C. 治療選択の考え方：解剖学的峡部に依存する心房粗動 ……… *177*

7　心房頻拍　　清水昭彦 ……… *193*
A. 病態 ……… *193*
B. EPS で知りたいこと ……… *195*
C. EPS 中のカテーテルの配置 ……… *206*
D. 症例 ……… *207*
E. 特殊な心房頻拍 ……… *210*
F. 治療選択の考え方 ……… *214*

8　心房細動　　髙橋良英 ……… *218*
A. 病態 ……… *218*

B. EPS で知りたいこと……219
C. カテーテルの配置……220
D. 症 例……220
E. 大切な所見……229
F. 治療選択の考え方……231
G. カテーテルアブレーションの方法……235

9　陳旧性心筋梗塞の持続性心室頻拍・心室細動　池主雅臣・保坂幸男……245
A. 病 態……245
B. EPS で知りたいこと……246
C. どのような症例に EPS を行うか……246
D. 治療選択の考え方……247
E. 薬物療法……247
F. カテーテルアブレーション……249
G. カテーテルアブレーションの具体的な方法……251
H. ICD 治療……258

10　非虚血性心疾患に合併する心室頻拍　小林義典……262
A. 病 態……262
B. EPS で知りたいこと……262
C. 症 例……275
D. 基礎心疾患による頻拍の機序と特徴の差異……279
E. カテーテルアブレーションの方法……280

11　特発性心室頻拍：流出路起源　夛田 浩……283
A. 病 態……283
B. EPS で知りたいこと……284
C. カテーテルの配置……286
D. 症 例……286
E. その他の流出路起源頻拍……300
F. 治療選択の考え方……301
G. カテーテルアブレーションの方法……302

12　特発性心室頻拍：verapamil 感受性　野上昭彦……303
A. 病態と分類……303
B. EPS で知りたいこと……306
C. カテーテルの配置……314
D. 症 例……317
E. 治療選択の考え方……322
F. その他のアブレーションの方法……323

13　心室細動と Brugada 症候群　池田隆徳……328
A. 病 態……328
B. EPS で知りたいこと……329
C. カテーテルの配置と刺激法……330

D. 症 例 …… 330
E. EPS を行ううえで知っておくべきこと …… 337
F. 治療選択の考え方 …… 337
G. カテーテルアブレーションの適応 …… 339

14　QT 延長・短縮症候群　　清水 渉 …… 340
A. QT 延長症候群 (LQTS) の病態と診断 …… 340
B. LQTS における EPS の適応 …… 341
C. LQTS の電気生理学的特徴 …… 341
D. 単相性活動電位を用いた LQTS の EPS 所見 …… 342
E. LQTS の治療 …… 347
F. QT 短縮症候群 (SQTS) の病態と診断 …… 348
G. SQTS における EPS の適応と電気生理学的特徴 …… 349
H. SQTS の治療 …… 350

第7章　三次元マッピング法

1　CARTO　　里見和浩 …… 351
A. CARTO システムとは …… 351
B. CARTO マップの実際 …… 354
C. ピットフォール …… 362

2　EnSite　　大坪豊和・土谷 健 …… 364
A. システムについて …… 364
B. 具体的な使い方 …… 365

第8章　EPS で用いる薬剤：いつ，なぜ使う

1　isoproterenol, atropine, β遮断薬　　髙橋尚彦 …… 377
A. isoproterenol, atropine, β遮断薬の作用機序 …… 377
B. isoproterenol と EPS …… 378
C. atropine と EPS …… 380
D. β遮断薬と EPS …… 381

2　ATP（アデノシン三リン酸）　　関田 学・中里祐二 …… 382
A. 薬理作用 …… 382
B. 臨床における使用方法 …… 382
C. 上室頻拍（SVT）に対する作用 …… 383
D. 心室頻拍（VT）に対する作用 …… 384
E. EPS における有用性 …… 384

3　抗不整脈薬　　加藤武史 …… 388
A. カテーテルアブレーション全盛期における抗不整脈薬の位置づけ …… 388
B. 抗不整脈薬の基本を知る …… 388
C. EPS で抗不整脈薬をいつ使うか …… 391

索引 …… 397

第1章　EPSの黎明

A. His 束電位から

　心臓電気生理学の嚆矢をどこにさかのぼるかは意見が分かれるだろうが，解剖学的な構造としてのHis束は19世紀末に見出されている．下って，1958年にAlanisらは摘出イヌ心の先鋭なHis束電位を報告した[1]．今日，臨床的に観察される電位と近似するものである．**図1**はHis束の2つの部位（H_1, H_2）で電位を記録し，His束電位出現の時間差から興奮伝導の方向性に合致していることを確認している．心房ペーシング周期の短縮に伴いAH時間は漸増し，HV時間は一定であることも認めている．房室接合部の電気生理学的性質について基本的な知見が示されている（**図2**）．

　ヒトのHis束電位はフランスのGiraudらが先天性心疾患患者において記録した（1960年）．Fallot四徴など電極カテーテルがHis束電位にたどり着きやすい症例での知見であった．欠損孔のない健常心においても再現性を持ってHis束電位が記録できることを示したのはScherlagであり（1969年）[2]，臨床心臓電気生理学の1つのスタートラインとみなされている．

　一方，経静脈的な手法による心筋の電気刺激は1958年にFurmanらによって報告された[3]．さらに，1960年代の終わりには，プログラム刺激によりWPW（Wolff-Parkinson-White）症候群の発作性上室頻拍（PSVT）や心房粗動の誘発や停止が可能であることが明らかとなった．Masumiらはリウマチ熱心筋炎の10歳小児の遷延するPSVTを心房刺激で停止させた[4]．心内電位は記録されていないものの，食道電位により心房興奮のタイミングが明示されている（**図3**）．

　洞結節機能の評価法としてのoverdrive suppression法はMandelとHayakawaらが報告した（1971年）[5]．洞不全症候群の3人においてペーシング終了後に顕著な洞停止が観察されており，洞停止はatropineで消失させることはできなかった．ペーシングレートは洞停止に影響するが，ペーシングの持続時間には依存しないことが指摘されている．

　心室頻拍のプログラム刺激はWellensらが始めた（1972年）[6]．心筋梗塞後の4人を含む5症例で右室からの期外刺激が加えられ，頻拍は再現性を持って誘発・停止された．頻拍中に加えられた単発の期外刺激が頻拍周期を短縮することや，頻拍周期の長さとリセットゾーンとの関連も指摘されている．

　エントレインメントの概念は1977年にWaldoらにより発表された[7]．対象は心房粗動の症例だが，心房ペーシングを頻拍レートより若干高めとするなら，頻拍を止めることはなくペーシングできるが，ある閾値を超えると粗動波形が変化し，頻拍も停止することを示した．

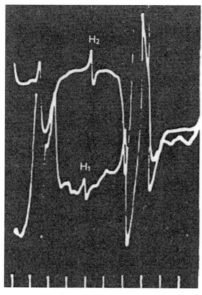
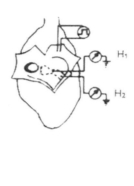

図1 イヌ心におけるHis束電位
H_1とH_2は近位と遠位のHis束電位．心房からの興奮であるため，H_1がH_2に先行している．
(Alanis J et al：J Physiol **142**：127-140, 1958 より引用)

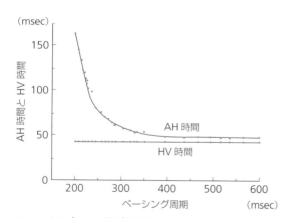

図2 イヌ心での房室結節伝導曲線
刺激周期を短縮するに連れてAH時間が延長する減衰伝導特性と，固定したHV時間が示されている．
(Alanis J et al：J Physiol **142**：127-140, 1958 より引用)

B. カテーテルアブレーションへ

　プログラム刺激による頻拍の誘発と停止の手技が確立されるにつれ，薬効評価への応用がなされた．しかし，薬物治療の限界は大きく，根治的な治療としてWPW症候群や心室頻拍を対象に手術療法も試みられた．さらに侵襲の少ない経静脈的なカテーテルアブレーションは，動物実験から数年も経たずに臨床応用が始まった．今となれば，その大胆さに驚くのだが当初のカテーテルアブレーションは直流通電によって行われた．1982年，ScheinmanらはNo薬物治療に抵抗性の上室頻拍患者5人に直流通電によるHis束アブレーションが試みているが，1人は治療6週後に突然死している[8]．9症例についてのGallagherらの検討でもHis束の離断が達成されている．翌年には副伝導路の離断と心室頻拍の治療も報告された．

　高周波通電によるアブレーションは早くも

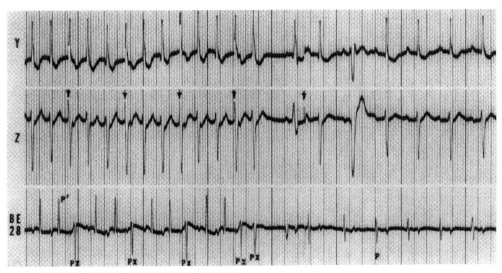

図3 発作性上室頻拍の心房刺激による停止
体表面電位（上段，中段）と食道電位（下段）．中段図の矢印は心房刺激のアーチファクトを示す．
P'：逆行性のP波，PX：心房刺激によるP波
(Massumi RA, Kistin AD：Circulation **36**：637-643, 1967 より引用)

1960年代に実験が行われているが，臨床応用は直流通電に遅れる1986年である．侵襲性の低さや心筋障害のコントロールが可能である点などから有用性が高く，速やかに頻拍治療のメインストリームとなった．1998年に心房細動と肺静脈との関連，カテーテルアブレーションの有効性について多数例の検討がHaïssaguerreらにより報告[9]されたが，こうした業績は本書のなかで個別に触れられる．

C．アプローチの変遷

本来，電気生理検査は電極カテーテルによる心内電位記録とプログラム刺激に対する電気的反応を評価することによって成り立っていた．外科的副伝導路の離断において，広範な心表面電位の同時記録が行われたことは，電気生理検査に新たな視点を得ることにつながった．この電位マッピングが心外膜側で行われたことも，心腔内電位に制限されない電気生理検査であり，20年以上を経た最近の心外膜アブレーションにも脈絡を持つ．

カテーテルアブレーションも当初はリエントリーの要所を電気的に把握することが試みられた．やがて心室頻拍の治療のように組織傷害の程度を電位波高で推測し，不整脈の発生源の解剖学的な把握が行われるようになった．また，心房細動における肺静脈の役割が明らかとなるにつれて，電位の情報ではなく解剖学的指針による焼灼隔離が多く試みられるようになった．肺静脈以外の組織の関与について，心房細動の発生や維持に寄与する可能性のある複数の心房部位を焼灼することも行われるが，それらの肺静脈外基質へのアプローチについてはいまだその有効性は確立されていない．プログラム刺激に匹敵する特異性の高い情報を得ることの難しさを示唆する経緯である．

電気生理学の裏付けのない不整脈治療に，進歩を期待することは難しいだろう．

D．臨床心臓電気生理研究会

わが国で最初にヒトのHis束電位が記録されたのは1971年とされる．この分野の全国レベルの研究会が1977年に「臨床心臓電気生理研究会」の名称で開催された．そのときの演題と発表者を

表1 第1回「臨床心臓電気生理研究会」(1977年10月1日) の演題と発表者

1. 心房固有筋における実験的異常性頻拍について（松原哲他，勝村俊仁，石黒源宏，岩根久夫）
2. sick sinus syndrome における high-rate 反応群の電気生理学的および臨床的意義（笠貫 宏，大西 哲，鈴木 信，広沢弘七郎）
3. 心房ペーシング時に心房早期刺激を加えた場合の回復期の検討（高柳 寛，松尾 博，上田慶二）
4. 左上肢の側方水平肢位により誘発，維持され，左星状神経節ブロックにより消失した上室性頻拍（田中弘充，皆越真一，鹿島友義，外山芳史，西 征二）
5. 心房内伝導曲線による上室性頻拍の分析（河野誠子，鈴木文男，佐野豊美，坂本保己）
6. dual AV nodal pathways と concealed bypass の合併例について（小野忠弘，堀尾 豊，徳臣晴比古，櫛山三蔵）
7. 心中隔バイパス例と思われる concealed WPW syndrome について（佐竹修太郎，坂本保己，比江嶋一昌，鈴木文男，佐野豊美）
8. 特異な機序の発作性頻拍を示した A 型 WPW 症候群の 1 例（鶴羽義明，髙木誠）
9. 特異な preexcitation syndrome の 2 例（松山栄一，小西興承，岡崎仁志，河合忠一，横山正一）
10. 複数副伝導路間の興奮回旋によると思われる頻拍発作を示した WPW 症候群の 1 例（深谷真彦，賀来 俊，木谷文博，矢野捷介，持永俊一，橋場邦武）
11. WPW 症候群における発作性上室性頻拍におよぼす早期心室刺激の影響（篠田 晋，伊藤明一，長島道夫，中島陽一郎，尾股 健，鈴木彦之）
12. 慢性高度房室ブロックの 1 例：逆伝導ならびに His 束周辺の期外収縮を伴う 1 例（岡野和弘，中山光三，加藤貴雄，早川弘一）
13. 下行性に完全 HV ブロック，逆行性に過常伝導と思われる HA 伝導を示した 1 例（杉本恒明，石川忠夫，柏野謙介）
14. 心房内および房室伝導におよぼす verapamil の効果（都築実紀，沢田 健，棚橋淑文，服部正雄，石川真一，近藤昭男，志野友義，奥村達磨，外山淳治，外畑 巌）

(臨床心臓電気生理 1：1978)

表1に記す．すでに副伝導路と房室結節の複数伝導路の関与する頻拍についての解析が進んでいた．

5年後の第10回ごろの研究会でも発作性上室頻拍の話題が多いが，特発性心室頻拍についての検討も複数みられる．第20回あたりでは上室頻拍のより精細な解析に加え，カテーテルアブレーションの演題も加わっている．2000年の第30回の研究会では，20余年にわたる研究会の歴史を回顧する講演が催された．カテーテルアブレーションには CARTO system やバスケットカテーテルなどテクノロジー面でのサポートが加わり，いっそうの進歩が認められている．1つの研究会ではあるが，わが国の電気生理学の歩みそのものである．研究会で発表された演題は質疑応答とともに『臨床心臓電気生理』という誌名でまとめられており，いわば心臓電気生理の現代史となっている．

日本不整脈学会（現 日本不整脈心電学会）によりカテーテルアブレーション委員会公開研究会が1989年10月に東京で開催された．当初は10余の発表だったが，近年著しい規模の拡大に至った．従来のプログラム刺激による解析が，三次元マッピングとクライオバルーンなど高周波以外の心筋傷害の作成法と協調して治療手技を構成している．すでにプログラム刺激法と新規テクノロジーを駆使した電位解析の両者を含めた広義の電気生理検査のコンセプトが確立されている．

(村川裕二)

文献

1) Alanis J et al：J Physiol **142**：127-140, 1958
2) Scherlag BJ et al：Circulation **39**：13-18, 1969
3) Furman S et al：Surg Forum **9**：245-248, 1958
4) Massumi RA, Kistin AD：Circulation **36**：637-643, 1967
5) Mandel W et al：Circulation **44**：59-66, 1971
6) Wellens HJ et al：Circulation **46**：216-226, 1972
7) Waldo AL et al：Circulation **56**：737-745, 1977
8) Scheinman MM et al：JAMA **248**：851-855, 1982
9) Haïssaguerre M et al：N Engl J Med **339**：659-666, 1998

第2章　検査に備えて

A. 心電図検査：何が出るか予測する

- 術前の心電図解析で本番（EPS，カテーテルアブレーション）での勝負は半ばついている．
- 狭いQRSの頻拍でも広いQRSの頻拍でも，P波の同定が重要である．
- P波の出現時相と機序の関係，広いQRSの頻拍の鑑別については記憶しておく．

1. 発作時心電図

a. 発作性上室頻拍（心房粗動以外の狭いQRSの規則正しい頻拍）

発作性上室頻拍（**表1**）は機序や発生部位から分類され，通常は狭いQRS波を呈する．頻拍中のP波とQRS波の時相的関係，およびP波の形態を詳細に観察することで，頻拍の機序および発生部位を推測することができる．なお，ノイズの少ない良質な心電図記録を心がけることは言うまでもない．

1．P波とQRS波の時相的関係（図1）

P波がQRS波の直後にみられる場合には，より短いQRS-P時間を呈するslow-fast型房室結節リエントリー頻拍（**図2**）と，やや長いQRS-P

表1　発作性上室頻拍の種類

1. 房室回帰頻拍（atrioventricular reciprocating tachycardia：AVRT）
    a. 順方向性房室回帰頻拍（房室結節を房室方向，副伝導路を室房方向：orthodromic AVRT）
       副伝導路の室房伝導時間が長いものは"slow Kent束"と呼ばれる*
    b. 逆方向性房室回帰頻拍（副伝導路を房室方向，房室結節を室房方向：antidromic AVRT）
    c. 副伝導路間房室回帰頻拍（1つの副伝導路を房室方向，もう1つの副伝導路を室房方向）
2. 房室結節リエントリー頻拍（atrioventricular nodal reentrant tachycardia：AVNRT）
    a. 通常型房室結節リエントリー頻拍［遅速（slow-fast）型 AVNRT］
    b. 非通常型房室結節リエントリー頻拍
       速遅（fast-slow）型 AVNRT*
       遅遅（slow-slow）型 AVNRT
3. 心房頻拍（atrial tachycardia：AT）
    a. 局所起源心房頻拍（機序は限定されない）*
    b. マクロリエントリー心房頻拍（心房切開線周囲を旋回するものを含む）
4. 洞結節リエントリー頻拍（inappropriate sinus tachycardia を含む）*

*：一般に long RP' tachycardia を呈するもの

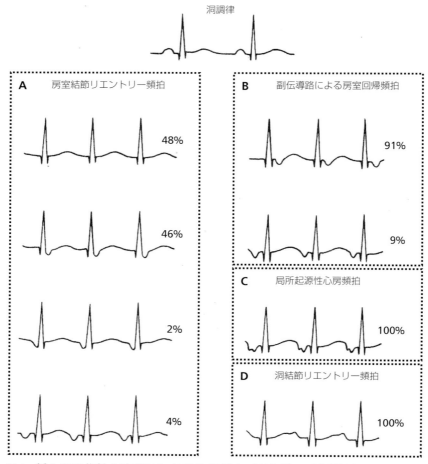

図1 種々の発作性上室頻拍におけるP波とQRS波の時相関係
A：房室結節リエントリー頻拍では，約半数でP波はQRS波に埋没していて認識できない．fast-slow型房室結節リエントリー頻拍でP波がRRの中間点より後ろにあるものは4%を占める（最下段）．
B：副伝導路による房室回帰頻拍では，大部分がQRS波の後ろにP波があるが，伝導時間の長い副伝導路ではいわゆるlong RP' tachycardiaを呈する（9%，下段）．
C, D：房室伝導時間が延長していなければ，局所起源心房頻拍・洞結節リエントリー頻拍ではP波がQRS波に先行する．
[Josephson ME：ジョセフソン臨床心臓電気生理学：手技と解釈，第2版，杉本恒明ほか（監訳），西村書店，p241, 1998より引用改変]

時間を呈する副伝導路を介する房室回帰頻拍（図3）が考えられる．洞調律中に大きく明瞭なP波が記録されているにもかかわらず，頻拍中にP波が認識できなければ，そのP波はQRS波に埋もれている可能性が高く，多くの場合はslow-fast型房室結節リエントリー頻拍である．例外としては，心房頻拍（洞結節リエントリー頻拍を含む）で頻拍起源から心室興奮までの時間が延長し頻拍周期に近似していれば，P波がQRS波に埋もれてしまう場合がある．房室回帰頻拍では，心室の興奮に引き続いて心房の興奮が発生するため，必ずQRS波の後ろにP波があり，QRS波の中に埋没することはない．また，心房頻拍で房室伝導に要する時間が頻拍周期よりやや短い場合に

A．心電図検査：何が出るか予測する

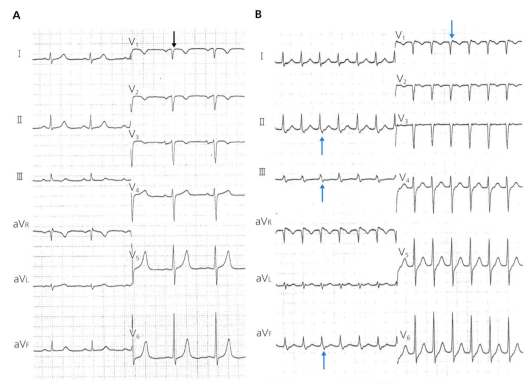

図2　pseudo r'波を呈する slow-fast 型房室結節リエントリー頻拍
A：洞調律時の12誘導心電図．黒矢印で示すように V_1 誘導の QRS 波の終末には上向きの成分は認められない．
B：頻拍中の12誘導心電図．青矢印で示すように V_1 誘導の QRS 波の終末には上向きの成分が認められる（pseudo r' 波）．これは心房興奮を反映していると推定される．また，下壁誘導では QRS 波の直後に陰性 P 波（pseudo S 波）が認められる．

は，P 波が QRS 波の直後にみられ，房室回帰頻拍と誤診してしまうこともある（図4）．比較的最近機序が明らかになってきた slow-slow 型房室結節リエントリー頻拍でも逆行性興奮が遅伝導路を通じて伝導するため，QRS 波から明瞭に離れて P 波が観察される（図5）．

P 波が RR 間隔の中間よりも後ろにある頻拍を long RP' tachycardia と総称する．これには fast-slow 型房室結節リエントリー頻拍，逆伝導時間が長い副伝導路を介する房室回帰頻拍，心房頻拍，洞結節リエントリー頻拍などが含まれる（表1）．

頻拍中の P 波の認識には，洞調律時の心電図との比較が有用である．筆者らは，循環器内科研修医3人を対象にあらかじめ房室結節リエント

リー頻拍と房室回帰頻拍の特徴（表2）を教示した後，発作時心電図と洞調律時心電図を30人分用意し，判読試験を行った．房室結節リエントリー頻拍の正診率は，発作時心電図のみでは58％であったが，洞調律時心電図と比較することで76％へと有意に改善した．また，同様に房室回帰頻拍の正診率も70％から87％へと有意に改善した．洞調律時と比較することで，頻拍中の P 波の認識精度が向上することが主因と考えられた．

2．P 波形

房室回帰頻拍中の逆行性 P 波の極性からも，副伝導路の位置が推定できる．Ⅰ誘導での陰性 P 波は左側自由壁副伝導路を，陽性 P 波は右側自

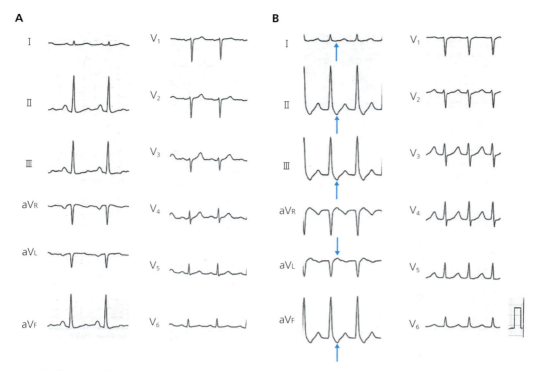

図3 房室回帰頻拍
A：洞調律時．デルタ波は認められない．
B：頻拍中は，下壁誘導で陰性 P 波が QRS 波の直後に認められる（矢印）．その時相で I 誘導と aVL 誘導を詳細に観察すると，それぞれ陰性 P 波と陽性 P 波が ST 部分に重なっているように見える．

表2 房室結節リエントリー頻拍と房室回帰頻拍の鑑別に用いた簡易基準

A. 房室結節リエントリー頻拍（AVNRT）の心電図診断：①〜③を1項目以上満たすものを AVNRT とした
①明らかな P 波を認めない
②下壁誘導（II，III，aVF）にて pseudo S 波を認める
③V₁ 誘導での pseudo r' 波を認める
B. 房室回帰頻拍（AVRT）の心電図診断：①，②を1項目以上満たすものを AVRT とした
①水平型または下降型の 0.2 mV 以上の ST 低下もしくは陰性 T 波を認める
② QRS 波と明瞭に分離された P 波を認識できる

上記は，代表的な指標について過去の論文を参考に簡易基準を定めたものであり，洞調律時の心電図が頻拍の鑑別に役立つかどうかを検討する試験において被験者に示したもの

由壁副伝導路を示唆する．V₁ 誘導の陰性 P 波は右側副伝導路を示唆する．また aVL 誘導での陰性 P 波は左側副伝導路を示唆する．

同様に頻拍中の P 波から心房頻拍の起源を推定することもできる．頻拍中の P 波が洞調律時の P 波と同一波形ならば，洞結節リエントリー頻拍など正常洞結節あるいはその極近傍に起源があることが示唆される．心房頻拍の起源がどちらの心房であるかは，アブレーション時の手技や合併症の発生率に大きな影響を与えるため，術前の鑑別が重要である（**図6**）[1]．頻拍中の V₁ 誘導の P 波が陰性あるいは陽性/陰性の二相性であれば，ほとんど右房起源である．また，V₁ 誘導の P 波が陽性あるいは陰性/陽性の二相性であれば，ほ

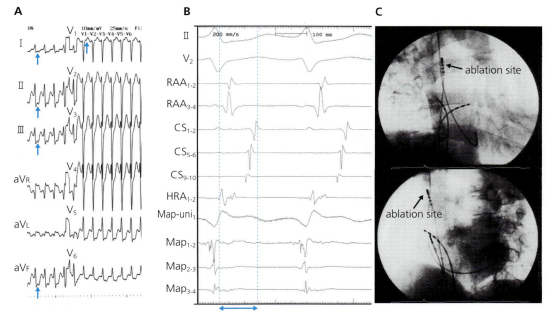

図4 上大静脈起源の心房頻拍
A：頻拍中の12誘導心電図．心拍数は200拍/分以上で，Ⅰ，V_1，下壁誘導でQRS波の後ろに陰性P波らしき波形（矢印）が認識できる．
B：頻拍中の心内電位．Map_{1-2}の部位での通電で頻拍は即座に停止した．心房興奮は矢印のような時相で生じている．この興奮が次のQRS波を生み出しており，心房頻拍と診断した．
C：焼灼成功部位の透視像．上が右前斜位像，下が左前斜位像．アブレーションカテーテル先端は右房上大静脈境界から約4cm上方にある．

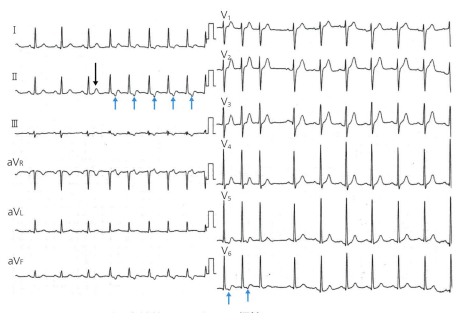

図5 slow-slow型房室結節リエントリー頻拍
左のⅡ誘導の黒矢印で示すような心房期外収縮を引き金として頻拍が発生している．青矢印で示すタイミングで，Ⅱ，aV_F誘導，左側胸部誘導で陰性P波が明瞭に観察できる．

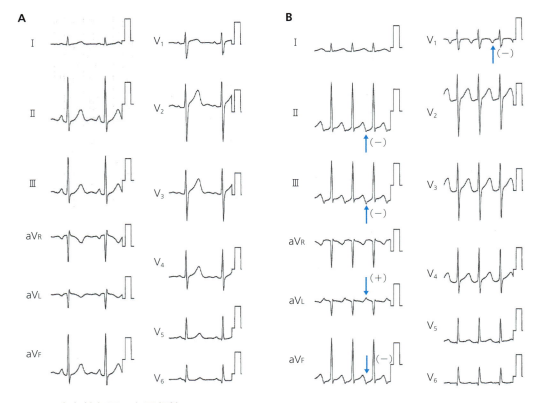

図6 三尖弁輪起源の心房頻拍
A：洞調律時の標準12誘導心電図，B：頻拍中の標準12誘導心電図
三尖弁輪上で，心尖部からみて7時の方向に起源があり，初回通電で根治できた症例．QRS波に先行するP波（矢印）の極性は，下壁誘導で陰性，V_1誘導で陰性，aV_L誘導で陽性となっており，副伝導路が起源となる心房付近に付着していると想定した場合と同様のP波形となっている．

とんど左房起源である[2]．Kistlerらは頻拍中のP波形から心房頻拍起源を推定するアルゴリズムを提唱している（**図7**）．彼らは前向きに30例の心房頻拍を対象としてこのアルゴリズムを使用したところ，93%の精度で起源を推測できたと報告している．QRS波に比べP波高は低いため，分界稜上部起源と右上肺静脈起源の鑑別，左房中隔起源と冠静脈洞入口部起源などの解剖学的に比較的近い部位の鑑別は困難であると報告している．

3．その他の所見

頻拍中に房室解離や房室ブロックが認められれば，房室回帰頻拍の可能性はない．なぜならば房室回帰頻拍は心室が必須回路に含まれるからである．また，下位共通伝導路での2：1ブロックなどの可能性があるため房室結節リエントリー頻拍も否定はできないが，房室解離や房室ブロックが認められれば大部分は心房頻拍である．

1拍おきにQRS波形が変化するQRS alternanceは，房室回帰頻拍に特異的な現象として報告された．現在では心拍数が多い場合には，他の機序の上室頻拍でも観察される現象であり，その特異性はそれほど高くないと理解されている．

QRS幅の広い頻拍から狭い頻拍への移行が観察された場合には，頻拍周期の変化に注目する．たとえば，左脚ブロック型から狭いQRSへの移行がみられた際に頻拍周期が35 msec以上短縮すれば，左側副伝導路を介する房室回帰頻拍の可能性が高い（Coumel現象）．これは，左脚ブロック解除によって房室結節から副伝導路に至る経路が短くなり，頻拍回路長が短くなるためである．

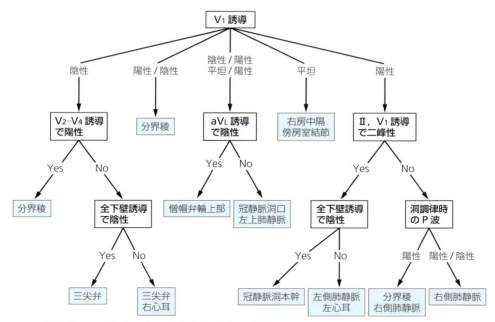

図7 頻拍中のP波形による心房頻拍起源の推定
V_1誘導のP波形をスタートとするアルゴリズム．たとえば図6の症例では，V_1誘導は陰性，V_2-V_4誘導は平坦，全下壁誘導で陰性なので，起源は三尖弁輪と推定される．

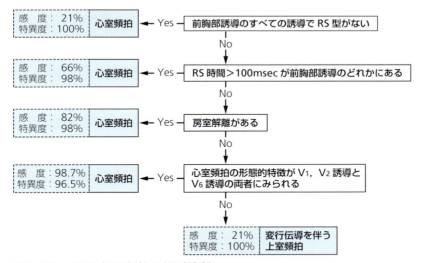

図8 広いQRS幅の頻拍の鑑別診断
前胸部誘導のQRS波，房室解離，QRS波の形態的特徴（図9参照）で，心室頻拍と変行伝導を伴った上室頻拍を高い感度・特異度で鑑別できる（詳細は本文参照）．

b. 広い QRS の頻拍の鑑別

広い QRS の頻拍では上室頻拍の変行伝導と心室頻拍を鑑別する必要がある．まず，心電図診断に先立って，血行動態の良し悪しでは両者を鑑別することはできないこと，器質的心疾患に合併する広い QRS の頻拍の 90% は心室頻拍であることは知っておくべきである．救急の現場では上室頻拍の変行伝導と確診できる場合以外は，心室頻拍として処置を行うことが重要である．

これまで上室頻拍の変行伝導と心室頻拍の鑑別については多くの報告がなされている．変行伝導を伴った上室頻拍では，右脚ブロックあるいは左脚ブロックに類似した波形となり，QRS の立ち上がりは急峻である．一方，心室頻拍は通常病的な心室筋で発生するもので QRS の立ち上がりは急峻ではないことが多い．代表的な鑑別アルゴリズムを以下に呈示する[3]．

Brugada らは，診断が確定した 554 の広い QRS の頻拍（心室頻拍 384，変行伝導を伴った上室頻拍 170）を解析して比較的簡易な鑑別アルゴリズムを考案した（図 8）．

まず，前胸部誘導のすべてで RS 型がない，つまりすべての誘導で上向き（positive concordance）あるいは下向き（negative concordance）の QRS 波のみを認めるときは心室頻拍と推定される．この場合，感度は 21% であるものの，特異度は 100% であった．RS 型があって，その最長の RS 時間が 100 msec を超えている場合も心室頻拍と推定される（図 9B 左）．このステップまでで心室頻拍に対する診断の感度 66%，特異度は 98% である．

次に房室解離をみる．房室解離の診断のために QRS 波の前後に見え隠れする P 波を探すことになるが，そのためにはノイズの少ない良質な心電図を長めに記録する必要がある（図 10）．房室解離があればさまざまなタイミングで心房興奮が心室に伝導しようとするため，伝導系と心室の不応期の条件が整えば，心室の一部あるいは全体が心房の興奮によって支配され，比較的狭い QRS 波を呈することがある（fusion beats または capture beats）．ちなみに房室解離があるときの理学的所見では，静脈拍動や第 1 心音の大きさが変動することや，収縮期血圧が変動する，などが知られている．

次に QRS 波の形態の特徴を検討する．V_1 誘導で上向きが主であるか下向きが主であるかによって，大きく右脚ブロック型と左脚ブロック型に分かれる．それぞれの代表的な波形を呈示する（図 9）．これらのすべての段階を踏むことで，心室頻拍診断の感度は 98.7%，特異度は 96.5% となった．

c. 心室頻拍起源の推定

1. 虚血性心疾患に伴う心室頻拍

多くの場合は，心筋梗塞に伴う瘢痕あるいはその周辺部に伝導遅延領域が形成されて心室頻拍が発生するため，冠動脈構築や種々の画像診断による梗塞部位の情報が起源推定の一助となる．脚ブロック型，QRS 軸，移行帯，concordance による起源推定の概略を表 3 に示す[4]．

2. 特発性心室頻拍

特発性心室頻拍は明らかな器質的心疾患を合併しない心室頻拍で，主に右室流出路起源のものと左室中隔領域起源のものがある．

右室流出路起源の特発性心室頻拍の機序は撃発活動と推定されており，左脚ブロック型・下方軸を呈する．起源の推定についても多数の報告があるが，本項では Kamakura らが 1998 年に報告したものの要点を述べる[5]．II 誘導と III 誘導の QRS 幅が 140 msec を超えていれば自由壁起源の可能性が高く，140 msec 以下であれば中隔起源の可能性が高い．また II 誘導と III 誘導で RR' または Rr' 型であれば自由壁起源の可能性が高く，R 型であれば中隔起源の可能性が高い．

臨床上，重要なことは左室流出路起源のものとの鑑別である．この点について，Kamakura らは V_1，V_2 誘導の r 波高が 0.2 mV 以上で V_3 誘導の R/S 比が 1 以上であれば，左室流出路起源である可能性が高いと報告している．また，Hachiya らは I 誘導で S 波が認められる場合や

A. 心電図検査：何が出るか予測する 13

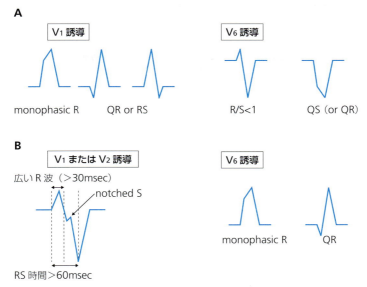

図9 心室頻拍を示唆するQRS波の形態的特徴
V_1誘導で，R波成分が著明な右脚ブロック型（A）とS波成分が著明な左脚ブロック型（B）に分け，それぞれ心室頻拍を示唆するQRS波形を示す．

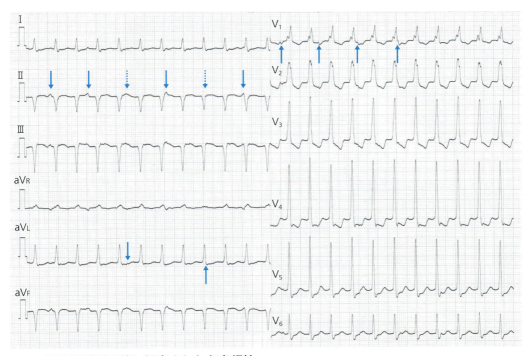

図10 房室解離が明瞭に観察された心室頻拍
II誘導で実線矢印のようにP波が観察される．2番目と3番目の実線矢印の中間の時相（点線矢印）では，II誘導では明瞭なP波は観察されないが，aV_L誘導にP波らしき波形（矢印）が認識できる．3番目と4番目の実線矢印の中間も同様である．V_1誘導でも実線矢印のようにP波が認識できる．これらのP波は明らかに心室興奮から解離している．

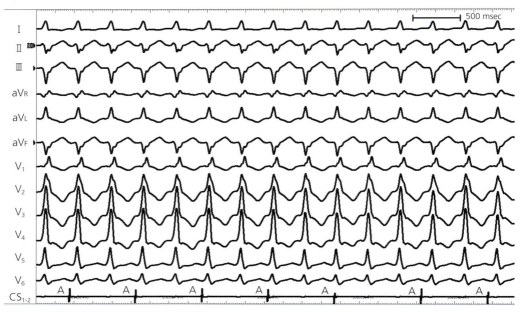

図11 左脚後枝起源の特発性心室頻拍
EPSで誘発されたもの．右脚ブロック＋左軸偏位を呈している．最下段に呈示されている心房興奮波（A）から房室解離が確認できる．

表3 虚血性心疾患に伴う心室頻拍の起源予測

心電図の特徴	起源
1. 脚ブロック型	
右脚ブロック	左室自由壁
左脚ブロック	左室中隔または右室
2. 前額断面のQRS軸	
上方軸	左室下壁または中隔下部
下方軸	左室前壁または中隔上部
右軸	左室側壁または心尖部
3. 前胸部誘導の移行帯（R>S）	
V_1-V_3	心基部
V_4-V_6	左室心尖部
全胸部誘導で上向き	僧帽弁輪
全胸部誘導で下向き	心尖部
4. QRS波の立ち上がり	
slurred（急峻でない立ち上がり）	心外膜

脚ブロック型，QRS軸，移行帯などで起源を予測する．
[Catheter Ablation of Cardiac Arrhythmias, Huang SKS, Wood MA（eds）, Elsevier Saunders, p522, 2006より引用改変]

V_1，V_2誘導のR/S比が1以上であれば，左室流出路起源を疑うべきであると報告している[6]．

　左室特発性心室頻拍は，流出路起源の撃発活動を機序とするもののほかに，verapamil感受性のPurkinjeネットワークに関連する3つのタイプが報告されている[7]．大部分は左脚後枝領域を起源とするもので，QRS波形は右脚ブロック型を呈し，左軸偏位型である（**図11**）．一部に右脚ブロック・右軸偏位型のものがあり，左脚前枝領域起源と考えられている．また，ごくまれに上部中隔起源のものがあり，QRS幅は狭く，正常軸であると報告されている．

d．心房粗動の鑑別診断

　三尖弁輪-下大静脈間峡部（cavo-tricuspid isthmus：CTI）を必須回路に含み，興奮が心尖部からみて三尖弁輪周囲を反時計方向に旋回する心房粗動［counter clockwise（typical）atrial flutter］と時計回りに旋回する心房粗動［clockwise（reverse typical）atrial flutter］が広義の通常型心房粗動である．マクロリエントリーを機序とす

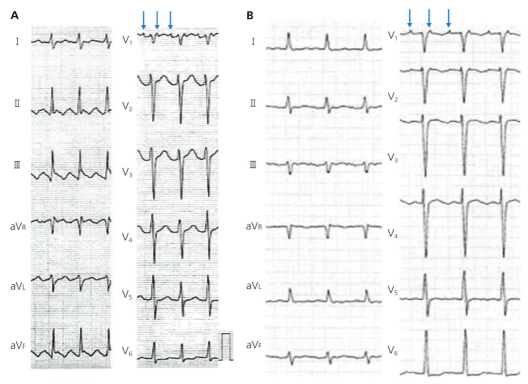

図12 心房粗動
A：三尖弁輪周囲を反時計回りに旋回する通常型心房粗動（2：1の房室伝導）．下壁誘導で特徴的な陰性F波，V誘導で陽性→陰性の二相性F波（矢印）が認められる．
B：拡張型心筋症に合併した僧帽弁輪を反時計回りに旋回する心房粗動（2：1の房室伝導）．V_1誘導で高い陽性F波（矢印）が認められるが，下壁誘導でのF波は平坦から低電位多相性である．

る心房粗動がアデノシン製剤で停止することはまれであるので，房室伝導性が良好でF波を明瞭に観察できない場合は，アデノシン製剤を使用して房室ブロックを作りながら心電図を記録する．反時計回り通常型心房粗動（**図12A**）では，下壁誘導で下向きの鋸歯状のF波（緩徐に下行し急峻に上行する），I誘導とaV$_L$誘導で低電位の二相性のF波，V_1誘導で上向きのF波，V_6誘導で下向きのF波が観察される．一方，時計回り通常型心房粗動の心電図波形は特異性が低く変異に富むが，下壁誘導ではしばしば正弦波のような波形を呈する．どちらの回り方をしても，下壁誘導のF波の極性は左房の興奮型に依存する．反時計回り通常型では左房は下方から（冠静脈洞付近）興奮するため陰性F波を，時計回り通常型では左房は上方から（Bachmann束付近）から

興奮するため陽性F波を呈する．
下大静脈を旋回するいわゆるlower loop re-entryによる心房粗動なども報告されているが，持続するものは非常にまれである．
比較的多い左房起源の心房粗動の特徴について以下に述べる．左房が起源であれば，あらかじめ患者に心房中隔穿刺の必要性を説明する必要があるうえ，合併症の種類や重篤度もまったく異なる．左房起源の心房粗動も複数の回路が報告されているが[8]，体表面心電図での鑑別は容易ではない．左房中隔に頻拍回路があるものでは，V_1誘導で陽性または多相性F波，そのほかの誘導では平坦なF波を呈する．僧帽弁周囲を旋回する心房粗動ではV_1，V_2誘導で陽性F波，下壁誘導で低電位陽性または多相性F波を呈する（**図12B**）．左房後壁の瘢痕を旋回する心房粗動では，半数程

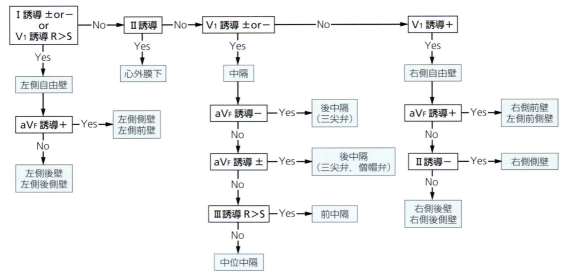

図13 デルタ波極性を用いた副伝導路位置の推定アルゴリズム
デルタ波の初期20 msecの極性を使用する．デルタ波の開始時点を正確に判断するためには，少なくとも6誘導の同時記録が望ましい．
(Arruda MS et al：J Cardiovasc Electrophysiol **9**：2-12, 1998 より引用改変)

度は反時計回り通常型心房粗動に類似したF波を呈したとの報告がある．V_1誘導で幅の広い陽性F波を認めるときは，左房起源の心房粗動の可能性が高い[9]．

2. 非発作時心電図

a. 副伝導路の位置推定

副伝導路の位置の推定はアブレーション治療の戦略を考えるうえで必須である．これまで数多くの推定アルゴリズムが報告されているが，いずれのアルゴリズムでも明瞭なデルタ波がみられなければ診断精度は低下する．記憶するべき特徴として，①十分な大きさの早期興奮があれば，左側自由壁副伝導路の場合はV_1誘導のデルタ波は陽性で，R/S比は1よりも大きく，Ⅰ，aV_L誘導のデルタ波は陰性である，②V_1誘導のデルタ波が陽性であっても，R/S比が1よりも小さければ右側自由壁副伝導路を示唆する，③右側自由壁副伝導路では，移行帯がV_3あるいはそれより左側にある，④副伝導路の位置が後壁→側壁→前壁となるにしたがって，下壁誘導(特にaV_F誘導とⅢ誘導)のデルタ波の極性が陰性→等電位→陽性となる，⑤V_1誘導の陰性デルタ波は中隔副伝導路を示唆する，などが挙げられる．しばしば用いられるOklahoma大学のグループが報告しているアルゴリズムチャートを紹介する(**図13**)[10]．特に術前に予測しておくほうがよい副伝導路として，冠静脈洞-大心静脈内での通電を要するものがある[11]．その特徴として，Ⅱ誘導の陰性デルタ波，aV_R誘導での急峻な陽性デルタ波，V_6誘導の深いS波などが報告されている(**図14**)．

b. 心室内伝導遅延

心室内伝導遅延があれば，リエントリーを機序とする心室頻拍が誘発される可能性を考える．体表面加算平均心電図での心室遅延電位記録が汎用されている．また不整脈源性右室心筋症では，洞調律時に右側胸部誘導でQRS波の直後に特徴的なイプシロン波が記録されることがある．これは著明な伝導遅延と遅延を呈する心筋量の大きさのため加算せずとも見える心室遅延電位であり，リエントリー心室頻拍の基盤である．

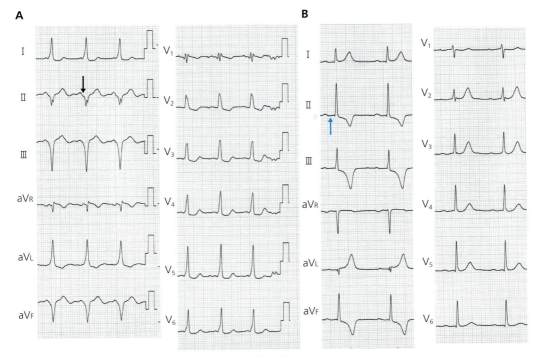

図14 大心静脈内での通電を要したWPW症候群
A：洞調律時．黒矢印のごとくⅡ誘導で陰性デルタ波を呈している．
B：副伝導路離断後．離断後の心電図（青矢印）と比較すると洞調律時の陰性デルタ波（黒矢印）は明瞭である．

B. 画像診断：胸部X線，心エコー，CT

- 胸部単純X線像では，左上大静脈があるかもしれないと思って読影する．
- 術前の画像診断で検査・治療戦略を練る．

1. 胸部X線

EPSでは，ほとんどの場合，肘静脈や内頸静脈などを介して冠静脈洞に電極カテーテルを挿入する．また，体内式ペースメーカの植込みは，多くの例で左側から行われる．左上大静脈遺残は一般人口の0.4%に合併し，その一部では通常の上大静脈が完全に欠損している場合がある．胸部正面X線像でも注意深く観察すれば左上大静脈遺残が判明することがある（図15）．術前に左上大静脈遺残の存在が推測されれば，造影CT検査などで先天性血管異常を検索でき，あらかじめ検査・治療計画を練ることができる．

2. 心エコー

各心腔の観察を行い，形態の評価を行うとともに大きさを測定する．マッピングカテーテルの先端部の曲がりは各社とも複数の選択肢があり，それによって最適のものを選ぶためである．三尖弁の中隔尖と後尖付着部が右室側にずれているEbstein奇形では20〜30%に房室回帰頻拍が合併するとされ，ほとんどの副伝導路は右側に存在する．右側副伝導路が予想される例では，術前の心エコー図検査でEbstein奇形の合併の有無を検討する．左上大静脈遺残による静脈還流量増大のため著明に拡大した冠静脈洞が観察されることもある．

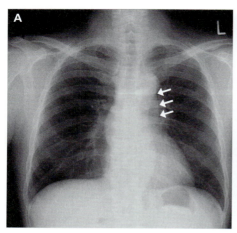 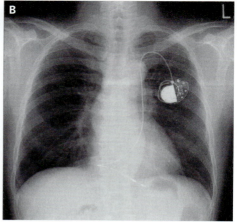

図15　左上大静脈遺残症例の胸部X線像
A：ペースメーカ植込み前．矢印のように左上大静脈遺残（PLSVC）の左縁が観察できる．
B：リード線はPLSVC→冠静脈洞→右房→右室心尖部と走行している．

3. CT

　造影CT画像などを三次元マッピングシステム上で表示し，マッピングカテーテルから得られた位置情報と重ね合わせる機能を搭載したCARTOシステムやEnSiteシステムが導入され，術前のCT画像の有用性が高まっている．肺静脈隔離術を行う際には，肺静脈分枝の本数，直径などを術前CTで評価することで，リング状カテーテルの形状を選択できる．

（奥山裕司）

・・・・・・・・・・・・・・・ 文　献 ・・・・・・・・・・・・・・・

1) Okuyama Y et al：Heart Vessels **22**：55-58, 2007
2) Kistler PM et al：J Am Coll Cardiol **48**：1010-1017, 2006
3) Brugada P et al：Circulation **83**：1649-1659, 1991
4) Catheter Ablation of Cardiac Arrhythmias, Huang SKS, Wood MA（eds）, Elsevier Saunders, p522, 2006
5) Kamakura S et al：Circulation **98**：1525-1533, 1998
6) Hachiya H et al：Pacing Clin Electrophysiol **23**：1930-1934, 2000
7) Nogami A：Card Electrophysiol Rev **6**：448-457, 2002
8) Bochoeyer A et al：Circulation **108**：60-66, 2003
9) Medi C et al：Europace **10**：786-796, 2008
10) Arruda MS et al：J Cardiovasc Electrophysiol **9**：2-12, 1998
11) Takahashi A et al：J Cardiovasc Electrophysiol **9**：1015-1025, 1998

第3章 EPS/アブレーションを行う前に：ハード

A. 検査室のかたち（機器の配置）

- 可能であれば，バイプレーンのシネアンギオ装置と三次元マッピングシステムを導入する．
- カテ室と機器操作室の広さやマンパワーに応じて，EPS記録装置や心臓電気刺激装置をカテ室内（術者側）に置くか，機器操作室側に置くかを決める．

EPSおよびアブレーションを行う際に必要な機器を挙げると，以下のようになる．
① シネアンギオ装置（バイプレーンあるいはシングルプレーン）
② EPS用記録装置
③ 心臓電気刺激装置
④ カテーテルアブレーション用高周波発生装置
⑤ 三次元マッピングシステム（Johnson & Johnson 社製 CARTO, Abbott 社製 EnSite, Boston Scientific 社製 Rhythmia）
⑥ 心腔内超音波画像診断装置

①～④は必須であるが，⑤と⑥については特殊な不整脈を除き必須とは言えない．それぞれの施設でどの程度までの設備を整えるかは，症例数や開心術後の特殊な不整脈を扱うかなどによって決まる．④の高周波以外に最近はクライオバルーン，クライオカテーテル，ホットバルーンおよびレーザーバルーンが使用できるようになったが，それぞれ専用のコンソールは必要である．

さいたま赤十字病院（以下，当院と略す）では，バイプレーンのシネ装置と三次元マッピングシステムとして CARTO および EnSite システムを導入している．最近は三次元マッピングのいずれのシステムも磁場情報を取り入れるようになっており，正確度の差がなくなってきている．シネアンギオ装置については三次元マッピングシステムを導入する代わりにシングルプレーンという選択肢もあるが，当院では発作性上室頻拍や通常型心房粗動では三次元マッピングシステムを使用しないことから，バイプレーンを選択した．2方向から透視できると情報量は増えるので，三次元マッピングシステムを使用するときもバイプレーンは使用している．予算やスペースに余裕があれば，バイプレーンにすべきである．シネアンギオ装置の術者側モニターは58インチの1つの画面を自由に分割できるタイプを使用している．さらにその上に2つの液晶モニターを置いている．大画面モニターの分割方法は，三次元マッピングシステムを使用する場合やクライオを使用する場合などで分割数や組み合わせをそれぞれ工夫している．たとえば，心房細動に対するカテーテルアブレーションのときは，三次元マッピングシステムを使用するとき（図1A）とクライオバルーンによるとき（図1B）でレイアウトを少し変更している．

実際の機器の配置を図2, 3に示した．図2は機器操作室の写真で，EPS記録装置は血行動態検

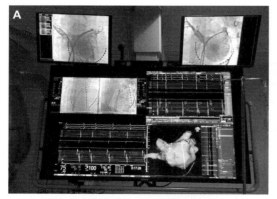

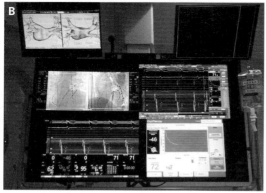

図1 術者用のモニター
58インチの大型モニターとその上に2つの液晶モニターを配置.
A：三次元マッピングシステムを使用するときのレイアウト（**上段**：正面の肺静脈造影像，左前斜位の肺静脈造影像，**中段**：正面透視像，左前斜位透視像，解析用心内心電図記録，**下段**：リアルタイム心内心電図記録，三次元マッピングモニター）
B：クライオバルーンを使用するときのレイアウト（**上段**：三次元CT像，**中段**：正面透視像，左前斜位透視像，解析用心内心電図記録，**下段**：リアルタイム心内心電図記録，クライオコンソールモニター）

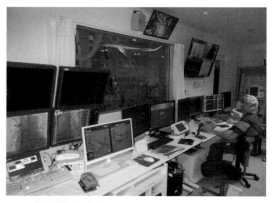

図2 機器操作室内のレイアウト
（左から右へ）放射線透視装置，三次元マッピングシステム，EPS記録装置，プログラム刺激装置

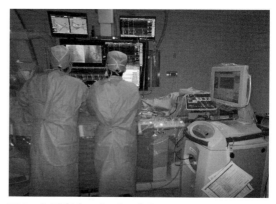

図3 カテ室内のレイアウト
左側にクライオコンソールを配置.

査と共用であり，カテ室内ではなく機器操作室側に配置している．MEの要望で，カテ室内での患者や機器のトラブルにすぐに対応できるように，MEが操作する機器はカテ室入口に配置した．プログラム刺激装置と高周波発生装置は，カテ室内の術者に比較的近い場所に置く施設も多いが，当院では機器操作室側の記録装置横に設置している．また，レイアウトの変更を容易にするために，床に作成してあったカテ室と機器操作室をつなげるトンネルにプログラム刺激装置や高周波発生装置用のケーブル類を配置しておくと便利である．熟練した臨床工学技士（ME）であれば，1人で機器操作室において記録装置と刺激装置の操作を行うことができる．図3はカテ室内の写真で，クライオアブレーションを行う際にはそのコンソールを右に配置している．

高周波発生装置のスイッチのON/OFFは，当院では術者ではない医師が行っている．術者自身がフットスイッチでON/OFFを行っている施設もあるが，透視の操作もフットスイッチであり，別々に行ったほうがより安全と考えている．温度

設定や出力設定は，術者または他の医師が高周波発生装置を操作するMEにその都度指示し，実際の温度や出力，インピーダンスなどは，記録装置のモニターに同時に表示させて術者も確認できるようにすることが重要である．MEの少ない施設では，術者以外の医師であればスイッチのON/OFFと同時に，温度や出力設定の操作も行うことができる．

輸液ポンプの設置場所も，その表示が術者にも常に確認できる場所に設置されることで，看護師だけでなく，術者もダブルチェックすることができるようになり，より安全である．isoproterenol，heparinおよびpropofolなどの持続点滴をアブレーションの際に行うことも多いので，当院ではモニターのすぐ下に輸液ポンプを配置し，術者も確認できるようにしている．

心腔内超音波画像診断装置については，当院では心房細動アブレーション時の心房中隔穿刺の際には原則として用いていないが，左室起源の心室頻拍に対しアブレーションを行うときは使用している．Johnson & Johnson社製SOUNDSTAR，ACUNAVおよびAbbott社製ViewFlexがあり，SOUNDSTARのみCARTOシステムとの連動が可能である．

B. マンパワー

● EPSおよびアブレーションは，医師，臨床工学技士（ME），および看護師により行い，各々の人数は各施設で異なるため，状況に応じて役割を分担する．

最低限必要なマンパワーとしては，①医師1～2人，②ME 2～3人，③看護師1人となるが，医師とMEの役割分担は施設により異なる．当院では，医師である術者がカテーテル操作と透視装置の操作を行い，もう1人の医師がフットスイッチあるいは手動ボタンスイッチで高周波発生装置の操作を行っている．MEは原則として現在3人が配置され，1人は記録装置，もう1人は刺激装置，3人目は通電中の高周波発生装置の出力設定や温度コントロール設定の変更を行っている．業者の立会い規制に伴い，院内のMEを増員し，現在若手MEを育成している段階であり，育ってくればMEは2人でも十分に作業が行えると考えている．看護師は1人で，患者の観察・看護，および薬物投与や術者のサポートを行っている．

C. 目的に応じた電極カテーテル

● 頻拍の種類に応じて，電極カテーテルを使い分ける．

● 心筋の厚い部位の焼灼には，イリゲーションカテーテルや8 mmチップのアブレーションカテーテルが有用である．

● 合併症を減らすため，コンタクトフォースを測定できるカテーテルを使用したり，治療上必須でなければ穿刺部位やカテーテル挿入本数を減らし，手技時間も短縮するように工夫する．

不整脈の種類により，電極カテーテルの種類や数を決めている．詳細は各論に譲るが，当院での原則を以下に示す．不整脈患者は若年者も多く，できるかぎり鎖骨下静脈や内頸静脈穿刺は行わず，鼠径部のみの穿刺ですむように意識している．もちろん，優先順位は確実な治療を行うことであり，心房細動のアブレーションではほぼ全例で，心腔内除細動用で上大静脈（SVC）や通常型心房粗動のアブレーションにも有用なカテーテルBeeAT（日本ライフライン社製）を鎖骨下静脈より冠静脈洞（CS）に挿入している（図4）．

1. 発作性上室頻拍（図5）

右鼠径部より静脈に対して，近位部に7.2F

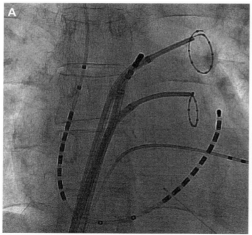 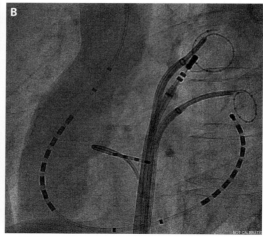

図4 高周波による心房細動治療時の電極カテーテルの配置
A：正面像，B：左前斜位像

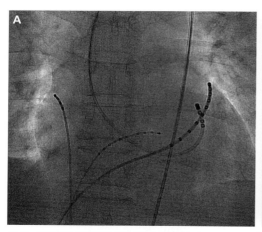 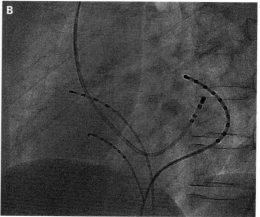

図5 左側副伝導路焼灼時の電極カテーテルの配置
A：右前斜位像，B：左前斜位像

シース，遠位部に8Fの2ポートシースを挿入し，7.2Fシースから6F 10極CSカテーテルをCS内に留置する．8Fシースからは，4Fの1本でHis束電位記録と右室流出路電位記録・刺激ができるカテーテルと，4Fの右房電位記録とアブレーションカテーテル先端の単極誘導記録時の不関電極として使用できる5極のカテーテルを挿入している．右室の刺激部位は，逆伝導の評価の際に房室結節を介するものと副伝導路を介するものとの鑑別に有利な流出路とすべきである．そのため当院では，His束用電極と先端の4極の間隔を短

くしたHis束・右室流出路電位記録用4F 10極の電極カテーテルFe-po（フクダ電子社製）を使用している．EPSの結果，通常型房室結節リエントリー頻拍であれば，CSカテーテルを抜き，アブレーションカテーテルを挿入している．非通常型やCS開口部の電位記録も残したい場合は，静脈にもう1本7.2Fシースを追加し，アブレーションカテーテルを挿入する．左側Kent束であれば，鼠径部より動脈に35 cmの7.2Fロングシースを挿入し，アブレーションカテーテルを入れる．7Fのアブレーションカテーテルを使用す

C. 目的に応じた電極カテーテル　23

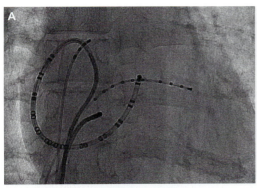
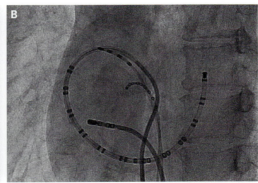

図6　右側自由壁副伝導路焼灼時の電極カテーテルの配置
A：右前斜位像，B：左前斜位像

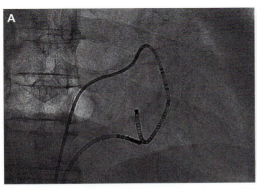
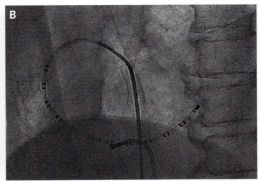

図7　通常型心房粗動時の電極カテーテルの配置
A：右前斜位像，B：左前斜位像

る際には，原則として7.2Fのシースを用いている．これは，カテーテルを挿入した際に少し余裕があり，操作性が良いことと，圧モニターをする際にも波形がなまりにくく便利だからである．左側Kent束の場合，部位に応じてアブレーションカテーテルを選択している．前壁から側壁にかけてはMariner MC（Medtronic社製）を使用している．このカテーテルは素材が硬く，トルクをかける際には注意が必要だが，カーブ径を変えることができ，特に前壁側のマッピングは行いやすい．一方，後壁や後中隔は，CELSIUS（Johnson & Johnson社製）A，B，C-curveおよび後中隔用カテーテルがよい．

2. 右側副伝導路（右側Kent束や Mahaim束など）を介する頻脈（図6）

前述した静脈からのシースにもう1本アブレーションカテーテル用の7.2Fシースを追加し，CSカテーテルの代わりに24極Haloカテーテルを挿入する．アブレーションカテーテルはCELSIUS F-curveを用いる．固定が困難なときにはSwartz SR2やSR3（Abbott社製）などのガイディングシースを用いることもある．

3. 通常型心房粗動（図7）

右鼠径部より静脈にSL0ロングシースと6Fのシースを2本挿入し，アブレーションカテーテルと24極Haloカテーテルを入れる．アブレー

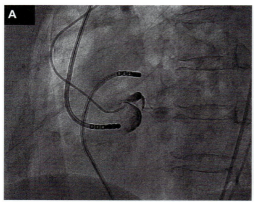
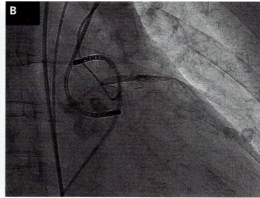

図8　大動脈弁左冠尖焼灼時の電極カテーテルの配置
A：右前斜位像，B：左前斜位像

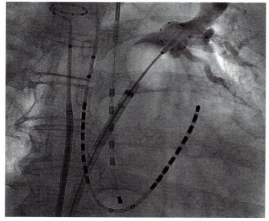

図9　クライオバルーンによる心房細動治療時の電極カテーテルの配置

ションカテーテルは 8 mm チップの Ablaze F-curve（日本ライフライン社製）を用いている．

4. 心室期外収縮（図8）

　右室流出路起源の場合は 4F の His 束と右室流出路の電気記録が可能な 10 極の電極カテーテルとアブレーションカテーテルを挿入している．アブレーションカテーテルは THERMOCOOL SMARTTOUCH SF（Johnson & Johnson 社製）や CELSIUS D-curve を用いることが多い．焼灼によりやや波形が変化したり，比較的広範囲に起源を有することが疑われるタイプには，8 mm チップのアブレーションカテーテルを用いることもある．左室流出路起源では，CS に 2F の電極カテーテルを大中心静脈付近まで挿入すると，心外膜側とアブレーションカテーテルによる心内膜側との電位比較ができて有用である．図8 は大動脈弁左冠尖起源の心室期外収縮のアブレーションの際の造影像である．比較的若年者では大動脈径が小さく，左冠尖付近で 4F の造影用カテーテルで造影し，左冠動脈入口部と焼灼部位との位置を正確に把握して焼灼することが重要である．

5. 心房細動（図4，9）

　発作性心房細動に対しては，2014 年 7 月よりクライオバルーン，2016 年 4 月よりホットバルーン，さらに 2018 年 7 月からはレーザーバルーンも使用できるようになった．当院では術前の CT で肺静脈の形態を評価し，左共通幹や著しい肺静脈や前庭部の拡張がなければクライオバルーンでアブレーションを行っている．この場合，原則として三次元マッピングシステムは使用せずに右鼠径部遠位部にロングシース SL0（Abbott 社製），近位部にクライオ用シース Flex Cath Advance（Medtronic 社製）を挿入し，右鎖骨下静脈に 6F シースを挿入する．SL0 で心房中隔穿刺を行った後，ガイドワイヤーを左房に残し，それをガイドに Flex Cath Advance を挿入

する．SL0 にはリング電極を挿入し上大静脈上方に留置し，右肺静脈の冷却を行うときに右横隔神経刺激を行う．図9 に示したように右鎖骨下からは心腔内除細動用の CS カテーテル BeeAT を挿入し，CS と右房自由壁の電位だけでなく，SVC の電位も記録できる．また，心房細動に対するアブレーションだけでなく，同時に通常型心房粗動に対して三尖弁輪部から下大静脈にかけて線状焼灼しブロッキングラインを作成するときにも，その部位に電極を配しており便利である．

　ホットバルーンはまだ当院では使用していないが，バルーンの大きさを変えられることや形状も血管に応じて変形しフィットできることからクライオバルーンにはない利点もあり，今後レーザーバルーンとともに左共通幹や肺静脈や前庭部の拡張した症例でもバルーンによる治療が可能となるであろう．

　持続性心房細動や非肺静脈起源が主体の心房細動に対しては三次元マッピングシステムを併用し，従来通り高周波によるアブレーションを行っている（図4）．右鼠径部遠位部より2本の 8F, SR0 ロングシース，5F シース，および 8.5F, Agilis NxT スティーラブルシース（すべて Abbott 社製）を挿入し，右鎖骨下静脈に 6F シースを挿入する．SR0 からは左右どちらかの上下肺静脈にリング状カテーテルを留置し，5F シースからは 4 極電極カテーテルを His 束に留置し，SL0 からはアブレーションカテーテルを留置している．右鎖骨下からは発作性のときと同様に心腔内除細動用のカテーテルを挿入する．最近はリング状カテーテルを 1 本のみとして左房内に挿入するカテーテル本数を減らして行うことが多くなっている（図1A）．

　また，当院では心房細動のアブレーションの際に他の不整脈治療と異なり，食道関連の合併症を避けるために食道温モニター用のカテーテルを食道に挿入している．最近のカテーテルは食道温モニター可能な範囲が広くなり，術中カテーテルの位置を変える回数が少なくて済むようになっている．

6. そのほかの特殊な不整脈

　非通常型の心房粗動・心房頻拍や心室頻拍については各々治療戦略を立てているが，CARTO, EnSite, および Rhythmia などの三次元マッピングシステムが必須となることが多い．各々の三次元マッピングシステムはいずれも磁場情報を取り入れるようになっており位置情報の正確度には差がなくなってきているが，マッピングのプログラムが異なり，またマッピングに用いるカテーテルの形状も異なるため，それぞれ不整脈の性質により向き不向きがあるので使い分けるとよい．

D. 記録装置

●EPS と血行動態検査を 1 台の装置で行うか否かで選択肢が変わってくる．

　EPS と，冠動脈造影や PCI のときに用いる血行動態検査とを 1 台のシステムで行うか，別々に行うかで選択肢は決まってくる．両者を 1 台で行う場合は Abbott 社，Siemens 社，日本光電社などのシステムになる．当院では，2 部屋で日本光電社製 RMC-5000 を，1 部屋で Abbott 社製 ComboLab を使用している．予算を節減できるだけでなく，スペースも節約できるのが記録装置を共用にする利点である．また，機器操作室に置くことになるので，カテ室に置くよりも操作する人の被曝量を軽減できる．一方，BARD LabSystem PRO（Bard 社製）や EP WorkMate System（Abbott 社製）のように EPS 専用のシステムでは，より高解像度であったり，好みや慣れにもよるがやや使い勝手が良い機能も有している．しかし，スペースを必要とするためカテ室の中に置いて使用することが多く，配置にもよるが術者以外のスタッフの被曝も増えることになる．

E. プログラム刺激装置

●肺動脈あるいは大動脈弁上からのpace mappingには高出力ペーシングが有用であるが，現在は国産のいずれの刺激装置でも可能となった．

　心臓電気刺激装置は，国産ではフクダ電子社製と日本光電社製がある．ほぼ同様の機能であるが，当院では刺激プロトコールのメモリ機能を考慮して日本光電社製 SEC-5104 を使用している．最新のフクダ電子社製 BC-1100 は改良され，頻拍周期に応じた抗頻拍ペーシングが可能となり，マルチサイトペーシングにも対応できるようになった．

　流出路起源の心室期外収縮や心室頻拍などでは，肺動脈弁上や大動脈弁尖からのpace mappingを要することがある．そのためには高出力ペーシングが必要である．以前は高出力の経食道ペーシング用の刺激装置を用いていたが，現在は上記の刺激装置いずれもが 20V30mA までの高出力が可能となっている．高出力ペーシングでは far field capture も大きくなると考えられ，pace mapping による波形は必ずしも正確になるとはかぎらないが有用ではある．ただし，弁上の期外収縮で 30 mA の最大出力でも，captureしない部位で prepotential を認め，その部の焼灼で完全消失に至った症例も経験しているのでpace mapping だけでなく，心内膜の activation mapping も重要である．

F. カテ室を使いやすくする工夫

●EPS記録装置をカテ室の外（機器操作室）側に置く場合は，マイクやスピーカーを双方に置き，術者と操作するスタッフとの意思疎通が容易となるように工夫する．

●患者と術者の被曝量は，X線透視装置の設定により大幅に低減できる．

●X線透視装置と三次元マッピングシステムとの連動により大幅に透視時間を短縮できる．

●術者の被曝軽減には，キャビンタイプの防護板が有用である．

●ノイズ軽減のため，アースや電源の取り方，およびコード類の取りまわし方を工夫する．

1. カテ室側と機器操作室側の連携

　当院のようにカテ室と機器操作室とに分けて機器を配置する場合は，術者と機器を操作する人との意思の疎通が容易にできることが重要である．プログラム刺激装置や高周波発生装置も機器操作室で操作する場合は特に注意が必要で，両室ともにマイクとスピーカーを設置し，お互いの声が十分に聞き取りやすい環境を作っている．

2. 被曝量低減のための工夫

a. X線透視装置の設定

　X線透視装置の設定は，①透視線量，②X線フィルターの強さ，③フレームレート（パルス式の場合）を工夫する．具体的には画質が許容できる範囲で，透視線量をできるだけ低くプログラムし，X線フィルターを調整できる場合はフィルターを強めに設定する．また，パルス式の場合はフレームレートを 5/秒程度に下げる．このような設定では当然画質が低下し，慣れるまでは見に

くく感じるが，冠動脈造影と異なりアブレーションでは，やや画質が低下しても，被曝量を低減したほうが患者と術者ともに利益が大きいと考えられる．

b．X線透視装置と三次元マッピング装置の連携

心カテ従事者に被曝によると考えられる左脳腫瘍が多くみられるという報告があり，被曝低減の意識が高まってきている．X線透視装置と三次元マッピングシステムとの連携により，透視画像上に三次元マッピングシステムを用いてカテ位置を表示することができるため，実際のX線透視時間の短縮が可能となった．Johnson & Johnson社製CARTO UNIVUEとAbbott社製MediGuideがある．前者はさまざまな透視装置に組み込むことが可能であるが，後者はSiemens社製X線透視装置に専用のモジュールを組み込まなくてはならない．これらの装置を利用すれば撮影した透視画面上に三次元マッピングシステムを用いてカテ先を表示できるようになり，あたかも透視をみながらカテーテル操作をしている感覚でアブレーションを行うことができる．

c．放射線防護キャビン

心房細動のアブレーションの際は，肺静脈隔離術のみであれば，三次元マッピングシステムの併用により透視時間や手術時間の短縮によって被曝量の軽減が可能になったが，それでも他のアブレーションに比して時間がかかり，特に慢性心房細動で，分裂電位（complex fractionated atrial electrogram：CFAE）や非肺静脈起源の焼灼も行う際には透視でカテーテル先端を確認しながら操作する必要があり，いまだ被曝量は多い．また，装置の工夫のほかに，当院では心房細動のカテーテルアブレーションの際に，図10に示したようにキャビンタイプの防護板（Lemer Pax社製CathPax放射線防護キャビン）を用いて術者

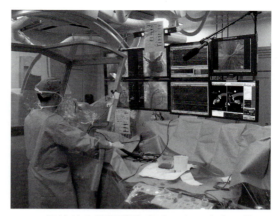

図10 持続性心房細動治療時のカテ室内の様子

の被曝軽減を行っている．重いプロテクターを着る必要がなくなり，腰や肩への負担も軽減される．

3．ノイズ対策

アースの取り方や電源の取り方によって，ノイズの大きさは変わってくる．足もとがひっかかりにくいように電源コードを束ねて1ヵ所にまとめると，かえってノイズが大きくなってしまうことがあり，その場合はアースを取る場所を変更したり，電源を取る場所を機材により別々な場所にするなどの対応をすると，ノイズを軽減できることがある．いくつかのパターンを試みて最善のものを見つけるとよい．

シネアンギオ装置とCARTOシステムを同時に使用する場合はシネの画像にノイズが入りやすく，通常の設定では画質が落ちてしまう場合がある．当院ではCARTOを併用するときに，専用の透視装置の線量やフィルター設定をプログラムし，被曝量低減と画質の確保を行っている．

〈新田順一〉

第4章 EPS/アブレーションを行う前に:ソフト

A. 鎮静のテクニックと全身管理

- 安定した電位記録のために,静脈麻酔薬による鎮静を試みる.
- 鎮静下アブレーション中では,モニターの変化に注意する.

1. 鎮静方法

カテーテルアブレーションのときに,静脈麻酔による鎮静を用いず,意識下で行う施設もあるが,筆者らは,安定した電位記録,アブレーション中の術中覚醒予防,ペインコントロールなどのために,心室頻拍や心房細動では十分な鎮静下で,アブレーションを施行している.その際,麻酔深達度および至適鎮静を得るために,麻酔用脳波モニタリングシステム(BISモニター)を用いて鎮静の管理をしている[1](図1A).意識下アブレーションは,発作時や通電時の症状を確認できる利点がある.

a. BIS

BIS(bispectral index)とは,2誘導の脳波を独自のアルゴリズムを用いて解析処理し,麻酔中の意識状態を0~100の数値で表すものである.値が高ければ覚醒を,値が低ければ催眠が深いことを示す.麻酔中の適切な鎮静状態はBIS 40~60とされており,BIS 60以下であれば,いずれの麻酔方法であっても意識のある可能性は極めて低いとされている.モニタリングは前頭部に専用電極(BISセンサー)を装着して行う(図1B).

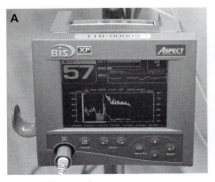
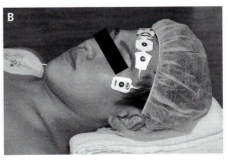

図1 BISモニター
A:モニター,B:前頭部に専用電極(BISセンサー)を装着した様子

BISにて麻酔量を調整することで，術中覚醒，麻酔薬の過剰投与，覚醒遅延などの麻酔によるさまざまなリスク予防が可能となり，必要最小限の麻酔薬による安全で適切な鎮静管理ができる．

2. 静脈麻酔薬

入室時から以下の薬剤投与を開始し，BIS を参考にして調整する．

① dexmedetomidine：本剤 2 mL に生理食塩水 48 mL を加え，50 mL（4 μg/mL）としたうえで，シリンジポンプに接続し，導入時は 4 μg/kg/時で 10 分間静注し，BIS が低下してきた段階で，維持量（0.4 μg/kg/時）に変更する．BIS が上昇（70 以上）してきた際に，再び 4 μg/kg/時に増量し，BIS 60 以下になるまで追加投与する．

② propofol：本剤を希釈せず，シリンジポンプ（筆者らは，体重入力によって点滴量を自動設定できるポンプを使用している）に接続し，導入時は 10 mg/kg/時で 10 分間静注し，BIS が低下してきた段階で，維持量（4 mg/kg/時）に変更する．BIS が上昇してきた際に，2〜4 mL（20〜40 mg）を急速静注し，BIS 60 以下に管理している．

BIS の上昇や体動などの覚醒を示す所見があれば，必要に応じてオピスタン（麻薬）35 mg，midazolam（ベンゾジアゼピン系鎮静薬）1 mg，thiopental（麻酔薬）25〜50 mg を急速静注し，鎮静を維持するようにしている．

筆者は，dexmedetomidine が propofol に比し，呼吸抑制が少なく，ペインコントロールにも優れていると判断し，静脈麻酔薬の第一選択薬としているが，各施設で使用経験のある，使い慣れた麻酔薬を選択することを勧める．

3. 全身管理

EPS およびカテーテルアブレーション中は，動脈圧（急激な血圧上昇や下降），心電図（ST-T 変化，心室不整脈の出現，心拍数変動），SpO_2（急激な低下），尿量（特に心機能障害がある場合は，尿量に応じた対応）などをモニタリングし，その変化を見落とさず，変化に応じた迅速な対応が必要となる．そのために，カテ室内のスタッフ全員が，モニタリングしている値などに注意を払い，それらの変化に早く気づくよう育成することが最も重要となる．

B. カテーテル操作と穿刺法[2-5]

- ●カテーテルを目標の位置に正確に留置できるよう慎重に操作する．
- ●穿刺はカテーテル検査の基本である．
- ●合併症の予防が最も大事である．

1. カテーテル挿入

EPS にて心内心電図（電位）を記録するために，電極カテーテルを心腔内の目標とする部位に正確に留置させる必要があり，以下の点に留意する．

ほとんどの電極カテーテルは中心孔がなく，ガイドワイヤーを用いて留置することができないため，カテーテルのみを操作しなければならない．電極カテーテルは造影用カテーテルと異なり，先端が硬く穿孔する危険性があるため，透視下に注意深くカテーテルを操作する必要がある．特に冠静脈洞入口部や右室流出路は穿孔の可能性が高い部位であり，その周囲でのカテーテル操作は慎重に行うことを心がける．

EPS による不整脈の診断に引き続いてカテーテルアブレーションを施行する場合，手技時間が長くなることも多く，留置したカテーテルが術中を通して安定した電位を記録できる部位に，カテーテルを留置することが大切となる．そのためには，透視にて描出されるカテーテルの位置を，三次元的にとらえ，カテーテル留置部位を決定することが必要となる．筆者らは，バイプレーンの透視装置による位置情報と電位指標を用いて，目標部位

にカテーテルを留置するようにしている．シングルプレーンの透視装置の場合には，必要に応じて角度を変えて目標部位にカテーテルを留置する．

2. シース挿入

EPSでは，複数の電極カテーテルを心腔内に挿入し，安定した電位記録を得るための血管経路の選択が重要であり，その特徴を理解する必要がある．**表1**に主なカテーテル穿刺部位と留置部位を示す[2]．

表1 カテーテル穿刺部位と留置部位

穿刺部位	留置部位
大腿静脈	右房
	右室
	His束
	冠静脈洞
	経心房中隔に左房
大腿動脈	左室
	逆行性に左房
鎖骨下静脈	冠静脈洞
内頸静脈	冠静脈洞

a. シース挿入法（図2）
① 穿刺部分を中心に広めに皮膚消毒する．
② 穿刺部を中心に穴あき滅菌ドレープ（必要ならば複数枚），または大型の清潔覆布をかける．
③ 細い針（23 G程度）で十分な局所麻酔を行う．その後，試験穿刺を行い，目標の静脈を確認する．
④ 試験穿刺での深さを参考にして外筒付き穿刺針を進めた後，内針を抜去し，外筒をシリンジに接続して軽く陰圧をかけ，血液が逆流するまで外筒をゆっくり引き抜いてくる（**図2A**）．血液が逆流した位置で外筒を固定しシリンジをはずして，透視装置でガイドワイヤーを確認しながら，外筒から血管内に挿入する（**図2B**）．ガイドワイヤー挿入時に低抵抗を感じる場合は，血管損傷などの合併症を生じる危険性があるため，決して無理に進めてはならない．このとき重要なのは，外筒を動かさないように保持することである．
⑤ シース挿入時の先端部の変形を防ぐため，ガイドワイヤーの刺入部位を数mm皮膚切開する．
⑥ ガイドワイヤーを介してカテーテルイントロデューサーを血管内に挿入後（**図2C**），ガイドワイヤーとダイレーターを一緒に抜去する．血管内に留置したイントロデューサー内をheparin加生理食塩水でただちにフラッシュする（**図2D**）．なお，**図2E，F**はシース挿入に必要な器具を示す．
⑦ 動脈穿刺は拍動が明瞭であるため，穿刺は容易である．穿刺部位を局所麻酔して皮膚切開を加えた後，外筒付き針を穿刺する．内針を抜去して外筒を引き抜き，動脈内に針先が入ると，動脈の拍動に一致して動脈血の逆流が生じるので，素早くガイドワイヤーを血管内に挿入する．透視下にガイドワイヤーが動脈に進んでいること，ガイドワイヤーの先端の可動性が良好であることを確認し，カテーテルイントロデューサーを挿入する．その後は静脈と同様の操作を行い，動脈の圧波形が得られることを確認する．

b. 各論：鎖骨部と鼠径部からのシース挿入

EPSおよびカテーテルアブレーションの際の穿刺部位は目的によって選択する．今回は，鎖骨部と両鼠径部からのシース挿入における注意点を述べる．

1. 鎖骨下から鎖骨下静脈へのシース挿入

局所麻酔の針を鎖骨中線より穿刺し，胸骨上切痕部に向かって鎖骨下を進める．静脈の位置が確認できたら穿刺針を刺し，ガイドワイヤーを通し，カテーテル用のシースを挿入する．筆者らは，カテーテル留置後の安定性に優れ，挿入も容易であることから，鎖骨下静脈経由で冠静脈内記録用カテーテルを挿入している．なお，穿刺時の気胸や鎖骨下動脈の穿刺による出血の危険性があり，予防のために胸郭外穿刺法を用いることもある．

2. 鼠径部から大腿静脈へのシース挿入

大腿静脈は動脈の内側に位置し，シース挿入は比較的容易である．その際，腸骨稜と恥骨部を結

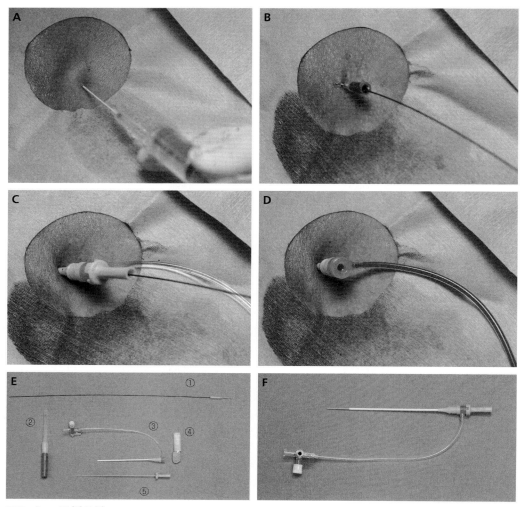

図2 シース挿入法
A：図の左側は患者の頭側である．シリンジに軽度陰圧をかけ，逆流を確認しながら外筒を引く．
B：外筒からガイドワイヤーを血管内に挿入する．
C：カテーテルイントロデューサーを挿入する．
D：イントロデューサー内をheparin加生理食塩水でフラッシュする．
E：カテーテルイントロデューサー（①：ガイドワイヤー，②：挿入針，③：シース，④：ダイレーター，⑤：切皮メス）
F：シース内にダイレーターを挿入したもの

ぶ位置と皮膚線条をしっかりと確認し，その下方で穿刺することが重要である．それより上方で穿刺すると，穿刺針が鼠径靱帯を越えて腹腔内に到達することがあり，穿刺部位の圧迫止血に難渋するだけでなく，止血が不十分となり，後腹膜腔出血の危険性が高くなる．動脈穿刺の場合は，特に注意が必要である．

右大腿静脈からは高位右房，His束，右室心尖部または流出路（右室中隔から肺動脈弁間）に3本の電極カテーテルを挿入することが多い．穿刺領域を複数設けるか，同一の穿刺領域に複数挿入する方法があるが，穿刺部位を複数設ける場合，

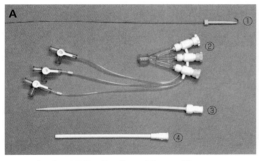 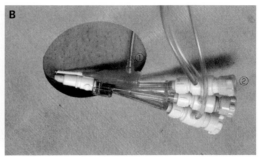

図3 カテーテルイントロデューサー
A：シース挿入に用いる器具（3 way カテーテルイントロデューサー）（①：ガイドワイヤー，②：シース，③：ダイレーター，④：外筒）．
B：血管内に留置後（①：大腿動脈に留置された 4F シース，②：3 way カテーテルイントロデューサー）

最初の穿刺部位を皮膚線条の直下に，2本目は最初の穿刺部位より下方から穿刺する．

筆者らは3本のシースを挿入する代わりに，1回の穿刺で3本のカテーテルが挿入できるイントロデューサーを使用している（図3A）．動脈圧モニター用のシースも同側より挿入する（図3B）．

EPS に引き続き，アブレーションを施行する場合，治療部位が右房，右室側であれば，8F のロングシース，もしくは Swartz のロングシース（SR0）を，先に挿入したシースの下方から挿入する．左房，左室側であれば，心房中隔穿刺にて左心系にアプローチするか動脈モニター用シースを 8F のロングシースに入れ替える．

アブレーションカテーテルは，操作性を重視して右鼠径部から挿入するため，その他のカテーテル挿入は通常2本までとしている．特に，心房細動アブレーションの場合，筆者らは3本のシースを心房中隔穿刺にて左房へ挿入することから（図4），アブレーションカテーテルの操作性が制限されることを避けるため，左大腿静脈から右心系用のシースを挿入している．

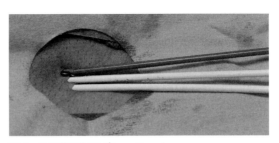

図4 心房細動アブレーション
心房細動アブレーション時に使用するシースのポジションを示す．

C. カテーテルの動かし方，電極カテーテルのポジショニング

- 電極カテーテルは多種多様であり，その特徴を理解する．
- 電極カテーテルの機能は電位記録と心筋刺激であり，アブレーションカテーテルには治療の機能（高周波通電）が加わる．
- カテーテルの心腔内操作は，バイプレーン透視下で行うことが望ましい．
- カテーテル操作は多くの経験から学ぶ．
- カテーテル操作は合併症予防のため慎重に！

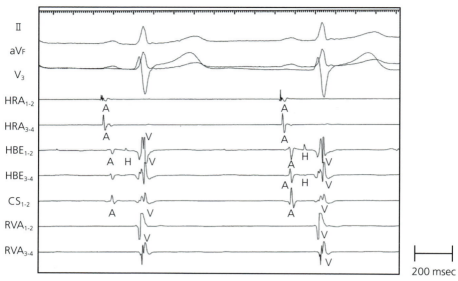

図5　心内心電図
HRA：高位右房，HBE：His束，CS：冠静脈洞，RVA：右室心尖部，A：心房電位，H：His束電位，V：心室電位

1. 電極カテーテルの種類

　成人のEPSで使用する電極は5〜7Fの太さで，4極，10極，20極などがあり，電極の配置も2〜10 mmの等間隔のもののほか，電極の間隔が2 mm，5 mm，10 mmのものなどがある．カテーテルの素材により屈曲の具合も異なる．また，先端に曲がりがつけてあるpreshaped型や，先端可動型，カテーテルにガイドワイヤーを挿入して先行できる型など，多種多様に存在するため，どのカテーテルを使用するかは，目的と術者の好みによるところが大きい．最近では，CARTOやEnSiteなどの三次元マッピングシステムを行うためのカテーテルも広く使用されている（詳細は第7章「三次元マッピング法」を参照）．

2. EPSにおけるカテーテル操作

a. 大腿静脈穿刺による下大静脈からのアプローチ部位

1. 右房：電位記録と刺激に用いる

　4極電極カテーテルを用いて，洞結節近位部，高位右房（上大静脈-右房接合部に近い部位）にカテーテルを留置する．右房へのカテーテル挿入は容易であるが，十分な心房電位が記録されない場合，刺激閾値の高い場合や，電気刺激に一致して横隔膜が刺激される場合があり，適当な場所を探すのに手間取ることもある．

　洞結節近位部で良好な場所が確認できない場合，右心耳や低位右房にカテーテルを留置する．

　右房内の操作では，心房壁は非常に薄く（特に自由壁側），カテーテルを乱暴に扱うと穿孔の危険性があり，注意深い操作を心がけるべきである．また，分界稜周囲は心内膜表面に凹凸があるため，カテーテル操作が困難な場合もある．

2. His束領域：主に電位記録に用いる

　右房と右室間の前中隔部位に電極カテーテルを留置した際，右房，右室興奮波の間で記録される鋭い振れの電位がHis束電位であり（図5），特に，房室結節リエントリー頻拍のアブレーションの際は，compact AV node（房室結節共通路）およびHis束電位記録部位を確認して至適通電部位を決定する必要があり，房室ブロック予防のためにも，安定した電位記録はきわめて重要となる．

筆者らは，先端が屈曲可能な，極間5 mmの4極カテーテルを使用しているが，安定した電位を記録しにくい場合は，極間2～3 mmで8～10極のような電極数が多いものや，長めのカテーテルに変更している．

カテーテルは大腿静脈より下大静脈を経由し，まず右室まで進める．カテーテル先端が心室中隔に向くように，時計回りに回転しながら軽く引き抜くと，心室波単独から少しの心房波が記録され，さらに引くと心室波直前に急峻な波が出現する．この波がHis束電位である．カテーテルが中隔側に向いていない場合は，透視下に左前斜位で確認しながらカテーテルを時計回りに回転させ，冠静脈洞方向に向きすぎている場合は反時計回りに回転させて調整する．カテーテルをさらに抜くと心房波単独となる．His束電位が最大に記録される部位は心室前中隔寄りであり，三尖弁輪近位部にあるため，カテーテルの固定が比較的困難な場所である．記録が困難な場合には，透視像を参考にカテーテルが中隔に沿わせるような操作や，右室から出し入れする操作，回転と屈曲の程度を変える操作で，His束電位が最も大きく記録される部位を探し，留置する．若年者の場合，compact AV nodeが上方に向いていることが多いので，カテーテルを立てる操作を試みる．

最近では，傍His束ペーシングにて室房伝導様式の評価をすることもある．

3. 右室：電位記録と刺激に用いる

右房と同様に4極の電極カテーテルを用いて，心尖部や流出路にカテーテルを留置する．右室心尖部へのカテーテル挿入は，あらかじめカーブがついているもの（preshaped型）を使用し（挿入困難な場合は先端可動型のものに変更する），透視下に，右前斜位で前方を向いていること，左前斜位で中隔側に向かっていることを確認し，カテーテルを操作することで右室心尖部前壁寄りに挿入できる症例が多い．留置部位は，心室電位が良好に記録でき，かつ刺激閾値が低い部位を探す．

preshaped型で右室への挿入が困難な場合には，肝静脈内にカテーテル先端を挿入して屈曲させた状態で右房にカテーテルを移動させると同時に，時計回りに回転して挿入する方法をとることもある．

流出路へのカテーテル挿入は，心尖部に留置されていたカテーテルを心尖部から三尖弁方向に時計回りに回転させながら引き抜き，右室中間部で肺動脈方向（上方）へ押し進める．流出路は筋組織が薄いため，穿孔の危険性があるので，筆者らは先端可動型のカテーテルを選択している．

b. 冠静脈洞：電位記録と刺激に用いる

冠静脈洞は右房後中隔から僧帽弁輪に沿って左房前壁へ走行しているため，左房電位と左室電位が確認できる．

冠静脈洞へのカテーテル挿入は，先端可動型のカテーテルを用いれば大腿静脈からも可能だが，カテーテルが冠静脈洞開口部に向きやすい形状をしており挿入が容易なため，鎖骨下静脈や内頸静脈からアプローチすることが多い．

鎖骨下静脈や内頸静脈から冠静脈洞へのカテーテル挿入では，カテーテルを三尖弁近傍まで進めた後に，カテーテル先端が中隔側に向いている（カテーテルを反時計回りに回転させると中隔側に向く）ことを確認したうえで，右房後壁中隔寄りに存在する冠静脈洞開口部に押し進める．開口部に入ると，左前斜位でカテーテルが左房側へ移動する．冠静脈と大心静脈間に弁があり，そこを通過させるときに抵抗を感じることがあり，無理に押し進めると血管を損傷する恐れがある（図6）．合併症，および先端が心室方向の枝に向かい心房電位が十分記録できないことなどを避けるため，中心孔のあるカテーテルを使用し，ガイドワイヤーを用いて左房の前側壁まで進めて留置する．挿入が困難な場合は，冠動脈造影を施行し，冠動脈洞開口部を確認することで対処する．冠動脈洞を造影し，その形状を確認することで，His束と冠静脈洞開口部との解剖学的位置関係が正確に把握可能となる．

大腿静脈アプローチは，先端可動型カテーテルを用いて行う．まず，His束近傍にカテーテルを移動させる．バイプレーンで確認し，先端を曲げて時計回りに回転させながら後方に向かわせると，冠静脈洞開口部方向（左前斜位で左方）にカ

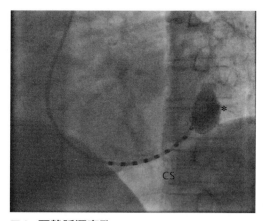

図6 冠静脈洞穿孔
左前斜位像．CS：冠静脈洞．＊：冠静脈洞穿孔により造影剤が血管外へ漏れだしている．

テーテルが移動する．そこで，カテーテルを伸ばしながら押し進めると，冠静脈洞に挿入されるが，鎖骨下静脈アプローチよりは難しく，左室前側壁までの挿入が困難なこともある．

c．左室：主にアブレーションに用いる

電位記録と刺激にも用いるが，その多くはアブレーションのためのカテーテル操作であり，以下にアブレーション時のカテーテル操作を中心に記載する．

左室への挿入は，アブレーションカテーテルの操作性を考慮し，筆者らは動脈硬化による動脈の蛇行の有無にかかわらず8Fロングシースを使用している．カテーテルのValsalva洞（大動脈弁尖）への進め方は，透視下に右前斜位で確認して大動脈弓まで移動させ，左前斜位で上行大動脈を側方から見ながら，カテーテル先端を屈曲させ，その形状に沿って弁尖に到達させる．なお，筆者らは，左室内での操作性から屈曲半径の小さなアブレーションカテーテルを選択することが多い．

左室内への挿入方法は，カテーテル先端をやや屈曲させ，大動脈弁の開口（収縮期；大動脈弁開放相）に合わせて前後にカテーテルを運動させて挿入する方法，または冠動脈入口部より上方でカテーテルを屈曲させ，pigtailカテーテル挿入と同じ要領で，右前斜位でカテーテル屈曲部が前方を向くようにして挿入する方法で行う（挿入しにくい場合は，カテーテルを時計回りに回転させながら上下に動かすと挿入しやすい）．大動脈弁損傷や冠動脈へのカテーテルの侵入を避けるために，左室内への挿入操作は慎重に行うことが重要となる．大動脈弁の通過は，症例によっては必ずしも容易でないため，多くの経験を積むことが肝要である．

以下に心室内にカテーテルが挿入された際の操作法について解説する．

1．左側副伝導路アブレーション法

僧帽弁輪周囲にカテーテルを配置して操作するため，カテーテルが大動脈弁を通過した直後に，反時計回りに回転させ軽く引き戻す．この操作で，僧帽弁輪部方向にカテーテルが移動する．カテーテルの操作は心基部から弁輪部で行うことで，操作がしやすく，至適アブレーション部位を見つけることが可能となる．左房にカテーテル先端が挿入された際は，左前斜位にて時計回りに回転させるとカテーテルは前方（0時方向）に向かい，反時計回りに回転を加えると後方（8時方向）に向かう．この操作は，カテーテルをある程度曲げた状態で回転させることがポイントである．

2．左室内マッピング法

器質的心疾患を伴う持続性心室頻拍などで用いられる手技であるが，不整脈基質などを評価するためにきわめて重要となる．アブレーションカテーテルが大動脈弁を通過後，ただちに軽くカテーテルを引き，先端を伸ばしてから心尖部まで進める．カテーテルをバイプレーンで確認しながら，時計回りに回転して引き抜くと中隔から前壁が，反時計回りに引き抜くと側壁から後壁がマッピングできる．心尖部から心基部方向にマッピングを繰り返し，左室全体をマッピングして心筋の情報を獲得すると漏れがない．筆者らは三次元マッピングシステムを併用して左室内マッピングを行っている．カテーテルが自由に動かないときは，乳頭筋や腱索に捕捉されている可能性があり，出し入れや，回転させることでそれを解除する．近年，同時多点マッピングが可能なカテーテルも使用可能となり，不整脈の診断精度は飛躍的に高くなった（Pentarayカテーテル；図7）．

C. カテーテルの動かし方，電極カテーテルのポジショニング　37

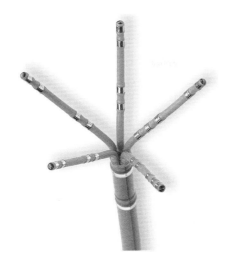

図7　Pentaray カテーテル

3. 操作時の注意

大動脈弁通過直後，カテーテルが予測以上に心室内に移動すると，心室期外収縮や一過性の心室頻拍が出現することがある．カテーテルの位置を変えても，心室頻拍や心房細動等の不整脈が認められる場合は，心筋損傷などの合併症を疑う必要があり，ただちに心エコーなどで心タンポナーデ等の合併症の有無を確認すべきである．左室内でのカテーテル操作で心筋穿孔を起こすことはきわめてまれであるが，拡張型心筋症や陳旧性心筋梗塞などのように，心室壁が菲薄化している症例では，穿孔の危険性が高いため操作に慎重を要する．左室造影を事前に施行して，左室の形状，僧帽弁輪や冠静脈洞カテーテルと左室との位置関係を確認することは，合併症回避の一助となる．

d．左房：主に電位記録に用いる

電位記録と刺激にも用いるが，左室同様，アブレーションカテーテル操作と左房へのアプローチ法を中心に記載する．

1．経左室逆行性アプローチ

先にも簡単に記載したが，このアプローチが最も難しい操作であり，再度説明する．

左室に挿入されたカテーテルを透視で確認し，心基部寄りに反時計回りに回転させながら少し引き上げる．回転やピストン運動を加えることで左房に抜けることを試みる．この操作は，心基部で行うことが重要であり，押し引きのバランスにより，偶然挿入されることも多い．挿入されないときは，大動脈弁上にカテーテルを引き戻し，再挿入時，大動脈弁を通過直後に反時計回りに回転させながら引き戻すようにして，左房内への挿入を試みる．左房内にカテーテル先端が挿入されると，カテーテル先端は大きく移動する（大きく引き抜かれる感じとなる）．挿入したカテーテルが，右前斜位にて冠静脈洞内に挿入した電極カテーテル（冠静脈洞内カテーテルは僧帽弁輪におおむね平行に走行している）より後方に，左前斜位にて側壁方向に位置していることがわかる（図8A）．この方法でほぼ問題なく僧帽弁輪から左房へ挿入できているが，症例を重ねることによって習熟できる手技であり，多くの経験を積んでいただきたい．

挿入されたアブレーションカテーテルは，冠静脈洞内カテーテルの電位記録を参考に移動する．バイプレーンで確認しながら，曲げる，伸ばす，回す，押す，引くを繰り返して，目標の位置への到達を試みる．心房と心室の電位波高が1：1であれば，弁輪部に先端電極が位置している状態である．同部位は，左側副伝導（左側 Kent 束）のアブレーション時に Kent 束電位が記録されることから，至適通電部位となることが多い．症例によっては僧帽弁輪部が冠静脈洞とかなり離れて位置することもあるため，弁下アプローチが奏効することもあり，治療の際は電気生理学的考察を行ったうえ，通電部位を決定する（図8B）．

2．経心房中隔アプローチ（心房中隔穿刺法）（図9）

筆者らは，穿刺用シースは Swartz のロングシース（SL0）を使用している．

冠静脈洞，右室心尖部に電極カテーテルを，大動脈にガイドワイヤーを留置し，右房造影を行い，左房と大動脈などの位置関係を把握する．透視角度は左前斜位45°と右前斜位30°で，15 mL/秒，総量35〜40 mL バルーンアンギオカテーテルか pigtail カテーテルで造影する（図9A）．最近では心腔内エコーカテーテル（intracardiac echo catheter：ICE カテーテル）の解像度が進歩したため，上記を省略することが多い．

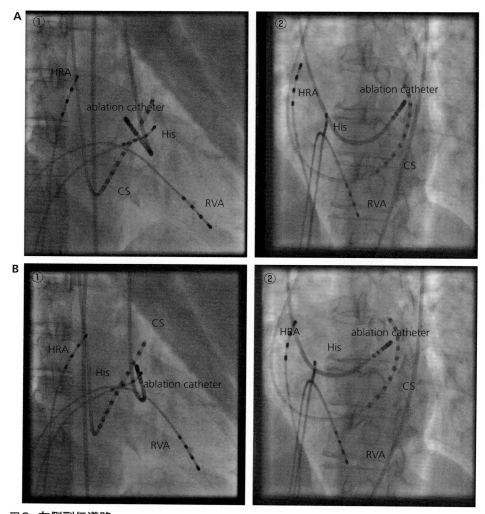

図8 左側副伝導路
A：僧帽弁輪部（①：右前斜位像，②：左前斜位像）
B：弁下部（①：右前斜位像，②：左前斜位像）
HRA：高位右房，His：His束，RVA：右室心尖部，CS：冠静脈洞

穿刺用シースは，ガイドワイヤーを用いて上大静脈まで進める．ガイドワイヤー抜去後，内腔をフラッシュし，ダイレーター内に心房中隔穿刺針を挿入する．その際，穿刺針に角度がついているため，無理に挿入するとシースを突き破る恐れがある．穿刺針の曲がりに合わせて，透視下に針を進めることが重要である．穿刺針はダイレーターより長いため，先端から針が出るまで何横指の余裕があるかをあらかじめ確認し，その間隔を保持して，一緒に操作する（**図9B**）．

ICEカテーテルを挿入し，卵円窩を確認する．上大静脈からシースを，尾側から見て4時方向に向け，ゆっくり引き抜く．右房に入る際，卵円窩に到達する際に2回スナップする（カクッとシース先端が中隔方向に移動する）（**図9C**）．

シース先端が卵円窩に到達し，ICEカテーテル上で同部位がテンティングしている（押されている）ことを確認後（**図9D**），左手でしっかりシー

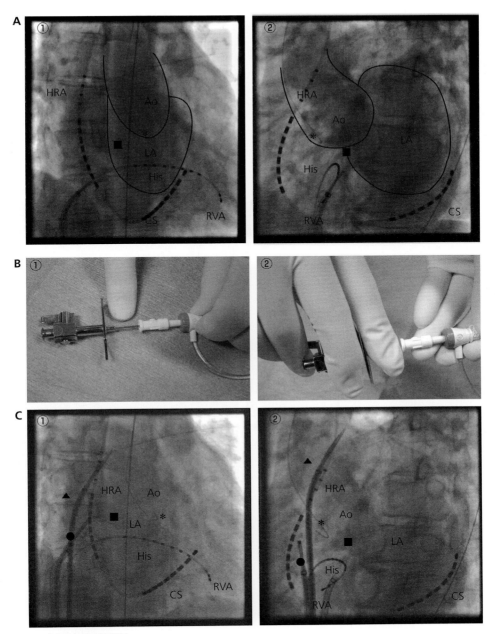

図9 心房中隔穿刺法
A：左房造影（①：右前斜位像，②：左前斜位像）
B：穿刺針とダイレーターの操作法［①：ダイレーター先端からの余裕を確認している（この場合は1横指），②：ダイレーターに挿入された穿刺針を1横指あけて保持している］
C：中隔穿刺前の透視像（①：右前斜位像，②：左前斜位像，▲：シースは上大静脈に位置している）
Ao：上行大動脈，LA：左房，HRA：高位右房，His：His束，RVA：右室心尖部，CS：冠静脈洞
＊：大動脈に挿入されたガイドワイヤー，■：穿刺予定部位，●：ICEカテーテル（ICE Boston Scientific社製 Ultra ICE Catheter）

（次頁につづく）

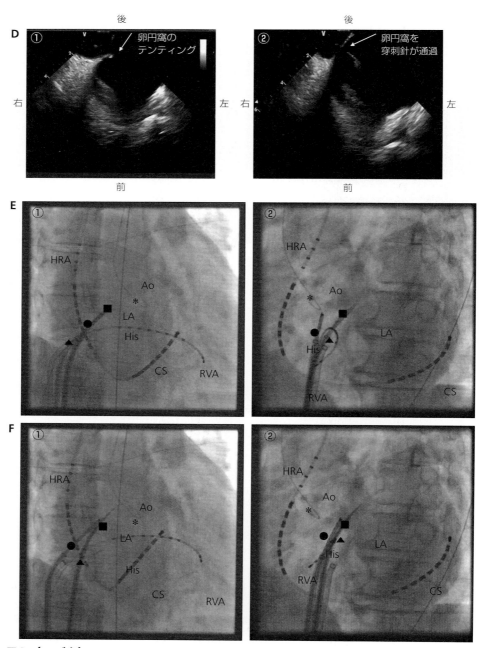

図9（つづき）
D：心腔内エコー像（①：卵円窩のテンティング，②：穿刺針通過）．
E：中隔穿刺時の透視像（①：右前斜位像，②：左前斜位像，▲：シースは卵円窩に位置している）
F：中隔穿刺後の透視像（①：右前斜位像，②：左前斜位像，▲：シースは卵円窩を通過し，先端造影を施行している）
各略語は前頁参照．

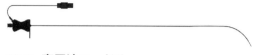

図10 高周波ニードル

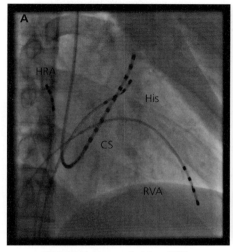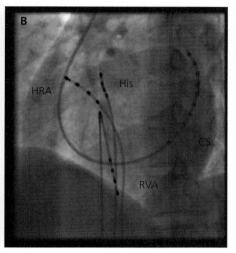

図11 房室結節リエントリー頻拍
A：右前斜位像，B：左前斜位像
HRA：高位右房，His：His束，RVA：右室心尖部，CS：冠静脈洞

スを保持して穿刺針を進める（**図9E**）．卵円窩を通過するとき，多くの場合，膜を突き抜くような感覚がある．ICE カテーテル上ではテンティングが消失している．圧ラインをつけて，圧監視下にて穿刺する場合は，穿刺後に左房圧が確認される．

穿刺針から血液吸引し，動脈血であることを確認，次いで少量造影し，左房内であることを確認して，針を少し進める．ICE カテーテル上でも造影剤の注入がはっきり描出される．

穿刺針を固定しながらダイレーターを少し押して，左房内に進める．針をダイレーター内に回収し，（穿孔を防止するため）先端造影にて左房の上縁を確認し，ダイレーターとともにシースを少し押し進め，中隔を通過させる（**図9F**）．

穿刺針を回収し，内腔をフラッシュしてガイドワイヤーを左房内に挿入する．

筆者らは，合併症予防のため，ICE カテーテルガイド下に心房中隔穿刺を行っているが，経験の少ない施設では特にこの方法を勧める．

心房細動アブレーションにおける左房内のアブレーションカテーテル操作法の詳細は他項を参照いただきたい．

複数回の心房細動アブレーションによる心房中隔肥厚例もあり，高周波心房中隔穿刺カテーテルが広く使用されている（**図10**）．

e．各種不整脈でのカテーテル配置と操作法

筆者らが通常用いている主な疾患の電極カテーテルの配置，および特殊なカテーテルの操作法を示す．

1．房室結節リエントリー頻拍（図11）

アブレーション時のカテーテル位置を示す．特に，His 束電位の安定した記録が重要となる．

2．早期興奮症候群（WPW症候群）（図12）

右側副伝導路アブレーション時のカテーテル位置を示す．三尖弁輪周囲に Halo カテーテルを留置して，至適アブレーション部位を見つけている

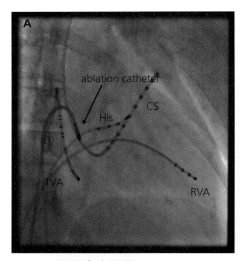 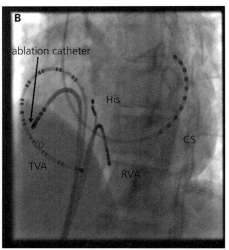

図 12 早期興奮症候群
A：右前斜位像，B：左前斜位像
His：His 束，RVA：右室心尖部，TVA：三尖弁輪，CS：冠静脈洞，①：Halo カテーテル（Webster 社製）

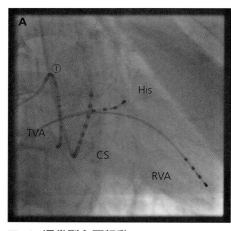 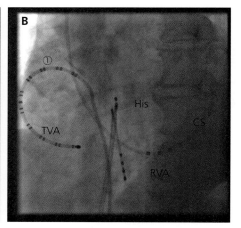

図 13 通常型心房粗動
A：右前斜位像，B：左前斜位像
His：His 束，RVA：右室心尖部，TVA：三尖弁輪，CS：冠静脈洞，①：Halo カテーテル（Webster 社製）

（Halo カテーテルの操作法は後述参照）．

3．心房粗動（図 13）：Halo カテーテルの操作法

Halo カテーテルは形状が三尖弁輪に適合するようリング状に作られており，尾側から見て 5 時から 13 時方向まで 10 ヵ所の三尖弁輪双極電位記録が可能となるように電極が配列されていることから，心房粗動の三尖弁輪旋回方向を確認することができる．操作法は，右房の中に到達後，カテーテル先端を左前斜位で右房自由壁に向くように回転させ，さらに円形の状態に変形させ，先端が冠静脈洞開口部を向くようにする．分界稜を越えにくいときもあるが，Halo カテーテルと冠

静脈洞内カテーテルは可能なかぎり平行になるように操作し，固定する．このカテーテルは，ロングシースを使用しないで右房まで挿入できるが，操作が困難な場合は Swartz のロングシース（SR0など）に変更する．術前に右房造影を行い，カテーテル留置部位や僧帽弁下大静脈峡部の陥凹（ポーチ）の有無などを確認することもある．

4. 心房細動：Lasso カテーテルの操作法

Lasso カテーテル（図 14）は肺静脈と左房の間に留置するリング状のカテーテルで，直径 15～30 mm，電極数 10～20 極などがある（リングの直径が可変式のカテーテルもある）．以前は検査前には肺静脈造影を行い，肺静脈の位置・方向・大きさを確認していたが，最近では，3 次元 CT にて左房の形態を事前に評価し，三次元マッピングシステム上に CT を表示させた画像にカテーテルを可視化できるようになったため，造影を行わないことが多い（図 15）．

4-1．操作方法

左房に挿入されている Swartz のロングシース（SR0 か SL1 を使用している）にカテーテルを挿入して，シースと一緒に操作し，肺静脈方向に向ける．目標の肺静脈は後壁側に存在することから，まず透視で確認しながら後壁方向に向ける．左から右に移動させる場合は時計回り，逆の場合は反時計回りに回転させて後壁をなぞるようなイメージで操作する．前壁方向には先端が向かないように注意する．透視下で，左肺静脈は右前斜位，右肺静脈は左前斜位にてカテーテル先端が胸椎方向にあれば，後壁方向を向いていると判断できる．カテーテルは，その形状から時計回りに回転させなければならず，決して反時計回りに回転させてはならない．肺静脈内へは，カテーテルを時計回りに回転させながら押していくことで挿入できる．肺静脈の下部へは，カテーテル先端をハンドルのレバーで上下に可動させて挿入する．カ

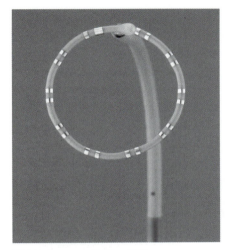

図 14　Lasso カテーテル

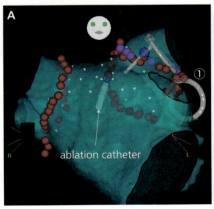 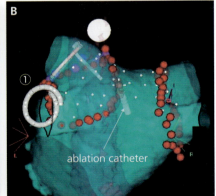

図 15　CARTO による三次元 CT とカテーテルの画像
A：左房三次元 CT 正面像，B：背面像
赤丸部分はアブレーションポイントを示す．①：Lasso カテーテル

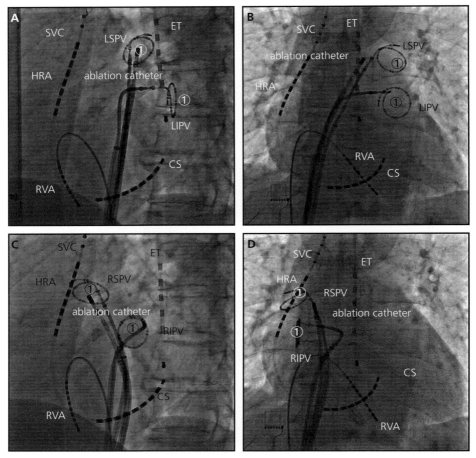

図16 心房細動
上段：左肺静脈（A：左前斜位像，B：正面像）
下段：右肺静脈（C：左前斜位像，D：右前斜位像）
SVC：上大静脈，HRA：高位右房，RVA：右室心尖部，CS：冠静脈洞，ET：食道温センサー，LSPV：左上肺静脈，LIPV：左下肺静脈，RSPV：右上肺静脈，RIPV：右下肺静脈，①：Lassoカテーテル（Webster社製）

テーテルが前壁を向いていると左心耳に挿入しやすく，その操作で穿孔が起こりやすいため，カテーテルの方向を確認し慎重に操作して，肺静脈を探すことが重要である．解剖学的位置の把握や透視時間減少のために，CARTOやEnSiteのような三次元マッピングシステムを用いる施設も多い．

4-2. 目標となる肺静脈への留置法
いずれも電位を確認のうえ，心房側に留置する（図16）．

①**左上肺静脈**：正面像でシースを反時計回りに回転させて，後壁側に向け，カテーテルを伸ばした状態で回しながら，左後上方へ進める．先端が抵抗なく進み，左気管支を越える像が確認できれば，左上肺静脈である．

②**左下肺静脈**：正面像でシースを反時計回りに回転させて，後壁側に向け，カテーテルを少し曲げた状態で回しながら，右前斜位にて前壁を向いていないかを確認のうえ（左心耳に挿入されやすいため），後下方へ押し進める．左前斜位

にて先端が抵抗なく進み，冠静脈洞カテーテルと心房陰影を越える像が確認できれば，左下肺静脈である．

③右上肺静脈：正面像でシースを後壁側に向け，カテーテルを曲げ，シースを時計回りに回転させながら，左房上縁（右肺動脈に押されている部位；この部位を越える際に多少抵抗がある）を越えると，シースは右側後方にシフトする．カテーテルを伸ばした状態で回しながら，右後上方へ進める．先端が抵抗なく進み，左前斜位にて冠静脈洞カテーテルを越える像が確認できれば，左上肺静脈である．

④右下肺静脈：最も挿入困難な部位である．正面像でシースを後壁側に向け，カテーテルを曲げ，シースを左下肺静脈あたりまで下げた状態で時計回りに回転させながら，後壁中間部まで移動させる．通常，右下肺静脈は真後ろを向いているため，正面像ではLassoカテーテルの正円形が確認できる．さらに，左前斜位にて後方を向いていれば，カテーテルを曲げた状態で回しながら，右後下方へ進める．先端が抵抗なく進み，冠静脈洞カテーテルを越える像が確認できれば，右下肺静脈である．

Lassoカテーテルは，アブレーションカテーテルに次いで熟練のいる操作であり，多くの経験を積むことが必要である．

クライオバルーンによるアブレーションの手技，操作方法は第6章-8「心房細動」を参照．

f．まとめ

電極カテーテルを長時間の検査中（特にアブレーション中），同じ部位に安定して留置できるように心がけ，電位に変化があれば，ただちに元に戻す工夫をする．良好な電位記録が得られたカテーテル位置は画像に残すようにする．

冠静脈洞や肺静脈への挿入が困難な場合や，心腔内の解剖（上大静脈と右房，肺動脈と右室流出路の境界，冠動脈と大動脈Valsalva洞の位置関係，肺静脈入口部など）がわかりにくい場合には，適宜造影を行い，目標とする部位を確認する．

D．合併症とその回避

● 合併症を予防するため，カテ室の環境整備，スタッフの意識向上を図る．
● 起こりうる合併症の内容をよく理解する．
● スタッフ教育は最重要課題である．

1．スタッフの重要性

EPSとカテーテルアブレーションを，安全に余裕を持って行うためにはカテ室のスタッフの助けが必要不可欠である．そのため，筆者らは，臨床工学技士（ME），看護師，放射線技師を教育し，チームとして治療に臨む体制を構築してきた．

アブレーションを行う際は医師が2〜3人，MEが2人，看護師，放射線技師が各1人程度が望ましい．役割としては，電極カテーテルの操作を行う医師とその補助の医師が各1人（アブレーションの際には補助の医師がアブレーターを操作する），記録装置か刺激装置を担当する医師またはMEが各1人，外回り（薬剤の投与や救急で除細動器を操作する）が看護師1人とME1人である．

施設によってこの人員を確保することが難しい場合，医師の役割をMEが担うこともある．

2．合併症の実態

2017年のJ-CARAFによる合併症の報告では，8,319例中，合併症は401例（4.8%）で，心タンポナーデ85例，洞停止37例，横隔神経麻痺21例などとなっている（**表2**）[7]．合併症は，経験数と関連すると考えられることから，その適応を見きわめ，症例によっては経験の多い施設に依頼することも考慮すべきである[8]．

海外における心房細動アブレーションの合併症は，8,745症例を対象とした報告で心タンポナーデ1.2%，脳卒中0.28%，一過性脳虚血発作

表2 心房細動アブレーションによる合併症の頻度（n=8,319）

合併症	症例数	頻度（%）
心タンポナーデ	85	1.0
穿刺部血腫	81	1.0
洞停止	37	0.4
胃不全麻痺	19	0.2
横隔神経麻痺	21	0.3
仮性動脈瘤	15	0.2
脳梗塞	6	0.1
空気塞栓	8	0.1
その他	142	1.7
総計	401	4.8

複数合併症例あり．
（J-CARAF2017年報告より作成）

0.66％と，従来のアブレーションに比し高率であると報告されている[9]．

3. 合併症とその対策

a. 心タンポナーデ，心囊液貯留

　心タンポナーデの原因として，カテーテル操作による心臓壁損傷（穿孔）が一般的だが，心房細動アブレーションや，心外膜起源の特殊な不整脈に対する冠静脈洞内からのアブレーションなどによる心囊液貯留（心タンポナーデ）も報告されている．また，アブレーション中にポップ現象（アブレーション部位の急激な温度上昇により水蒸気が発生して組織内で破裂する）により，心筋穿孔をきたすこともある．

　予防策として，心腔内での電極カテーテルの操作を慎重に行うことは言うまでもないが，特にマッピング時には心筋への過度な圧着を避け，心内心電図などでST上昇を認めたときは，速やかにカテーテルを移動することで穿孔を回避することができる．通電出力の設定に注意することも重要で，焼灼部位および症状（特に胸痛）に応じたエネルギー設定の変更や停止，時に鎮静薬の追加など，患者の状況に応じて選択する．

　ポップ現象は，通電エネルギーを徐々に上昇させることで回避できるとされている．また，CARTOシステムなどを用いて，同じ部位での複数回通電を回避することなども有用である．最近では，カテーテルの組織接触圧が表示可能なシステムもあり，特にアブレーション経験の少ない医師の合併症予防に重要な機能と思われる．

　対処法としては早期発見が重要であり，透視下の心陰影で，心拍動の欠如や動脈圧モニター上の血圧低下，特に奇脈（収縮期血圧の変動；吸気時に10 mmHg以上低下）などに注意する．血行動態の悪化を伴うときは，迅速に心エコーで心囊液貯留を確認し，心囊ドレナージを行う．活性凝固時間（ACT）を測定し，heparinの効果が持続している場合には出血が持続するため，protamine投与しheparinを中和する．通常，heparin 1,000単位に対して5 mgのprotamineを10分以上かけて静注する．輸血を準備することは言うまでもない．通電回数が多くなっているときや心房細動アブレーションでは，特に慎重な観察が重要である．なお，左心系の心筋穿孔の際は，外科的処置が必要となることもあり，心臓外科で常に緊急対応できる体制であることが，アブレーションを行う施設の条件とも言える．

b. 塞栓症

　塞栓症の原因としては，血栓形成と手技中の空気などの異物混入がある．

1. 血栓症

　カテーテルアブレーション中，急激なインピーダンス上昇が認められた場合は，カテーテル先端に血栓が形成していることが多く，カテーテルを引き抜き，その有無を確認する．電極の押し付けが強く，テスト通電時のインピーダンスが高い場合（120 Ω以上），急激な温度上昇を招き，血栓形成の危険性が高まるため，カテーテルを移動させ，インピーダンスの低い部位を探す必要がある．血栓形成予防のためheparinを使用しているが，筆者らは，左心系アブレーションではシース挿入後5,000単位を静注し，1時間ごとに1,000単位追加，右心系アブレーションでは3,000単位を静注し，1時間ごとに1,000単位追加静注している．心房細動アブレーションでは，カテーテルを長時間心腔内に留置することも多い

ため，ACT を 30 分ごとに測定し，300 秒以上を保つように，適宜 heparin を追加している．また，イリゲーション機能付きアブレーションカテーテル（カテーテル先端チップから生理食塩水が一定量流出する）を使用することで血栓形成の予防効果が報告されており，筆者らは，特に低心機能症例や心房細動アブレーションの際に選択している．

2. 異物混入

ロングシース使用時に，血栓や空気などの混入の危険性がある．heparin 加生理食塩水でシースを持続的にフラッシュする方法の有効性が報告されている[6]が，筆者らは，アブレーションカテーテルのシース内挿入後は，血栓予防のために 60 分ごとのフラッシュを行っている．心房細動アブレーションの際は，右房までシースを引き抜いてフラッシュしている．ロングシースの血液逆流を確認してフラッシュする際，吸引を急激に行うと，弁から空気が混入することがあるため，シースの手元にある弁の部分を叩きながら，ゆっくり吸引することで，その予防が可能となる．いずれにしても丁寧に操作することが重要である．

下肢静脈血栓症予防のため，筆者らは全例で弾性ストッキングを装着している．

c. 房室ブロック

房室結節リエントリー頻拍での slow pathway，および中隔の副伝導路アブレーションでは，房室ブロックを回避しなければならない．対策の詳細は他項を参照．

d. 大動脈弁閉鎖不全症

アブレーションカテーテルの左室内挿入時，大動脈弁損傷による閉鎖不全症を合併することがある．

対策として，カテーテルの左室内挿入時にカーブをつくったまま挿入することを避けることがよいとされているが，最近のカテーテルは，素材などが改善され，カテーテルを慎重に扱えば，合併することはまれである．また，先端カーブの円弧が小さいものを選択することも重要である．

e. その他

1. 穿刺部血腫

慎重な穿刺により回避可能である．多くのシースを留置するために，穿刺の際に十分配慮する．

2. カテーテルアブレーションによる長時間の放射線被曝による皮膚障害

対策としては，低パルスレートを使用し無駄な透視は避ける，管球と患者の距離を近づける，CARTO や EnSite システムなどのナビゲーションシステムを有効に利用する，などがある．詳細は第 7 章「三次元マッピング法」を参照．

f. まとめ

カテーテルアブレーションの手技は経験と技術を要することが多く，治療困難と判断された症例では，退く勇気を持つことも重要である．手術が長時間に及べば合併症のリスクも高くなるからである．筆者らは，カテ室入室後 5 時間が経過した時点で，アブレーションを継続するかどうかを検討することとしている．一般に，カテーテルアブレーションの対象症例の多くは，心室頻拍などを除き，致死的不整脈ではなく，緊急性が低いため，2nd セッションは，症例数の多い施設に依頼するか，経験の多い専門医に委ねることも考慮する．EPS とカテーテルアブレーションにおけるカテーテル挿入と操作は，上級医の指導の下，循環器専門医を目指す若手医師に行わせている．手技がうまくいかない場合，30 分を目安として上級医と交替することもあるが，できるだけ多くの経験を積ませるように心がけている．

E. 検査室に入ってから出るまで

- 検査の流れをつかむ．
- 患者，術者，スタッフの安全確保を図る．
- チーム医療の認識が重要である．

　筆者らが行っている検査の流れについて概説する．

① カテ室の担当看護師が，患者入室時に病棟からの移送担当者（多くは病棟看護師）より，患者情報を申し受ける．
② 同意書を確認する．
③ 患者が検査台に臥床した時点で安全管理のため，タイムアウトを実施する．
④ タイムアウトとは，検査・治療前に，医師・看護師・放射線技師・ME が一斉に手を止めて確認作業のみを行うことであり，その目的は，誤認検査・治療（患者間違い，部位の間違い，手技の間違い，器材の間違いなど）を防止し，同意書で示された検査・治療を正確に遂行することである．検査・治療を行う直前に，部屋に立

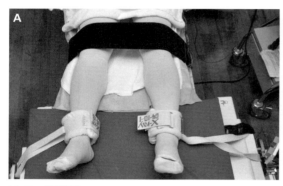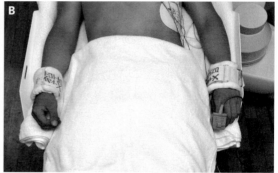

図17　抑制帯
弾性ストッキングが装着された患者の両下肢，膝上部（A），および両前腕（B）での抑制を示す．

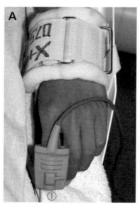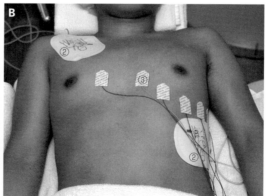

図18　モニタリングシステム
A：酸素分圧測定器具（①），B：体外式除細動器用パッチ（②），心電図記録用シール（③）

ち会っているスタッフ全員が動きを止めて確認作業を行う．実施時は「タイムアウトをします」と医師が宣言する．

＜確認事項＞
ⅰ）腕ベルト・IDを画像検査指示票と照合する：看護師・放射線技師
ⅱ）患者氏名：医師
ⅲ）検査名，治療名：医師
ⅳ）造影剤，麻酔薬（準備した造影剤，麻酔薬は何か）：医師
ⅴ）造影剤，麻酔薬の種類を答える：放射線技師・看護師

⑤タイムアウト終了後，点滴ライン，弾性ストッキングを確認する．
⑥静脈麻酔を使用中，無意識での手足の動きをコントロールするため，両前腕，両下肢，膝に抑制帯を装着する（図17）．
⑦心電図モニター用パッチ，DCパッチ，SpO_2プローブ（図18），BISモニタープローブ，対極板装着後，これらのモニタリングシステムの作動を確認する．
⑧尿カテーテルを挿入する．
⑨必要に応じて食道温度計を挿入する（心房細動アブレーション時）．
⑩穿刺部位（両鼠径部と鎖骨部）を消毒する．
⑪穴あき滅菌ドレープを患者にかけて，検査を開始する．
⑫検査中は，モニタリングシステムの値を参考にして，その変化に対応する．SpO_2の値を参考にし，適宜，酸素投与を開始したり，BISにて麻酔量を変更するなどの対応を行う．
⑬検査治療が終了したらカテーテルとイントロデューサーを抜去した後に止血を行う．動脈の止血の際に迷走神経反射を起こすこともあり，心電図モニターは止血が終了するまで装着したままにする．圧迫による止血を確認した後，止血用ロールを載せてテープでしっかり固定する．
⑭退出時も患者氏名を確認し，検査治療内容をカテ室担当看護師から患者移送担当者に申し送る．移送担当者が到着するまで，酸素投与・吸引が可能な場所で待機する．
⑮静脈穿刺の場合は約4時間，動脈穿刺の場合は約8時間の安静臥床後，穿刺部位からの出血がないことを確認し，起立歩行を許可する．

以上のように，EPSおよびアブレーションにおいて，術者となる医師は，チームで患者に向き合っていることを認識し，手術に関係しているすべての人たちの安全が確保できるような一連の流れを構築していく必要がある．

EPSとカテーテルアブレーションの流れについて概説した．特にアブレーション治療では，各施設において，合併症を生じることなく安全に治療するための流れや方法などをスタッフとよく話し合って作り上げていくことが最も重要である．術者は，多くの経験を積み，日々切磋琢磨することはもちろんだが，アブレーションの成功にのみ固執せず，エンドポイントをはっきり決めることも必要である（たとえば，副伝導路が離断できないからと言って，何時間も費やすのは何の利益にもならない）．時には，潔くあきらめて，経験の豊富な病院へ紹介するといった判断も大事である．

（鈴木　誠）

・・・・・・・・・・・・・・・・・・・・・・・・・・文　献・・・・・・・・・・・・・・・・・・・・・・・・・・

1) Peter S et al：Anesthesiology **86**：836-847, 1997
2) Josephson ME：Electrophysiologic investigation：technical aspects．Clinical Cardiac Electrophysiology, 2nd ed. Josephson ME（ed）, Lea & Febiger, Philadelphia, p5-21, 1993
3) カテーテル検査室入門，第2版，高橋利之，芹澤剛（監訳），メディカル・サイエンス・インターナショナル，東京，p1-102，2008
4) 藤木　明：電気生理検査総論―手技・装置．臨床心臓電気生理検査，第2版，井上　博，奥村　謙（編），医学書院，東京，p9-27，2007
5) 奥村　謙，沖重　薫：カテーテルの基本操作．新高周波カテーテルアブレーションマニュアル―手技の実際，南江堂，東京，p1-11，2004
6) Cauchemez B et al：J Cardiovasc Electrophysiol **15**：276-283, 2004
7) Murakawa Y et al：J Arrhythm **33**：430-433, 2017
8) Michowitz Y et al：Circ Arrhythm Electrophysiol **7**：274-280, 2014
9) Cappato R et al：Circulation **111**：1100-1105, 2005

第5章　プログラム刺激とは何か

A. EPSに必要な電気生理

- 心臓興奮を心電図と心内電位から理解する．
- AH時間とHV時間を知る．

1. カテーテルの記録電位と体表面心電図

EPSでは，複数の電極カテーテルを用いて心内電位を測定する．EPSを扱う目的は，非侵襲的な体表面心電図では情報量がかぎられているのに対してより多くの情報を得ることで心臓内の電気現象を把握することである．ただし，各電極が記録する電位は心腔内のごくかぎられた部位であるため，心臓全体の電気興奮を把握するためには，心腔内のさまざまな部位に電極を置いて記録することが必要である．

それぞれのカテーテルは，電極が接する部位の心房細胞，His束，心筋細胞の興奮電位の総和を記録する（**図1**）．

カテーテルを配置する部位は一般的に，①高位

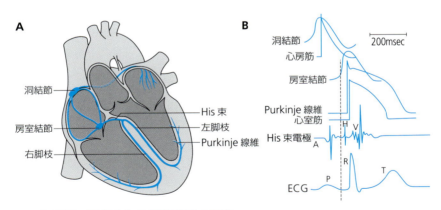

図1　各電極で記録される洞調律時の電位
洞結節，房室結節は脱分極の立ち上がりが緩やかであり，電位を直接記録することは通常はできない．心房筋の活動電位はP波に，心室筋の活動電位はQRS波に，His束電位はP波とQRS波の間に，心室筋の再分極期はT波に存在する．
A：心房電位，H：His束電位，V：心室電位
(Singer I, Kupersmith J：Clinical Manual of Electrophysiology, Williams & Wilkins, Baltimore, p6, 1993 より引用)

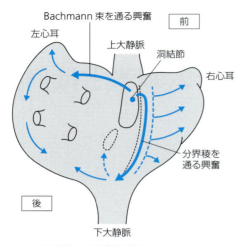

図2 心房内の興奮伝導
洞結節からの興奮は，主にBachmann束と分界稜を通る興奮に分かれる．Bachmann束を通った興奮は左房へと伝導する．
(山下武志：心筋細胞の電気生理学，メディカルサイエンスインターナショナル，東京，p71，2002より引用)

右房，②冠静脈洞，③His束，④右室心尖部である．
①高位右房は洞結節近傍であり，洞調律時には心房内で最も早期に興奮する部位である．高位右房側壁には右横隔神経が走行しているため，電気刺激により横隔膜が刺激される場合がある．その際はカテーテル部位の調整や刺激強度の調整を行う．
②冠静脈洞は左房と左室の房室間溝を走行しているため，ここに配置された電極は左房と左室の興奮の両者を記録できる．冠静脈洞入口部は右房後壁に位置し，内頸静脈，鎖骨下静脈，大腿静脈からアプローチ可能である．留置の際には，心室枝，心房枝にカテーテル先端が入り込まないようにする．洞調律時には左房の興奮に引き続いて，左室の興奮が記録される．
③His束に留置された電極からは，His束近傍の電気興奮，つまり，心房中隔心房筋，His束，心室中隔心室筋の3つの電気興奮が記録される（房室結節の電気興奮は記録できない）．His束電位は，心房，心室興奮波の間に記録される鋭い触れの小さな電位である．洞調律時には，心房中隔心房筋，His束，心室中隔心室筋の順序で，興奮波が記録される．
④右室心尖部は，文字どおり右室心尖部心室筋の電気興奮が記録できる．

ここで，洞結節，房室結節の細胞群の脱分極は緩やかで周波数が低いため，心内電位は通常の記録方法では記録できないことに注意する．高位右房に電極を配置した際も，洞結節近傍の心房筋の心内電位を記録するのであり，洞結節の活動電位を記録するのではない．

EPSにおいてはまず，各カテーテルより記録される電位が心腔内のどの部位の興奮を表しているのかを把握する必要がある．体表心電図とカテーテルにより記録された興奮波を比較すると，体表面心電図のP波に各カテーテルの記録する心房興奮波が含まれ，QRS波に心室興奮波が含まれ，さらにPQ間にHis束の電位が存在していることがわかる（**図1**）．常に心内カテーテルの電位記録と体表面心電図を比較して，心臓全体の電気興奮を把握することが重要である．

2. 心臓の興奮伝導

a. 心房内の興奮伝導

洞調律時には，通常は右房側壁中央に存在する洞結節から心臓全体の興奮が始まる．洞結節より生じた興奮は，主に心房内の2つの興奮伝導を介して伝播する（**図2**）．1つは右心耳と大静脈洞の間に存在する分界稜（crista terminalis）を通って伝導し，もう1つはより高位の右房から右房と左房をつなぐBachmann束を経て左房へ伝導する．分界稜は右房前面を興奮させたのち，下大静脈方向へ下って低位右房を興奮させ，左房方向に向かう．この分界稜の興奮は，体表面心電図ではV_1誘導で陽性成分として表される．Bachmann束は上前方向から左心耳方向へ伝導し，肺静脈を旋回して左房全体に伝播する．実際は，このほかにも心房中隔を伝わる興奮も存在する．また，低位側壁右房は房室接合部よりやや遅れて興奮していることが多い．

左房側の興奮は冠静脈洞電位で知るしかない

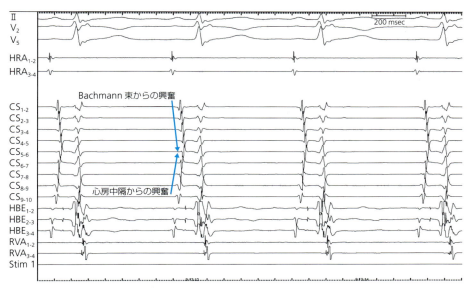

図3 冠静脈洞での心房興奮電位
（上段から）Ⅱ，V_2，V_5 誘導，ならびに高位右房（HRA_{1-2}，HRA_{3-4}），冠静脈洞（10極カテーテルで遠位より CS_{1-2}〜CS_{9-10}），His 束記録部（遠位より HBE_{1-2}〜HBE_{3-4}），右室心尖部（RVA_{1-2}，RVA_{3-4}）を示す．冠静脈洞遠位部からと冠静脈洞近位部からの興奮が中間で衝突しているようにみえる．洞結節からの興奮が Bachmann 束と心房中隔から左房へ伝導するためである（矢印）．

が，房室接合部，および冠静脈洞入口部からより冠静脈洞遠位（左側）の方向に興奮が伝導していくが，冠静脈洞の最も遠位の部位は，左心耳の近傍で，頭側の心房筋から Bachmann 束を通ってきた興奮により捕捉されていることが多い．そのため，冠静脈洞で記録された電位は，中間あたりで心房中隔からの興奮と Bachmann 束を経由した興奮が衝突しているように見えることが多い．

β受容体刺激などで洞周期が短縮する際には，興奮の生成部位がより上方に変位することが多く（これは12誘導心電図上もⅡ，Ⅲ，aVF 誘導の P 波増高に反映される），それに伴い心房内興奮順序も若干変化することが多いが，基本的には前述したものと大差はない．洞調律での心房興奮順序を図3に示した．このような心房内興奮伝導がみられる場合は洞調律といってよい．逆にこのような特徴を持った興奮伝導とはまったく異なる心房内興奮順序がみられたときには，それは洞調律とはいえない．そのときには，心房内で最も早く興奮している部位（心房内最早期興奮部位）はどこ

か，またその部位からどのように心房全体に興奮伝播しているかを観察しなければならない（図4）．

b．房室伝導

房室伝導とは，心房中隔の低位右房から房室結節，His 束を経て心室筋に至るまでの興奮伝導をいう．His 束カテーテルで His 束電位を記録し，房室伝導時間を①低位中隔右房から His 束まで（AH 時間），②His 束から心室まで（HV 時間）の2つの興奮伝導時間に分けて考える．

① **AH 時間**：心房中隔の低位右房から房室結節を経て His 束が興奮するまでの時間である．具体的には His 束が記録される電極で，心房電位の最も早い急峻な振れから His 束電位起始部までの時間を測定する（図5）．この AH 時間のほとんどは，房室結節内の興奮伝導時間で占められている．したがってこの興奮伝導は，自律神経緊張の程度に大きく影響され，この値のみで房室結節伝導能を評価することはできな

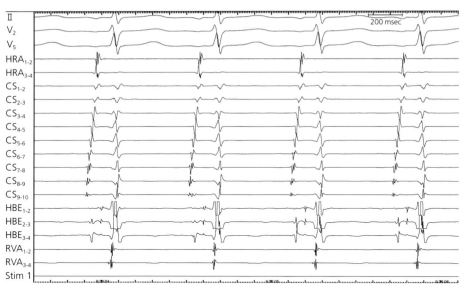

図4 異所性心房調律

図3と同一症例．（上段から）Ⅱ，V_2，V_5 誘導ならびに高位右房（HRA），冠静脈洞（10極カテーテルで遠位より CS_{1-2}〜CS_{9-10}），His束記録部（遠位より HBE_{1-2}〜HBE_{3-4}），右室心尖部（RVA_{1-2}，RVA_{3-4}）を示す．
冠静脈洞近位部が心房興奮の最早期となっており，正常な洞調律とはいえない．

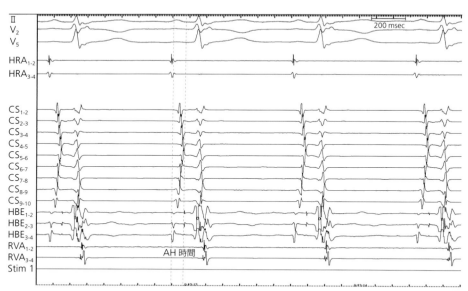

図5 AH時間の測定

（上段から）Ⅱ，V_2，V_5 誘導，ならびに高位右房（HRA_{1-2}，HRA_{3-4}），冠静脈洞（10極カテーテルで遠位より CS_{1-2}〜CS_{9-10}），His束記録部（遠位より HBE_{1-2}〜HBE_{3-4}），右室心尖部（RVA_{1-2}，RVA_{3-4}）を示す．
AH時間は，His束電位が記録される電極での心房電位の立ち上がりとHis束電位の立ち上がりまでを測定する．房室結節伝導を反映し自律神経の影響を強く受ける．

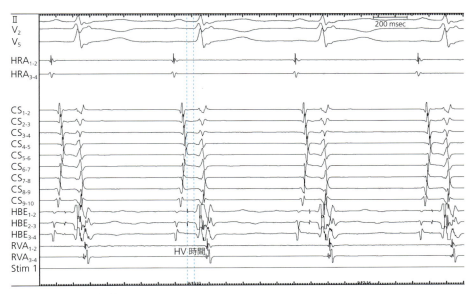

図6　HV 時間の測定
図5と同一症例．HV 時間は，His 束電位が記録される電極の His 束電位起始部から体表面心電図も含めて記録されるすべての電極のなかで，最も早期に心室興奮を表す電位の立ち上がりまでを測定する．体表面心電図が最早期となることが多い．

い．交感神経緊張亢進は AH 時間の短縮を，迷走神経緊張亢進は AH 時間の延長をもたらし，検査中にも大きく変動するので，あくまでも参考値としてとらえる．基準値はばらつきが大きいが，45～140 msec とされている（伝導時間基準値；表1）[1]．ペーシング，および迷走神経遮断薬または交感神経作動薬による AH 時間の変化は，房室伝導の評価に用いられる．

② **HV 時間**：His 束が興奮してから心室筋が最も早く興奮するまでの時間である．計測は His 束の振れの始まりから，体表面心電図も含め，すべての記録電極から心室筋が興奮したことを示す最も早い時点（通常は体表面心電図での QRS 波起始部）までの時間を計測する（図6）．心室筋が興奮した最も早い時点を測定するため，His 束領域で記録されている電位だけから HV 時間を評価してはならない．この HV 時間は AH 時間と異なり，自律神経の影響が少なく，検査中も変動せず，基準値は 35～55 msec とされている（表1）．正常な心室興奮がなされている場合，HV 時間は 30 msec 以下

表1　伝導時間の基準値

報告者	AH 時間（msec）	HV 時間（msec）
Narula	50～120	35～45
Damato	60～140	30～55
Castellanos	50～120	25～55
Scuilenberg	85～150	35～55
Peuch	45～100	35～55
Bekheit	50～125	35～45
Rosen	54～130	31～55
Josephson	60～125	35～55

にはならない．HV 時間が 30 msec 以下となる場合は，記録されている電位が His 束電位ではなく，His 束と心室電位の間に存在する右脚電位を見ているものと考えられる．このように注意して計測した HV 時間が延長している場合は，常に病的と考えてよい．

顕性早期興奮（顕性 WPW）症候群の場合は，His 束を伝導するよりも先に副伝導路を介して心室の興奮が始まる．定義上，HV 時間を考える

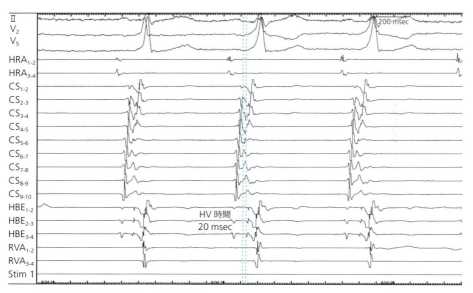

図7 顕性 WPW 症候群の HV 時間
(上段から) Ⅱ, V_2, V_5 誘導, ならびに高位右房 (HRA_{1-2}, HRA_{3-4}), 冠静脈洞 (10極カテーテルで遠位より CS_{1-2}〜CS_{9-10}), His 束記録部 (遠位より HBE_{1-2}〜HBE_{3-4}), 右室心尖部 (RVA_{1-2}, RVA_{3-4}) を示す.
顕性 WPW 症候群の場合は, 房室結節を伝導して His 束が興奮するよりも早く, 副伝導路を介して心室が興奮するため, HV 時間は負の値となる.

と, His 束カテーテルの His 束電位から体表面心電図のデルタ波の立ち上がりまでとなり, 負の値をとる (図7).

B. 洞結節と房室結節の生理

● 洞結節, 房室結節の電気生理学的特徴を理解する.

1. 洞結節の電気生理：興奮はどのように生まれるか

心臓において興奮を生成しているのは洞結節であり, 脱分極と再分極を規則的に繰り返している. これはどのような理由によるのだろうか. それには心臓の興奮を細胞レベルで考える必要がある.

細胞レベルでみると, 心臓の電気興奮は刺激伝導系の各細胞の脱分極 (興奮) が洞結節から各心筋細胞に至るまで, 順々に隣の細胞に伝播することにより形成される. 各細胞の脱分極の仕方には, 大まかに2つのタイプがある.

1つめのタイプは, 心房筋細胞, His-Purkinje 系の細胞, 心室筋細胞で通常みられるような速い脱分極を示すものである. このタイプの細胞の活動電位は第0相から第4相により成り立つ. Na チャネルを通る Na イオンの細胞内流入に伴う, 急速な内向き電流による速い脱分極が第0相を形成する. 第1相では膜電位は基線へわずかに戻り, 第2相 (プラトー相) では電位は比較的安定する. 第3相は再分極相を, 第4相は電気的拡張期を表している (図8).

もう1つのタイプの活動電位を示す細胞は, 洞結節と房室結節に存在し, 緩やかな脱分極を示す. 緩やかな脱分極は, 電位依存性 Ca チャネルを通る Ca イオンの内向き電流により形成される.

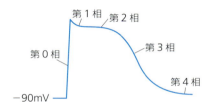

図8 急峻な脱分極
正常の心室筋や心房筋では，急峻な脱分極（第0相），プラトー相（第2相），再分極相（第3相），電気的拡張期（第4相）より活動電位が形成される．

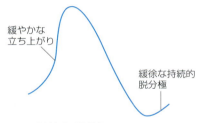

図9 緩徐な脱分極
洞結節，房室結節では緩徐な立ち上がりにより脱分極が起こり，電気的拡張期では持続的に緩徐な脱分極を示すことが，心室筋細胞とは異なる．

また，電気的拡張期では持続的に膜電位が脱分極していることが心室筋細胞とは異なる（**図9**）．

洞結節の周期的な興奮はなぜ起きるのだろうか．洞結節の周期的な脱分極と再分極の繰り返しを生み出している原因は，内向き整流型Kチャネル（K channel inwardly-rectifier）の1つであるI_{K1}チャネルが少ないためであることが知られている．I_{K1}チャネルとは，電位に依存して細胞内外両方向に電流を流すKチャネルであり，このチャネルは通常の心筋細胞には豊富に存在しているが，洞結節と房室結節には少量しか存在しない．では，このI_{K1}チャネルが少ないことがどのように洞結節の脱分極と再分極の周期的な繰り返しを生み出すのだろうか．

まず心筋細胞では，豊富に存在するI_{K1}チャネルが開閉することで，静止膜電位の維持と活動電位の第3相が制御されている．膜電位が深く維持されるのはI_{K1}チャネルの働きによるもので，Kイオンの平衡電位よりも膜電位がマイナスに（深く）なれば内向きに，プラスに（浅く）なれば外向きにKイオンが流れることで，常に膜電位がKイオンの平衡電位付近に維持されている．同時に，この効果が活動電位の第3相の形成にも寄与している．

これに対し洞結節細胞では，I_{K1}チャネルが細胞膜上に存在しないため，膜電位がKイオンの平衡電位に固定されていない．また，膜の電気抵抗が大きいために少しの電流でも膜電位が大きく変化することが特徴である．洞結節の活動電位は前述したように，①脱分極，②再分極，③持続的な緩徐脱分極からなる．最初に膜電位が－40mVだと仮定すると，この電位よりやや脱分極すると，電位依存性Caチャネルが開き，早い立ち上がりを持つNa電流のときと比較し，緩やかに脱分極する．すると電位依存性に遅延整流Kチャネルが徐々に開口し，外向き電流が流れることで再分極を始める．次第に膜電位が低くなるにつれて，遅延整流型Kチャネルは徐々に閉じ始め（脱活性化），膜電位はKイオンの平衡電位まで十分深くなることができずに，－40mV付近から再び緩徐に脱分極を始める．

このように洞結節の脱分極，再分極の規則的な繰り返しが行われる原因は，Ca電流が脱分極の立ち上がりを形成し，静止膜電位を維持するI_{K1}チャネルが存在しないことによることが大きい．

2. 房室結節の伝導

房室結節は，もともと細胞間の電気的結合に影響するギャップ結合（gap junction）が弱いことと個々の細胞が大きいことから，興奮伝導が他の刺激伝導系に比較し遅い．このことは心房の収縮と心室の収縮との間に時間差を生み，血行動態的に有利に働く．gap junctionを形成する細胞膜上のコネキシン蛋白は心臓の部位によりその種類と量が異なり，その部位の伝導特性に影響していると考えられている．実際に洞結節細胞では，細胞膜上のコネキシンの量が少なく，コネキシン蛋

白の Cx40, Cx45 が存在し, 房室結節ではそれらに加えて Cx43 が存在していることが知られている[2]. また, 洞結節と同様房室結節では, I_{K1} チャネルが存在しないことで膜電位が浅く保たれているため, Na 電流が常に不活性化されている. このために緩徐な脱分極が L 型 Ca チャネルにより形成されるが, L 型 Ca チャネルの不活性化からの回復は Na チャネルよりも遅い. このことも房室結節の伝導が他の刺激伝導系と比較して遅く, 減衰伝導特性（短い連結期の刺激に対し伝導時間が延長する特性）を有する理由である.

C. プログラム刺激：期外刺激法

● 期外刺激法について理解する.

● 不応期の概念を理解する.

1. 期外刺激・不応期とは

a. 期外刺激法とは

期外刺激法とは一定の周期（基本周期）で数拍刺激した（基本刺激）後, 短い連結期の刺激（期外刺激）を 1 拍入れる方法で, 最後の期外刺激に対する反応を観察するものである. 臨床的には, 連結期を調節して心房期外収縮や心室期外収縮を人工的に挿入したものと考えられる.

基本刺激の周期は 400, 600, 700 msec などを用い, 基本刺激の個数は 6〜10 個を用いることが多い. 当然のことながら, 基本刺激に対する心房, 房室伝導, 心室, あるいは室房伝導の反応が安定していることが前提である.

1：1 房室伝導を維持できないほどの短い基本周期では, 期外刺激による房室伝導能の評価はできない. 期外刺激の連結期は基本周期より 10〜20 msec ずつ短縮し, 心筋が期外刺激に対して反応しなくなるまで行う. この方法により, 心房筋, 房室伝導, 心室筋, 室房伝導の評価を定量的に行うことができる.

b. 期外刺激により興奮伝導時間はどのように変化するだろうか

興奮伝導時間とは, 活動電位が十分に再分極した時相で加えられた刺激により新たな活動電位が形成され, その活動電位が細胞間を伝播していくのに要する時間である. 固有心筋では, 興奮伝播速度は主に細胞間伝導に影響する gap junction の強さと, 個々の細胞の脱分極に影響する Na 電流による活動電位の立ち上がり速度とに依存している. したがって, 期外刺激法を加えた場合には定常状態と異なる興奮伝導時間となりうる. このうち, gap junction の強さは固定された因子だが, Na 電流による活動電位の立ち上がり速度は, 興奮が伝播したときに活性化しうる細胞膜上の Na チャネル量に依存しているためである. 連結期が長く十分に再分極している場合は, Na 電流が回復しているため活動電位立ち上がり速度も急峻であり, 基本的には伝導時間は変化しない（期外刺激；図 10A）.

しかしやや短い連結期の期外刺激が, 十分に再分極していない時相で加えられると, 心筋の Na 電流は十分に不活性化から回復していないため, Na 電流が少なくなり活動電位の立ち上がりが緩徐になる. この結果, 興奮伝導時間がやや延長する（図 10B, C）. 期外刺激の連結期が短ければ短いほど, Na 電流の回復の程度も小さくなるため, 興奮伝導時間はより延長する. さらに期外刺激の連結期を極端に短縮させると, すべての内向き電流（Na 電流, Ca 電流）が回復していないため, 心筋膜電位は脱分極することができない（図 10D）. このように, 内向き電流が利用できず, 刺激が無効となる, あるいは伝導途絶する最長の連結期を, 有効不応期（effective refractory period：ERP）と呼ぶ.

期外刺激法では, その連結期に依存して心筋の伝導能が変動する. つまり, 興奮伝導時間や刺激に対する心筋の反応は, 期外刺激の連結期に依存している. 心筋の反応は連結期の関数となっていて, 期外刺激（入力）を加えそれに対する興奮間隔（出力）を測定することで, 各組織の電気生理

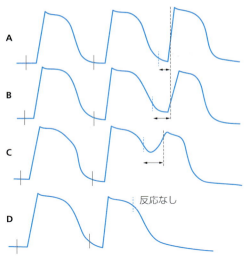

図10 異なる連結期の期外刺激に対する心筋細胞の興奮

期外刺激（青点線）に対する心筋細胞の興奮様式の違いを図に示した．
A：連結期が十分長ければ伝導時間は変化しない．
B，C：連結期を短くするにつれて，期外刺激から脱分極までの時間が延長する．
D：特定の連結期よりも短い期外刺激では，心筋細胞は反応できず，刺激は無効刺激となる．

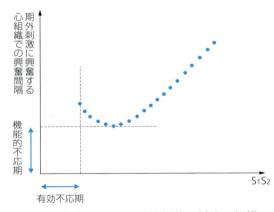

図11 異なる連結期の期外刺激に対する組織の興奮間隔

期外刺激の連結期を横軸（入力）に，組織での興奮間隔を縦軸（出力）にとった場合を示す．連結期を短くしていくと，一定のところから伝導遅延が生じ，ある一定以上連結期を短縮すると逆に興奮間隔は延長し始める．この最短の興奮間隔を機能的不応期と呼ぶ．さらに連結期を短くするとやがて伝導途絶をきたす．刺激が伝導する最短の連結期を有効不応期と呼ぶ．

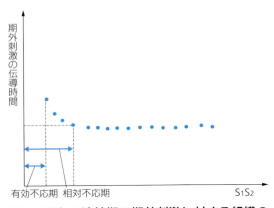

図12 異なる連結期の期外刺激に対する組織の興奮伝導時間

期外刺激の連結期を横軸（入力）に，組織での伝導時間を縦軸（出力）にとった場合を示す．通過時間が延長する最長の連結期が相対不応期となる．

的特性を定量的に評価できる．具体的には，期外刺激の刺激間隔（S_1S_2）を横軸にとり，心房筋，房室結節，His-Purkinje系，心室筋についてのそれぞれの組織の期外刺激（入力）に対する興奮間隔（出力）を縦軸にとると**図11**のようになり，S_2に対する刺激伝導時間を縦軸にとると**図12**のようになる．

それぞれの組織の入力と出力の関係を図示すると，その図にはその組織の特徴をあらわす多くの指標が表現される．それらは，有効不応期，機能的不応期，相対不応期などの概念で代表され，それぞれ①有効不応期：期外刺激（興奮）によってもはや興奮が生じ得ない時点（入力側の最小連結期），②機能的不応期：これ以上短い連結期の出力は出せないという間隔（出力側の最小興奮間隔），③相対不応期：興奮伝導時間が期外刺激（興奮）によってはじめて延長し始める時点となる（**図11，12**）．

① 有効不応期（effective refractory period：ERP）：期外刺激間隔を短くしていくとある一定以上短い刺激間隔に対しては心組織が反応しなくなる．目的とする組織が興奮されない最長の刺激間隔が有効不応期である．

② 機能的不応期（functional refractory period：

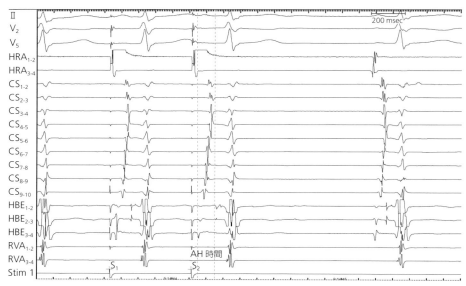

図13 心房期外刺激法に対する反応：連結期 480 msec
基本周期は 600 msec．（上段から）Ⅱ，V_2，V_5 誘導，ならびに高位右房（HRA_{1-2}，HRA_{3-4}），冠静脈洞（10 極カテーテルで遠位より CS_{1-2}〜CS_{9-10}），His 束記録部（遠位より HBE_{1-2}〜HBE_{3-4}），右室心尖部（RVA_{1-2}，RVA_{3-4}）を示す．
連結期をこの図の 480 msec から 350 msec（図14）へと短くすると AH 時間が 99 msec から 157 msec へ延長している．さらに連結期を 320 msec（図15）まで短くすると，房室結節の有効不応期となり AH ブロックを認めている．経過を通じて HV 時間に変化はない．

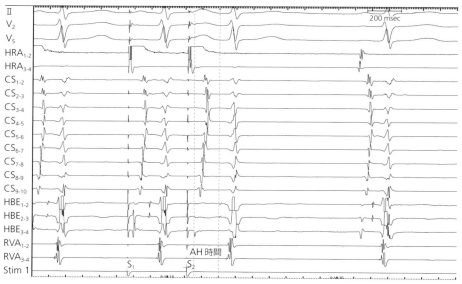

図14 心房期外刺激法に対する反応：連結期 350 msec
図 13 と同一症例．

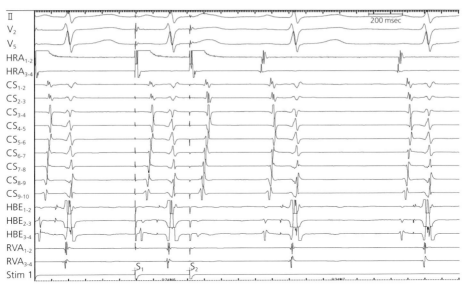

図15 心房期外刺激法に対する反応：連結期 320 msec
図13と同一症例.

FRP）：目的とする組織が連続して伝導させうる2つの興奮の最短の間隔．これはこの組織からの出力側（縦軸）で測定する．
③相対不応期（relative refractory period：RRP）：期外刺激あるいは興奮により形成される興奮伝導時間が，基本刺激時の興奮伝導に比べて延長する最大の連結期．これは入力側（横軸）で測定する．相対不応期より長い連結期の期外刺激/興奮は基本刺激時と同様の興奮伝導時間で伝導する．したがって，相対不応期はその組織の興奮性が完全に回復した時相と考えてよい（図13〜15）．

c. 不応期の測定法と注意

臨床的には心房期外刺激あるいは心室期外刺激を，基本刺激の周期より10〜20 msecずつ短縮させて興奮間隔を記録し，検査後にそれぞれの組織において入力と出力をプロットして求める．また通常の期外刺激法では，基本周期（basic cycle length：BCL）での基本刺激をS_1（stimulusのS），基本刺激後の期外刺激をS_2と呼び，S_1に対する心房興奮波をA_1，His束興奮波をH_1，心室興奮波をV_1，同じくS_2に対する興奮波をそれぞれA_2，H_2，V_2と呼ぶ．したがって連結期の表現としては，期外刺激の連結期はS_1S_2，心房興奮の連結期はA_1A_2，His束興奮波の連結期はH_1H_2，心室興奮波の連結期はV_1V_2となる．同様に刺激から興奮波まで，あるいはある組織の興奮波から別の組織の興奮波までの伝導時間は，それぞれの刺激/興奮波の記号を並べて表現するのが習わしとなっている（S_1A_1，A_2H_2など）．はじめは難解な表現と感じるかもしれないが，最も誤解の少ない表現方法なので慣れてほしい．表2にそれぞれの組織でどのような不応期が測定されるかをあらためて定義しておいた．

実際は，以上のような不応期測定，評価の際に注意しなければならない点は，以下の4点であり，不応期測定の際には注意しておく．

①**不応期は電気刺激の強さに影響される**：刺激部位の不応期は，電気刺激の強さに逆相関する．つまり電気刺激の出力が大きければ大きいほど，不応期は短縮する[3]．通常は拡張期閾値の2倍の出力で測定したものを有効不応期と定義している．最大出力（通常10 mA）で測定した有効不応期は「絶対不応期」（absolute refractory period：ARP）と定義されている．臨床的

表2 順行性不応期の定義

心房	有効不応期	心房興奮を生じない S_1S_2
	機能的不応期	S_2 によって生じる最短の A_1A_2
	相対不応期	S_2A_2 間隔が S_1A_1 間隔より延長する最長の S_1S_2
房室結節	有効不応期	His 束興奮を生じない最長の A_1A_2
	機能的不応期	A_2 によって生じる最短の H_1H_2
	相対不応期	A_2H_2 間隔が A_1H_1 間隔より延長する最長の A_1A_2
His-Purkinje系	有効不応期	心室興奮を生じない最長の H_1H_2
	機能的不応期	H_2 によって生じる最短の V_1V_2
	相対不応期	H_2V_2 間隔が H_1V_1 間隔より延長する最長の H_1H_2
心室	有効不応期	心室興奮を生じない最長の S_1S_2
	機能的不応期	S_2 によって生じる最短の V_1V_2
	相対不応期	S_2V_2 間隔が S_1V_1 間隔より延長する最長の S_1S_2

表3 不応期の基準値(msec)

報告者	心房有効不応期	房室結節 有効不応期	房室結節 機能的不応期	His-Purkinje系 有効不応期	心室有効不応期
Denes	150〜360	250〜365	350〜495		
Akhtar	230〜330	280〜430	320〜680	340〜430	190〜290
Schilenberg		230〜390	330〜500		
Josephson	170〜330	230〜425	330〜525	330〜450	170〜290

に「絶対不応期」が必要となる場面はほとんどない.

②**不応期を測定できない場合がある**:すべての組織において,前述の3種類の不応期がすべて求められるわけではない.特に順行性のHis-Purkinje系の不応期,および逆行性の房室結節不応期は求められないことが多い.これは有効不応期や機能的不応期を測定する場合に,十分に短い連結期の期外刺激/興奮がその組織に入力されることが前提となっているからである(そうでなければ入力と出力の関係を示す図が不完全となる).しかし,たとえば順行性のHis-Purkinje系は,その近位側に房室結節が存在しているため,どれだけ短い連結期の心房期外刺激を加えても房室結節で伝導遅延を引き起こしてしまうため,His-Purkinje系に十分に短い連結期の入力を加えることができない.His-Purkinje系へ入力可能な最短連結期は房室結節の機能的不応期である.健常心ではまれなことだが,もし順行性のHis-Purkinje系の有効不応期が房室結節の機能的不応期より短ければ,その有効不応期は測定できない.また,これも健常心では少ないが,房室結節を逆行性に刺激するとき,房室結節の有効不応期が近位部のHis-Purkinje系の機能的不応期より長いときは,前者の有効不応期は測定できない.このような場合,有効不応期は「○ msec 以下」としか評価できない.

③**不応期は基本周期に依存する**:不応期は基本周期に依存している.そのため,数種類の基本周期(400,600,750 msecなど)で不応期を測定しておくことが望ましい.また,不応期の基本周期依存性は,房室結節とそれ以外では異なっている.心房筋,His-Purkinje系,心室筋は,基本周期が短縮するとその有効不応期は短縮する.この短縮の程度は,His-Purkinje系で最

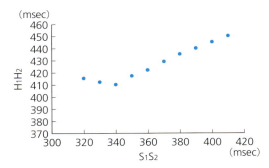

図16 心房期外刺激の連結期に対するHis束の興奮間隔の関係
320 msecに有効不応期,340 msecに機能的不応期を認める.

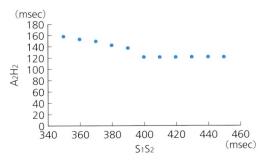

図17 心房期外刺激の連結期に対する興奮伝導時間の関係
400 msecに相対不応期を認める.

も顕著である.逆に房室結節有効不応期は,基本周期が短縮するとその有効不応期は延長する.

④**組織内の不応期は均一でない**:心房の有効不応期,あるいは心室の有効不応期といっても,それは刺激部位局所の有効不応期にしか過ぎない.心房筋,心室筋のいずれもがその局所局所の不応期を有しており,それらはいずれも部位により異なっている(不均一である).これを不応期不均一性と呼ぶ.逆に房室結節,His-Pukinje系にもその組織内で不応期不均一性が存在するが,臨床的に検討しているものはその不均一な不応期のなかで最も長い不応期である.

不応期の正常範囲については報告者によるばらつきが大きい(表3).EPSでは,不応期が正常範囲内にあるかどうかももちろん重要であるが,むしろ不応期という概念を十分に理解したうえで期外刺激法を行うという態度のほうが重要である.

2. 心房期外刺激法と心室期外刺激法

a. 心房期外刺激法

心房期外刺激法は,心房と心室が1:1で興奮するような基本周期を加え,期外刺激の連結期(S_1S_2)を基本周期から10〜20 msecずつ短縮させながら,心房筋の有効不応期となるまで連結期を短くしていくものである.連結期を短くしてい

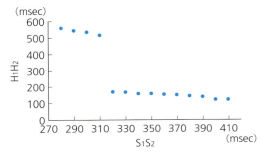

図18 jump-up現象
連結期を短くすると速伝導路の不応期にあたり,遅伝導路を介して興奮が伝導する.320 msecから310 msecにおいてAH時間が著明に延長している.

くとさまざまな現象が観察されるが,①心房筋の反応,②房室伝導の反応,③副伝導路の反応に分けて観察する.ここでは,健常心における心房筋と房室伝導の反応について考える.

基本周期近くの連結期から徐々に短くしていくと,最初のうちは房室結節内の伝導にも遅延が生じず,$S_1A_1 = S_2A_2$,$A_1A_2 = H_1H_2$である.徐々にS_1S_2を短くしていくと,心房の興奮に遅延は生じないが房室結節内の減衰伝導(AH間)が生じA_2H_2が延長する.さらに短くするとS_2A_2も延長し始め,A_2H_2の延長は顕著になりS_1S_2は短くなっているにもかかわらずH_1H_2が延長する.さらに延長すると房室結節の不応期か心房筋の不応期にあたり心房筋が捕捉されなくなる.これをグ

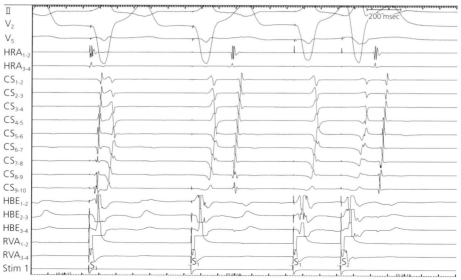

図19 心室期外刺激
（上段から）Ⅱ，V_2，V_5 誘導，ならびに高位右房（HRA_{1-2}，HRA_{3-4}），冠静脈洞（10極カテーテルで遠位より CS_{1-2}〜CS_{9-10}），His 束記録部（遠位より HBE_{1-2}〜HBE_{3-4}），右室心尖部（RVA_{1-2}，RVA_{3-4}）を示す．
心室期外刺激では洞調律が混入し，室房伝導の評価が困難となる場合がある．高位右房で周期的な興奮電位が記録され，洞調律が混入している．

ラフで表すと横軸を連結期（S_1S_2）として A_2H_2 と H_1H_2 のどちらを縦軸にとるかで2つのグラフを作ることができる（図16，17）．

また，房室伝導が二重伝導路を持つ場合，連結期を短くしていくと速伝導路の不応期にあたり，遅伝導路のみを興奮が伝導することで A_2H_2 の著明な延長（S_1S_2 を 10 msec 短縮したときに 50 msec 以上）を認めることがあり，これを jump-up 現象と呼ぶ（図18）．臨床上も，心房期外収縮後の1拍目の PR 間隔が著明に延長していた場合，二重伝導路の存在が示唆される．

b．心室期外刺激法

心室期外刺激法を行うときは，心房期外刺激法と比べて2つの注意すべき問題点がある．

1つは室房伝導が存在しない場合に心室期外刺激法を行うと房室解離が生じ，洞調律から伝導した順行性の興奮が生じるため，正確な室房伝導能の評価ができないことである（図19）．このため，心室期外刺激法では基本刺激中に心室の興奮に対し心房が 1：1 で捕捉されているかを確認する必要がある．心室刺激時に房室解離が生じ心房が 1：1 で興奮していない場合（室房伝導がない場合）には，基本刺激時に心房心室同時刺激を行い，期外刺激時は心室のみ刺激することで検査中に洞調律が混入しなくなる（図20）．

2つ目に，心室刺激時は VH 時間が十分延長するまでは His 束波の記録が心室興奮波の中に含まれて確認できないことである．室房伝導の評価のため，心室波の前後に逆行性 His 束波を確認するよう注意する．

c．反復性心室興奮，反復性心房興奮

心室，心房に期外刺激を加えた後，刺激した心室，心房が自発的に興奮することがある．刺激後の自発的な興奮を反復性興奮と呼び，心室刺激後には反復性心室興奮が，心房刺激後には反復性心房興奮が認められることがある．

1．反復性心室興奮

心室期外刺激法で生じる反復性心室興奮のほと

C. プログラム刺激：期外刺激法　65

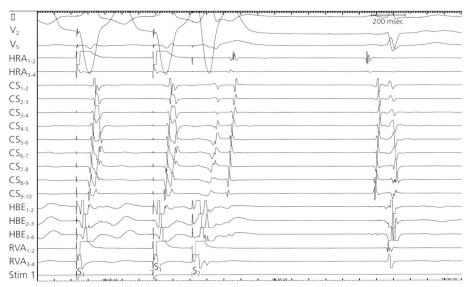

図20　心房心室同時期外刺激
図19と同一症例．心房心室同時期外刺激では，基本刺激で心房，心室を刺激し，期外刺激は心室のみを刺激することで，正確な室房伝導の評価が可能である．期外刺激による逆行性心房興奮の順序は，図19でみられるものとは異なる．

んどはリエントリーによるものであり，リエントリー回路には3種類あることが知られている．①右脚と左脚，②房室結節，③心室筋である．

①**脚枝間リエントリー**：脚をリエントリー回路とする反復性心室興奮は脚枝間リエントリーと呼ばれ，健常者の約半数でみられる所見である[4]．基本刺激で右脚から逆行性にHis束が興奮されているときでも，期外刺激では右脚において一方向性ブロックが形成されることがある．すると，刺激は左脚を逆行性に経由しHis束を興奮させる．期外刺激の連結期を短くしていくと，逆行性にブロックされた右脚が不応期を脱し，H_2の興奮が順行性に右脚を通り，心室を興奮させる（反復性心室興奮）（**図21**）．脚枝間リエントリーによる反復性心室興奮の場合は以下の特徴がある．ⅰ）心室興奮波の前にHis束がある（興奮順序は$V_2H_2V_3$となる），ⅱ）反復性心室興奮のHV時間は洞調律と同じか軽度延長，ⅲ）反復性心室興奮によるQRS波形は左脚ブロック波形（右脚を順行性に興奮が伝導するため），ⅳ）右脚ブロックがある症例で

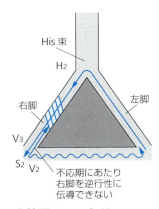

図21　脚枝間リエントリー
心室期外刺激時の脚枝間リエントリーでは，期外刺激は右脚の不応期にあたり左脚を逆行性に伝導する．その後，His束を伝導した後，右脚を順行性に伝導し心室を興奮させる（反復性心室興奮）．興奮順序は$V_2 \rightarrow H_2 \rightarrow V_3$となる．

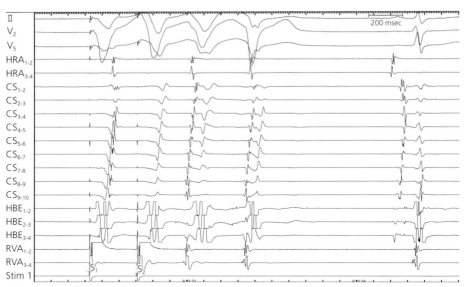

図22 脚枝間リエントリー
基本周期 600 msec での心室期外刺激法．（上段から）Ⅱ，V_2，V_5 誘導，ならびに高位右房（HRA_{1-2}，HRA_{3-4}），冠静脈洞（10 極カテーテルで遠位より CS_{1-2}～CS_{9-10}），His 束記録部（遠位より HBE_{1-2}～HBE_{3-4}），右室心尖部（RVA_{1-2}，RVA_{3-4}）を示す．
S_1S_2 280 msec の期外刺激で逆行性の His 束電位を認め，V_2H_2 の延長と反復性心室興奮を 2 発認める．

は認められない．脚枝間リエントリーは持続しないかぎり病的意義はないが，背景疾患を持つ場合，頻拍の誘因となっている可能性がある．脚枝間リエントリーの例を**図22**に示した．

②**心室エコー**：房室結節をリエントリー回路とする反復性心室興奮は心室エコーと呼ばれ，房室二重伝導路の存在する症例にみられる[5]．速い心室刺激により H_1H_2 が十分短くなっている場合，速伝導路の一方向性ブロックが生じ，興奮は遅伝導路を逆行性に伝導する．心房を興奮した際に，速伝導路が不応期を脱していれば，今度は順行性に速伝導路を伝導し，His 束を経由して心室を興奮させる（心室エコー）．心室エコーによる反復性心室興奮の場合には以下の特徴がある．ⅰ）心室興奮波の前には逆行性 His 束波，心房波，His 束波，心室波が観察される（興奮順序は $V_2H_2A_2H_3V_3$），ⅱ）心室エコーの HV 間隔は洞調律時と同様である，ⅲ）心室エコーの QRS 波形は基本的には洞調律時と同じ（変行伝導はありうる）（**図23**）．

③**心室筋内リエントリー**：心室筋内でのリエントリーは健常者の 15％未満とされるが，これが観察されたからといって必ずしも病的ではない．ただ，病的心の場合には観察されることが多くなる．心室筋内リエントリー回路の同定は困難である．リエントリー回路にはさまざまなものがあり，したがって QRS 波形もさまざまである．同一症例で反復性心室興奮が複数の QRS 波形を呈することもある．健常者でも期外刺激の連結期を短くしたり，数を増やしたりすることで誘発される可能性があり，解釈には刺激方法と全体像（患者の基礎疾患，心室不整脈の既往）から総合的に判断することが必要である．

2．反復性心房興奮

心房期外刺激法では反復性心房興奮が生じるが，リエントリー回路が同定できないものがほとんどである．発作性心房細動の症例に高率で認められる．心室筋内リエントリーによる反復性心室興奮と同様に，期外刺激数や連結期に依存する．

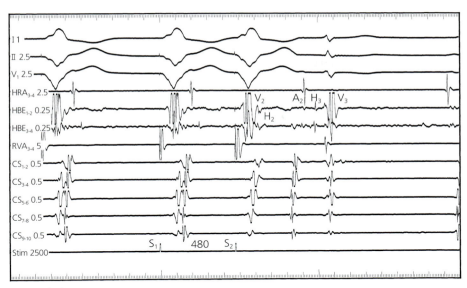

図23 心室エコー
基本周期 600 msec での心室期外刺激法．（上段から）Ⅰ，Ⅱ，V_1 誘導，ならびに高位右房（HRA），His 束記録部（遠位より HBE_{1-2}，HBE_{3-4}），右室心尖部（RVA），冠静脈洞（10 極カテーテルで遠位より CS_{1-2}〜CS_{9-10}）を示す．
連結期 480 msec の心室期外刺激法で心室エコーを生じている．逆行性 His 束電位の後に心室興奮を認める．His 束電位の前に逆行性心房興奮が観察される．二重伝導路の存在を表している．
［山下武志：電気生理検査総論．臨床心臓電気生理検査，第 2 版，井上 博，奥村 謙（編），医学書院，東京，p68，2007 より引用］

房室結節二重伝導路や副伝導路による心房興奮は，心房エコーと呼んで反復性心房興奮とは呼ばない．

D. プログラム刺激：頻回刺激法

●心房，心筋での頻回刺激法に対する各組織の反応を理解する．

1. 基本的な刺激方法：なぜ刺激を加えるか

心臓の興奮伝導を把握する際，体表面心電図だけでは自然に起きる現象を記録するしかなく，それ以上の情報を把握するのに長期の時間を要する．これに対し，EPS では人工的に刺激を加えその反応を観察することで，心臓内の興奮伝導について短時間に多くの情報を得ることができる．前節で述べた期外刺激法はその 1 つであり，もう 1 つの刺激法として頻回刺激法が挙げられる．

2. 頻回刺激

頻回刺激とは文字どおり一定の周期で刺激を加えることである．頻回刺激を行う目的は主に 4 つあり，①頻拍の誘発，②頻拍のリセット，停止，③洞結節機能の評価，④房室・室房伝導特性の評価である．頻回刺激時のリエントリー頻拍の誘発は，回路内に刺激が入り込み一方向性ブロックを生じることで誘発される．これは期外刺激法でも同様である．一方，撃発活動（triggered activity）のうち後期後脱分極（delayed afterdepolarization：DAD）を機序とする頻拍は，期外刺激を加えるよりもむしろ，頻回刺激により細胞内 Ca が上昇することで誘発されやすい．また，頻回刺激法は頻拍の機序の推測にも有用である．リエントリー頻拍の場合に頻回刺激法で頻拍が停止する理由は，加えた刺激が回路内で逆行性と順行性の興奮の 2 つに分かれた後，前者は順行性の興奮前面と衝突し，後者は回路の不応期にあたり消失することによる．

頻回刺激法は通常 10 連発以上の連続する刺激を 600 msec の周期から開始し，徐々に短縮して 200 msec まで短くしていく．心室にあまりに短い周期の刺激が加わると心室細動を起こす可能性があるので，電気的除細動を準備してから行う．

3. 心房の頻回刺激

心房の頻回刺激に対する反応は，心房筋，房室結節ともに刺激する心房部位によって大きく変化する．一般的に高位右房の刺激が施行されることが多いが，刺激に対する反応の解釈は刺激部位を考慮して行う必要がある．

a. 心房筋の反応

心房に対し高頻度に頻回刺激を行うと，心房筋は通常すべての刺激に対して興奮する（1：1 捕捉）．200 拍/分まで 1：1 捕捉がなされない場合には，カテーテルが心房筋を刺激できていないか，電極の接している心房筋が病的な場合と考えられるが，前者であることがほとんどである．心房内の伝導に関しては，健常者では刺激周期を短縮させても，刺激から局所興奮までの時間（latency と呼ぶ），心房内興奮順序，心房内伝導時間などは長い周期の反応と比べ，ほとんど変化しない．

b. 房室伝導の反応

房室伝導に関しては，長い周期では洞調律と同様にすべての興奮が心室に伝導する．房室結節伝導に要する時間（AH 時間）は大きく変化せず，結果として PQ 時間も変化しない．やや周期を短くすると，心房と心室の興奮は 1：1（1：1 伝導）であるものの AH 時間（その結果 PQ 時間）が延長する．このように周期を短縮させると興奮伝導時間が延長する傾向を減衰伝導（decremental conduction）と呼び，正常な房室結節が持つ特性である（図 24, 25）．逆に心房内伝導には減衰伝導特性はなく，周期を短縮しても伝導遅延は生じずに不応期より短くなった連結期で伝導途絶を起こす（all or none conduction）．これは固有心筋の特性である．AH 時間が延長した後も心房刺激周期を短縮させると，ついには 1：1 伝導を維持できなくなり房室ブロックを生じる．このとき，ブロックは健常者では房室結節内で生じるため AH ブロックとなり，多くの症例で Wenckebach 型ブロックとなる．すなわち房室結節は頻回刺激に対して減衰伝導特性を有し，AH 時間が徐々に延長し，ついにブロックを生じ，ブロック後の 1 拍目の AH 時間はブロック前の AH 時間よりも短縮している．頻回刺激中には，ブロック前の最後の 1 拍で著明に AH 時間が延長する例がみられる．これは房室結節二重伝導路の存在によるものである．房室内に速伝導路と遅伝導路（房室結節二重伝導路）が存在している場合，速伝導路でブロックを生じると遅伝導路に興奮が乗り変わり，房室伝導に要する時間が大幅に増加した結果として AH 時間が著明に延長することがある．このときには，典型的な Wenckebach 型ブロックは呈しにくい．

どのような刺激周期で AH ブロックを生じるかについては，興奮伝導路が房室結節内であり，自律神経の影響を大きく受けるため，検査中でも変動し基準値はないと考えられる．通常 150 拍/分以上で Wenckebach 型の AH ブロックを生じること（Wenckebach point 150 拍/分以上）は正常な反応であるが，これ以下の周期で Wenckebach 型の AH ブロックを生じても必ずしも病的ではない．多くの場合は副交感神経緊張によるものであり，atropine により副交感神経遮断を行うと Wenckebach point も大きく増加することがほとんどである．

Wenckebach 型の AH ブロックを生じた周期よりもさらに短い周期で頻回刺激を行うと，2：1 あるいは 3：1 のようなより高度なブロックを

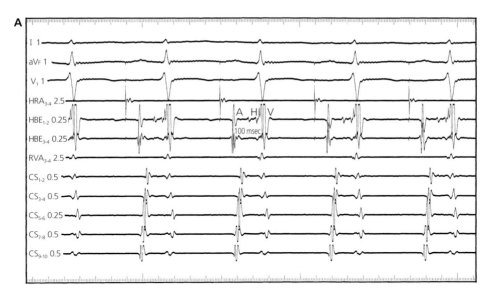
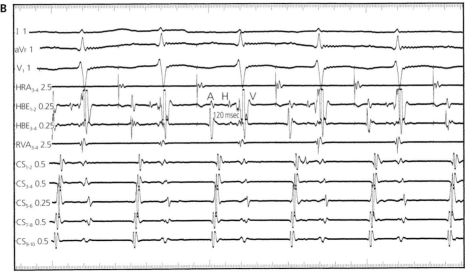

図24　心房頻回刺激（1）

A：周期 600 msec での頻回心房刺激時の反応（AH 時間：100 msec）
B：周期 500 msec で刺激すると AH 時間は 120 msec に延長
（各図上段から）I，aV$_F$，V$_1$ 誘導，ならびに高位右房（HRA），His 束（遠位：HBE$_{1-2}$，近位：HBE$_{3-4}$），右室心尖部（RVA），冠静脈洞（10 極カテーテルで遠位より CS$_{1-2}$〜CS$_{9-10}$）を示す．
［山下武志：電気生理検査総論．臨床心臓電気生理検査，第2版，井上　博，奥村　謙（編），医学書院，東京，p49，2007 より引用］

生じる．通常成人では，200 拍/分の頻回刺激では 2：1 AH ブロックとなることが多い．また，通常の成人では房室結節内の伝導能が His 束以下の伝導能に比べ弱いため，心房頻回刺激で HV ブロックが生じることはまれである．

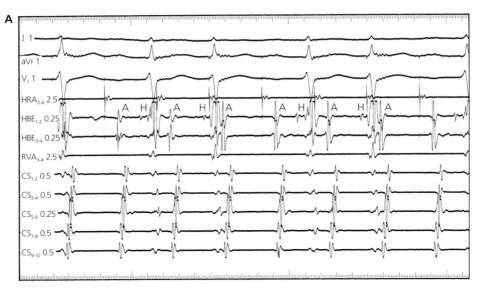

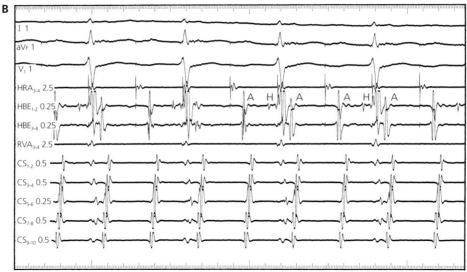

図25 心房頻回刺激（2）
図24と同一症例．
A：周期333 msecでの反応．AH時間が徐々に延長しWenckebach型ブロックを生じている．
B：周期300 msecでの反応．2：1房室ブロック．経過を通じてHVブロックに延長は認められない．

［山下武志：電気生理検査総論．臨床心臓電気生理検査，第2版，井上　博，奥村　謙（編），医学書院，東京，p50，2007より引用］

c．副伝導路の反応

Wolff-Parkinson-White（WPW）症候群など房室結節/His束以外に房室伝導可能な組織（副伝導路）が存在する場合には，心房頻回刺激法でこの副伝導路の伝導性を評価することも重要である．Kent束などの副伝導路の多くは固有心筋か

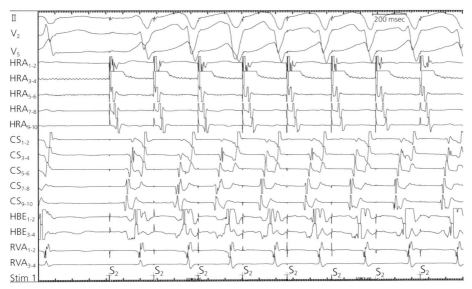

図26　WPW症候群での心房頻回刺激法に対する反応：刺激頻度230拍/分

（上段から）II，V_2，V_5誘導，ならびに高位右房（HRA_{1-2}〜HRA_{9-10}），冠静脈洞（10極カテーテルで遠位よりCS_{1-2}〜CS_{9-10}），His束記録部（遠位よりHBE_{1-2}，HBE_{3-4}），右室心尖部（RVA_{1-2}，RVA_{3-4}）を示す．

副伝導路が減衰伝導特性を有さないため，この図の230拍/分から240拍/分（図27）へと刺激を頻回にすると2：1ブロックとなる．

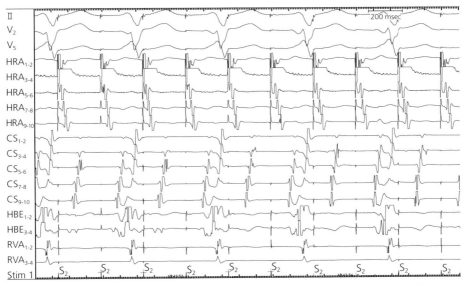

図27　WPW症候群での心房頻回刺激法に対する反応：刺激頻度240拍/分

図26と同一症例．

らなっているため，減衰伝導特性を持たず頻回刺激に対して all or none で反応する．つまり刺激周期を短縮すると1：1伝導から伝導時間の変化はなく，直接2：1あるいは3：1伝導に伝導比が低下する（Wenckebach型ブロックではない）ことが特徴である（図26, 27）．

4. 心室の頻回刺激

a. 心室筋の反応

心室を高頻度刺激すると，心房と同様に心室筋は200拍/分までの刺激では1：1捕捉するのが通常である．頻回刺激に対して安定した時点で観察すると，刺激から局所の興奮時相までの時間（latency）も刺激周期の影響を受けない（刺激開始直後は刺激-局所興奮までの時間が延長していることが多い）．QRS時間もほとんど変化しない．これらの反応は心房頻回刺激における心房筋の反応と同様である．

b. 室房伝導の反応

1. 室房伝導の有無

これまでの報告では対象となった患者層や年齢により結果が大きく異なるが，正常の房室結節，His-Purkinje 系を介した室房伝導を持つ頻度は40〜90％と報告されている．房室伝導の良好な例で室房伝導も認められやすいが，完全房室ブロックであっても室房伝導が存在することがある．この事実はペースメーカ植込みの際の設定モード決定において，ペースメーカ起因頻拍（pacemaker-mediated tachycardia）を起こさないために重要であり，心室頻回刺激中に心房内電位を観察し室房伝導の有無に注意する必要がある．室房伝導がまったく存在しない場合には，心室頻拍中に観察される房室解離や融合収縮とまったく同様の現象が生じ，心室頻回刺激中にも心房は洞調律で捕捉され（房室解離），時にこの洞調律が刺激と刺激の間に正常な QRS 波を生じる．

室房伝導が存在する場合，室房伝導能は房室伝導能よりも悪いことが多い．これは1：1伝導が生じる最短周期でみた場合でも，あるいは HV 時間と VH 時間で比べた場合でもあてはまる．HV時間の測定だが，通常心室頻回刺激中は逆行性の His 束興奮波は心室波の中に隠れてしまい，順行性伝導の His 束興奮波に比べ観察しにくい．His 束波が高周波成分として明瞭に観察される場合，QRS 波の始まり（通常は刺激のスパイクと一致する）から His 束波の始まりまでを VH 時間と考えて計測する．

2. 逆行性心房興奮順序：正常な室房興奮か

室房伝導が存在する場合には，逆行性の心房興奮順序に注意する．健常者では逆行性心房興奮は心房中隔より生じ，冠静脈洞近位部はこれに遅れる．逆行性心房興奮は心房中隔を中心として全体へ伝播し，冠静脈洞では近位部から遠位部へ，右房では低位右房から高位右房へという興奮順序になる（His 束記録部で逆行性心房興奮は最早期を示す）．これ以外の興奮順序を持つ逆行性心房興奮順序がみられた場合は，通常の房室結節を介した逆行性室房伝導ではない．この場合は，副伝導路の存在や，房室結節二重伝導路の遅伝導路の存在を考慮しなければならない．

室房伝導時間に関しては心室刺激周期をより短縮させると，房室結節を介した正常な室房伝導である場合は減衰伝導特性を有するために，室房伝導時間が徐々に延長する．やがて Wenckebach 型の室房ブロックが生じ，さらに短縮させると2：1あるいは3：1伝導となる．明瞭に His 束波が観察される場合には，そのブロックが VH 間（His-Purkinje 系）で生じているか，HA 間（房室結節）で生じているかが判定できる．室房伝導時間が延長しない（つまり減衰伝導を示さない）ときは，これらの正常組織以外の組織（副伝導路）が室房伝導を担っている可能性を考慮しなくてはならない．

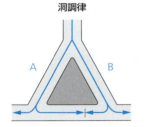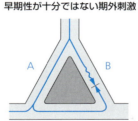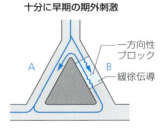

図28 リエントリーの成立
リエントリーの成立には，①リエントリー回路，②一方向性ブロック，③緩徐伝導の3つの条件が必要である．一方向性ブロックは十分に短い期外刺激により形成される．経路A，Bの詳細は本文参照．
(山下武志：心筋細胞の電気生理学，メディカルサイエンスインターナショナル，東京，p99, 2002 より引用改変)

E．EPSで用いられる用語

●EPS中に用いられる基本的な用語を理解する．

　ここまでは主に健常者におけるEPSの方法と観察される現象について述べた．健常者での反応は，EPSの解釈を行ううえで基本となる．しかし，実際の検査対象は不整脈を生じることが確認されている，もしくは生じる可能性の高い心臓であり，健常な心臓とは異なった現象が観察される．この節では，このような病的状態でよくみられる電気生理学的現象とその用語を説明する．これらは，EPS施行中にも，また日常的にもよく用いられている用語であり，心臓内の電気現象を理解するうえで有効な概念である．

1．リエントリー，一方向性ブロック，緩徐伝導

　現在，EPSが対象とする持続性不整脈の多くは，興奮旋回（リエントリー）が機序となっている．興奮旋回（リエントリー）とは，ある一定の回路を興奮が旋回することによって，電気興奮が継続することをいう．一般的にこのようなリエントリー性不整脈の成立条件には，①リエントリー回路，②一方向性ブロック，③緩徐伝導の3つの条件がそろうことが必要とされている．その例を模式図として示した（**図28**）．図に示すように，二重経路が存在するモデルでは，普段は興奮が経路Aと経路Bともに伝導している．特定の連結期の期外刺激が加わることで，経路Bで不応期のために興奮伝導が途絶し（一方向性ブロック），同部位での伝導が十分遅ければ（緩徐伝導），経路Bを興奮が伝導する間に経路Aが不応期を脱し，その興奮が逆行性に伝導途絶部位に進入することから，リエントリーが生じる．臨床的には必ずしも一定の二重経路が存在するわけではないが，不均一な組織構築や不均一な不応期分布（不応期不均一性）では同様の興奮旋回が生じうると考えられている．ここで一方向性ブロックという言葉は，常にその方向には興奮が伝わらないよう連想させるが，そうではなく期外刺激などにより一時的にブロックが生じ，さらに遅い時相で興奮が逆行性に進入したときには不応期を脱しているために興奮伝導が可能になっていることを意味する．

2．異常自動能（abnormal automaticity）

　自動能を持つ細胞群は洞結節以外に，上大静脈と心房境界領域，分界稜，冠静脈洞開口部，房室

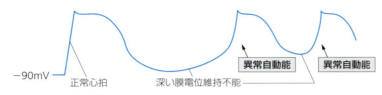

図29 異常自動能
深い膜電位を維持できず，浅い膜電位で電位がふらつくことが異常自動能の原因となる．

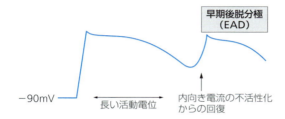

図30 早期後脱分極（EAD）
EADは長い活動電位の持続が必要で，第2相で内向き電流が不活性化から回復し脱分極する．

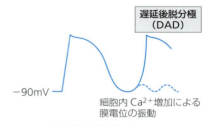

図31 遅延後脱分極（DAD）
DADは，第4相で細胞内Ca濃度が増減し膜電位がふらつくことで起きる．

弁，房室結節近位部，His束，Purkinje系にも存在している．これらは異所性自動能（ectopic automaticity）と呼ばれ，上位の洞結節からより周期の早い興奮があるため，普段はマスクされている．ただ，何らかの理由で洞結節の興奮回数が低下した場合には，これら下位の異所性自動能の調律となる．

異常自動能は異所性自動能とは異なり，細胞内外の因子（血清Kの低下や心筋の虚血，炎症）により正常の洞調律より早い興奮が洞結節以外の場所で起きることをいう．典型的な例は，心筋梗塞の急性期に合併するPurkinje細胞の異常自動能による促進心室固有調律（accelerated idioventricular rhythm）である[6]．これはPurkinje細胞の浅い膜電位からの自発的興奮であり，通常はI_{K1}チャネルによってPurkinje細胞の膜電位は深く保たれているが（-90 mV），虚血などの何らかの理由でI_{K1}チャネルが働かなくなると膜電位を深く維持できなくなることによる（図29）．このような浅い膜電位（-40 mV）ではNaチャネルは不活性化されているが，Caチャネルは活性化しやすく，さらにI_{K1}チャネルが閉じているため膜の電気抵抗が高く，わずかな電流で膜電位がふらつくため，電位が不安定となる．異常自動能は血清K濃度の低下や心筋の虚血や炎症などの細胞内外の因子が誘因となり，I_{K1}電流の低下（血液K濃度の低下による）や漏れ電流の増加（虚血，炎症による）が異常自動能を引き起こす．

3. 撃発活動（triggered activity）

撃発活動は異常自動能と異なり，その発生に先行する活動電位が必要である（つまり自発的ではない）．先行する興奮から誘発（triggered）された興奮という意味であり，その発生様式からさらに①早期後脱分極（early afterdepolarization：EAD），②遅延後脱分極（delayed afterdepolarization：DAD）に分けられ，2つは似たような用語であるが機序はまったく異なる．

①**早期後脱分極（EAD）**：先行する活動電位第2, 3相から生じる一過性脱分極で，その発生には活動電位持続時間の異常な延長が必要である（図30）．第2相を形成するL型Ca^{2+}チャネル

電流（$I_{Ca,L}$）増強，遅延整流 K 電流（I_K）抑制，Na チャネル電流（I_{Na}）不活性化遅延などが誘因であるとされている．長い活動電位の最中に Ca 電流が不活性化から回復し，そのときに浅い膜電位である場合は EAD が起きやすいとされる．先天性 QT 延長症候群における活動電位の延長や，徐脈や抗不整脈薬などにより遅延整流 K 電流の減少することによる活動電位持続時間が EAD の原因である．臨床的には先天性・後天性 QT 延長症候群の torsade de pointes がこれにあたる．短い周期の刺激は活動電位を短くするため，電気刺激により EAD による撃発活動を誘発することはできない．

②遅延後脱分極（DAD）：先行する活動電位の再分極直後に起こる一過性脱分極で，再分極が終了した第 4 相で生じる膜電位振動をいう（図 31）．EAD とは異なり，活動電位中に起きるのではない．この異常な興奮は細胞内 Ca^{2+} 濃度の増減によるものである．細胞内 Ca^{2+} 濃度は上下しており，一般的に電位依存性 Ca チャネルを介して細胞内に Ca^{2+} イオン電流が流れ，Ca^{2+} 濃度が上昇する．それを感知した筋小胞体膜に存在するリアノジン受容体から筋小胞体内に多量に存在する Ca^{2+} が細胞質内に放出され，細胞内 Ca^{2+} 濃度はさらに上昇する．放出された Ca^{2+} はトロポニン C を介し心筋細胞の収縮を引き起こす．一過性に上昇した細胞質内の Ca^{2+} は筋小胞体内，細胞外に汲み出され，再び細胞内 Ca^{2+} 濃度は減少する．

このように，正常な心筋細胞では膜電位の興奮により流入した細胞内 Ca^{2+} 濃度の上昇と，それを感知して筋小胞体より Ca^{2+} を放出すること（Ca^{2+}-induced Ca^{2+} release：CICR）は 1：1 に対応している．また，拡張期では細胞質内の上昇した Ca^{2+} は，筋小胞体膜上の能動輸送蛋白の 1 つである Ca^{2+}-ATPase（SERCA2a）により，筋小胞体に再び取り込まれる．また，細胞膜上の Na^+-Ca^{2+} exchanger を介して細胞外にも排出される．このような心臓全体の収縮と弛緩に対応し，Ca^{2+} 濃度は心筋細胞内で増減を繰り返しながら 100 nM～1 μM の間で制御されている．ところが，細胞内 Ca^{2+} 濃度が異常に上昇すると筋小胞体が活動電位とは無関係に Ca^{2+} の放出や取り込みを行い，細胞内 Ca^{2+} 濃度は増減する．これにより，膜電位は振幅し，増加した Ca^{2+} 濃度は Na 電流を引き起こし，膜電位を脱分極させる．これを遅延後脱分極（DAD）と呼ぶ．

いったんこのような撃発活動が形成されると，脱分極がさらに細胞内 Ca 濃度の上昇を招き，DAD が繰り返される．細胞外 Ca 濃度を上昇させるものはすべて DAD の原因となり，細胞外 Ca^{2+} 増加，カテコラミン，ジギタリス製剤，虚血，再灌流，細胞外 K^+ 濃度低下などが含まれる．また，EPS では高頻度駆動ペーシング（overdrive pacing）により細胞内 Ca^{2+} が上昇することで誘発されやすくなる．頻回刺激の刺激周期が短いほど，誘発される不整脈の心拍周期も短い．臨床的には，器質的心疾患を伴わずに運動誘発性に失神発作を起こす若年発症の疾患として，カテコラミン誘発性心室頻拍が知られている．リアノジン受容体の点突然変異による筋小胞体からの Ca^{2+} の漏出がその原因とされている[7,8]．

4．頻拍のリセット，エントレインメント

リセット（reset），エントレインメント（entrainment）は，リエントリー頻拍を対象に EPS を施行する際に観察される特有な現象である．

リエントリー性不整脈の頻拍中に，リエントリー回路の外からカテーテル電極を用いて電気刺激を加えることを考える．はじめに，興奮より少し短い間隔で刺激を加えてもリエントリーを回る興奮波には影響しない．これは，加えた刺激の興奮波がリエントリー回路内に入る前に回路からの興奮波と衝突するためで，回路内に入り込めないからである．ここで，徐々に興奮を加える間隔を短くしていくと，リエントリーからの興奮と衝突する位置が徐々に回路に近くなり，いずれ加えた電気刺激の興奮が回路の興奮可能な領域（興奮間隙）に入り込む（図 32）．回路に入り込んだ電気刺激の興奮は，回路内を逆旋回性に進入する興奮と順旋回性に進入する興奮の 2 つに分かれ，前

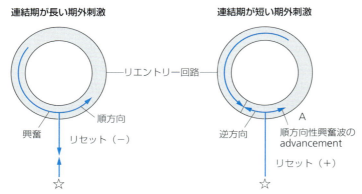

図32 リセット現象
リエントリー頻拍の興奮間隙に刺激が入り込むことで，頻拍のリセットを認める．刺激部位が回路に近いほど，興奮が回路に入り込みやすくリセット現象は起きやすい．
☆：刺激部位
（山下武志：心筋細胞の電気生理学，メディカルサイエンスインターナショナル，東京，p128，2002 より引用改変）

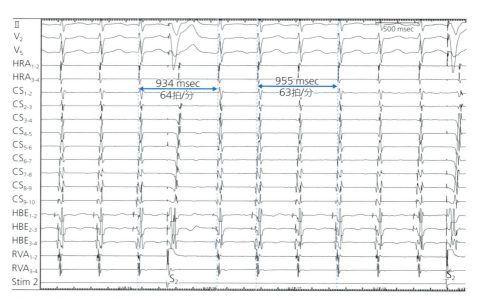

図33 リセット現象：reset（＋）
房室結節リエントリー頻拍中の心室刺激によるリセット現象．（上段から）II，V_2，V_5 誘導，ならびに高位右房（HRA_{1-2}，HRA_{3-4}），冠静脈洞（10極カテーテルで遠位より CS_{1-2}〜CS_{9-10}），His 束記録部（遠位より HBE_{1-2}〜HBE_{3-4}），右室心尖部（RVA_{1-2}，RVA_{3-4}）を示す．
His 束の興奮可能期に興奮を加えるとリセットを認めた．連結期を変えるとリセットを認めない．

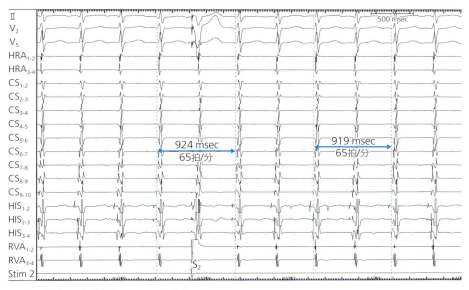

図34 リセット現象：reset（−）
図33と同一症例．

者の興奮は頻拍の興奮前面と衝突し，最終的に消失する．後者の興奮は頻拍の不応期と衝突しない場合は，新たな頻拍の興奮前面となって頻拍を持続させる．したがって外部から加えた刺激による興奮が，見かけ上頻拍の興奮前面を先行させるため，刺激を加えた1拍分の頻拍周期は短くなる（advancement）．このような現象を頻拍のリセット（reset）と呼んでいる．リセット現象は通常，電気刺激を挟む2拍分の周期が頻拍周期の2倍より短くなったことを持ってadvancementが起こったと判断する（**図33，34**）．**図33**では回路内に刺激により加えた興奮が進入できていないが，**図34**では回路内の興奮間隙に入り込み，刺激を挟む2拍分の間隔が頻拍のそれより短縮しリセットを認める．外部から加える電気刺激の連結期を長いものから徐々に短くすると，①長い連結期では頻拍をリセットできず（回路内に進入できないため），②さらに短くすると頻拍がリセットされ，興奮前面の先行度が短くなり，③さらに短くすると刺激部位が不応期に達し電気刺激できなくなるか，順行性に興奮旋回路に進入した興奮が頻拍の興奮が残した不応期に衝突して頻拍が停止するという反応が起こる．リセットは，

刺激部位と頻拍回路が近接していればいるほど容易となる．刺激部位でみた刺激から次の興奮までの時間を回復周期（return cycle）と呼んでいるが，頻拍がリエントリーによるものでさらに刺激によりリセットされている場合には，この回復周期は理論的には刺激の連結期によらず一定となることが予想される．したがって，①頻拍中に加えた外部刺激が，ある連結期以下で頻拍をリセットし，②連結期を短縮するとよりadvancementが増加し，③このようなリセットの程度が刺激部位に依存し，④回復周期が一定であれば，その頻拍はリエントリーによるものであると推測される．逆に撃発活動による頻拍では，頻拍中に電気刺激を挿入しても前述したようなリセット現象はみられず，また刺激部位による差や回復周期の一定性もみられないことが多い．頻拍中の電気刺激によりリセットが生じるかどうかは，その不整脈がリエントリーによるものか撃発活動によるものかの判断に重要である．

期外刺激によるリセットは，刺激部位がリエントリー回路から遠いときには困難である．これに対し，頻拍周期より短い刺激周期で連続刺激法を行った場合は，必ずリエントリー回路内に電気刺

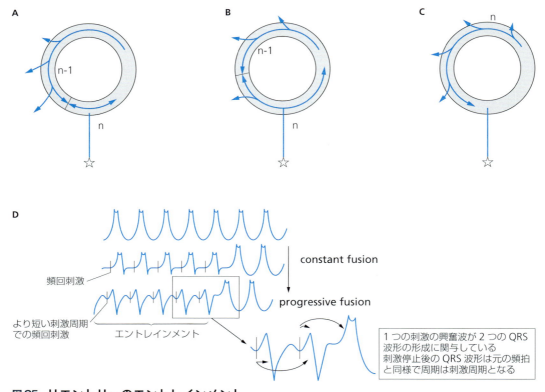

図35 リエントリーのエントレインメント
A：constant fusion．QRS 波形は興奮波 n と n-1 の融合波形となる．
B：progressive fusion．刺激周期を短くすると，刺激による興奮波がより旋回路に入り込み，n と n-1 の融合波形が変化する．
C：刺激をやめると，元の頻拍の QRS 波形となるが，刺激停止後 1 拍目の周期は刺激周期となる．
D：詳細は本文参照．
☆：刺激部位
（山下武志：心筋細胞の電気生理学，メディカルサイエンスインターナショナル，東京，p129，2002 より引用）

激を入れることができる．このときみられる電気現象をエントレインメント（乗り込み現象）と呼ぶ．たとえばリエントリー心室頻拍において回路外から心室頻回刺激によるエントレインメントを行うと，頻拍時の波形とは異なる一定した QRS 波形がみられる（constant fusion）．さらに，頻回刺激の最終の刺激で誘発される QRS 波形は頻拍発作中に観察されるものと同じ形である．また，刺激周期を変えて頻回刺激を加えると，リエントリー回路内での順行性興奮と逆行性興奮の衝突部位が変化するため，体表面心電図の波形が変化し各刺激周期に特有の波形を表す（progressive fusion）（図35）．

このエントレインメントを用いてリエントリー回路の位置の決定に有用であるとされる指標が post pacing interval（PPI）である．頻拍中に頻拍周期より 10～20 msec 短い周期で頻回刺激を行うと，頻拍は刺激周期まで促進される．ここでペーシングを中止すると，カテーテル先で記録される局所電位が回復周期となるのにかかる時間（PPI）は，興奮が頻拍周期回路からの距離を往復するのにかかる時間と心拍の周期（tachycardia cycle length：TCL）を加えたものになる．そのため，回路に近ければ近いほど PPI は TCL と近

くなり，回路上であれば理論上は PPI = TCL となる．現実には PPI = TCL ± 30 msec のときカテーテルは回路上にあると判断する．

5. jump-up 現象

房室結節が速伝導路と遅伝導路の二重伝導路を有する場合に起きる現象である．一般に速伝導路は伝導速度が早く不応期が長く，遅伝導路は伝導速度が遅く不応期が短い．期外刺激の連結期を短くしていくと，速伝導路も減衰伝導特性を有するため徐々に AH 時間は延長していく．さらに短くしていくと速伝導路の不応期にあたり，遅伝導路を介して興奮が伝導し，著明に AH 時間が延長する．具体的には連結期を 10 msec 短くしたときに 50 msec 以上の伝導遅延が起きれば jump-up 現象とみなす（図 36, 37）．図の例では連結期を 320 msec から 310 msec へ短くすることで，AH 間隔が 169 msec から 514 msec と著明な延長とその後の頻拍の誘発を認めている．体表面心電図でも心房期外収縮の PR 間隔の著明な延長があれば，二重伝導路の存在が疑われる．

6. 電位の fragmentation, double potentials

正常組織に双極電極を留置すると，そこから得られる局所電位は通常，鋭い二相性（+ − 型または − + 型），あるいは三相性（M 型または W 型）となり，その電位幅も短い．また，心房の電位なら P 波の中に，また心室の電位なら QRS 波の中に存在しているのが原則である．しかし，心房細動や心室頻拍など心筋自体の異常がある場合に，その異常な心筋に電極を留置すると，その部位の局所電位は幅が広くギザギザしていたりする．これらの局所電位は，双極電位の 2 つの電極間に存在する心筋の興奮様式を反映している．健常心筋では，興奮はスムーズにかつ速いスピードで通過する．しかし，病的心筋では心筋周囲の線維化を伴い，興奮が不規則な経路をたどるため，ジグザグにゆっくりしたスピードで通過する．結果として病的心筋の局所電位は，①電位幅が広い（興奮伝導時間が長い），②低電位（時間がかかるためある瞬間に興奮している心筋量が少ない），③電位が多くの高周波成分を示す［ギザギザしている（興奮伝導がジグザグである）］という特徴を示すことが多い．これを電位の fragmentation とか fragmented electrogram と呼んでいる．時にはこの fragmentation が著明で，QRS 波からはみだしている（心房なら P 波からはみだしている）場合もあり，健常心筋より遅れて興奮するという意味で遅延電位（delayed potential）（図 38）と呼んでいる．遅延電位は明らかに異常であり，この電位が記録された部位は電気生理学的に病的心筋であるといってよい．臨床的には fragmented electrogram が記録される部位の興奮伝導は遅延するため，リエントリー回路の緩徐伝導部位を形成する可能性が高く，アブレーションの対象となることがある．しかし，fragmented electrogram はその部位の興奮伝導が異常であることのみを意味しており，その部位が不整脈の原因となっているかどうかはこれだけでは不明である．

fragmented electrogram と類似した電位として，double potentials（図 39）という用語もよく用いられる．この電位も電位幅が広いという意味では fragmented electrogram と同様であるが，fragmented electrogram は電位が連続的であるのに対し，double potentials は文字どおり電位が 2 つみられ，その 2 つの電位の間には電位がない（つまり flat である）場合をいう．double potential は電極を留置した部位に伝導ブロックが存在し，その両側が異なる時相で興奮していることを意味し，心臓手術後の切開痕，アブレーションライン周辺で記録される．健常心でも，分界稜（crista terminalis），心房中隔（Bachmann 束，卵円窩，冠静脈洞を除く）で記録される．fragmented electrogram があれば興奮伝導の遅延伝導部位が存在すると解釈するが，double potentials では興奮伝導のブロックがあると解釈する．無論，fragmented electrogram の中間の電位がきわめて低電位となり，結果的に double potentials 様にみえることもある．この場合は double potentials は伝導ブロックでなく，遅延伝導を示唆することとなる．

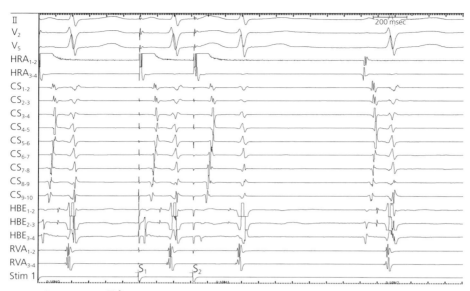

図36　jump-up 現象：S_1S_2 320 msec

基本周期 600 msec での心房期外刺激法．（上段から）Ⅱ，V_2，V_5 誘導，ならびに高位右房（HRA_{1-2}，HRA_{3-4}），冠静脈洞（10 極カテーテルで遠位より CS_{1-2}〜CS_{9-10}），His 束記録部（遠位より HBE_{1-2}〜HBE_{3-4}），右室心尖部（RVA_{1-2}，RVA_{3-4}）を示す．
期外刺激を 320 msec から 310 msec（図 37 参照）まで短縮すると，AH 間隔が 169 msec から 514 msec と著明に延長し（jump-up 現象），それに伴い頻拍の誘発を認める．

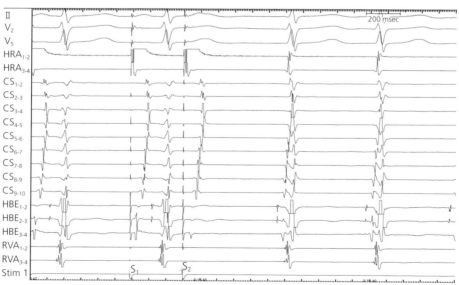

図37　jump-up 現象：S_1S_2 310 msec

図 36 と同一症例．

E. EPSで用いられる用語　*81*

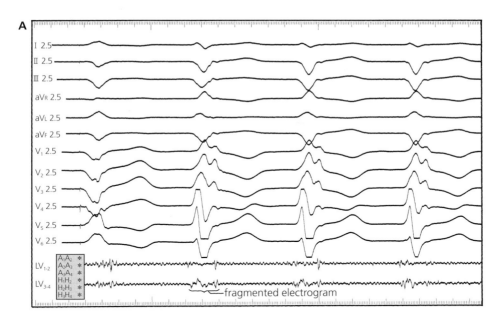

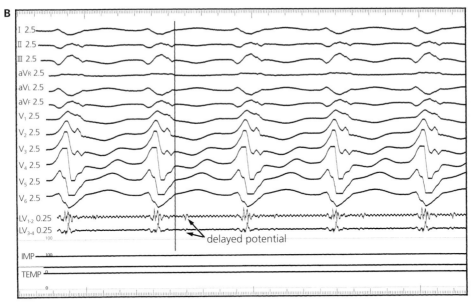

図38　心室頻拍症例で記録された fragmented electrogram
A：左室電位の持続は長く棘波の数もきわめて多い．
B：心室電位が QRS 波から離れて記録されている（delayed potential）．
[山下武志：電気生理検査総論．臨床心臓電気生理検査，第2版，井上　博，奥村　謙（編），医学書院，東京，p74，2007 より引用]

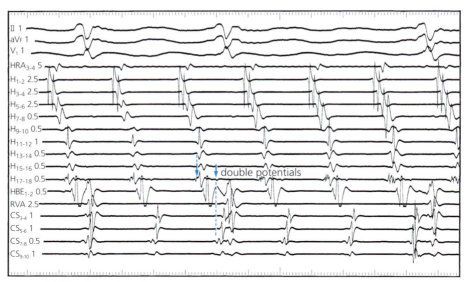

図39 心房粗動で記録された double potentials
Halo カテーテル 17-18（H_{17-18}）で記録されている電位は幅が広く，大きな前半成分と小さな後半成分からなる．この部位はリエントリー回路の中心にあり，右房自由壁側の興奮（H_{13-14}）と中隔側の興奮（CS_{7-8}）の両者を記録しているものと考えられる．
［山下武志：電気生理検査総論．臨床心臓電気生理検査，第2版，井上　博，奥村　謙（編），医学書院，東京，p75，2007 より引用］

7. gap 現象

通常，組織では期外刺激の連結期を徐々に短くしていくとき，ある組織の不応期より短い刺激には心筋が反応しなくなるのが普通である．これを房室伝導に当てはめると，心房期外刺激の連結期を短くするとやがて房室ブロックが生じる．しかし，さらに連結期を短くしていくと，一度伝導不応期に入り伝導途絶しているにもかかわらず，再び房室伝導が回復するという一見矛盾する伝導様式が観察されることがある．これは gap 現象と呼ばれ，期外刺激の連結期の限られた範囲でのみ伝導が途絶することをいう．横軸に期外刺激の連結期（A_1A_2），縦軸に房室伝導時間（A_2V_2）をプロットすると，連結期のある点からプロットできなくなる（gap が存在する）ことからこのように名付けられている．しかしこれは必ずしもその組織が病的であることを意味せず，正常な組織でもみられる現象である．

なぜこのような不思議な現象が起きるのだろうか．この gap 現象の一例を図 40，41 に示した．この例では，心房期外刺激法で連結期 180 msec の期外刺激は心房まで伝導したが，房室結節の不応期にあたり AH ブロックが生じている．しかし，さらに連結期を 170 msec と短くすると，AH 伝導が回復し遅い伝導路を介して伝わることで，頻拍が誘発されている．このような所見は一見奇妙に思われるかもしれない．

通常は期外刺激の連結期を短くすると，組織への入力の連結期が短くなり，結果としてその組織の不応期に達し伝導ブロックを生じる．しかし，さらに連結期を短縮させると，組織の近位側で伝導遅延を生じ，組織への直接的な入力の連結期はかえって延長することがある（図 42）．早い連結刺激により近位の組織を遅延伝導することで組織に到達するのに時間がかかり，到達したときには不応期を脱しているため伝導することが可能となる．これが gap 現象である．

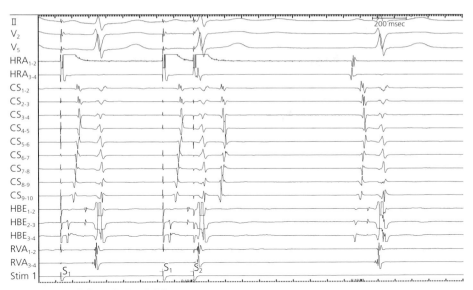

図40 gap 現象:S_1S_2 180 msec
基本周期600 msec での心房期外刺激法.(上段から)Ⅱ,V_2,V_5誘導,ならびに高位右房 (HRA$_{1-2}$, HRA$_{3-4}$),冠静脈洞(10極カテーテルで遠位よりCS$_{1-2}$〜CS$_{9-10}$),His束記録部(遠位より HBE$_{1-2}$〜HBE$_{3-4}$),右室心尖部(RVA$_{1-2}$, RVA$_{3-4}$)を示す.
この図のS_1S_2 180 msecではAHブロックを認める.

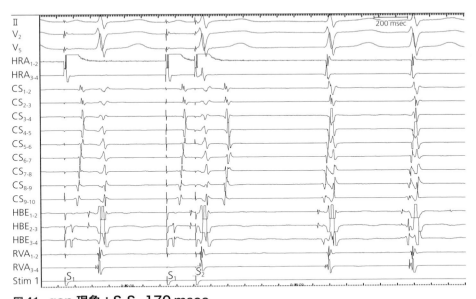

図41 gap 現象:S_1S_2 170 msec
図40と同一症例.図40よりさらに短いS_1S_2 170 msecでは,遅伝導路を介したAH伝導の回復を認め,それに伴い頻拍の誘発を認める.

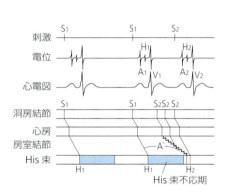
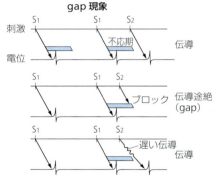

図42 gap現象の模式図
伝導途絶を起こす組織の前で伝導遅延があり、組織の不応期よりも連結期が長くなり伝導することができる.

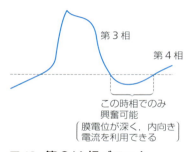

図43 第3/4相ブロック
正常な第3相でのブロックに加え、十分再分極しているはずの第4相でもブロックが生じる現象をいう。持続的な脱分極により膜電位が浅くなると、内向き電流を利用できなくなることによる.

8. 第3/4相ブロック（phase 3 & 4 block）

「不応期」の項で述べたように、正常組織に期外刺激を加えて連結期を短くしていくと、不応期に入り、やがて刺激に対して反応しなくなる。これは正常組織ではいったん刺激によって活動電位が形成（脱分極）した後、ある一定の時間がたち活動電位が回復（再分極）しないと、新たな活動電位を形成できないためである。活動電位時間は、第0相が立ち上がりを形成し、第1相がノッチを、第2相がプラトー相を、第3相が再分極相を形成する。さらに、自動能がある細胞の場合は、第4相である緩徐な脱分極を持つ。通常の不応期は不完全な再分極により規定され、活動電位の第3相に一致している。したがって正常組織の不応期は、活動電位第3相ブロックによって形成されている。

病的心筋では、さらに十分に活動電位が回復している（再分極後第4相となっている）と考えられるような、きわめて長い連結期の期外刺激に対しても反応しないことがある。このような場合、期外刺激の連結期をある程度短縮すると心筋が反応するようになり、さらに短くすると前述した健常心筋と同様に第3相ブロックによりやがて反応がみられなくなる。したがって、期外刺激に対して連結期が限られた範囲内にあるときのみ、その組織が反応するという所見となる。このように病的心筋で第4相でもブロックが生じることについては、以下のような説明がなされている。病的心筋では活動電位の再分極後の第4相に持続的な緩徐な脱分極が生じており、脱分極があるレベルに達するとNa電流やCa電流が不活性化されるため、もはや興奮できなくなるという考え方である。これを第4相ブロックと呼んで

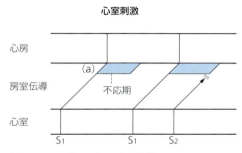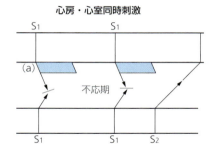

図44　peeling back 現象
心房心室同時刺激により遠位の組織の不応期が早く開始し，期外刺激の興奮が伝導する．

いる（図43）．第3相ブロックは正常組織でみられるが，第4相ブロックは自動能をもたない正常組織ではみられない．概括すれば，期外刺激法で十分に再分極しているほど長い連結期での刺激に対する反応がなく，ある範囲の連結期でのみで反応がみられた場合を第3/4相ブロックと呼んでいる．

9. peeling back 現象

ある組織の不応期を期外刺激法で測定するときに，基本刺激中のみ別の組織を同時に刺激するような刺激方法で測定すると，不応期が短縮して測定されることがある．たとえば，室房伝導の不応期が，通常の心室期外刺激法で行ったときと房室同時刺激法で行ったときで異なる場合である（多くは後者で測定した不応期のほうが短縮している）．あるいは，通常の心室期外刺激法では室房伝導がないようにみえるが，房室同時刺激法を行うと室房伝導が生じるようなことが観察される．このような期外刺激により，不応期が異なるように観察される理由は，以下のように説明されている．

図44に示したようにある組織での興奮伝導ブロックは，その組織の最も長い不応期の部位で生じる．この不応期の長い部位が刺激部位から遠位側に存在する場合を想定する．図に示すように基本刺激を刺激部位からだけ行ったときには，その不応期は，期外刺激が挿入された時点から観察すると，①刺激部位からその部位までの伝導時間と②その部位の不応期の和になる．しかし，基本刺激を刺激部位の反対側からも同時に挿入するような状態では，その最も長い不応期を持つ部位がより早く興奮するため，その分，不応期が早く開始し，結果として前述の①の部分が短縮して，より短い期外刺激も伝導できるようになる．このように，不応期の開始する時点が興奮伝導様式によって変化する（前の方に引き戻される＝peeling back）ことを peeling back 現象による不応期短縮と呼んでいる．しかし，決して①の長さ以上には不応期は短縮しない．極度に不応期短縮が生じているなら，peeling back 以外の機序を考える必要がある．

このような一見奇異にみえる現象も，電気生理学的にみれば十分に説明できる所見であり，病的ではない．

10. 過常伝導 (supernormal conduction)

読んで字のごとく，正常では伝導しないはずなのに興奮が伝導してしまうという所見であり，このような現象は基礎研究では観察されているが，EPS で真に supernormal conduction であるということを証明することはできない．したがって，臨床ではさまざまな意味を持って使われる嫌いがあり，定義があいまいなままこの用語を安易に用いてはならない．一般的に，伝導ブロックが生じるような刺激に対して興奮伝導が生じ，かつこの伝導が通常の電気生理学的知識で説明できな

いとき，これを過常伝導（supernormal conduction）と定義する．前述の gap 現象，peeling back 現象，第 3/4 相ブロックなどにより説明できるなら，過常伝導とは呼ばない．

11. fatigue 現象

通常自動能は，その自動能自身が持つ周期よりも短い周期で刺激されると刺激中止後一過性にその自動能が抑制される．これを overdrive suppression と呼ぶ．一般的な自動能が持つ共通の特性であるが，これと同じような現象が興奮の伝導についても観察されることがある．II 度 Mobitz ブロックにおいて心室連続刺激を行うと，それ以後の房室伝導が一過性に悪化することがある．頻回な刺激により伝導途絶が起きることは，あたかも組織が疲労した（fatigue）ようにみえることから，fatigue 現象と呼ばれる．逆に頻回刺激を加えた後に伝導がよくなる現象も知られている．このような伝導の overdrive suppression や overdrive facilitation という現象がみられるのは，通常病的な状態である．

F. 洞結節機能の評価

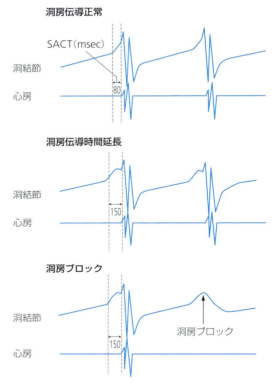

図45　洞結節電位直接記録法
洞結節の電位を直接記録する方法である．緩やかな立ち上がりを示すのが洞結節の脱分極であり，急峻な立ち上がりは心房筋への興奮の伝播を表す．2 成分から洞房伝導時間（SACT）を測定する．
［よくわかる臨床心臓電気生理，第 2 版，沖重　薫（編著），中外医学社，東京，p37，2008 より引用］

● 洞結節自動能と洞房伝導時間（SACT）の評価法を理解する．

1. 自律神経機能と洞機能

洞不全症候群は徐脈を主訴とした疾患であり，徐脈による心不全症状（息切れ，浮腫，肺水腫など）や脳虚血症状（めまい，失神，眼前暗黒感など）が生じる．90％以上が特発性であり，病理学的には洞結節細胞の変性，脂肪浸潤，細胞数の減少，伝導路となる心房筋の線維化が原因となる．洞結節細胞群は高位右房心外膜下に存在し，主歩調取り細胞，副歩調取り細胞，洞結節内伝導に関係する細胞により構成される．洞結節では主歩調取り細胞の自動能が低下した場合，副主歩調取り細胞により調律されるバックアップ機能を持っている．洞結節の発火頻度は自律神経の相互作用により決定されると考えられており，アセチルコリンを介した副交感神経系の作用は，M_2 ムスカリン受容体から GTP 結合蛋白を介して I_{K-Ach} チャネルを開口させ，洞結節細胞の静止膜電位の過分極，第 4 相での緩徐脱分極の抑制を生じて，洞自動能を抑制する．また，交感神経系の作用は，β_1，β_2 受容体の活性化を介して細胞内 cAMP を増加させ，第 0 相を形成する Ca チャネルの活性化を生じて洞自動能を活性化する．これ

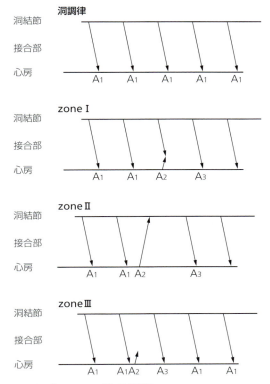

図46 Strauss 法の原理
心房期外刺激の連結期により3パターンに分けられる．zone I では期外刺激は洞結節をリセットしない．連結期を短くすると zone II では洞結節をリセットし，A_2A_3 間隔は洞周期と洞房伝導時間（SACT）の2倍の和となる．さらに短くすると zone III では不応期になり，再び期外刺激は洞結節をリセットしなくなる．

ら，自律神経の相互作用に加えて，アンジオテンシンII，血管作動小腸ペプチド（VIP），neuropeptide Y，substance P などのペプチド神経線維の働きが複雑に心拍数に影響していることが知られている．

このように副交感神経緊張低下，交感神経緊張亢進は，洞自動能，洞房伝導能を亢進させるので，EPS で洞機能を評価する場合には自律神経に対する配慮が不可避である．薬理学的に自律神経の影響をなくして心拍数を測定することで，洞機能不全が自律神経機能の異常によるものなのか，内因性洞機能障害によるものなのかの鑑別を行うことができる．具体的には atropine 0.04 mg/kg，propranolol 0.2 mg/kg を静脈内投与する

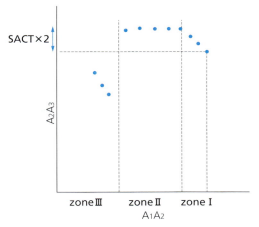

図47 Strauss 法による洞房伝導時間（SACT）測定
A_1A_2 を横軸に A_2A_3 を縦軸にとると，A_2A_3 が一定となるのが zone II である．

ことで自律神経の影響を最小限にすることができるとされ（薬理学的遮断），これにより内因性心拍数（intrinsic heart rate：IHR）を知ることができる．内因性心拍数は年齢により規定され，予想内因性心拍数は 118.1−（年齢×0.57）/分であり，基準値は予測内因性心拍数±10/分である．これを下回っている場合は，洞機能不全が存在すると考えられる．

2. 洞房伝導時間（SACT）

洞機能不全の原因は洞結節細胞の電気的自動能の異常のみならず，周囲の心房筋細胞への伝導異常（洞房伝導の異常）でも生じる．洞房伝導時間（sinoatrial conduction time：SACT）の測定法には，洞房電位を記録する直接法と，心房刺激を加えることで測定する間接法がある．

a. 洞結節電位の直接記録による方法

高位右房の洞結節付近で低周波成分も記録することで，洞結節電位を記録できる（図45）．鋭い立ち上がりを示すのが周囲の心房電位であり，それに先行する緩やかな立ち上がりを示すのが洞結節細胞の電位とされる．2成分の立ち上がり時間の差が SACT となる．この方法は安定した長時

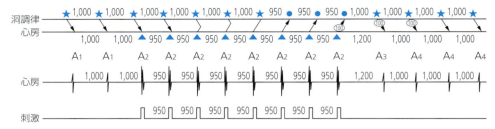

図48 Narula 法による洞房伝導時間（SACT）測定
★：洞結節の興奮，▲：心房頻回刺激
［よくわかる臨床心臓電気生理，第2版，沖重　薫（編著），中外医学社，東京，p39，2008 より引用］

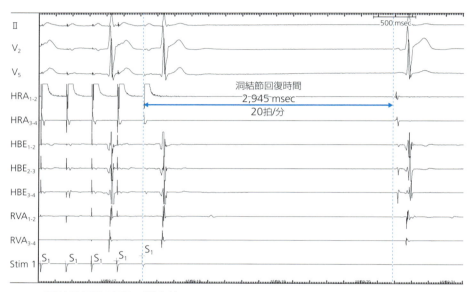

図49　洞結節回復時間の測定法
（上段から）Ⅱ，V_2，V_5 誘導，ならびに高位右房（HRA_{1-2}，HRA_{3-4}），冠静脈洞（10極カテーテルで遠位より $CS_{1-2} \sim CS_{9-10}$），His 束記録部（遠位より $HBE_{1-2} \sim HBE_{3-4}$），右室心尖部（RVA_{1-2}，RVA_{3-4}）を示す．
心房頻回刺激の最終刺激から洞調律第1拍目までの間隔が洞結節回復時間（SNRT）である．

間記録には熟練を要し，一般的には以下のような間接的に測定する方法が行われている．

b．SACT の間接的測定法
1．Strauss 法[9]

洞調律時に単発心房早期刺激を加え，逆行性に洞結節を興奮させることを前提とした刺激法である．洞結節興奮と加える刺激の時間の関係（A_1A_2）は3パターンが考えられる（**図46**）．

① zone Ⅰ（代償期）：単発心房早期刺激 A_2 は洞結節からの興奮と衝突し，逆行性に洞結節を刺激することができない．

② zone Ⅱ（リセット期）：徐々に A_1A_2 間隔を短くしていくと，洞結節の興奮の前に逆行性に洞結節を脱分極させ，主歩調取り細胞をリセットできる．主歩調取り細胞は前の洞周期長と同一の周期長で脱分極し，A_2A_3 は A_1A_1 と等しい．zone Ⅱ の間の A_2A_3 は，順行性 SACT と逆行性 SACT が等しいと仮定すれば，洞周期長に SACT の2倍を加えた値に等しく，A_1A_2 の値

によらず一定の値をとる．

③ **zone Ⅲ（間入期）**：さらに A_1A_2 を短くすると，逆行性の興奮波が洞結節の不応期にあたりリセットできない．このとき，$A_2A_3 = A_1A_1 = A_1A_2 + A_2A_3$ となる．これらを図示すると**図47**のようになる．zone Ⅱの A_2A_3 の値から SACT を求めることができ，SACT $= (A_2A_3 - A_1A_1)/2$ となる．この方法は理想的であるがさまざまな仮定条件があり，必ずしも臨床例では満たされないことが多い．

2. Narula 法[10]

洞調律よりも 10 心拍以上多い 8 発連続心房刺激を加え，ペーシング停止後の心房周期長とペーシング前の心房周期長の差を逆行性と順行性 SACT の総和と考える方法である（**図48**）．この場合，SACT $= (A_2A_3 - A_3A_4)/2$ となる．

3. 洞自動能の評価： overdrive suppression

洞調律より 10 心拍速い周期から 200 拍/分まで，30 秒から 1 分間連続刺激を行う．各頻回刺激の間隔を 1 分空ける．心房頻回刺激後，最終刺激から刺激終了後の洞調律第 1 拍目までの間隔を洞結節回復時間（sinus node recovery time：SNRT）と呼ぶ（**図49**）．SNRT は本来の心房周期長に影響され，SNRT から心房周期時長を引いた修正洞結節回復時間（corrected sinus node recovery time：CSNRT）を指標とすることもある．このほかに，頻回刺激後に刺激前の心房周期長に回復するまでの時間である総洞周期長回復時間（total recovery time：TRT）や SNRT/洞周期長（SCL）×100 といった指標が，洞自動能の指標として提唱されている．対象とする母集団，測定時の自律神経興奮の程度，器質的心疾患の構成，測定方法の違いのため，報告により基準の SNRT は異なるが，SNRT/SCL×100 を 130～150％，CSNRT を 525 msec 未満，TRT を 5 秒未満とするものが多い．

（小山雄広，山下武志）

―――――――――― 文 献 ――――――――――

1) Josephson ME：Clinical Cardiac Electrophysiology, 2nd ed, Lea & Febiger, Philadelphia/London, 1993
2) Davis LM et al：J Cardiovasc Electrophysiol **7**：383-385, 1996
3) Greenspan AM et al：Am J Cardiol **30**：408-411, 1972
4) Farshidi A et al：Am Heart J **100**：59-68, 1980
5) Schuilenberg RM et al：Circulation **40**：337-347, 1969
6) Pogwizd SM：Basic Res Cardiol **87**（Suppl 2）：115-129, 1992
7) Priori SG et al：Circulation **103**：196-200, 2001
8) Lynda M：Pharmacol **123**：151-177, 2009
9) Strauss HC et al：Circulation **47**：86, 1973
10) Narula OS：Circulation **58**：706-714, 1978

第6章　検査と治療の実際

1　洞不全症候群

A. 病態

- 洞不全症候群とは，洞結節の異常により心房興奮が欠如する病態である．
- 心拍数の低下による脳虚血症状や心不全をきたすことがある．

　洞不全症候群（sick sinus syndrome：SSS）は，洞結節の刺激生成の異常，または洞結節から心房への興奮進出（洞房伝導能）の異常により，心房の興奮頻度が低下する疾患である．原因として，心房筋の虚血や変性，心筋炎，心筋症，間質組織の線維化などが関与する場合があるが，多くは原因不明であり，老化に伴う変化として出現する場合もある．わが国では，Rubensteinの病型分類が広く用いられている（表1）[1,2]．いずれの病型でも，心拍が欠損する原因は心房収縮の欠如であり，心電図上はP-QRS-T波すべてが欠損する（図1）．洞不全症候群による症候としては，めまい，失神に代表される脳虚血症状，または徐脈依存性の心機能低下がある．心拍欠如による脳虚血症状はAdams-Stokes症候群と呼ばれ，3〜5秒以上の心停止で出現する可能性があり，多くの場合，Ⅱ型またはⅢ型で認められる[3]．心機能低下によ

表1　洞不全症候群のRubenstein病型分類

Ⅰ型：持続性洞徐脈
　原因不明の心拍数50拍/分以下の持続性洞徐脈

Ⅱ型：洞停止・洞房ブロック
　洞停止：洞結節自動能の停止状態．突然P波が欠損する
　洞房ブロック：洞結節の刺激生成は停止していないが，洞結節から心房への興奮伝導（進出）が障害されている状態．欠損時のPP間隔は，先行するPP間隔の整数倍の延長を認める

Ⅲ型：徐脈頻脈症候群
　発作性心房細動，心房粗動，心房頻拍などの上室頻拍の停止時に伴う洞性興奮回復の遅延．心房の頻回興奮が洞結節にoverdrive suppressionを引き起こした現象である

（Rubenstein JJ et al：Circulation **46**：5，1972より引用）

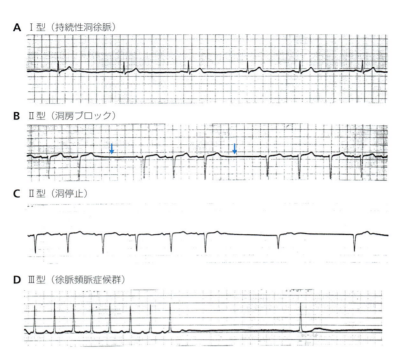

図1 洞不全症候群の心電図
A：I型（持続性洞徐脈）．P波出現頻度が持続的に低い．B：II型（洞房ブロック）．心拍欠落（矢印）を挟むPP間隔が他の整数倍．C：II型（洞停止）．P波と心拍（QRS-T波）の欠損（図後半は接合部性調律）．D：III型（徐脈頻脈症候群）．心房細動停止後にP波出現が遅延（図は接合部性補充収縮）

わが国ではRubensteinの病型分類（表1）が広く用いられている．I型は持続性洞徐脈，II型は一過性の心拍欠損，III型は心房頻拍停止後の洞調律出現が遅延する．心停止時間が3～5秒以上に及ぶと意識消失などの脳虚血症状が出現する可能性がある．

る労作時息切れ，易疲労感は，持続的な徐脈による総心拍数の低下によって生じると考えられ，一般にI型に認められる．

心血管作動薬のうち，β遮断薬，Ca拮抗薬は洞結節の自動興奮生成に抑制的に作用する可能性がある．また，すべての抗不整脈薬（Naチャネル遮断薬，Kチャネル遮断薬，β遮断薬，Ca拮抗薬）は洞房伝導に抑制的に作用する可能性があり，いずれも洞不全症候群の増悪因子となりうる．神経体液因子では，迷走神経緊張，甲状腺機能低下，下垂体機能低下などが増悪的に作用するため，基礎疾患ないし増悪因子として作用する背景疾患の有無を検索する必要がある[4]．

B. EPSで知りたいこと

● 洞結節の自動興奮能は，overdrive suppression testで評価できる．

● 洞房伝導能は，洞房伝導時間の計測で評価できる．

後述する通り，洞不全症候群のペースメーカ植込み適応の決定において，EPSの実施は必須ではなく，病的心電図所見とそれに一致する症候が重

要である[4,5]．EPS では，①洞結節の自動興奮能と②洞房伝導能を評価することができるが，これらはペースメーカ適応を迷う症例の補助的情報となる．臨床例の実際的評価においては，③ペースメーカモードを決定するための房室伝導能評価，④アブレーションなどで根治可能な合併不整脈の否定，⑤冠動脈造影や左室造影による基礎心疾患の診断などを併せて行うべきである．また，Ⅲ型（徐脈頻脈症候群）症例で，臨床症候や長い心停止が発作性心房細動などの頻拍停止直後に限定されている場合，アブレーションによって頻拍を根治することが治療目標となる場合もあるが，その方法は他項を参照されたい．

EPS という検査手技の特徴の1つに「負荷によるイベントの再現」がある．これは，臨床的に希発性のイベントを，特定の負荷（プログラム刺激や薬物負荷）によって再現し，病的不整脈基盤の存在を確認する手法である．洞不全症候群においては，overdrive suppression（高頻度駆動抑制）による洞結節回復時間の計測がこれに該当し，臨床的にはⅢ型の頻拍停止後の洞調律回復遅延の再現を目的としている．また，洞結節電位記録や心房刺激を利用した洞房伝導機能の評価も可能である．

C. EPS の実際

- 洞結節の自動興奮能は，overdrive suppression 後の洞結節回復時間で評価できる．
- 洞房伝導時間は，期外刺激に対する洞結節興奮の反応を利用して評価できる．

1. カテーテルの配置

洞結節機能の評価（自動興奮能と洞房伝導時間）は，最も簡便には心房刺激用の2電極（双極刺激用）と心房電位記録用の2電極（双極記録用）で可能である．4極の電極カテーテルを用いる場合，先端を高位右房（洞結節近傍）に留置し，遠位2極を刺激用，近位2極を記録用とする．しかし実際のEPSでは，洞結節機能のみならず房室伝導能や他の不整脈基盤の有無をスクリーニングすべきであり，His 束電位記録部位に4〜8極電極カテーテル，右室心尖部に4極カテーテルを留置する標準的なカテーテル配置で検査を行うことが望ましい[1,3]．心房に複数の記録電極を配置することは，記録された心房興奮が洞結節由来であるか否かを判定するにも有用である．ルーチン検査としては，高位右房の単発早期刺激（プログラム刺激）と頻回刺激，右室心尖部の単発早期刺激と頻回刺激を行って，房室伝導能，副伝導路の有無などを評価するが，その詳細は他項に譲る．

2. 薬理学的自律神経遮断

洞結節は多くの自律神経分布を受けており，その機能は自律神経緊張に強く影響される．EPS時は検査のストレスにより交感神経緊張が増加したり，反射性の迷走神経緊張によって洞結節機能が修飾されたりする場合がある．自律神経の影響を排除するためには，atropine（0.04 mg/kg）と propranolol（0.2 mg/kg）の経静脈投与を行い，各々迷走神経と交感神経の影響を遮断する．これを薬理学的自律神経遮断（pharmacological autonomic blockade：PAB）と呼ぶ[6]．PAB下の心拍数は，自律神経の影響が排除された心拍数であり，内因性心拍数（intrinsic heart rate：IHR）と呼ばれる．IHR の基準値は 118.1 −（年齢×0.57）/分で求められ，95％信頼限界は 16 拍/分である．Jose らは，IHR が年齢補正値よりも 14〜18％下回っている場合を異常としており[6]，臨床的に認められる異常所見が，自律神経緊張異常によるものか，内因性洞機能障害によるものかが鑑別できるとしている．以下に挙げる各種の計測は，PAB 下に実施することもできるが，手技の簡便さ，および基準値が PAB なしで評価された検討を元に設定されていることから，通常 PAB なしに実施される．

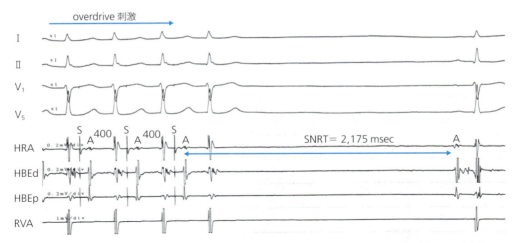

図2 overdrive suppression test（高頻度駆動抑制試験）
刺激開始前の洞結節興奮周期長が 740 msec の場合，CSNRT＝2175－740＝1,435 msec となる

洞結節興奮周期長より短い固定周期長で心房刺激を加えると洞結節興奮が抑制されるが，刺激停止後は洞調律興奮が回復する．最終刺激による心房波から最初の洞調律興奮出現までの時間を洞結節回復時間（SNRT）と呼ぶ．自動能は生理的にも抑制を受けるが，洞結節自動能に異常を有する症例では SNRT が異常に延長する．
また，刺激開始直前の洞調律興奮周期長で SNRT を補正した数値を，修正洞結節回復時間（CSRNT）と呼ぶ．
Ⅰ，Ⅱ，V₁，V₅：体表面心電図誘導，HRA：高位右房，HBEd：His 束電位記録部遠位，HBEp：His 束電位記録部近位，RVA：右室心尖部，S：刺激，A：心房波

3. overdrive suppression test（高頻度駆動抑制試験）

自動興奮能を有する心筋細胞は，自己の調律よりも多い頻度で刺激（overdrive）されると，刺激直後の自動能回復が遅延する．これを overdrive suppression（高頻度駆動抑制）という（図2）[1,3]．洞不全症候群では，この overdrive suppression を利用して洞結節の自動能の安定性を評価すること（overdrive suppression test）が有用である．自動能が安定している場合は，刺激後の遅延はわずかであるが，不安定な症例では異常な延長を認める．

a. 方法

洞結節近傍に留置した電極カテーテルから，洞調律より高い頻度で固定周期長刺激を 30〜60 秒間加え，その後の自己調律出現を観察する．刺激前の洞調律周期長を計測するため，刺激開始直前に 5 拍以上安定した洞調律を記録する．刺激周期長は一般に 667 msec（90 拍/分）から 300 msec（200 拍/分）まで，10 拍/分相当分ずつ順次短縮する．連続して刺激を行う場合，前の刺激の影響を除外するため，60 秒以上間隔を空けてから刺激を行う[3]．なお，刺激終了後の自己心拍が洞調律であるか否かは，心房の興奮時相や伝播様式，体表面心電図の P 波形で確認できる．刺激停止後，洞調律以外の興奮が先に出現した場合は洞機能の評価ができないので，必要に応じて刺激プロトコールを繰り返す．

b. 評価パラメータ

1. 洞結節回復時間（SNRT）

頻回刺激の停止後，最終刺激から洞結節興奮が出現するまでの時間を洞結節回復時間（sinus node recovery time：SNRT）と呼ぶ．異なる周期長で刺激する一連のプロトコールのなかで，最長の SNRT をその症例の SNRT とする．SNRT

の基準値は1,500 msec以下であり，これ以上の延長を認めた場合は，洞結節の自動能の異常を疑う．SNRTは一般に，overdriveの刺激周期長が短い（刺激頻度が高い）ほど延長しやすい．短い周期長でSNRTが短縮する傾向を認めた場合は，洞結節に対する心房刺激の進入ブロックの可能性がある[3]．

2. 二次性洞停止（secondary pause）

頻回刺激後の洞調律回復の遅延は，通常1拍目が最長（定義上のSNRT）であるが，2拍目以降の洞調律出現がSNRTより遅延する場合があり，これをsecondary pauseと呼ぶ．基準値などはないが，これも洞結節自動興奮能異常を示唆する所見である．

3. 心房回復時間（ART）

頻回刺激後の1拍目が洞調律ではない場合，最終刺激からこの異所性興奮（心房補充収縮）までの時間は心房回復時間（atrial recovery time：ART）と呼ばれ，SNRTと区別される．洞結節機能を評価するためには，刺激を繰り返して洞調律を確認したうえでSNRTを評価する必要がある．異所性であっても，安定して補充収縮が出現する場合は，脳虚血症状による症候出現の可能性は低いといえる．

4. 修正洞結節回復時間（CSNRT）

SNRTから，刺激開始直前の洞調律周期長を減じた値を修正洞結節回復時間（corrected sinus node recovery time：CSNRT）と呼ぶ（図2）．これは，頻回刺激によって洞調律の固有周期長が延長する程度を示す値で，SNRTより指標としての特異度が高い．CSNRTの基準値は550 msec以下である．

表2に，諸家によるSNRTとCSNRTの基準値の報告をまとめた．概ねSNRTは1.5秒以上，CSNRTは500〜680 msec以上の延長で異常と判定できるが，CSNRTのほうが診断特異度が高い[1,3]．

4. 洞房伝導時間（SACT）

洞結節で興奮が生成されてから，それが心房に出現するまでの時間を洞房伝導時間（sinoatrial conduction time：SACT）と呼ぶ．通常の電位記録では洞結節での興奮生成時相が判定できないため，特殊な記録法によって洞結節電位を評価するか，心房刺激による洞結節のリセット現象を利用して評価する．

a. 心房刺激によるSACT評価

1. 心房期外刺激に対する洞結節調律の反応とStrauss法

単発早期刺激に対する洞調律興奮の反応を利用してSACTを評価する方法をStrauss法と呼ぶ．図3に，単発心房期外刺激（A_2）に対する洞調律興奮の反応パターンを示した．A_1はA_2に先行する洞調律興奮，A_3はA_2に引き続く洞調律興奮を示している．A_1A_2の連結期が長い場合，A_2は洞結節から進出してくる興奮と衝突し，洞結節をリセットできない．したがってA_1A_3間隔は一定であり，A_2A_3はA_1A_2の短縮に応じて延長する．これをzone I（代償期，collision phase）と呼ぶ．A_2が洞結節に進入できる程度にA_1A_2が短縮すると，A_2による洞結節のリセットが起こる．リセットされた洞結節は固有興奮周期長の後にA_3を出力する．これをzone II（リセット期，reset phase）と呼ぶ．このリセット期におけるA_2A_3は一定となる．A_1A_2がさらに短縮すると，A_2は逆行性洞房伝導系の不応期に遭遇し，洞結節に影響を与えなくなる．この際，A_2刺激は間

表2 洞結節回復時間（SNRT）と修正洞結節回復時間（CSNRT）の基準値

報告者	SNRT（msec）	CSNRT（msec）
Narula		<525
Kulbertus	<1,600	<680
Mandel	<1.3×洞周期長+101	
Rosen	<1,400	
Delius	<1,400	<525
Breithardt	<1,400	<508
Alboni		<354
Josephson		<550

[Josephson ME : Sinus node function. Clinical Cardiac Electrophysiology, 3rd ed, Josephson ME et al (eds), Lippincott Williams & Wilkins, Philadelphia, p68-91, 2002 より引用]

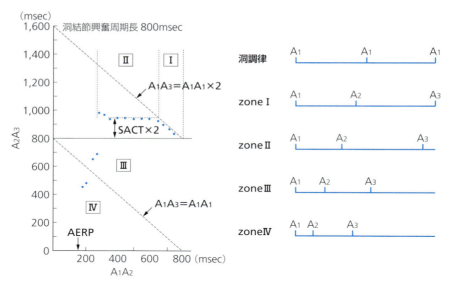

図3 心房単発早期刺激に対する洞結節の反応様式と洞房伝導時間（SACT）
心房単発早期刺激（A_2）の連結期（A_1A_2）が長いと，A_2 は洞結節に進入できず，A_2A_3 は A_2 が早期になるのに応じて延長する（zone Ⅰ）．A_1A_2 が短くなると A_2 は洞結節興奮をリセットし，A_3 は洞結節の固有興奮周期長後に出現するようになり，A_2A_3 が一定となる（zone Ⅱ）．A_1A_2 がさらに短縮すると，A_2 が洞調律興奮に間入する zone Ⅲ，A_2 が洞結節内リエントリーによるエコーを引き起こす zone Ⅳ を呈する．zone Ⅱ における A_2A_3 は［刺激の洞結節への進入時間］＋（洞結節固有興奮周期長）＋［興奮の心房への進出時間（SACT）］であり，進入時間と SACT が同一であると仮定すれば，$A_2A_3 - A_1A_1 =$ SACT×2 となり，SACT が算出できる[1,3,7]．
AERP：atrial effective refractory period（心房有効不応期）

入刺激となり，$A_1A_3 = A_1A_1$ となる．これを zone Ⅲ（間入期，interpolation phase）と呼ぶ．A_1A_2 をさらに短縮すると，A_2 刺激が洞結節内にリエントリーを誘発し，より早期の A_3 を出現させることがあり（$A_1A_3 < A_1A_1$），これを zone Ⅳ（エコー期，sinus node echo phase）と呼ぶ．このうち，zone Ⅱ における A_2A_3 は洞結節固有周期長を反映しているが，A_2 の洞結節への進入時間と A_3 の洞結節からの進出時間の分だけ，洞結節固有調律より長い．進入時間（逆行性 SACT）と進出時間（順行性 SACT）が同一であると仮定すれば，SACT は［$(A_2A_3) - (A_1A_1)$］÷2 として算出される（図3）[1,3,7]．なお，zone Ⅱ 内でも早期刺激の連結期（A_1A_2）が短いと，房洞伝導時間（心房刺激の洞結節への進入時間）の延長や洞結節自動能への overdrive suppression が起こり，SACT を過大評価する可能性がある．

2. Narula 法

固定周期長刺激後の SNRT を利用して SACT を評価する方法を Narula 法と呼ぶ．Strauss 法が単発早期刺激の洞結節への進入の偶発性に影響を受けやすいのに対し，Narula 法は刺激の洞結節興奮を定常化できることから，評価の再現性が高い．ただし，固定周期長を短くすると洞結節の overdrive suppression により SNRT が延長し，SACT を過大評価する可能性がある．一般に，先行する洞調律心拍数より 10 拍/分多い心拍数で 8 発の連続刺激を行い，その後の SNRT と先行洞調律心拍周期長の差から SACT を算出する．SACT は［(SNRT)－(洞調律周期長)］÷2 として算出される（図4）[1,3,8]．

b. 洞結節電位記録による SACT 評価

洞結節興奮の電位は，低振幅，低周波の信号で

あるため，通常の心内電位記録では観察できない．カテーテル電極を洞結節に十分に押し付け，記録フィルターのband-passを広げることで洞結節電位が記録される（**図5**）[1,3,9]．一般に，標準的な心内電位記録におけるlow cut filter（high

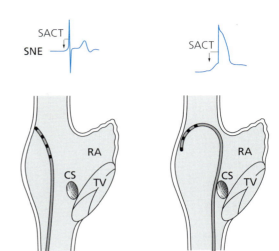

図5 電極押し付け法による洞結節電位の直接計測法

カテーテル電極を高位右房の洞結節近傍に押し付け，low-pass filterを低く（0.05〜3 Hz）設定すると，心房脱分極電位に先行して，スラー状の低周波，低振幅の洞結節電位（sinus node electrogram：SNE）が記録される．

電極を垂直に押し付ける方法（**A**）より，ループ状に押し付ける方法（**B**）のほうが安全により強く押し付けることができる．心房の再分極電位もT波様（**A**），ないしは単相性活動電位様（**B**）に記録される．房室伝導時間（SACT）は，SNEの立ち上がりから心房電位の立ち上がりまでの時間として直接評価することができる[3]．

RA：右房，CS：冠静脈洞，TV：三尖弁

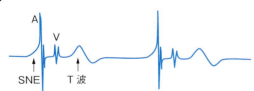

図4 心房刺激による洞房伝導時間（SACT）評価法

A：Strauss法．心房単発早期刺激（A_2）のリセット期（図3）を利用してSACTを評価する方法で，SACTは$(A_2A_3 - A_1A_1) \div 2$として算出される．

B：Narula法．心房の固定周期長刺激（Ap）によりSACTを評価する方法で，SACTは$(ApAs - AsAs) \div 2$として算出される．Narula法は，刺激の洞結節進入を定常化できるという意味で，評価の再現性が高いが，短い刺激周期長を用いると洞結節自動能のoverdrive suppression（高頻度駆動抑制）を引き起こして，SACTを過大評価する可能性がある[1,3,7,8]．

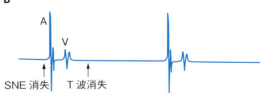

図6 記録用band-pass filterの設定と低周波記録の模式図

A：band-pass filter 0.05〜500 Hz．洞結節電位（SNE）は低周波，低振幅の記録であるため，band-pass filterのlow-passは0.05〜3 Hzと低く設定する必要があり，同時に心房や心室の再分極波も記録されることがある．

B：band-pass filter 30〜500 Hz．band-pass filterを通常に変更すると，高周波の脱分極電位のみが記録され，SNEやT波は消失する．

記録された電位がノイズではなくSNEであることは，フィルター設定を変更することで変化するか否かで確認することができる．

A：心房波，V：心室波

表3 洞房伝導時間（SACT）の基準上限値

報告者	評価法	SACT 上限 (msec)
Luderitz	Strauss	100
Scheinman	Strauss	103
Alboni	Strauss	107
Jordan	Strauss	113
Breithardt	Strauss	120
Dhingra	Strauss	152
Crook	Strauss	172
Reiffel	SNE	120
Juillard	SNE	137
Bethge	SNE	107
Gomes	SNE	112
Yagi	SNE	86

SNE：sinus node electrogram（洞結節電位）による直接計測
[八木 洋：洞不全症候群. 臨床心臓電気生理検査, 第2版, 井上 博, 奥村 謙（編）, 医学書院, 東京, p86-101, 2007 /Josephson ME：Sinus node function. Clinical Cardiac Electrophysiology, 3rd ed, Josephson ME et al (eds), Lippincott Williams & Wilkins, Philadelphia, p68-91, 2002 より引用]

pass filter）は30～50 Hzであるが，これを0.05～3 Hzに調整する．洞結節電位は高周波の心房電位に先行する緩やかなスラー状の電位として記録される（図5）．

記録された電位が洞結節電位であることは，①記録部の心房興奮が洞調律中の最早期興奮部位であること（体表面心電図や他の心房記録と比較），②スラー状電位に引き続き脱分極電位が記録されること，③フィルター条件の変更（low cut filterを10 Hz以上に上昇）で電位が消失すること，などで確認できる（図6）[2,10]．SACTは洞結節電位の立ち上がりから心房脱分極電位の立ち上がりまでの時間として評価することができるため，これを直接計測法と呼ぶ（図5）．これに対し，心房刺激による評価法を間接計測法と呼ぶ．間接計測法は刺激後の洞結節興奮の反応を評価するしかないため，刺激による洞結節自動興奮能の抑制を否定できず，直接計測法がより正確であるとされる．

表3に，Strauss法によるSACT評価，および洞結節電位記録による直接計測法によるSACT評価に関する諸家の報告をまとめた[1,3]．Strauss法による評価では一部で長い基準値の報告もあるが，概ね100～120 msec以上の場合，洞房伝導能の障害を疑うべきである．

D. 症 例

● ペースメーカの適応は，徐脈の再現性と，それに伴う症候の有無で決定される．

● EPSを含めた精密検査で，基礎疾患や随伴する刺激伝導系の異常の有無を評価することが重要である．

1. 12誘導心電図で洞徐脈，臨床的に発作性のめまいを呈する症例（症例1）

a. 現症と一般検査所見

①症例：74歳女性．

②主訴：発作性のめまい，眼前暗黒感．

③既往歴：5年前から，高血圧と高脂血症を指摘され，近医で加療中（amlodipine 5 mg/日, atorvastatin 10 mg/日）．

④現病歴：加療中の近医で定期的に心電図チェックを受けていた．5年前から洞徐脈（45～50拍/分）を指摘されていたが，無症候であった．数ヵ月前から，急に眼前暗黒感が出現し，数秒で回復する発作を経験するようになった．次第に頻度が増加するため，主治医に相談し，専門医へ紹介された．

⑤現症：意識清明．身長156 cm，体重55 kg．血圧136/76 mmHg．心拍数44拍/分，整．頸静脈怒張なし．心音・呼吸音正常．肝脾触知せず．浮腫なし．神経学的異常なし．

⑥検査所見：白血球3,100/μL，赤血球391万/μL，Hb 13.0 g/dL，Ht 38.5%，血小板13万/μL，総蛋白7.4 g/dL，クレアチニン0.5 mg/dL，総コレステロール218 mg/dL，トリグリセリド136 mg/dL，総ビリルビン1.3 mg/dL，AST 28 IU/L，ALT 26 IU/L，Na 144 mEq/L，K 3.8 mEq/L，Cl 105 mEq/L，血糖110 mg/

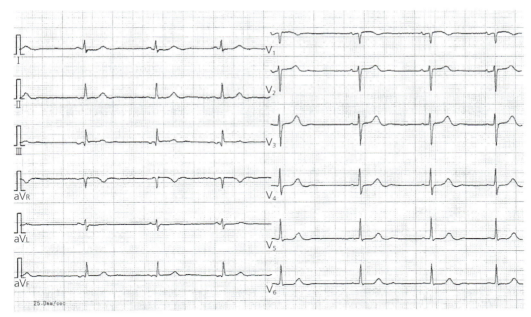

図7 症例1:12誘導心電図
44拍/分の徐脈を呈する．P波はⅢ，aV$_F$誘導で陰性を示し，やや下部の心房からの興奮発生であることを疑わせるが，洞調律と考える．心房負荷や心室の障害を疑わせる異常所見はない．

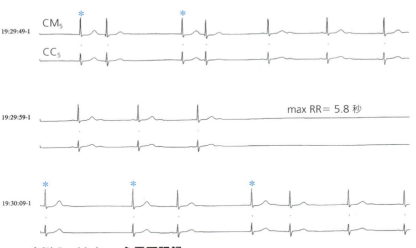

図8 症例1:Holter心電図記録
覚醒時の記録で，P波消失に伴う心停止（最大5.8秒）を認めている．洞停止と考えられ，洞不全症候群による徐脈である．本症例では，これに伴って眼前暗黒感が認められた．
＊印の心拍にはP波が先行していないため，接合部性補充収縮と考えられる．
CM$_5$，CC$_5$：Holter心電図記録誘導

dL，HbA1c 5.4％，BNP 124.6 pg/mL（基準値＜18.4 pg/mL）．
⑦胸部X線所見：心胸郭比44.8％．心陰影異常なし．肺うっ血なし．
⑧心臓超音波所見：大動脈径30 mm，左房径38 mm，左室径50/28 mm，駆出分画68％．

b．EPS所見

① 12誘導心電図：心拍数44拍/分，洞徐脈（図7）．
② Holter心電図：総心拍数60,801拍/日，心拍数29〜76拍/分（平均43拍/分），2秒以上の心停止1,799回/日，最大RR間隔5.8秒（19時30分），心停止に一致してめまいの自覚あり．心拍欠損時はP波が欠如（図8）．
③ EPS：
  ⅰ）洞結節自動能：max SNRT＝2,670 msec，max CSNRT＝1,310 msec（刺激CL＝316 msec）．
  ⅱ）洞房伝導能：SACT 160 msec（Strauss法，sinus CL＝1,280 msec，刺激連結期880 msec，刺激心房波-洞調律心房波間隔1,600 msec；図3参照）．
  ⅲ）房室伝導能：AH 125 msec，HV 45 msec（44拍/分），AVN-ERP 600/250 msec，Wenckebach point：353 msec（170拍/分），HVブロックなし．
  ⅳ）その他：頻拍誘発なし．冠動脈造影異常なし．

c．検査方針と治療選択のポイント

本症例は，外来で比較的簡便に評価できる電気生理学的評価である12誘導心電図とHolter心電図検査において，各々洞徐脈，洞停止による心拍欠損が確認されており，それに臨床的症候が一致することから，症候性の洞不全症候群であることは明らかである．胸部X線や心臓超音波検査上の左心機能の異常は明らかではないが，BNP（脳性Na利尿ペプチド）が中等度に上昇していることから，徐脈性心不全の徴候も疑われる．徐脈性ペースメーカ植込みガイドライン上のclass Ⅰに相当し[4, 5]，恒久的ペースメーカ植込みを勧めた．

本症例では，洞結節組織の機能評価に加え，随伴する電気生理学的異常の除外，基礎疾患の検索を目的として，心臓カテーテル検査とEPSを実施した．冠動脈造影は異常なく，基礎疾患は不明であった．房室結節-His束-Purkinje線維を含めた房室伝導機能に異常はなく，通常の単発後期刺激で誘発される頻拍も確認されなかった．洞結節機能については，SNRT（CSNRT），SACTとも顕著な延長を示し，洞結節自動能，洞房伝導能とも異常が疑われた．

前述のように，このような典型的な所見と症候を呈する症例では，ペースメーカ植込み適応の是非を決定する目的のためにEPSを実施する必要はない．しかし，基礎疾患や随伴する電気生理学的異常を診断するために，心臓カテーテル検査とEPSは有用であり，本症例では洞不全症候群のみが臨床的な問題であることが明らかとなった．ペーシングモードに関しては，心房に対するsingle chamber pacing（AAI）も選択できるが，心拍バックアップをより確実に行うことを目的にDDDを選択した．

2．眼前暗黒感などの症候を有するが心電図で異常を指摘されていなかった症例（症例2）

a．現症と一般検査所見

① 症例：64歳男性．
② 主訴：意識消失発作．
③ 既往歴：特記事項なし．
④ 現病歴：2ヵ月前，突然意識を消失してその場に倒れる発作を経験した．倒れた後，ただちに意識は回復し，手足を動かしづらいなど神経学的異常を示唆する症候は認められなかった．前日再び同様な発作を呈したため，来院した．
⑤ 現症：意識清明．身長165 cm，体重72 kg．血圧140/78 mmHg．心拍数56拍/分，整．頸静脈怒張なし．心音・呼吸音正常．肝脾触知せず．浮腫なし．神経学的異常なし．
⑥ 検査所見：白血球7,400/μL，赤血球486万/μL，Hb 14.7 g/dL，Ht 46％，血小板29万/μL，総蛋白6.6 g/dL，クレアチニン0.8 mg/dL，総コレステロール226 mg/dL，トリグリセリド

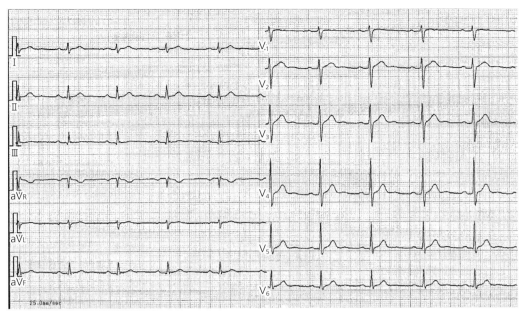

図9 症例2:12誘導心電図
59拍/分の洞調律で,特に異常な所見は認められない.

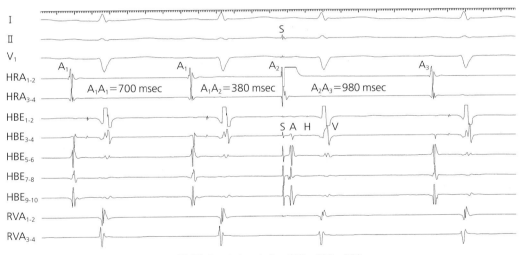

図10 症例2:Strauss法によるSACT評価
洞結節周期長（A_1A_1）700 msecに単発早期刺激（A_2）を加え,その後の洞結節興奮（A_3）から洞房伝導時間（SACT）を評価している.
早期刺激連結期は380 msecで,$A_1A_2 + A_2A_3 = 1,360$ msecが$A_1A_1 \times 2$（1,400 msec）より短いことから,A_3がリセットされた洞結節興奮であることが確認できる.
洞結節への興奮進入と洞房伝導時間が同一であると仮定すると,SACT×2は$A_2A_3 - A_1A_1$として算出される.
本症例のSACTは140 msecであり,中等度の延長が認められることから,洞房伝導の障害を疑う.
Ⅰ,Ⅱ,V_1:体表面心電図誘導,HRA:高位右房,HBE:His束電位記録部,RVA:右室心尖部,S:刺激,A:心房波,H:His束電位,V:心室波

152 mg/dL, 総ビリルビン 1.1 mg/dL, AST 26 IU/L, ALT 28 IU/L, Na 139 mEq/L, K 4.1 mEq/L, Cl 105 mEq/L, 血糖 101 mg/dL, HbA1c 5.7%, BNP 14.4 pg/mL（基準値＜18.4 pg/mL）．

⑦ **胸部 X 線所見**：心胸郭比 47.8%．心陰影異常なし．肺うっ血なし．

⑧ **心臓超音波所見**：大動脈径 34 mm, 左房径 40 mm, 左室径 51/29 mm, 駆出分画 67%．

b. EPS 所見

① **12 誘導心電図**：心拍数 59 拍/分, 正常洞調律（図9）．

② **Holter 心電図**：総心拍数 94,582 拍/日, 心拍数 42～146 拍/分（平均 66 拍/分）, 2 秒以上の心停止 26 回/日, 最大 RR 間隔 2.2 秒（13時9分）, 一致した症候なし. 単発性心室期外収縮 526 回/日, 心房期外収縮 1,266 回/日, short run あり.

③ **EPS**：
  ⅰ）洞結節自動能：max SNRT 2,175 msec, max CSNRT 1,435 msec（刺激 CL 400 msec；図2 参照）．
  ⅱ）洞房伝導能：SACT 140 msec（Strauss 法, sinus CL 700 msec, 刺激連結期 380 msec, 刺激心房波-洞調律心房波間隔 980 msec；図10）．
  ⅲ）房室伝導能：AH 115 msec, HV 40 msec（60 拍/分）, AVN-ERP 600/270 msec, Wenckebach point：333 msec（180 拍/分）, HV ブロックなし．
  ⅳ）その他：頻拍誘発なし（右室内 2 ヵ所の 2 連早期刺激による心室頻拍誘発試験を含む）．冠動脈造影異常なし．アセチルコリンによる冠攣縮陰性．

④ **その他**：頭部 MRI, 脳波記録, 頸動脈エコー, 立位負荷試験（head-up tilt 試験）で異常なし．

c. 検査方針と治療選択のポイント

本症例は, 原因不明の繰り返す意識消失発作を呈した症例であり, 徐脈性不整脈以外に, 頻拍, 冠攣縮, てんかん, 一過性脳虚血発作, 迷走神経緊張性失神, 代謝性意識消失などを除外する必要があった. 外来で非侵襲的に評価できる精密検査では異常所見を認めなかったため, 心臓カテーテル検査と EPS を目的とした入院精査を実施した. 循環器系疾患としても, head-up tilt 試験による迷走神経緊張性失神の除外を行い, 心臓カテーテル検査ではアセチルコリンによる冠攣縮誘発試験によって冠攣縮を除外した. 電気生理学的には, 徐脈のほか, 心室頻拍（VT）および心室細動（VF）を考慮する必要があるが, Brugada 症候群や QT 延長症候群に特徴的な心電図異常は認められず, また標準的な VT/VF 誘発試験であるプログラム刺激法（右室内 2 ヵ所における 2 周期長の 2 連早期刺激）で頻拍は誘発されず, 頻拍も否定的であった. 洞結節機能の評価においては, 顕著な SNRT および CSNRT の延長より洞結節自動能の異常, また SACT の延長より洞房伝導能の異常が疑われ, 他の異常が認められないことも併せて, 洞不全症候群が本症例の失神の原因と考えられた. 臨床的には, 恒久的ペースメーカ植込みを勧め, 植込み後は失神発作を認めていない. 本例の房室伝導能は正常であることから, ペーシングモードとしては心房に対する single chamber pacing（AAI）も選択できるが, 失神を確実に防止する目的で DDI を選択した.

E. 治療選択の考え方

- 洞不全症候群の治療適応では, 徐脈による症状の有無が最も重要である.
- 洞不全症候群における EPS の意義は, 洞結節機能と付随し得る刺激伝導系異常の評価である.

1. 洞不全症候群におけるペースメーカ植込みのガイドラインと EPS

表 4 に, 洞不全症候群におけるペースメーカ植

込み適応基準を示した．この適応基準は，わが国の循環器病の診断と治療に関するガイドライン[5]に記載されているものであるが，基本的内容は国際的に広く用いられているAHA/ACC/ESCガイドラインと同様である．大原則として，病的徐脈が存在し，それに起因すると考えられる臨床症状が存在する場合にペースメーカの適応となり，使用不可避な薬物による修飾が加わっている場合もこれに含まれる．一方，臨床的に無症候の場合には原則的にペースメーカの適応とはならない点が房室ブロックとは異なっているが，症例によっては軽度の心不全や運動耐容能低下を自覚していない場合もあるため，症候の有無に関する評価は慎重に行う必要がある．なお，ガイドラインの項目には挙げられていないが，不治の致死的疾患により長期予後を期待できない場合や，精神神経の異常により治療の認容および正常な社会生活を期待できない症例なども，社会的な意味でペースメーカ治療の適応とはならない．

注目すべき点は，洞不全症候群のペースメーカ適応基準にEPS所見がまったく含まれていないことである．このことは，典型的な症例，すなわち異常な洞徐脈や心停止を呈し，脳神経症状や心不全などの臨床症状を示す症例では，EPS所見を確認することなくペースメーカ適応を決定できること，逆に特定のEPS所見のみでペースメーカ適応を決定すべきではないことを意味している．後述する通り，洞不全症候群におけるEPSの実施には複数の意義があるが，ペースメーカ治療の選択を判断するという観点ではあくまで補助的な役割であることを理解する必要がある．

2. 洞不全症候群におけるEPSの意義

臨床的に典型的な洞不全症候群の心電図所見が記録されている症例においては，EPSにおける洞結節機能や洞房伝導能の指標が付加する診断感度の役割は低く，また日常生活内の自律神経緊張度を必ずしも再現できないため，否定的診断における特異度にも限界がある．したがって，EPS所見のみで特定の症例のペースメーカ適応を決定することはできないが，EPSには以下の臨床的意義が

表4 洞不全症候群におけるペースメーカ植込み適応

Class I：
1. 失神，痙攣，眼前暗黒感，めまい，息切れ，易疲労感等の症状あるいは心不全があり，それが洞結節機能低下に基づく徐脈，洞房ブロック，洞停止あるいは運動時の心拍応答不全によることが確認された場合．それが長期間の必要不可欠な薬剤投与による場合を含む

Class IIa：
1. 上記の症状があり，徐脈や心室停止を認めるが，両者の関連が明確でない場合
2. 徐脈頻脈症候群で，頻脈に対して必要不可欠な薬剤により徐脈を来たす場合

Class IIb：
1. 症状のない洞房ブロックや洞停止

[日本循環器学会ほか：不整脈の非薬物療法ガイドライン（2011年改訂版）（http://www.j-circ.or.jp/guideline/pdf/JCS2011_okumura_h.pdf）（2018年12月閲覧），p12より許諾を得て転載]

ある．すなわち，①洞結節組織の内因性異常の診断，②合併する刺激伝導系異常の診断，③基礎疾患の診断などである．

a. 洞結節組織の内因性異常の診断

EPSでは前述した評価法により，洞結節の自動興奮能や洞房伝導能を評価することで，自律神経緊張度の影響を除外した洞結節組織の内因性異常を評価することができる．無論，各症例の日常において自律神経緊張度は変化するため，EPSにおける評価でペースメーカの適応を最終決定することはできないが，内因性異常の強い症例では病態が固定性ないし進行性である場合が多く，少なくともペースメーカ植込み適応の境界症例ではより積極的な適応を支持する所見となる．また，原因不明の失神症例など，洞不全症候群を除外すべき症例では，EPSにおける洞結節組織の機能評価が有用である．

b. 合併する刺激伝導系異常の診断

洞不全症候群では，しばしば心ブロック（房室ブロック）や発作性心房細動を合併する．EPSでは，ルーチン検査として房室伝導能や心房の不整脈誘発性を評価することができるため，洞結節機

能の評価と併せて実施すべきである．房室伝導能に異常がある場合は，ペーシングモードの選択において，より積極的に dual-chamber pacing を支持する所見となる．心房細動の易誘発性がある症例では，アブレーションや抗不整脈薬投与など心房細動のリズムコントロールを考慮した治療選択を行う根拠となる．心房ペーシング自体も心房細動発生や心房細動基盤形成の進行を阻止するという報告もあるが，ペーシング部位を心房中隔にするなど，特殊なペーシングを考慮する必要があり，最終的な結論をみていない．

c．基礎疾患の診断

洞不全症候群の多くは基礎疾患不明であるが，冠動脈疾患や心筋症など，心臓カテーテル検査で確定診断を得られる疾患を基礎疾患とする場合がある．これらの疾患を疑う場合，冠動脈造影や心筋生検などカテーテル特異的な検査を EPS に併せて実施すべきである．

洞不全症候群は，徐脈性不整脈の代表的疾患であり，失神や心不全などの臨床症候を示す場合，ペースメーカ植込みによって有効に症候をコントロールできる[1,3,4,10]．しかし，デバイス植込みの濫用は，手術リスクやデバイス管理の煩雑さを患者に強いると同時に，医療経済の圧迫にもつながり，デバイスの使用は明確な基準のもとに適正に行われなければならない[4,5]．現在広く用いられているガイドライン上，典型的な症候と心電図所見を示す症例では，ペースメーカ適用の判断に EPS は必須ではないが，判断を迷う症例においては，補助的な情報として EPS における洞機能（自動能と洞房伝導機能）の評価が有用となる．

（庭野慎一）

············· 文 献 ·············

1) 八木　洋：洞不全症候群．臨床心臓電気生理検査，第2版，井上　博，奥村　謙（編），医学書院，東京，p86-101，2007
2) Rubenstein JJ et al：Circulation **46**：5, 1972
3) Josephson ME：Sinus node function．Clinical Cardiac Electrophysiology, 3rd ed, Josephson ME et al (eds), Lippincott Williams & Wilkins, Philadelphia, p68-91, 2002
4) 加藤貴雄：洞不全症候群．循環器内科治療ガイドライン，田邊晃久（編），総合医学社，東京，p152-156，2008
5) 日本循環器学会ほか：不整脈の非薬物療法ガイドライン（2011年改訂版）．http://www.j-circ.or.jp/guideline/pdf/JCS2011_okumura_h.pdf（2018年12月閲覧）
6) Jose AD, Collison D：Cardiovasc Res **4**：160-167, 1970
7) Strauss HC et al：Circulation **47**：86-93, 1973
8) Narula OS et al：Circulation **58**：706-714, 1978
9) 八木　洋ほか：心臓 **29**：251-259, 1997
10) 小宮憲洋，矢野捷介：Heart View **9**：50-53, 2005

2 房室ブロック

A. 病態

● 房室ブロックには，経過観察でよいものから重篤なものまであり，適切な診断が大切である．

1. 定義

房室ブロックは，心房から心室への伝導が遅延するか，間欠的あるいは完全に途絶する状態を意味する．その程度によってⅠ度からⅢ度に分類される．Ⅱ度房室ブロックはさらに，① type Ⅰ（Wenckebach 型），② type Ⅱ（Mobitz Ⅱ型），③ 2：1 房室ブロック，④ 2：1 よりも伝導比の悪い房室ブロックの高度房室ブロック，に分類される．

2. 原因

表 1 に，房室ブロックをきたしうる主な原因疾患を示す．加齢に伴う房室結節から His 束領域の線維化が関与すると考えられる特発性のものが最も多い．二次性のなかには，アミロイドーシスやサルコイドーシスなどの進行性の疾患も含まれる．房室ブロックに対するペースメーカ植込みに際しては，これらの基礎心疾患も重要な判断基準になるばかりか，ペースメーカ植込み後も，基礎疾患によって予後が規定される可能性もあり，基礎疾患の同定は重要である．

3. 分類

a. Ⅰ度房室ブロック（図 1）

心房刺激の心室への伝導遅延により，PQ 間隔の延長をきたす．PR 間隔は，P 波の開始から Q 波または R 波の開始までで計測され，0.2 秒以上に延長しているとⅠ度房室ブロックと診断される．そのほとんどは，副交感神経緊張によって房室結節内で生じる機能的な伝導遅延である．

b. Ⅱ度房室ブロック

Ⅱ度房室ブロックは，心房から心室への伝導が間欠的に欠落している（P 波の後に QRS が続かない）もので，以下の 4 つに分けられる．

1. Wenckebach 型房室ブロック（図 2）（type 1 ともいわれる）

Wenckebach 型のⅡ度房室ブロックでは，心房刺激の心室への伝導が欠落するまで，房室伝導の遅延が徐々に増加する．欠落した調律の後，房室伝導は回復し，同様の過程を繰り返す．欠落するまでに要する間隔は，房室結節自体の伝導能や自律神経による修飾の影響を受けるため，個体差があり，また変動する．Wenckebach 型の房室ブロックは，通常，房室結節の機能的伝導障害によるが，副交感神経緊張が強く関与する．

表 1 房室ブロックの主な原因疾患

1. 特発性（加齢に伴う心筋細胞の変性・線維化）
2. 二次性
    虚血性心疾患
    弁膜症
    心筋炎
    心筋症
    高血圧
    膠原病
    Lyme 病
    筋緊張性ジストロフィ
    アミロイドーシス
    サルコイドーシス
3. その他
    薬剤性
    先天性心疾患
    心臓手術術後

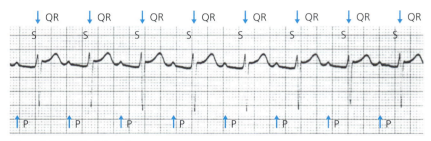

図1 Ⅰ度房室ブロック
PQ間隔は0.28秒と延長しているが、P波の後にはQRS波形が出現し、1:1の房室伝導が保たれている。

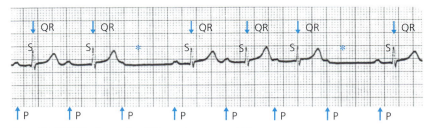

図2 Ⅱ度房室ブロック（Wenckebach型）
PQ間隔が1拍ごとに延長し、*の場所でP波に引き続くQRS波形が脱落し、房室ブロックとなっている。その直後のP波は、房室結節を伝導しQRS波形が出現して、PQ間隔もQRS波形が欠落する直前のPQ間隔と比較すると短縮している。

　房室結節伝導遅延は通常、Wenckebach周期の初期のほうが、1拍ごとのPQ間隔の延長度が強く、Wenckebach周期が長くなると1拍ごとのPQ間隔の延長度は短くなり、隣り合う1拍同士ではその変化がわからない場合がある。したがって、Wenckebach型房室ブロックを確実に診断するためには、Wenckebach型房室ブロックを生じた前後の心電図のPQ間隔を比較すると理解しやすい。

2. MobitzⅡ型房室ブロック（図3）（type 2ともいわれる）

　MobitzⅡ型の房室ブロックは、心房刺激の心室への伝導がPR間隔の延長を伴わずに間欠的に欠落するものであり、伝導している心拍のPR間隔は一定である。教科書では必ず説明されているが、Wenckebach型房室ブロックと比較すると頻度は低い。

　Ⅰ度およびWenckebach型房室ブロックとは対照的に、MobitzⅡ型はHis束または脚の伝導障害（房室結節より下のレベル）によることが多く、QRS幅は広くなる。

3. 2:1房室ブロック（図4）

　前述のWenckebach型かMobitzⅡ型の区別には、PQ間隔が徐々に延長してQRSが脱落するのか判断するために最低3拍のP波とQRS波との関係を判読する必要がある。2:1房室ブロックでは、2回のP波にQRS波が1回脱落するため、Wenckebach型かMobitzⅡ型か区別はできない。しかし、一般的に幅の狭いQRS波形ではWenckebach型のことが多く、幅が広いQRS波形では房室結節もしくはHis束以下の障害が考えられる。

4. 高度房室ブロック

　房室伝導比が2:1を下回るとき、たとえば3回のP波に対して1回房室結節を伝導してQRS波形が形成される場合は、高度房室ブロックと呼ばれる。ほとんどの高度房室ブロックは高度の徐脈を呈する。仮に洞周期が75拍/分であったとしても、心拍数は1/3の25拍/分となる。完全に伝導が途絶しているわけではないので、後述の

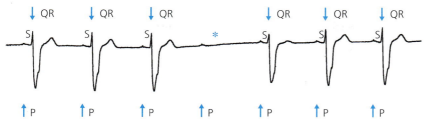

図3　II度房室ブロック（Mobitz II型）
P波に続いて，幅広いQRS波形が出現しているが，突然本来出現するべき＊の位置にQRS波形が欠落している．QRS波形の欠落後，再びP波に続いて幅広いQRS波形が出現し，房室伝導があるときのPQ間隔は一定である．

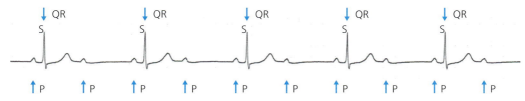

図4　II度房室ブロック（2：1房室ブロック）
2つのP波に対してQRS波形は1つで，心房興奮が心室に伝導するときのPQ間隔は一定である．

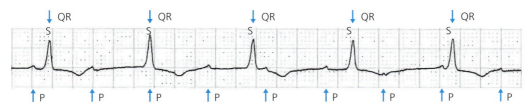

図5　III度房室ブロック
P波は一定の間隔で出現しているが，心室を捕捉することはない．幅の広いQRS波形が，補充調律としてP波とは独立して出現している．

III度には分類されない．

c. III度房室ブロック（図5）

III度房室ブロック（または完全房室ブロックと呼ばれる）は，心房から心室への伝導が完全な途絶にした状態を指す．房室結節または房室結節以下の伝導障害による．房室結節内に伝導障害の原因があれば，さらなる脚ブロックがないかぎり，補充調律が房室結節直下から出現することが多く，幅の狭いQRS波が出現する．一方で房室結節よりも下位に伝導途絶があるときは，補充調律はたいてい左脚または右脚から出現する．これらの調律は遅い心室調律で，幅の広いQRS波を形成する．出現する補充調律のQRS波形や頻度は個々により大きく異なってくる．補充調律が出現しない，もしくは非常に低いレートなら致死的となる．

房室ブロックではないが，His束以下の脚が複数箇所障害を受けると房室ブロックに移行する可能性があり，注意すべき病態として2枝ブロックおよび3枝ブロックがある．

d. 2枝ブロック

最も多くみられる2枝ブロックは，右脚ブロックと左脚前枝ブロックであり，右脚ブロックに左軸偏位となる．右脚ブロックと左脚の後枝ブロックは右軸偏位となるが，後枝は前枝と比較して丈夫な構造になっており，障害を受けにくい．PQ

間隔は2枝ブロックの場合では，伝導のある残り1枝の伝導能が正常であれば正常範囲である．ただし，3枝のうち2枝の伝導が途絶している事実は，何らかの刺激伝導系への障害の可能性があり，注意すべき心電図の1つである．

e．3枝ブロック

実際に3枝とも完全に伝導が途絶してしまえば，完全房室ブロックとなるため，2枝ブロックに加えて残りの伝導している3枝目の伝導路も障害を受けている場合に3枝ブロックの可能性が出てくる．心電図により診断され，2枝ブロックの所見に加えてPQ間隔が延長している（もしくはWenckebach型房室ブロックの所見がある）場合を3枝ブロックと呼ぶ．もっともPQ間隔の延長は，心房内伝導遅延や房室結節内での伝導遅延でも生じるので，必ずしも残りの1枝が障害されているとはかぎらない．右脚ブロックと左脚後枝ブロックの患者や，完全右脚ブロックと完全左脚ブロックが交互にみられる患者の場合，3枝ブロックとなる可能性は高くなる．

B．EPSで知りたいこと

●EPSは，侵襲的検査であり，検査の目的を明確にして行う必要がある．

房室ブロックの患者に対してEPSで知りたいことは，体表面心電図では判読できないような，診断・治療方針の決定に必要な房室結節機能を示す心臓電気生理学的パラメータである．EPS施行に際して，EPSはカテーテルアブレーションとは異なり，検査による治療効果はないため，侵襲的検査であるそれに見合うだけの患者の利益となる情報が得られなければならない．完全房室ブロックや，房室ブロックと意識消失発作などの症状との因果関係がはっきりしていればEPSは不要であるが，診断や，ペースメーカ植込みの適応に迷う症例には必要となる．房室ブロックは，時として致死的となることから，適切な診断が求められる．房室結節の伝導特性・不応期とブロック部位を判定し，患者背景・臨床症状や基礎心疾患を考慮して治療方針を決定する．完全房室ブロックのEPSでは，ブロック部位の同定が重要であるのに対して，慢性2枝3枝ブロックでは，HV時間の延長（>100 msec），心房ペーシング（150/分以下）によるHis束内，His束下のブロックの誘発，Naチャネル遮断薬（Ⅰa群）静注によるHis束内，His束以下のブロックの誘発を評価する．

C．カテーテルの配置

●手元のカテーテル操作によって，透視画面上のカテーテルがどのように動き，心内電位がどのように変化するかをイメージしながら，カテーテル配置を行う．

カテーテル配置のために，静脈の血管確保を行う．通常，穿刺場所は右大腿静脈が選択される．カテーテルの配置は，通常，右房，His束領域，右室に3本の電極カテーテルが用いられる（図6）．右室刺激とHis束電位記録が同時にできる多極電極カテーテルを用いれば，静脈確保のためのシースの数を減らすことができる．

右房のカテーテルは，高位右房もしくは右心耳に留置し，心房電位の記録に加えて心房ペーシングに用いられる．図6では透視画像の右前斜位像と左前斜位像を示し，心房カテーテルは右心耳に留置されている．右心耳は，解剖学的に右室流出路と同様，心臓の前面に位置しているため，右前斜位像では透視画像に向かって右側に，左前斜位像では透視画像に向かって左側に位置する．右室カテーテルは心尖部に留置する．房室ブロックの診断に右室カテーテルは必須ではないが，逆行性伝導の確認や，房室ブロック出現時のバックアップペーシングに備えて，右室カテーテルの留置が推奨される．

His束領域のカテーテルが房室ブロックの診断

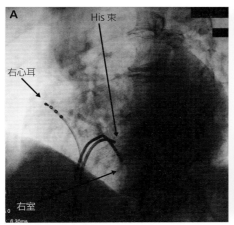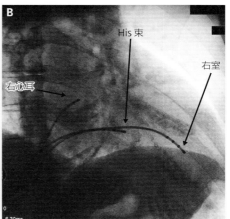

図6 EPSのカテーテル配置
A：右前斜位像，B：右前斜位像

には重要であり，多くは多極電極カテーテルが用いられる．His束領域留置用のカテーテルは，His束電位を記録しやすいように特殊な形状をしている．一部のカテーテルにはデフレクタブル（可変式）のものがある．

EPSによる房室ブロックの診断精度は，「良好なHis束電位が記録できるかどうか」によるといっても過言ではない．His束カテーテルが4極なら，先端から遠位側，中間側，近位側と複数箇所の電位を表示する．電極が心室寄りであれば，すべての電極で心室電位が記録され，カテーテルを心房側に引き抜いてくると近位側で心房電位が記録されるようになる．心房電位と心室電位の間にHis束電位が記録されるかどうかに注意をしながらカテーテルを操作する．すべての電極でHis束電位が記録される必要はなく，1つの双極電極で良好なHis束電位が記録できれば十分検査可能である．カテーテルを引き抜く際に，カテーテルを時計回りに回転させると中隔へのコンタクトがよくなり，良好なHis束電位を記録できることが多い．せっかちに速く回転させすぎてしまうと，カテーテルが1回転して振り出しに戻ってしまう．回転のトルクが伝わるまで時間がかかるので，ゆっくりと丁寧に操作することがコツである．図7に8極の電極カテーテルを使用した際のHis束電位を示す．カテーテル遠位端の1-2ペアと2-3ペアの双極電極では，心室電位のみが記録されている．3-4ペアの双極電極でHis束電位が確認されるが，心房波は認められない．5-6ペアの双極電極では微小な心房電位が記録されるようになる．また，双極電極の間隔を1-8ペアに拡大すると心房と心室全体の電位を反映して記録されるが，微細なHis束電位はみられなくなる．4-5ペアではHis束に最も近い部位にあり，かつ電極間距離も最も短いので明瞭なHis束電位が記録できる．

また，心室カテーテルがHis束カテーテルよりも中隔側にあると，心室カテーテルが邪魔となり良好なHis束電位を記録することが困難であることがある．左前斜位からの透視像で両者の位置関係を確認することが大切である．

カテーテル配置が終了して診断EPSが始まった後も，術者や検査医師は，心内電位の変化に注意しカテーテル変位していないかどうかの確認をする．His束電位がみえにくくなった場合には，His束カテーテルを若干時計回りにトルクを加えるだけで修正できることがあり，透視時間を短縮させ被曝の軽減に努める．ただし，カテーテルを進めるときには必ず透視を確認しながら行う．

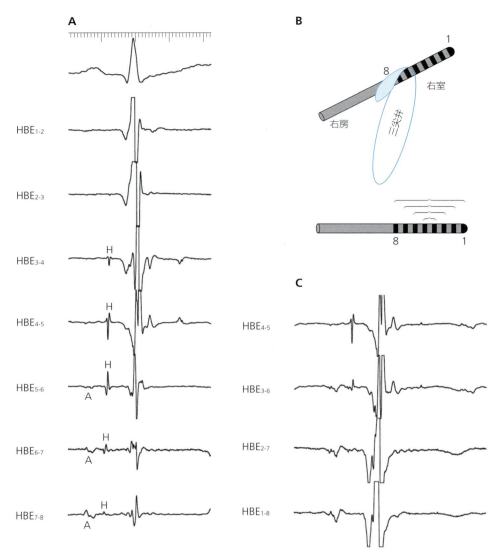

図7 8極の電極カテーテルを使用した際のHis束電位
A：一電極間ペアでの双極誘導，B：His束への多電極カテーテルの配置，C：電極間を広げたときの双極誘導
HBE：His束，H：His束電位，A：心房電位

1．左脚ブロックの患者へのEPS

EPSに伴う合併症の頻度は高くないが，カテーテルの操作に関しては細心の注意が必要である．特に，左脚ブロックの患者に対するEPSでは，His束電位を記録する際にカテーテルで右脚を機械的に障害すると，完全房室ブロックをきたす．

カテーテル操作はブロックが生じる可能性があることを念頭に置き，慎重にカテーテルを扱うことが求められる．カテーテルによる右脚の障害は，ほとんど一過性であるが，完全房室ブロックになれば，一時的ペーシングを挿入して伝導の回復を待たなくてはならない．

D. 症 例

- ●心電図所見と症状の関連を結びつけることが，診断につながる．
- ●心電図所見および EPS の心内電位所見は，再現性を確認することが大切である．

　69歳男性．電車に乗っているときに突然意識消失発作をきたし，隣にいた知人の呼びかけで意識を回復し，救急外来を受診した．受診時は意識清明で，失神時の前駆症状はまったくなかったとのこと．半年前に1回，自宅で眼前暗黒感を自覚しており，その後も，月に1回はめまいを自覚していた．受診時の胸部X線所見では，心胸郭比48％，肺うっ血はなかった．心電図（図8）では，正常洞調律，右脚ブロック左軸偏位であり，心拍数47拍/分と徐脈であったが，血圧は120/72 mmHgと保たれていた．心臓超音波検査でも左心機能は保たれており，弁膜症も認められなかった．既往歴に変形性膝関節症があり，運動負荷試験は施行できなかった．失神の原因精査のため入院となり，後日 EPS を施行した．

　洞調律中の洞周期は 1,050 msec，AH 時間は 78 msec，HV 時間は 52 msec であった．心房頻回刺激による洞結節回復時間は 1.6 秒と正常であった．右房から基本刺激周期 600 msec で心房刺激を行ったところ 1:1 房室伝導が得られなかったため，1,000 msec で期外刺激を行ったところ連結期 920 msec で HV ブロックが確認された．連結期 930 msec では His 束領域のカテーテル電極から記録される His 束電位に続いて心室電位が記録され，体表面心電図の QRS 波も確認できるが，連結期を 920 msec に短縮すると His 束電位に続く心室電位が消失し，体表面心電図の QRS 波が欠如していることが確認された（図9）．HV ブロックと診断し，房室順次ペーシングが可能な DDD ペースメーカを植込み，退院となった．以降，外来経過観察となり，退院後はめまい

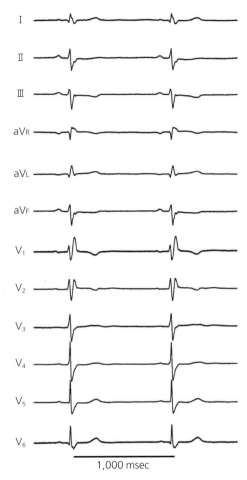

図8　来院時心電図
V_1 誘導で QRS 幅 130 msec の rSR パターンの右脚ブロックが認められ，かつ aV_F 誘導の QRS 軸のベクトルが陰性で，左軸偏位を呈している．

や失神発作は認められなくなった．

　本症例では，比較的長い連結期での心房期外刺激で HV ブロックを認めており，His 束以下の強い障害が疑われる．半年前からのめまいや失神発作は，一過性に完全房室ブロックをきたしたために生じたものと考えられた．特に房室ブロックの場合には，突然出現するブロックによって前駆症状なしに失神をきたすことがある．徐脈依存性の通常 EPS では，房室結節不応期は基本刺激周期を 600 msec や 400 msec として単一期外刺激法を用いて測定するが，本症例のように 600 msec

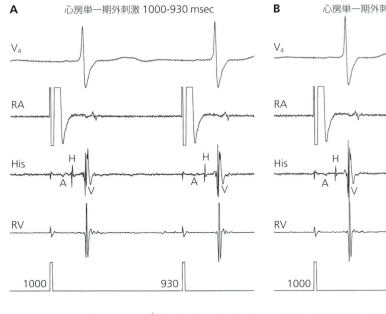

図9 心房単一期外刺激法の心内電位図

で房室ブロックをきたしてしまい1：1房室伝導が得られない場合には，基本刺激周期を長くして不応期を測定する必要がある．洞調律が比較的速く，洞周期よりも短い基本刺激周期で刺激できない状況では，洞調律に同期して単一期外刺激を行う必要がある．

1. HV（HH'）ブロックについて

　教科書的には，His束電位に続いて心室電位が記録されなければHVブロックと言われているが，実際には必ずしもその記録は容易ではない．もともとHVブロックをきたしうる症例はHis束近傍での障害があることが多く，His束電位の波高が小さく，洞調律中のHis束電位を記録することすら難しいことがある．ヒトの目は，あるはずだと思って心内電位をみていると，アーチファクトなどが本当にHis束電位にみえてきてしまう．しかも，タイミングがあっているとなおさらそう思ってしまう．これは，誤診につながりかねず，必ず再現性を確認する．洞調律あるいは心房刺激中のHis束がはっきり同定しなければ，HVブロックの証明は不可能である．

　本書もふくめて教科書では，最もわかりやすいHVブロックを示す心内電位が紹介されている．実際の臨床の現場では必ずしも教科書のような心内電位が記録されないということは，EPSの仕事に従事すればおのずと思い知らされるものである．なお，HVブロック同定後もAHブロック（もしくは心房筋の有効不応期）に至るまでEPSを続けることで，His束電位の妥当性が確固たるものとなる．

2. EPS中の心内電位の大切さ

　EPS中は，リアルタイムで電位を確認できる唯一の機会であり，心房刺激に同期して心内電位をオーバーレイ（1心拍ごとに重ね合わせて表示）することも可能である．オーバーレイの画面をみることによって，たとえ電位の波高は小さくとも，再現性を持って同じ場所にみえるはずである．電位らしきものが1回みえたとしても，アー

チファクトであれば，その後同じタイミングで電位が出現することはない．言わば，リアルタイム加算平均心電図である．EPS後の心内電位の解析によって，EPS中では気がつかなかった新しい所見が見つかることがあるが，房室ブロックのEPSセッションの場合は，リアルタイムの確信が持てるデータで判断することが重要である．確信が持てない場合には，繰り返し検査を行う心構えが必要である．

3. 注意すべき心電図

右脚ブロックの心電図によく遭遇する．一般的に右脚ブロック心電図の所見を有する人は，正常QRSの人と比較して予後に差がないとされている．しかし，右脚ブロックのなかには基礎心疾患が潜んでいることがある．

明らかな自覚症状がない人は別だが，めまいや意識消失を主訴に来院した患者では，その時点で明らかな徐脈がなかったとしても，右脚ブロックが主訴に関係していないかどうかを検討する必要がある．病院外で症状を有し，外来受診時には徐脈が消失していることが多く見受けられる．

右脚ブロックでは肢誘導の電気軸に注目する．左軸偏位であれば左脚前枝が障害されており，右脚ブロックであれば左脚後枝が障害を受けているサインである．つまり3枝のうち2枝がすでに障害を受けていることになる．では，3枝目の障害はどこで判断するかというと，完全に3枝目が伝導障害を受けていれば完全房室ブロックになるが，そうでない場合にはPQ間隔に注目する．

PQ間隔が延長，すなわち0.2秒以上のときは，残りの1枝が障害を受けている可能性を示唆する所見と考える．もちろん，心房伝導時間や房室結節での減衰伝導特性によってPQ間隔が延長しているだけかもしれないが，鑑別診断として重要な所見である．

また，房室ブロックや脚ブロックが経時的に進行する場合には，基礎心疾患の検索をもう一度行うことも大切である．特に心臓サルコイドーシスが疑われる場合には，初期の段階では通常の画像検査では異常がみられないことがあり，PETやガリウムシンチグラフィーなどの検査も考慮する．

E. 治療選択の考え方

● ガイドラインは治療選択に有用であるが，個々の患者の臨床背景や基礎疾患を考慮して対応する．

● 1回の診察や心電図所見で治療方針が決定できない場合には，定期的な診察での症状の変化の有無の確認や検査が重要となる．

日常診療では，症状から疾患を推定し，諸検査の所見から確定診断を行い，治療方針（ペースメーカ植込みの必要性）を決定することが一般的である．ただし，逆に1枚の房室ブロックの心電図を目の前にしたとき，今後どのような検査方針を立てるべきか，どのタイミングでEPSを行うかについて悩むことも多いと思われる．しかも，本書では循環器のなかでも不整脈分野に興味がある読者が多くいると考えられ，当然後輩や他科同僚から，自動心電図診断などでブロックと診断された心電図を片手に相談される機会もあるはずである．そこで，本項では各房室ブロックのペースメーカの適応について，それぞれの心電図による房室ブロックの診断別にフローチャートを作成した．それぞれのエッセンスを記載しているが，個々の患者背景や基礎疾患によって適宜治療方針を決定していく必要があることは言うまでもない．

Ⅲ度房室ブロックまたは高度房室ブロック（図10）では，これらのブロック所見が得られれば，まずペースメーカが必要となる．しかし症状がまったくないまま検査で偶発的に認められる例も考えられ，その際には必要な検査を行っていく．まず，問診で必要な事項を確認し，Holter心電図や携帯型心電計，また原因の失神発作では植込み型心電計などで長時間の心電図を記録する．そ

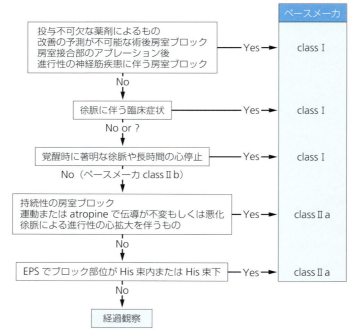

図10 ペースメーカの適応：Ⅲ度房室ブロックまたは高度房室ブロック

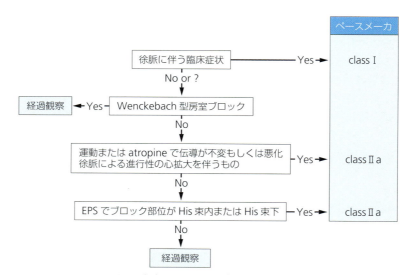

図11 ペースメーカの適応：Ⅱ度房室ブロック（高度房室ブロックを除く）

して，運動負荷試験で房室伝導の評価を行う．有意な所見が得られなければEPSを行う．

Ⅱ度房室ブロック（高度房室ブロックを除く）（図11）では，特に2：1房室ブロックやMobitz Ⅱ型で非侵襲的検査では有意な所見が得られない場合に，EPSが治療方針決定に重要となってくることがわかる．

Ⅰ度房室ブロック（図12）では，EPSを行うことはまれであるが，徐脈に伴う症状（これはさらに高度のブロックの可能性を示す）が疑われる

場合には，EPS がペースメーカの植込み決定に重要となる．

慢性 2 枝および 3 枝ブロック（**図 13**）では，症状やさらなる高度のブロックの既往がなければ経過観察となるが，時間とともにブロックが進行する可能性があり，定期的な観察が重要となる．

すべてのフローチャートで共通することは，十分に問診をとり，簡便で患者への負担が少ない非侵襲的な検査から行い，必要があれば侵襲的な検査である EPS を行うということである．しかし，これらの精密検査を行ったとしても，ある一時点での検査結果のみからでは判断できないことがあるため，定期的なフォローアップを行い症状の変化を観察し，必要に応じて検査を繰り返し，治療方針を決定することが大切である．

（岩崎雄樹）

文献

1) 日本循環器学会ほか：不整脈の非薬物治療ガイドライン（2011 年改訂版）．http://www.j-circ.or.jp/guideline/pdf/JCS2011_okumura_h.pdf（2018 年 12 月閲覧）
2) 日本循環器学会ほか：臨床心臓電気生理検査に関するガイドライン（2011 年改訂版）．http://www.j-circ.or.jp/guideline/pdf/JCS2011_ogawas_h.pdf（2018 年 12 月閲覧）
3) Epstein AE et al：Circulation **117**：e350-408, 2008

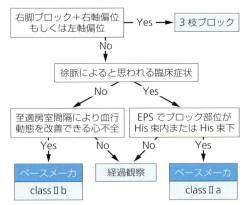

図 12 ペースメーカの適応：I 度房室ブロック

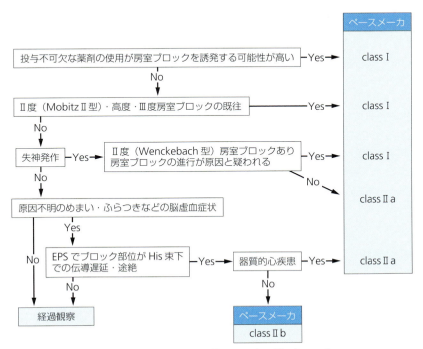

図 13 ペースメーカの適応：慢性 2 枝および 3 枝ブロック

3 副伝導路の関与する発作性上室頻拍および特殊な副伝導路

A. 病 態

- 頻拍心電図をみたら narrow QRS 頻拍か wide QRS 頻拍であるかを認識する.
- 上室頻拍においても wide QRS 頻拍となりうる.

1. 順方向性房室回帰頻拍（orthodromic AVRT）

　リエントリーを機序とする房室回帰頻拍（AVRT）のうち，副伝導路を旋回回路の一部［房室逆行性伝導（室房伝導）時］とした房室結節伝導を順行する頻拍を順方向性房室回帰頻拍（orthodromic AV reciprocating tachycardia：orthodromic AVRT）と称する．この頻拍時，心室内変行伝導を伴うなら wide QRS 頻拍となり，伴わなければ QRS 波は正常（narrow）である．よって顕性 Wolff-Parkinson-White（WPW）症候群だけでなく，デルタ波の認められない副伝導路逆行性伝導のみが存在する潜在性 WPW 症候群や，心電図上時に心室早期興奮を示すデルタ波が出現し，副伝導路逆行性伝導も存在する間欠性 WPW 症候群においても，AVRT が発生する．その診断は EPS 所見に基づく.

2. wide QRS 頻拍

　orthodromic AVRT の際に，もともと洞調律時デルタ波によらない wide QRS であるか，心室内変行伝導を伴うなら wide QRS 頻拍となる.
　orthodromic AVRT と同じ回路であるが，旋回方向が正反対のものを逆方向性房室回帰頻拍（antidromic AVRT）といい，頻拍中興奮波が心房→心室に副伝導路を介して伝播するため，デルタ波の顕著な wide QRS 頻拍となる．このタイプの頻拍は比較的まれである.

3. 副伝導路

　正規の房室伝導系の一部をバイパスする伝導路をいう．提唱者に由来する名称が存在するが，解剖学的名称を使って房室副伝導路，結節・心室副伝導路，束枝・心室副伝導路，心房・束枝副伝導路の各型に分類される．WPW 症候群は，心電図上 PR 間隔＜0.12 秒，デルタ波の出現，QRS 幅＞0.12 秒を呈し，その病態は房室副伝導路（Kent 束と呼ばれる作業心筋に似た組織）に由来する．Kent 束の興奮伝播様式は，房室結節伝導のような減衰伝導特性を有さず，期外刺激において伝導遅延をきたすことなく突然伝導ブロックとなる（all or none）．副伝導路のなかで slow Kent 束/Mahaim 線維は減衰伝導特性を有する（後述参照）.

B. EPS で知りたいこと

- 正常刺激伝導系および副伝導路のベースラインデータをチェックしておく．
- これらの所見はアブレーションによる正常房室伝導系障害の有無判定に不可欠である．

1. 基本的 EPS 所見

　基本的な EPS で心房・心室からの頻回刺激や期外刺激を行う．これにより房室結節伝導の Wenckebach cycle length（WBCL），副伝導路

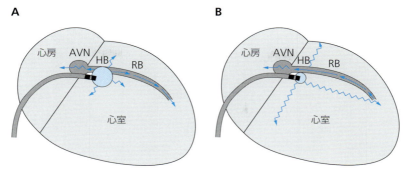

図1 傍His束ペーシングの原理を示した模式図
A：高出力ペーシングであるため，心室筋とHis-Purkinje刺激伝導系の両方が捕捉され，narrow QRSを呈する．
B：低出力ペーシングであるため，局所の心室筋のみが捕捉され，wide QRSを呈する．
AVN：房室結節，HB：His束，RB：右脚
（平尾見三，比江島一昌：心臓ペーシング 12：394-402, 1996 より引用）

のブロックレートおよび房室結節/副伝導路の順行性/逆行性伝導の有効不応期などを事前に知っておくことが重要である．たとえば，心房頻回刺激により順行性Kent束の1:1伝導能を評価し，Kent束を介する1:1伝導が消失するレート（Kent束のブロックレート）を知っておく．そのレートで頻回刺激を行うことでKent束により連続する心房電位と心室電位を鑑別し，それぞれの大きさの比を確認することが可能となる．また，特に中隔副伝導路症例において，アブレーションによる正常房室伝導系障害の有無判定に欠かせない．

2. EPSによる頻拍の鑑別

wide QRS頻拍である場合，頻拍周期より20〜40 msec短い周期で心室・心房から頻回刺激を行い，房室解離所見を確認し，心室頻拍を鑑別する．上室頻拍では最初に室房伝導の存在を確認する．isoproterenol負荷下でも室房伝導がみられなければ，通常，頻拍はAVRTや房室結節リエントリー頻拍（atrioventricular nodal reentrant tachycardia：AVNRT）でなく心房頻拍（atrial tachycardia：AT）と診断できる．次に心室期外刺激を行い，室房伝導が減衰伝導特性を有するかを確認する．室房伝導が認められる場合は，頻拍中のものと，頻拍と同じ周期で行った心

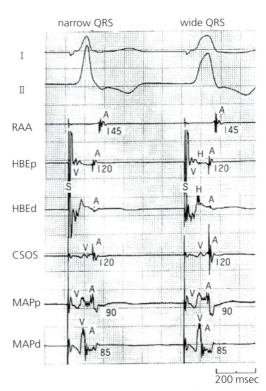

図2 中中隔逆行性副伝導路例の傍His束ペーシング所見
RAA：右心耳，HBE：His束電位（p：近位，d：遠位），CSOS：冠静脈洞口，MAP：マッピングカテーテル（図1参照）（p：近位，d：遠位），S：ペーシングスパイク，V：心室電位，A：心房電位，H：His束電位（平尾見三，比江島一昌：心臓ペーシング 12：394-402, 1996 より引用）

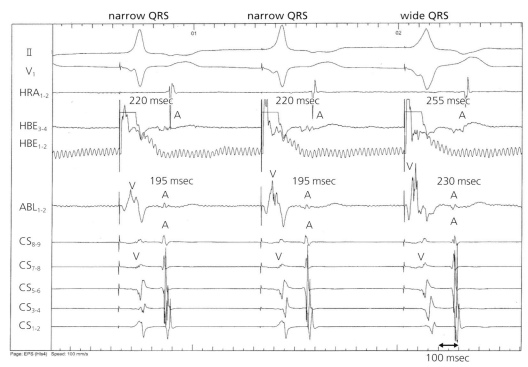

図3 房室結節逆行性伝導のみが存在した例の傍His束ペーシング所見
HRA：高位右房，HBE：His束電位，ABL$_{1-2}$：アブレーションカテーテル先端電位，CS：冠静脈洞，V：心室電位，A：心房電位

室ペーシング時室房伝導の心房内興奮順序を比較する．心室ペーシング時心房内興奮順序が頻拍時と同一であれば，最早期心房興奮部位がどこかを確認する（心房内興奮順序が異なれば通常心房頻拍である）．His束部が最早期であれば，室房伝導は房室結節経由か右前中隔副伝導路経由の可能性を考える．後述するように減衰伝導特性を持つ副伝導路も存在するが，明らかな減衰伝導特性が確認されるのであれば，その室房伝導は房室結節経由である可能性が高くなる．診断をより確実にするため，中隔副伝導路と房室結節の逆行性伝導の鑑別に傍His束ペーシング（para-Hisian pacing）が有用である（図1〜3）[1,2]．

頻拍が誘発されたら，頻拍中His束の不応期に右室（心尖部，流出路など）から単発期外刺激を加える．心房への逆行性伝導パターンには次の2つが挙げられる．①通常，orthodromic AVRTでは副伝導路を介して逆行性に伝導し，頻拍周期より早く心房を捕捉するリセット現象がみられる．減衰伝導特性を有するslow Kent束の場合は，時に心室期外刺激により伝導遅延が顕著となり，期外刺激を挟んだ心房-心房間隔の延長をみることがある．②AVNRTでは房室結節に進入しないため頻拍周期は変化しないことから，両者を鑑別することが可能である．ただし，副伝導路でも左側壁から左前壁に局在する場合には，右室心尖部からのHis束の不応期における心室刺激ではリセット現象が明らかでない場合が多いので注意を要する．右室心尖部から副伝導路までの距離が長いため，興奮伝播に時間がかかるからである．

a. differential atrial overdrive pacing法

Maruyamaらに報告されたdifferential atrial overdrive pacing法により，orthodromic AVRT・AVNRTとKoch三角近傍ATの鑑別診断の精度が上がると考えられる[3]．differential atrial overdrive pacing法は，すなわちorthodromic AVRT・AVNRTではVA linkingが必須であり（頻拍に室

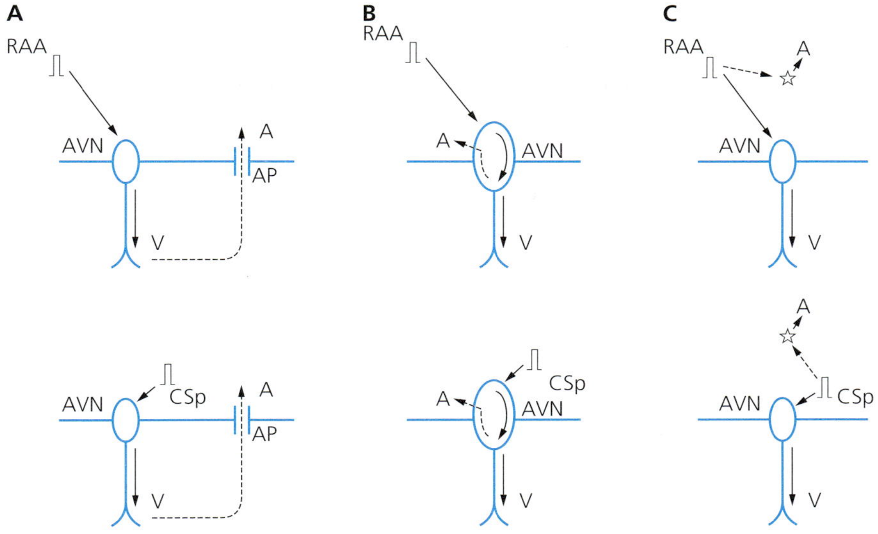

図4 differential atrial overdrive pacing 法のシェーマ
A：順方向性房室回帰頻拍（orthodromic AVRT），B：房室結節リエントリー頻拍（AVNRT），
C：心房頻拍（AT）
☆：AT origin，RAA：右心耳，AVN：房室結節，CSp：冠静脈洞近位部，A：心房，V：心室，
AP：副伝導路
（Maruyama M et al：J Cardiovasc Electrophysiol **18**：1127-1133, 2007 より引用改変）

房伝導が必須である），ATではVA linkingはまったく無関係である性質を利用した鑑別法である（図4）．頻拍中に頻拍周期より10～40 msec短い周期で，安定した心室捕捉が得られるまで心房overdrive pacingを続ける．そして心房内の異なる部位で，同じペーシング周期で得られたpost-pacing VA interval（ペーシング終了後の最初の心室興奮から心房最早期興奮部位までの伝導時間）を測定する．異なったペーシング部位でのpost-pacing VA intervalの差が14 msecを超えるならその頻拍はATであり，14 msec未満であればorthodromic AVRT・AVNRTであるとする．

b．ATP静注法

ATP（アデノシン三リン酸）が秒単位で正常房室伝導を抑制することを利用して，心室頻拍や心房頻拍と，正常房室伝導が頻拍成立に必須であるAVNRT・AVRTを鑑別できる．すなわち後者では，ATPにより房室ブロックが生じ頻拍が停止するが，心室頻拍や心房頻拍では通常頻拍は持続する．

頻拍の鑑別は治療法に直接結びつくので非常に重要である．頻拍の鑑別においては，しばしば一つひとつの所見のみでは鑑別が明らかとならない場合がある．よって，いくつかの所見を総合的に組み合わせて診断することが肝要である．

3．誘発モード

どのような刺激方法で頻拍がどのように誘発されるかを事前に把握しておく必要がある．1つには頻拍の機序診断，もう1つはアブレーション治療効果判定のためである．たとえば心房期外刺激で誘発される心房頻拍において，連結期短縮とともに最後の刺激に対する心房興奮と頻拍開始時心房興奮の間隔が延長するなら，その所見はinverse relationshipと呼ばれ頻拍の機序はリエントリーと考えられる．アブレーション治療効果判定とは，すなわち次項で述べるアブレーション前のエコーゾーンを確認しておき，アブレーション後に再確認して，治療効果判定を行うものである．

4. エコーゾーン

リエントリー頻拍では一定の連結期で再現性を持って誘発される．この連結期の幅をエコーゾーンという．たとえば基本周期 600 msec，連結期 440 msec から 10 msec ずつ連結期を短縮していく際に，300 msec から頻拍が誘発され 240 msec まで頻拍誘発が可能で，230 msec 以下で頻拍誘発不能となる場合，そのエコーゾーンは「300〜240 msec である」という．特に房室結節リエントリー頻拍では，房室ブロックを避けつつ通常数回のアブレーションを要するため，各アブレーション後のエコーゾーン確認がアブレーション効果判定に有用である．

5. アブレーション至適部位の推定

副伝導路は，房室副伝導路（Kent 束），心房束枝副伝導路（Mahaim 線維），結節内副伝導路（James 束），結節心室副伝導路および束枝心室副伝導路（古典的 Mahaim 線維）に分類される．

通常，Kent 束は減衰伝導特性（刺激頻度に依存して，あるいは連結期を短縮させるにつれて伝導速度が遅くなる性質）を有さないが，前述したように房室結節では減衰伝導特性を有することから，頻拍の鑑別をするうえで有用な所見となる（一部の副伝導路は減衰伝導特性を有する）．Kent 束の局在は，左側であれば冠静脈内多極電極，右側であれば三尖弁輪部へ留置した多極電極の局所房室電位や His 束部に留置された電極の局所房室電位などから推察される．

C. カテーテルの配置，およびカテーテルアブレーションの方法

- 電極カテーテルによる穿孔を防ぐため，高位右房や右室心尖部電極カテーテルの再留置は，心腔内で一度引いてから行う．
- 事前にアブレーションカテーテルの硬さや，グリップ操作に対するカテーテル先端の曲がる速さなどを把握しておく．
- 心腔内はもちろん，血管内におけるカテーテル操作も慎重に行う．

1. カテーテルの配置

右大腿静脈もしくは左大腿静脈から，電極カテーテル先端を高位右房，His 束および右室心尖部に留置する．また，内頸静脈または鎖骨下静脈より冠静脈洞へ電極カテーテルを留置し，僧帽弁輪部（左房・左室電位）と冠静脈電位として記録参照する．心電図から予測される副伝導路の局在が左側であれば冠静脈内多極電極，右側であれば三尖弁輪部へ多極電極を留置する．

2. カテーテルアブレーションの方法

さまざまな合併症の可能性は常に念頭に入れなければならないが，基本的に房室副伝導路，心房・束枝副伝導路のアブレーションは安全で，かつ成功率の高い有用な治療法である．三尖弁輪部および僧帽弁輪部が標的となるが，通常それぞれ三尖弁輪部へ大腿静脈，下大静脈経由にて弁上アプローチ，まれに上大静脈経由で弁下アプローチを行う．僧帽弁輪部に対しては，逆行性に大腿動脈，大動脈経由で弁下アプローチ，もしくは経心房中隔穿刺後に左房から弁上よりアプローチする．まれではあるが，右心耳に副伝導路心房端を有する房室副伝導路症例[4]や，大動脈無冠尖からの通電で副伝導路が離断された症例[5]も報告されている．

D. 症 例

●心室電位と心房電位の鑑別が困難である場合に，鑑別を容易にするいくつかの方法がある．

1. 潜在性 WPW 症候群（症例 1，2）

64歳男性．図5 に洞調律時 12 誘導心電図を示す．高度右軸偏位と V_1，V_2 誘導の R 波増高を認めるが，心エコー所見では明らかな異常を認めなかった．頻拍は周期 320 msec の narrow QRS 波形を呈し（図6），心内電位興奮順序（図7）から順行性に房室結節を伝導し，逆行性に Kent 束を伝導しているものと判断された．

図8左に示したように，右室心尖部からのペーシングでは心室電位と心房電位が最短となる冠静脈洞内における電位の鑑別が困難であったため，右室流出路から心室ペーシングを施行した．すると図8右にある流出路ペーシングで，室房伝導は CS_{7-8} で最短であることが明らかとなり，頻拍時（図7）とほぼ同一パターンであった．電極カテーテル留置部位は図9に示している．

近年，心房細動アブレーションが普及し，僧帽弁輪部に局在する副伝導路離断も経心房中隔アプローチで施行される頻度が増加している．その際に留意すべき点は，少なくとも心房と心室の電位比が1：1であること，可能なら心室電位が大きい部位（症例2；図10）を至適通電部位とすることである．冠静脈洞内電極カテーテルの心房電位が心室電位より大きい場合，至適通電部位は冠静脈洞内電極カテーテルよりも心室側になる（症例2；図11A）．通常の下大静脈からの弁上アプローチによる三尖弁輪部に局在する副伝導路離断術に際しても同様のことが言える．

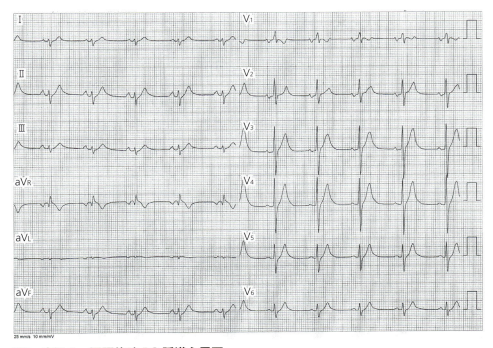

図5 症例1：洞調律時12誘導心電図
高度右軸偏位と V_1，V_2 誘導の R 波増高を認める．デルタ波を認めず，後に EPS で潜在性 WPW 症候群と診断された．

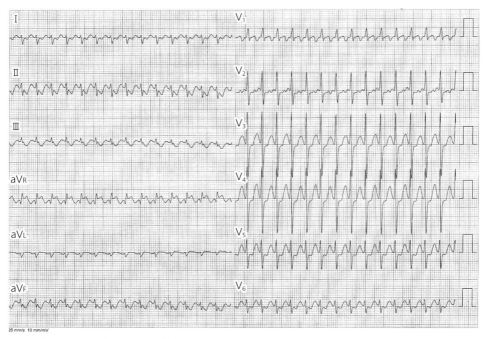

図6 症例1:頻拍時12誘導心電図
周期320 msecのnarrow QRS頻拍を呈している.

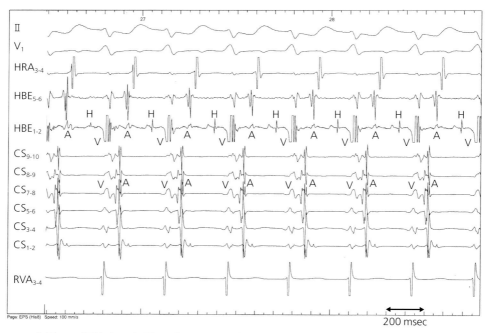

図7 症例1:頻拍中の心電図(Ⅱ,V₁誘導)および心内心電図
HRA:高位右房, HBE:His束電位, CS:冠静脈洞, RVA:右室心尖部, V:心室電位, A:心房電位, H:His束電位

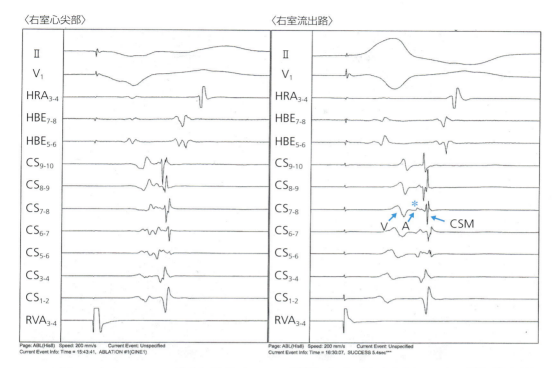

図8 症例1：右室ペーシング時心電図（Ⅱ，V_1 誘導）および心内心電図による副伝導路逆行性伝導パターン

左側が右室心尖部，右側が右室流出路ペーシングである．左図の右室心尖部ペーシングでは，心室（V）-左房（A）電位の最短部位が不明瞭であるが，右図の流出路ペーシングでは CS_{7-8} で最短（＊）であることがわかり，頻拍時（図7）とほぼ同一パターンである．電極カテーテル留置部位は図9参照．

HRA：高位右房，HBE：His 束電位，CS：冠静脈洞，RVA：右室心尖部，CSM：冠静脈洞内筋束

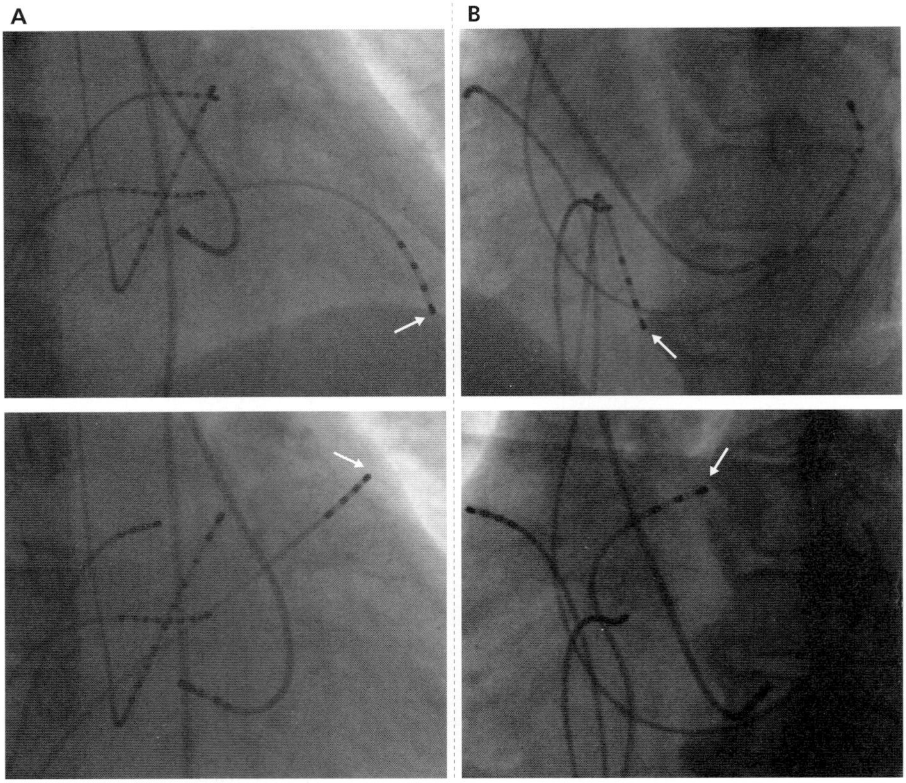

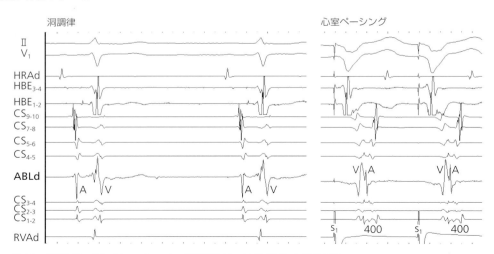

図9 症例1：アブレーション前の電極カテーテル位置
A：右前斜位像，B：左前斜位像
矢印に右室におけるペーシング位置を示す．本症例では，流出路ペーシング（下段）で副伝導路局在部位の判定が容易となった．

図10 症例2：アブレーション成功部位における心内電位図
心室電位が心房電位よりやや大きい部位を至適通電部位とし，成功通電を得た．
HRA：高位右房，HBE：His束，CS：冠静脈洞，ABLd：アブレーションカテーテル先端，
RVA：右室心尖部，d：遠位，A：心房電位，V：心室電位，S：刺激

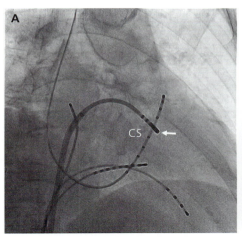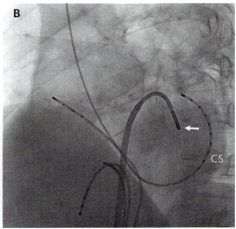

図11 症例2：アブレーション成功部位におけるカテーテル位置透視像
A：右前斜位像，B：左前斜位像
本例のように冠静脈洞内電極カテーテルの心房電位が心室電位よりやや大きい（CS_{5-6}）場合，至適通電部位（アブレーションカテーテル先端；矢印）は冠静脈洞内電極カテーテルよりも心室側で適切なAV比となる．
CS：冠静脈洞

2. B型WPW症候群（症例3）

12歳女性．図12に洞調律時12誘導心電図を示す．PR短縮，QRS延長，デルタ波を認め，V_1誘導でrSパターンであり，B型WPW症候群と診断された．図13の頻拍時12誘導心電図では周期400 msecのnarrow QRS頻拍であり，I，V_1，V_2誘導でQRS直後に逆行性P波（図中の＊）を認めていた．

EPSで頻拍中の期外刺激により頻拍周期が短縮している所見（図14）から，頻拍の室房伝導は副伝導路を介していると判断された．また，副伝導路および房室結節伝導能をアブレーション前に知っておくことが重要である．図15のように心房電位（A）と心室電位（V）が連続する箇所と独立して出現する箇所の双方を確認できるKent束のブロックレートを事前に知っておくと，アブレーション至適部位のマッピング時に，Kent束により連続する心房電位と心室電位を鑑別し，それぞれの大きさの比較を効率よく確認することができる．

双極誘導所見において心房/心室電位が連続しており（図16），単極誘導所見においてはPQ(r)Sパターンが認められる（図17）．三尖弁輪前側壁で成功通電を得た（図18）．通電開始後4.6秒でデルタ波が消失している（図19）．

なお本例は該当しないが，Ebstein奇形ではその5～25％と高率に，B型WPW症候群を合併する[6]．

3. A型WPW症候群（症例4）

14歳女性．アブレーション成功部位（図20）の双極誘導ではアブレーションカテーテル先端（ABL_{1-2}）の心房電位（A）と心室電位（V）の比はほぼ1:4の連続電位となっており（図21），同じ部位の単極誘導所見（図22）は明瞭なPQ(r)Sパターンを示していた．最後に図20～22で呈示された部位において，通電開始後3秒（＊）でデルタ波が消失した際の12誘導心電図を示す（図23）．アブレーション成功後の傍His束ペーシング時の心電図（II，V_1誘導）および心内心電図を図24に示す．やや心室側のHis束部からの

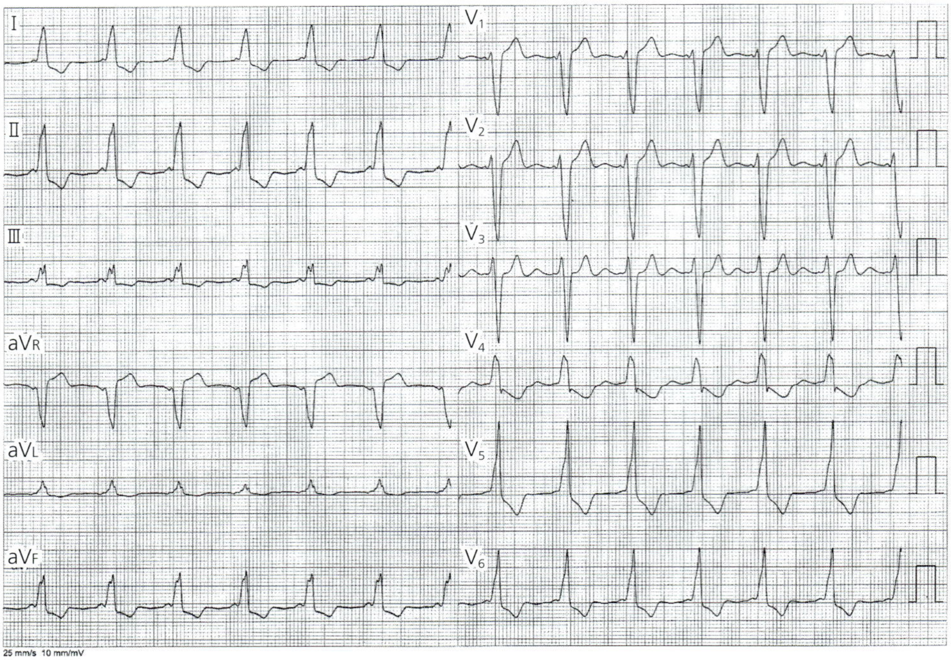

図12 症例3：洞調律時12誘導心電図
PR短縮，QRS延長，デルタ波を認め，V_1 誘導で rS パターンがみられ，B型WPW症候群と判断される．

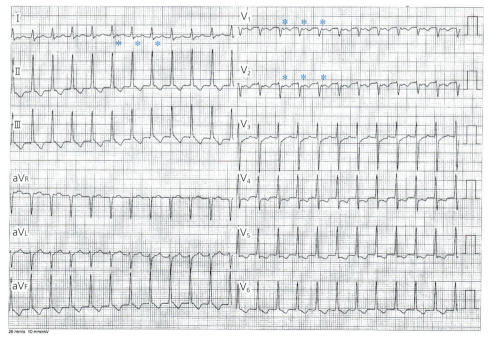

図13 症例3：頻拍時12誘導心電図
周期 400 msec の narrow QRS 頻拍を呈している．I，V_1，V_2 誘導で QRS 直後に逆行性 P 波（＊）を認める．

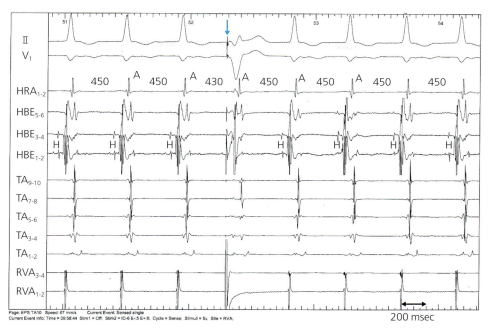

図14 症例3：頻拍中に右室心尖部からHis束部不応期のタイミングで単発期外刺激を入れた際の心電図（Ⅱ，V₁誘導）および心内心電図

心室期外刺激により，そのスパイク（青矢印）を挟んだAA間隔は頻拍中より短縮している．本所見から，頻拍の室房伝導は副伝導路を介していると判断される．

HRA：高位右房，HBE：His束部電位，TA：三尖弁輪部電位，RVA：右室心尖部，A：心房電位，H：His束電位

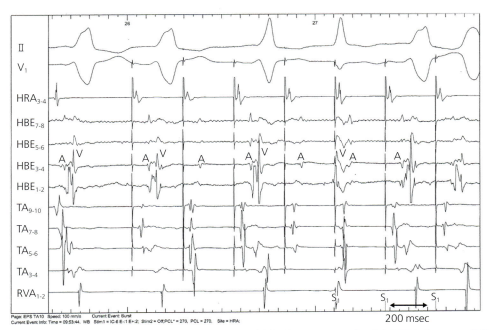

図15 症例3：アブレーション前の心房頻回刺激（270 msec）時心電図（Ⅱ，V₁誘導）および心内心電図

頻回刺激周期270 msec，すなわち222回/分がKent束のブロックレートとなる．図のように心房電位（A）と心室電位（V）が連続する箇所と，独立して出現する箇所を確認できる．

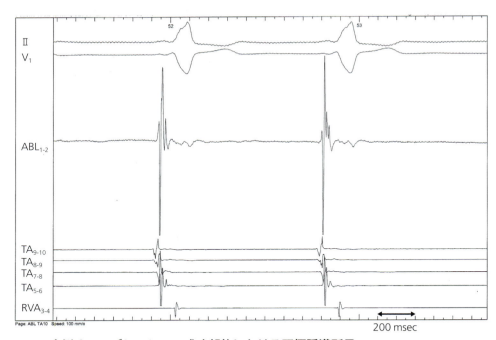

図16 症例3：アブレーション成功部位における双極誘導所見
アブレーションカテーテル先端は心房電位と心室電位の連続電位となっている．

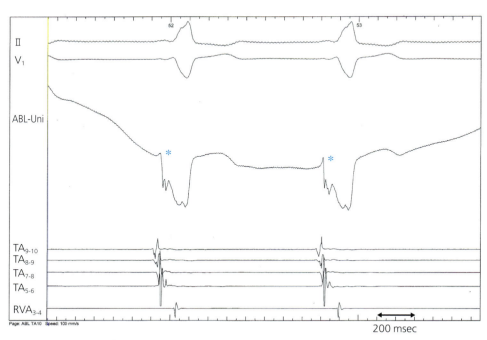

図17 症例3：アブレーション成功部位における単極誘導所見
図16と同一部位．PQ（r）Sパターン（＊）を示している．

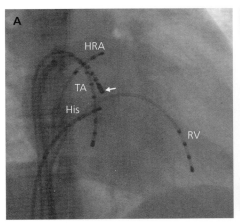 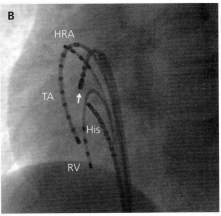

図18 症例3：アブレーション成功部位の透視像
A：右前斜位像，B：左前斜位像．矢印がアブレーションカテーテル先端を示している．
TA：三尖弁輪部多極電極カテーテル，HRA：高位右房電極カテーテル，His：His束部電極カテーテル，CS：冠静脈洞内電極カテーテル，RV：右室心尖部電極カテーテル

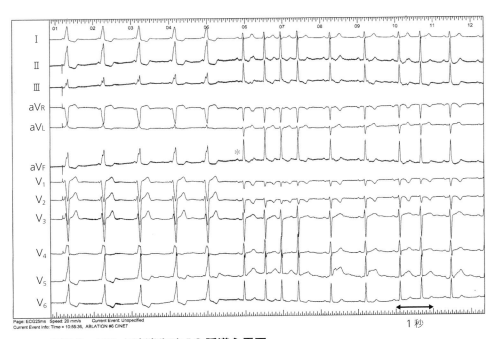

図19 症例3：デルタ波消失時12誘導心電図
図16～18で示された部位にて，通電開始後4.6秒（＊）でデルタ波が消失した．

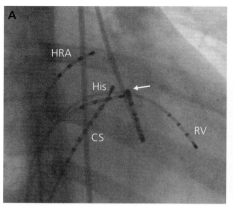 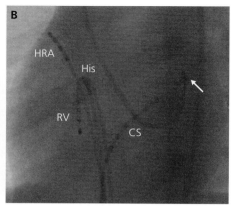

図20 症例4：アブレーション成功部位の透視像
A：右前斜位像，B：左前斜位像．矢印がアブレーションカテーテル先端を示している．
HRA：高位右房電極カテーテル，His：His束部電極カテーテル，CS：冠静脈洞内電極カテーテル，RV：右室心尖部電極カテーテル

ペーシングで，前半3拍のnarrow QRS時および後半2拍のwide QRS時において，ペーシングから各部位の心房電位までの興奮順序は一致しているが，後半2拍のwide QRS時にペーシングから各心房電位への間隔が前半3拍のnarrow QRS時に比して延長しているのがわかる．本パターンは正常房室伝導による逆行性伝導（**図3**参照）を示している．前述のように，本法によって残存している逆行性伝導が中隔副伝導路か否か確認できる（**図1～3**参照）．本症例ではアブレーション成功後にATP 20 mgを急速静注した．房室ブロック，室房ブロック時とも，デルタ波（副伝導路順行性伝導），副伝導路逆行性伝導を認めず，本法によりアブレーション成功後30分の再発がないことをあらためて確認した（**図25**）．

症例3，4のような顕性WPW症候群では，デルタ波の極性によりKent束の局在を推定できる［第2章「検査に備えて」の**図13**（16頁）参照］[7]．また，心電図上デルタ波がV_1誘導でRパターンの場合はA型，左側Kent束，V_1誘導でrSパターンであればB型，右側Kent束，V_1誘導でQSまたはQRパターンであれば中隔Kent束を示唆するとする分類は，簡便で有用である．

また，症例3，4においてアブレーション至適部位決定の重要な所見となった単極誘導所見の模式図を**図26**に示す．B型WPW症候群においては，PQSパターンであった部位におけるKent束離断後，Pの後に間隔をおいてrSとなる（**図26B**）．A型WPW症候群におけるKent束離断後単極誘導所見は，Pの後に間隔をおいてQSとなる[8]頻度が高いと考えられる（**図26C**）．これは離断後の単極誘導波形の初期成分が，心室中隔を左から右に向かうseptal forceにより形成されるという仮説により説明可能と記載されている[8]．

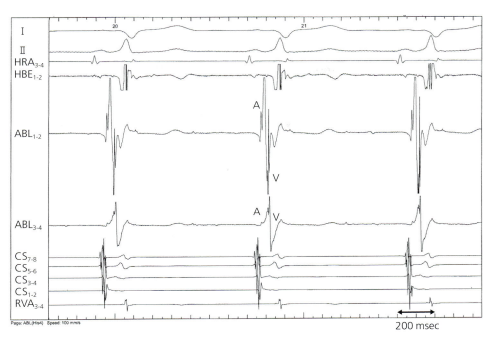

図21 症例4:アブレーション成功部位の双極誘導所見
アブレーションカテーテル先端（ABL$_{1-2}$）の心房電位（A）と心室電位（V）の比がほぼ1:4の連続電位となっている．
HRA：高位右房，HBE：His束電位，CS：冠静脈洞，RVA：右室心尖部

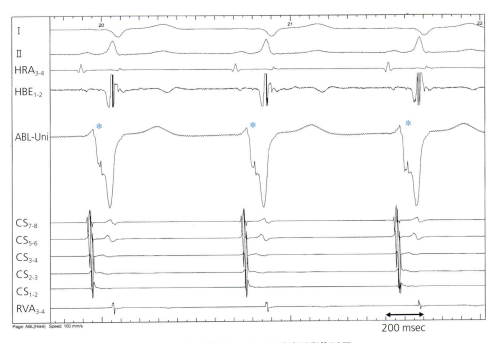

図22 症例4:アブレーション成功部位における単極誘導所見
図20と同じ部位．明瞭なPQ（r）Sパターンを示している（＊）．

132　第6章　検査と治療の実際／3　副伝導路の関与する発作性上室頻拍および特殊な副伝導路

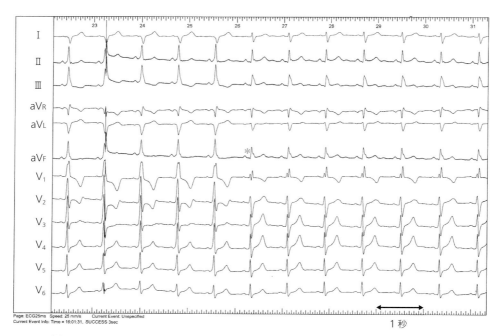

図23　症例4：デルタ波消失時12誘導心電図
図20～22で示された部位で，通電開始後3秒（＊）でデルタ波が消失した．

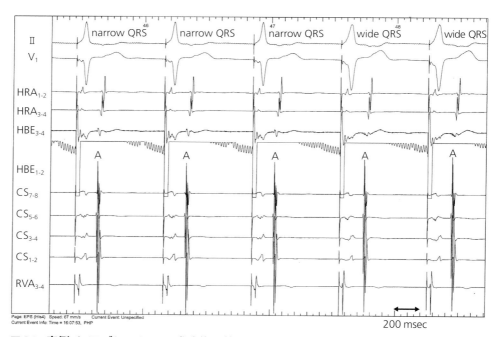

図24　症例4：アブレーション成功後の傍His束ペーシング時の心電図（II，V_1誘導）および心内心電図
His束部からのペーシングで前半3拍のnarrow QRS時，および後半2拍のwide QRS時において，ペーシングから各部位の心房電位までの興奮順序は一致しているが，後半2拍のwide QRS時にペーシングから各心房電位への間隔が前半3拍のnarrow QRS時に比して延長しているのがわかる．本パターンは正常房室伝導による逆行性伝導を示している．A：心房電位

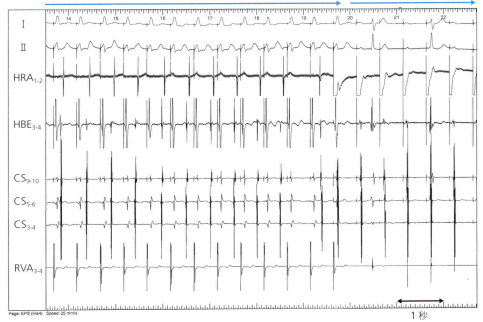

図25 症例4:アブレーション成功後のATP 20 mg 投与時の心電図(Ⅱ,V₁誘導)および心内心電図

室房ブロック,房室ブロック時とも,デルタ波(副伝導路順行性伝導),副伝導路逆行性伝導をまったく認めなかった.

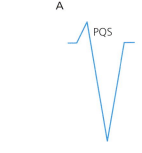
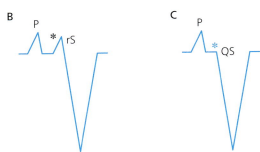

図26 アブレーション単極誘導所見の模式図

A:(顕性)WPW症候群におけるPQSパターンといわれる単極誘導電位は,心房興奮(P)と心室興奮(QS)が極めて近接していること,すなわちKent束がカテーテル先端に近接していることを示す.

B:B型WPW症候群においてカテーテル先端がKent束より距離がある場合,心房興奮と心室興奮間は離れ,心室興奮部位でr(＊印)が認められる.PQSパターンであった部位におけるKent束離断後の所見もPの後に間隔をおいてrSとなる[8].

C:A型WPW症候群におけるKent束離断後単極誘導所見では,Pの後に間隔をおいてQS(＊印)パターンが認められる.

(畔上幸司ほか:臨床心臓電気生理 **23**:39-46, 2000より作成)

4. 永続性接合部回帰性頻拍（PJRT）（症例5）

33歳女性．**図27**に頻拍時心電図を示す．下壁誘導で陰性P波が認められ，P波はRR間隔中間よりも後方に存在しており，long RP' tachycardiaを呈している．アブレーション前EPSでは，右室からの期外刺激時に連結期を20 msecずつ短縮していくと，500×6−340 msecでは刺激-心房電位（CS_{5-6}）間隔は304 msec，500×6−300 msecで336 msec，500×6−260 msecで376 msecと明らかに延長していった．本所見から室房伝導が減衰伝導特性を有していると判断された．また，頻拍時His束不応期に右室より単発期外刺激を入れたところ，心房捕捉することなくVA間で頻拍が停止した（**図28**）[9]．すなわち頻拍の室房伝導は房室結節経由でなく，減衰伝導特性を持つ副伝導路（slow Kent束）と診断された．本所見をもって頻拍が永続性接合部回帰性頻拍（permanent form of junctional reciprocating tachycardia：PJRT）であると診断，どの逆行性伝導による心房電位よりも先行する三尖弁輪後壁やや中隔側でのアブレーションにより，VA間で頻拍は停止し，以後誘発不能となった．

5. 無冠尖より成功通電を得た前中隔型WPW症候群（症例6）

25歳男性．WPW症候群に対し他院にて17歳時に高周波カテーテルアブレーションを施行された．三尖弁輪1時方向，右側前中隔にて心室最早期興奮部位を認め，鎖骨下静脈・上大静脈より弁下，鼠径部・下大静脈より弁上アプローチが試みられ，副伝導路離断に成功した．術当日にデルタ波の再発を認め，残存する動悸発作に対し，当院にて2回目のアブレーションを施行した．

セッション開始時にデルタ波を認めず，逆行性副伝導路が認められた．**図29**の320 msecの心室連続刺激によりHis束電位を最早期心房興奮（A）とする副伝導路伝導を認め，300 msec以下の心室連続刺激でHis束・冠静脈洞近位電位を最早期とする房室結節伝導を認めた（**図30**）．図29の副伝導路伝導に比し，His束電位の心房興奮（A）が遅れているのがわかる．**図31**のATP 40 mg急速投与後心内心電図において，始めの2拍でVA伝導は維持されているが，最後の2拍でAVブロックとなっている．このことからATP有効時，**図31**の始めの2拍のVA伝導は房室結節伝導でなく副伝導路によるものと診断できる．

その後，持続する房室回帰頻拍は誘発不可であったが，isoproterenol負荷下心房頻回刺激により房室回帰頻拍2エコー（**図32**）を確認し得た．三尖弁輪前中隔および無冠尖のマッピングを施行し（**図33〜35**），無冠尖最早期興奮部位が三尖弁輪前中隔より早期であり，かつHis束電位が認められないことを確認し，同部で成功通電を得た．成功アブレーション後，ATP 40 mg急速静注にてVAブロックとなった．

図36のデルタ波出現時洞調律時心電図では，三尖弁輪前中隔の局在が予測されるが，V_1に小さなr波（矢印）を認めることから，文献10, 11より無冠尖からの通電が有効である可能性が示唆された．

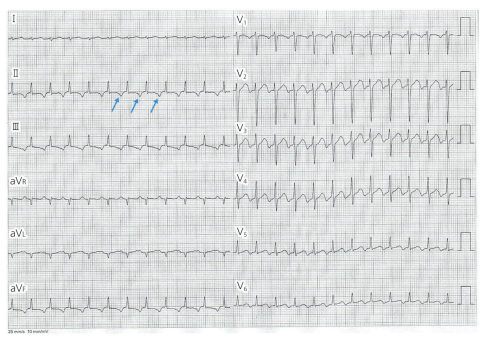

図27 症例5：発作性上室頻拍時の12誘導心電図
矢印に示すように下壁誘導で陰性P波が認められ，P波はRR周期後半にある．すなわちlong RP' tachycardiaを呈している．

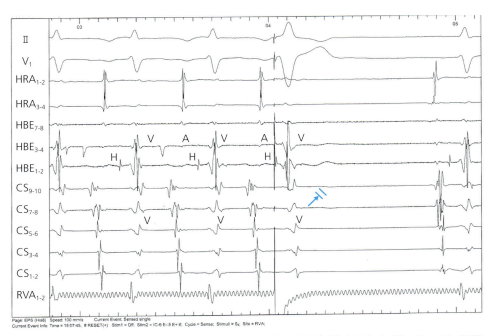

図28 症例5：頻拍時His束不応期に右室より単発期外刺激を入れた際のII，V_1誘導と心内心電図
心房捕捉することなくVA間で頻拍が停止した．すなわち頻拍の室房伝導は，房室結節経由でなく，減衰伝導特性を持つ副伝導路（slow Kent束）と診断された．本所見をもって頻拍が永続性接合部回帰性頻拍（permanent form of junctional reciprocating tachycardia：PJRT）と診断できる．
HRA：高位右房，HBE（H）：His束電位，CS：冠静脈洞，RVA：右室心尖部，V：心室電位，A：心房電位

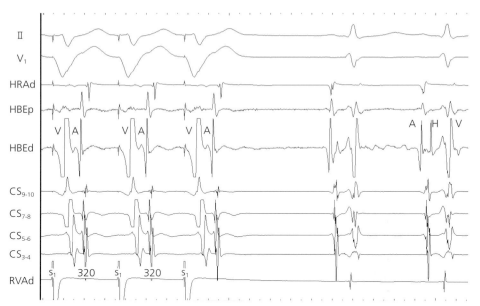

図29 症例6：心室連続刺激における副伝導路伝導
320 msecの心室連続刺激で，His束部を最早期心房興奮（A）とする副伝導路伝導を認める．
HRA：高位右房，HBE：His束部電位，CS：冠静脈洞，RVA：右室心尖部，d：遠位，p：近位，
A：心房電位，V：心室電位，H：His束電位，S：刺激

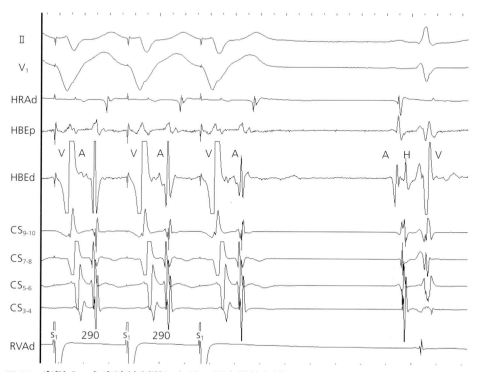

図30 症例6：心室連続刺激における房室結節伝導
290 msecの心室連続刺激で，His束・冠静脈洞近位を最早期とする房室結節伝導を認める．図29の副伝導路伝導に比し，His束電位の心房興奮（A）が遅れている．

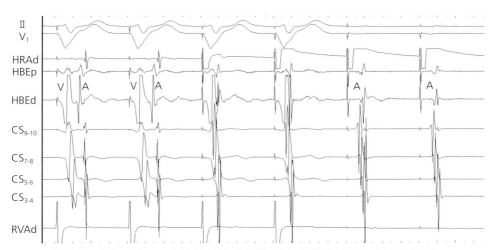

図31 症例6：ATP 40 mg 急速投与時Ⅱ誘導・V₁誘導心電図と心内心電図
始めの2拍（400 msec の右室連続刺激）で VA 伝導は維持されているが，5,6拍目（400 msec の高位右房連続刺激）で AV ブロックとなっており，始めの2拍は副伝導路による VA 伝導と診断できる．なお，3,4拍目は AV 同時刺激になっている．

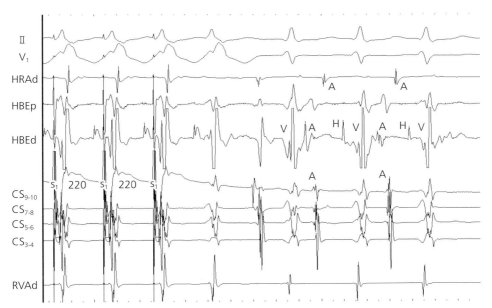

図32 症例6：isoproterenol 負荷下心房頻回刺激による房室回帰頻拍2エコー
isoproterenol 負荷下 220 msec の心房頻回刺激により誘発された．

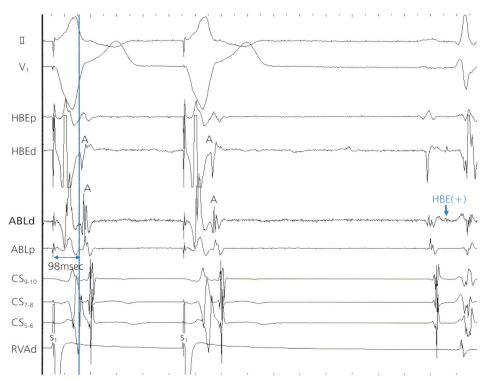

図33 症例6：三尖弁輪前中隔における最早期興奮部位
右室心尖部ペーシングから最早期興奮部位（ABLd）までの間隔は98 msecであったが、ABLdにおいてHis束電位を認めている．

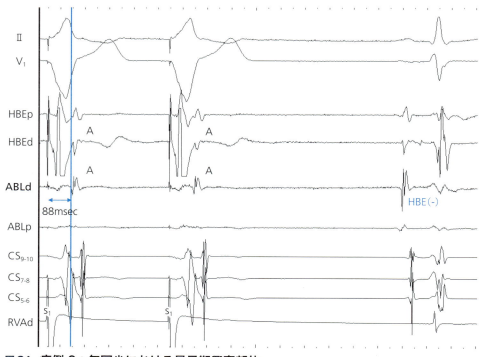

図34 症例6：無冠尖における最早期興奮部位
右室心尖部ペーシングから最早期興奮部位（ABLd）までの間隔は88msecと三突弁輪前中隔に比し短く、ABLdにおいてHis束電位を認めなかった．

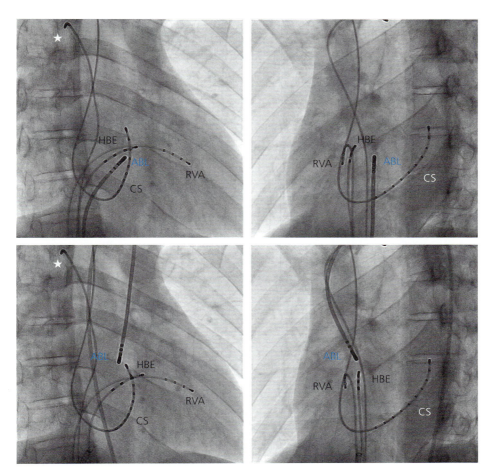

図35 症例6：無冠尖と三尖弁輪前中隔におけるアブレーションカテーテル先端と各電極カテーテル位置透視像

図中の「ABL」はアブレーションカテーテル先端を示す（上段：三尖弁輪前中隔，下段：無冠尖，左：右前斜位像，右：左前斜位像）．★印は三次元マッピングのリファレンス用電極カテーテル．
HBE：His束部電極カテーテル，CS：冠静脈洞内電極カテーテル，RVA：右室心尖部電極カテーテル

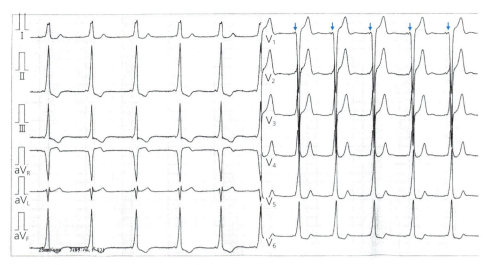

図36 症例6：デルタ波出現時の洞調律時心電図
三尖弁輪前中隔の副伝導路局在を予測させるが，V_1に小さなr波（矢印）を認める（文献10,11より無冠尖からの通電が有効である可能性が示唆される）．

E. 症例としては取り上げにくいが大事な所見

- アブレーションカテーテル先端がどこにあるのか，局所電位とともに解剖学的位置の把握が重要である．
- His束電位が記録されなくとも，左側中隔Kent束および無冠尖からの通電では房室ブロックの可能性を念頭に置く．

1. 房室弁輪部の確認

　Kent束が僧帽弁輪側に存在する場合，冠静脈洞に留置された多極電極カテーテルが示すKent束の局在部位へアブレーションカテーテル先端を合わせる手法をとる．この際，冠静脈洞内多極電極カテーテルにアブレーションカテーテル先端を近接させることにこだわると，真の僧帽弁輪部と冠静脈の走行するラインとの間に距離のある症例では，アブレーション至適部位への到達が困難となることがある．その場合には左室造影を行うことで，僧帽弁輪部を確認できる．同様に右房もしくは右室造影で三尖弁輪部を確認できる．

2. 左側中隔Kent束

　左室側からのアプローチが必要な中隔Kent束において，同部でHis束電位が認められなくとも房室ブロックの可能性があり注意を要する．通電中に接合部調律が出現する場合には，すぐに通電を中止してカテーテルを同部より離すようにする．

3. 傍His束Kent束

　傍His束副伝導路症例における無冠尖での成功通電（症例6参照）には，右側心内膜より優れた早期性を持つ局所電位が必要であり，12誘導心電図上V_1誘導でrS型を呈する可能性が報告されている[10,11]．

F. 治療選択の考え方

- 患者への説明で，カテーテルアブレーション治療や薬物療法の長所・短所を理解してもらう．
- 上室頻拍のカテーテルアブレーション治療に際して，合併症予防・対策を忘れてはならない．

治療選択肢として，カテーテルアブレーション治療，薬物療法，手術療法が挙げられる．副伝導路の関与する発作性上室頻拍（paroxysmal supraventricular tachycardia：PSVT）に対する治療の主体はカテーテルアブレーション治療となる．

1. カテーテルアブレーション治療

カテーテルアブレーションが安全かつ確実な治療となった現在では，PSVT治療の第一選択はカテーテルアブレーション治療である．もちろんAVRTやAVNRTのなかには，標的部位が正常刺激伝導系（主に房室接合部）に近接しているため，カテーテルアブレーション治療で房室ブロックとなる危険性が高い症例が存在する．そのような症例では薬物療法に頼らざるを得ない．

房室副伝導路，心房・束枝副伝導路のアブレーションは安全で，かつ成功率の高い有用な治療法である．三尖弁輪部および僧帽弁輪部の副伝導路付着部が標的となる．通常それぞれ，三尖弁輪部に対しては大腿静脈および下大静脈経由で右房より，まれに上大静脈経由で右室側より弁下から，僧帽弁輪部に対しては逆行性に大腿動脈および大動脈経由で左室側から弁下より，または経心房中隔穿刺後に左房から弁上よりアプローチする．カテーテルアブレーションの標的部位では，心房電位と心室電位が最短の部位であり，時に連続電位として認められ，Kent束電位が捉えられることもある．

2. 薬物療法

頻拍停止（ATP，verapamilなど），頻拍発作予防（下記①②）などの目的から作用機序の異なる薬物を使い分けるが，いずれも伝導を遅くしたり不応期を延長させる．
① 主に副伝導路に作用：Vaughan-Williams分類 class I群薬（主に伝導速度を遅延させるNaチャネル遮断薬）
② 主に房室結節に作用：class II群薬（β遮断薬），class IV群薬（Caチャネル遮断薬），ATP（一時的効果のみ）

3. 手術療法

WPW症候群に対する手術療法は，歴史的にも確立された有用な方法であるが，侵襲の少ないカテーテルアブレーションの登場により，現在では，弁膜疾患など他の手術を要する心疾患に合併する場合や，カテーテルアブレーション不成功例にかぎられている．

G. 特殊な副伝導路

1. 減衰伝導特性を有する副伝導路

a. slow Kent束

伝導時間の長い副伝導路（いわゆるslow Kent束）には，逆伝導のみ可能な潜在性のものが多い．そして前述のPJRTと呼ばれる上室頻拍を形成する．当初接合部におけるリエントリー頻拍と考えられ，このように命名されたが，1978年にその本体は減衰伝導特性を有する潜在性副伝導路を介するAVRTであることが報告された[12]．slow Kent束は伝導時間の長い減衰伝導特性を有する副伝導路であり（症例5参照），前述の症例5のように頻拍時心電図ではII，III，aVF誘導で陰性P波を呈し，その局在は後中隔（冠静脈洞入口部付近）が多い．

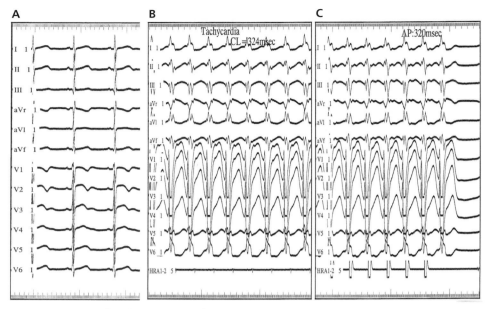

図37 Mahaim線維症例の12誘導心電図
安静時心電図（A）ではデルタ波を認めず，発作時（B）は左脚ブロック型wide QRS頻拍であった．
また，頻拍の同一周期で心房ペーシング（C）を加えると，同様の左脚ブロック型wide QRS波形が得られた．
（浅川哲也ほか：臨床心臓電気生理 27：201-209, 2004 より引用）

b. Mahaim線維

1. 心房・束枝副伝導路

右房より起こり，三尖弁輪部を超え，右脚遠位部に進入する副伝導路で，減衰伝導能を有する．近年，本副伝導路をMahaim線維と呼び，結節・心室副伝導路，束枝・心室副伝導路を古典的Mahaim線維と呼ぶ傾向にある．

1982年に行われた外科手術によりその存在が示唆され[13]，1994年，心房・束枝副伝導路電位を指標としたカテーテルアブレーション多数例の成功報告[14]により，確立した感のある新しい疾患単位である．

I度房室ブロックがなければ，体表面心電図はほぼ正常で，洞調律時のAH間隔，HV間隔は正常である．心房ペーシング時，デルタ波は顕在化し（刺激-デルタ波間隔漸増；**図37**)[15]，AH間隔は延長，HV間隔は短縮する．

三尖弁輪部（側壁）のマッピングにより，**図38**のようにHis束電位に似た副伝導路電位が記録可能である．本副伝導路は通常順行性のみ伝導可能で，心室→房室結節→心房→副伝導路と刺激が伝播し旋回することで，左脚ブロック型wide QRS頻拍が持続する（**図38B**)[14]．

2. 結節・心室副伝導路，束枝・心室副伝導路

結節・心室副伝導路，束枝・心室副伝導路に由来する早期興奮症候群として，以下にその心電図・EPS所見を記す．近年，これらは古典的Mahaim線維と呼ばれる傾向にある．

①**結節・心室副伝導路**：房室結節より分岐し，心室筋に進入する副伝導路（Mahaim線維）である．His束心電図上は，正常のAH間隔，短縮したHV間隔を呈する．副伝導路が房室結節のどこに付くかで，体表面心電図のPR間隔，QRS波形は異なる．すなわち房室結節の上部より分岐すれば，心電図パターンは，PR<0.12秒，デルタ波（＋），QRS幅>0.12秒となり，いわゆるKent束によるWPW症候群に似る．

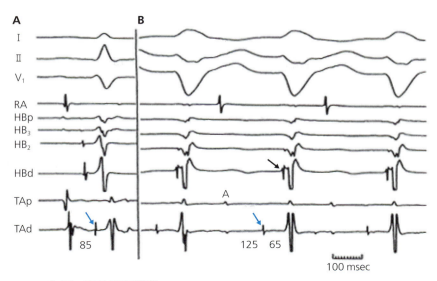

図38 心房・束枝副伝導路
A：洞調律時にデルタ波はみられず，His 束電位図上の HV 間隔は正常である．三尖弁輪上（TAd）で，心房電位と心室電位の間に副伝導路電位（AP；矢印）が記録されている．
B：左脚ブロック型の wide QRS 頻拍であるが，副伝導路では心房-AP 間隔が延長し，A 図と異なり His 束電位図上の His 束電位（retro H；黒矢印）は AP（青矢印）に遅れて出現しており，逆伝導性に興奮したものと解釈される．
（McClelland JH et al：Circulation **89**：2655-2666, 1994 より引用）

心房ペーシング時には，デルタ波が顕在化し，QRS 波幅は広くなり，AH 間隔延長，HV 間隔短縮がみられる．一方，His 束ペーシングにより QRS 波形は正常化する．これらの電気生理学的特徴は，前述した心房・束枝副伝導路と類似する．

また，この副伝導路を回路の一部となす頻拍は，心房・束枝副伝導路関与のマクロリエントリー頻拍と同様に左脚ブロック型を呈するため，従来，両者の鑑別は十分になされていなかったと思われる．頻拍中に房室解離があれば，心房・束枝副伝導路は否定可能である．

②**束枝・心室副伝導路**：本副伝導路は，His 束あるいは脚と心室筋とを連結するもの（Mahaim 線維）であるが，まれとされる．バイパスされる His-Purkinje 系線維内の伝導速度が速いため，この副伝導路を伝播することで得られる心室早期興奮の程度は小さく，体表面心電図では，QRS 波の始まりにみられるスラーが認められるのみである．

2. Lown-Ganong-Levine（LGL）症候群

LGL 症候群とは，心電図上 PR 間隔の短縮（＜0.12 秒）および正常 QRS を示し頻脈性不整脈を合併する症候群をまとめて報告した 3 人の名を連ねた疾患である[16]．この症候群は以後，略して LGL 症候群と呼ばれるようになった．

当初は内分泌系と自律神経系が成立機序に関与すると考えられた．その後，房室結節の主な伝導遅延部位をバイパスする副伝導路（James 束）や，心房と His 束を直接結ぶ心房-His 束副伝導路で説明しようとする考え[17]や，房室結節低形成が原因であるとする説[18,19]，解剖学的には正常でも何らかの原因で速い伝導速度を有する房室結節（enhanced AV nodal conduction：EAVNC）が原因であるとする説[20]などが報告されてきた．

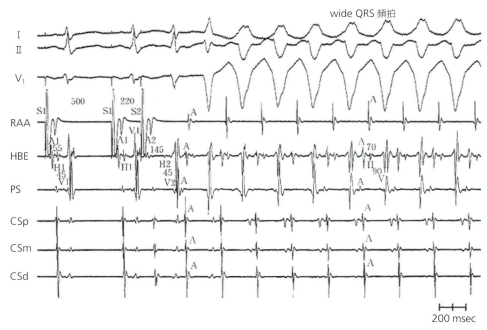

図39 頻拍誘発時の心内心電図
220 msec の心房期外刺激により，房室結節伝導は比較的短い AH 間隔をもって心室へ伝わっている．
その後，房室結節1エコー後に左脚ブロック型の持続性 wide QRS 頻拍となっている．
(Hirao K et al : J Electrocardiol **32** : 65-71, 1999 より引用)

その診断基準は，①洞調律時の AH 間隔が 60 msec 以下であること，② 200 拍/分以上の心房ペーシングに対しても 1：1 の房室伝導が存在すること，③その際の AH 間隔の延長の程度は 100 msec 以下であること，である．しかし，自律神経の影響を受けやすい房室結節では，交感神経の緊張によって AH 間隔の短縮が認められるため，この機能亢進は異常な現象でなく，正常な機能分布の上限とみなすべきであるという意見もある[21]．前述の LGL 症候群の診断基準を満たす EAVNC を有する非通常型房室結節リエントリー頻拍（**図39**）の 26 歳男性例も報告されていることから[22]，成人例における診断は慎重を期すべきである．また中田の報告では，1988〜2004 年に心臓外来における先天性心疾患を合併しない早期興奮症候群 69 例中，LGL 症候群は 4 例で，全例女性であり，診断時年齢は 6〜13 歳であった[23]．これら小児例においても EAVNC の鑑別は重要と

考えられる．

以上より，この症候群は単一の疾患単位を考えるよりは，異なった機序によるものが種々含まれている概念であり，現在では多くの症例はこの EAVNC が原因と考えられている[24]．

（蜂谷　仁）

••••••••••••••••••••••••••••• 文　献 •••••••••••••••••••••••••••••

1) 平尾見三，比江島一昌：心臓ペーシング **12**：394-402, 1996
2) Hirao K et al : Circulation **94** : 1027-1035, 1996
3) Maruyama M et al : J Cardiovasc Electrophysiol **18** : 1127-1133, 2007
4) Goya M et al : J Cardiovasc Electrophysiol **10** : 1112-1118, 1999
5) Tada H et al : J Cardiovasc Electrophysiol **14** : 544-546, 2003
6) Wellens HJJ et al : Preexcitation. Cardiac Arrhythmias in Children, Roberts J (ed), Appleton-

Century-Croft, New York, p231, 1977
7) Arruda MS et al：J Cardiovasc Electrophysiol **9**：2-12, 1998
8) 畔上幸司ほか：臨床心臓電気生理 **23**：39-46, 2000
9) Miles WM, Zipes DP：Atrioventricular reentry and variants：mechanisms, clinical features, and management. Cardiac Electrophysiology：From cell to bedside, 3rd ed, Zipes DP, Jalife J（eds）, Saunders, Philadelphia, p499, 2000
10) 田尾進ほか：臨床心臓電気生理 **38**：123-132, 2015
11) Suleiman M et al：J Cardiovasc Electrophysiol **22**：203-209, 2011
12) Gallagher JJ et al：Eur J Cardiol **8**：413-430, 1978
13) Gillette PC et al：Am J Cardiol **103**：66-74, 1982
14) McClelland JH et al：Circulation **89**：2655-2666, 1994
15) 浅川哲也ほか：臨床心臓電気生理 **27**：201-209, 2004
16) Lown B et al：Circulation **5**：693-706, 1952
17) Basso C et al：Circulation **103**：269-275, 2001
18) Castellanos A et al：Pacing Clin Electrophysiol **5**：715-740, 1982
19) Ometto R et al：Eur Heart J **13**：1-6, 1992
20) Gallagher JJ et al：Circulation **54**：571-591, 1976
21) Benditt DG et al：Circulation **57**：454-465, 1978
22) Hirao K et al：J Electrocardiol **32**：65-71, 1999
23) 中田利正：青県病誌 **50**：51-57, 2005
24) 蜂谷　仁，平尾見三：Lown-Ganong-Levine 症候群．別冊日本臨牀　新領域別症候群シリーズ，循環器症候群（第 2 版）Ⅰ，日本臨牀社，大阪，p212-215, 2007

4 房室結節リエントリー頻拍をめぐる新しい展開

A. 病態

- 房室結節リエントリー頻拍（AVNRT）は一般に，その約 90％ を占める slow-fast 型 AVNRT と，頻度のまれな fast-slow 型 AVNRT とに分類される．最近では，slow-slow 型 AVNRT という新しいタイプが分類に加えられた．
- AVNRT のリエントリー回路を形成する伝導路が房室結節二重伝導路である．
- AVNRT 回路は房室結節内に限局するのではなく，一部に peri-AV nodal atrial tissue が含まれるとの説が有力となっている．

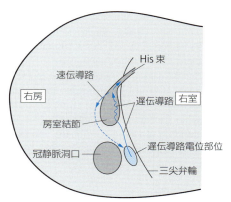

図1 房室結節リエントリー頻拍（AVNRT）のリエントリー回路の模式図
(Jackman WM et al : N Engl J Med **327** : 313-318, 1992 より引用改変)

房室結節リエントリー頻拍（atrioventricular nodal reentrant tachycardia：AVNRT）は，発作性上室頻拍のなかでも，副伝導路を介する房室回帰頻拍とならんで最も高頻度に遭遇する頻拍の1つである．AVNRT は一般に，その約 90％ を占める"通常型（slow-fast 型）"と頻度のまれな"稀有型（fast-slow 型）"とに分類される．通常型 AVNRT は頻拍中の PR（AH）間隔が RP（HA）間隔よりも長いタイプ，稀有型 AVNRT は頻拍中の RP（HA）間隔が PR（AH）間隔よりも長いタイプの AVNRT と定義される．最近ではさらに，slow-slow 型 AVNRT[1] という新しいタイプも分類に加えられた（後述）．

AVNRT のリエントリー回路を形成する伝導路が房室結節二重伝導路である．二重伝導路の研究は，電気生理学的手法を用いて伝導時間と不応期の異なる2つの房室結節伝導路（α路，β路）が明らかにされたことより始まった[2,3]．これらの伝導路は実際の解剖学的所見に基づいて定義されたものではなく，機能的な観点より定義された伝導路である．α路の伝導速度はβ路のそれに比べて遅く，不応期は短いという特徴を持ち，α路は遅伝導路（slow pathway），β路は速伝導路（fast pathway）と呼ばれる．機能的観点より定義されたこれらの伝導路の解剖学は，房室結節領域の複雑な構造・構築のゆえに，今日においても不明な点が多い（2本の房室結節伝導路の走行を解剖学的に観察しえたとする報告はこれまで存在しない）．この点は，解剖学的に明確に規定された WPW 症候群のリエントリー回路（興奮は心房→房室結節→心室→Kent 束→心房と旋回する）とは異なるものである．

AVNRT のリエントリー回路は，当初 6 mm×3 mm×1 mm 程度の大きさの房室結節（compact AV node）の内部に限局するものと考えられていた[4-10]が，その後のアブレーション治療の成績などに基づき，現在では，リエントリー回路は房室結節内に限局するのではなく，その一部に傍結節心房筋（peri-AV nodal atrial tissue）を含んでいるとする説（**図1**）が有力となっている[11,12]．後者の説を支持する根拠として，房室結節（compact AV node）より 1〜2 cm 離れた後中隔部位

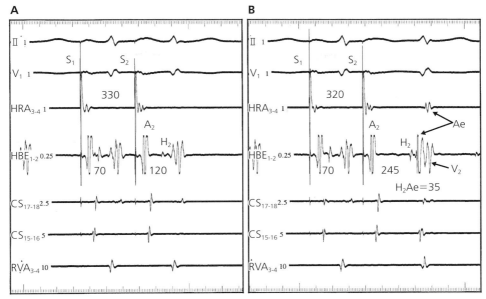

図2 高位右房からの単発期外刺激法および slow-fast 型 AVNRT の誘発
A：$S_1S_2 = 330$ msec, B：$S_1S_2 = 320$ msec
70歳女性．基本周期（550 msec）は省略されている．詳細は本文を参照．
HRA_{3-4}：高位右房（近位電極），HBE_{1-2}：His束電位図（遠位電極），CS（CS_{17-18}, CS_{15-16}）：冠静脈洞電位図，RVA_{3-4}：右室心尖部（近位電極），S_1（S_2）：基本（期外）刺激，A：心房波，H：His波，V：心室波，Ae：心房エコー

における遅伝導路アブレーションによって，房室結節伝導を障害することなく AVNRT を治癒せしめることが可能であるという事実が挙げられる．

高周波カテーテルアブレーション法が導入されて，房室結節遅伝導路の選択的焼灼が可能となって以来，AVNRT のアブレーション治療の成功率は 90〜95％以上であるが，時には不成功例も存在する．不成功例が存在する理由の1つとして，AVNRT 回路あるいは房室結節伝導路の構造と電気生理の全貌がいまだに完全には解明されていないという事実が関係していると推測される．

本項では，AVNRT，房室結節伝導に関して，現在でもあまりよく知られていないまれな EPS 所見，あるいは未解明の問題点について，そのいくつかを呈示する．

B. AVNRT の典型例

- 典型的な slow-fast 型 AVNRT では，不連続性の房室伝導曲線が示される．
- 心房期外刺激法の施行時に，連結期を10 msec 短縮させた際に 50 msec 以上のAH 時間の延長がみられたときは，jump-up 現象と診断される．

房室結節リエントリーのまれな所見を理解するにあたっては，AVNRT の典型例を理解しておくことが重要と思われる．以下にその典型例の所見を呈示する．

図2，3は最も典型的なタイプの slow-fast 型 AVNRT の一例（70歳女性）である．図2は高位

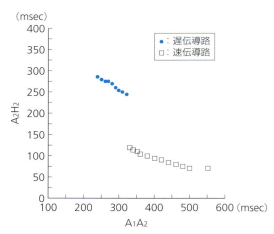

図3 房室伝導曲線（図2と同一症例）
横軸に連結期（A_1A_2），縦軸に房室結節伝導時間（A_2H_2）を示す．基本周期は550 msec．

右房から単発期外刺激法（S_1S_2法）を行った際の心内心電図の記録を示し，図3はS_1S_2法によって作成した房室伝導曲線を示している．

図2において，8発の心房基本刺激（S_1）を行った後に単発の期外刺激（早期刺激）が与えられている．期外刺激（S_2）のインパルスは，その早期性に依存して房室結節をゆっくり伝導し，長いPR（AH）時間を示す．期外刺激のインパルスが速伝導路の不応期に遭遇してその伝導がブロックされ，かつ十分な伝導遅延をもって遅伝導路を伝わるとリエントリー発生の条件がみたされ，slow-fast型AVNRTが誘発される（図2）．

図2において，基本周期は550 msec，S_1刺激によるAH時間は70 msecである．連結期330 msecにおいて，S_2刺激のインパルスは120 msecのAH時間で速伝導路を伝導している（速伝導路の相対不応期における伝導；図2A）．連結期をさらに10 msec短縮させると速伝導路は絶対不応期となり，インパルスは（不応期とはなっていない）遅伝導路を下行する．このためAH時間は245 msecへと突然延長し（AH時間のjump-up現象），AVNRTが誘発されている［房室結節エコー（Ae）；図2B］．本症例の房室伝導曲線（図3）では，330〜550 msecの連結期ではAH時間は短いが，240〜320 msecの連結期で

はAH時間は著明に延長し，その結果として房室伝導曲線は不連続性の曲線となっている．前者の短いAH時間は速伝導路経由の伝導を，後者の長いAH時間は遅伝導路経由の伝導を反映するものである．心房期外刺激法において，連結期を10 msec短縮させたときに50 msec以上のAH時間の突然の延長（jump-up現象）がみられた場合に，房室結節二重伝導路（速伝導路と遅伝導路）が存在するものと定義される[13]．

C. まれなタイプのAVNRT

- AVNRTは比較的頻度の高い上室頻拍であるが，時としてまれなタイプのAVNRTに遭遇する．

- まれなタイプのAVNRTのアブレーションはしばしば困難である．

- まれなタイプのAVNRTのアブレーションの成功のためには，その電気生理と回路の特徴を十分に理解することが必要とされる．

- まれなタイプのAVNRTとしては，以下のようなものが挙げられる．①房室結節三重伝導路を有するAVNRT，②前中隔に遅伝導路を有するfast-slow型AVNRT，③2種類のP波を呈するAVNRT，④心室刺激によってのみ誘発されるslow-fast型AVNRT，⑤偽性陽性P波を呈するslow-fast型AVNRT，⑥slow-slow型AVNRT，⑦非リエントリー性二重応答性頻拍（double response tachycardia），⑧大動脈無冠尖（non-coronary cusp：NCC）部位より焼灼可能なfast-slow型AVNRT．

1. 房室結節三重伝導路を有するAVNRT

心房期外刺激法を用いて作成した房室結節伝導曲線が2ヵ所で非連続性となり，3本の非連続性の伝導曲線が描かれる場合は三重伝導路[14]と診断される．三重伝導路の存在は，心室期外刺激法に

C. まれなタイプの AVNRT

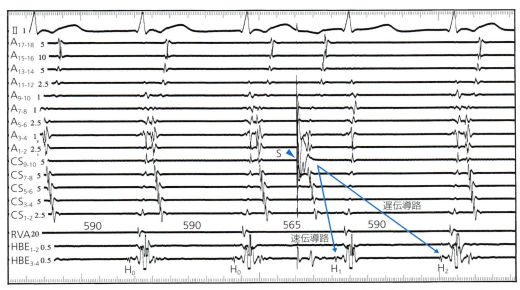

図4 頻拍中の心房プログラム刺激により誘発された心室二重応答（double ventricular response）

27歳女性．頻拍周期は590 msecと長い．心房刺激（S；矢頭）は刺激直後の頻拍周期を短縮している（590 → 565 msec）が，頻拍を停止させないことより，心室二重応答（房室結節二重伝導路を経由）と診断される．

A_{1-2}は，三尖弁輪周囲に置いた20極電極カテーテル（$A_1 \to A_{20}$）の先端双極電極により記録した電位図を示す．先端の4極（A_1-A_4）は冠静脈洞内に留置され，A_{3-4}電極がCS入口部に位置している．頻拍の最早期心房波はA_{3-4}電極（CS入口部）により記録され，His束電位図（HBE）上の心房波に先行している．

よっても証明されることがある（逆行性三重伝導路）．房室結節領域は，房室結節とその周囲の移行細胞との境界が不均一であるために異方向性伝導（anisotropic conduction）が起こりやすい領域であると推定される．房室結節三重伝導路が，解剖学的に異なる独立した3本の伝導路を意味するのか，あるいは1本ないし2本の伝導路が異方向性伝導によって異なる伝導特性を示すために，一見3本の伝導路のごとくみえるかについては，十分にはわかっていない．三重伝導路を有する場合，速伝導路（fast pathway）以外の（伝導時間の長い）2本の伝導路をintermediate pathway＋slow pathwayと呼ぶが，slow pathway＋very slow pathwayと呼ぶ場合もある．3本の異なる伝導路が存在する場合，理論上6種類の頻拍が誘発される可能性がある．Leeら[15]は，AVNRTが診断された78例中，三重伝導路の存在が電気生理学的に証明された7例において，誘発される頻拍の種類を検討した．その結果，複数のAVNRT（intermediate-fast型，fast-intermediate型，intermediate-slow型）が誘発された症例は1例のみであり，他の5例では1種類のAVNRTのみが誘発され，残り1例では非リエントリー頻拍が誘発された．このように，三重伝導路が存在しても多種類のAVNRTが誘発されることはまれである．房室結節三重伝導路を有するAVNRTの頻拍周期は一般に延長している（400～600 msec）場合が多い．このため，頻拍中の心房プログラム刺激により「心室二重応答」（double ventricular response）を示すことがある（図4）．

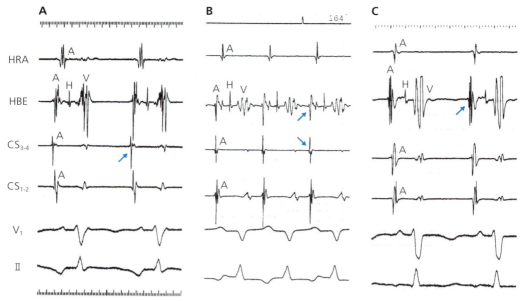

図5 頻拍中の心房興奮順序に基づく fast-slow 型 AVNRT のタイプ分類
A：posterior type. 冠静脈洞入口部→His 束記録部位の興奮順序を示すタイプ.
B：middle type. His 束記録部位と冠静脈洞入口部の興奮がほぼ同時であるタイプ.
C：anterior type. His 束記録部位→冠静脈洞入口部の興奮順序を示すタイプ.
fast-slow 型 AVNRT は，頻拍中の心房興奮順序により3つのタイプ（posterior type，middle type，anterior type）に分類される．
(Nawata H et al：J Am Coll Cardiol **32**：1731-1740, 1998 より引用)

2. 前中隔に遅伝導路を有する fast-slow 型 AVNRT

　fast-slow 型 AVNRT の最早期心房興奮部位は，一般に冠静脈洞入口部とされるが，必ずしも事実ではなく例外も存在する．筆者ら[16]は long RP'型上室頻拍を呈する fast-slow 型 AVNRT の頻拍中の心房興奮順序を検討し，3つのタイプ（posterior type，middle type，anterior type）が存在することを報告した（図5）．3つのタイプのうちでは posterior type が最も多く，anterior type は比較的まれである．Ⅱ，Ⅲ，aVF 誘導の陰性 P 波は，posterior type（冠静脈洞入口部が最早期興奮）では深く，anterior type（His 束記録部位が最早期興奮）では浅いという特徴がみられる．anterior type の fast-slow 型 AVNRT の遅伝導路は前中隔部位に存在すると考えられ，このためアブレーション治療にしばしば難渋する．さらには ATP（アデノシン三リン酸）感受性上室頻拍の鑑別診断において，anterior type の fast-slow 型 AVNRT と ATP 感受性心房頻拍[17]の鑑別はしばしば困難である（後述）．

3. 2種類の P 波を呈する AVNRT

　房室結節多重伝導路を有する例あるいは遅伝導路アブレーション後に異なるタイプの AVNRT が誘発される例では，周期の異なる複数の AVNRT が観察されることがある．これらの症例ではその回路が異なるために形態の異なる P 波が観察される可能性がある．頻拍時の P 波の全体像を正確に把握することはしばしば困難であるために，複数の異なる P 波を観察できたとする報告はまれである．筆者らは過去にそのような症例を3例経験している[18]ので，そのうちの1例を示す（図6〜8）．図6A は臨床的に観察された fast-

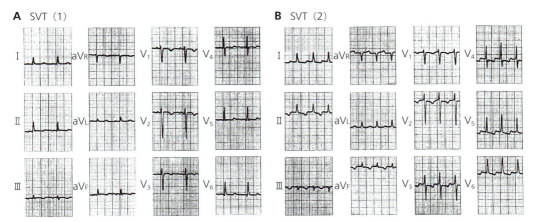

図6 2種類のP波を呈したfast-slow型AVNRT（58歳女性）
A：臨床的に観察されたSVT（1），B：アブレーション後に誘発されたSVT（2）
SVT：上室頻拍
（本川克彦ほか：心電図 15：720-730, 1995 より引用）

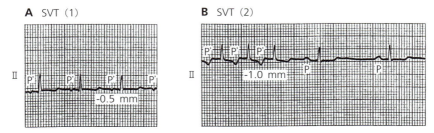

図7 II誘導における陰性P波の比較（浅いP波と深いP波）
図6と同一症例.

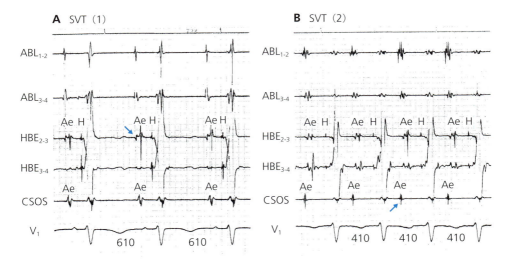

図8 心内心電図による心房興奮順序の比較
図6と同一症例.
A：浅い陰性P波を示すSVT（1）では，前中隔右房［His束電位図記録部位（HBE）］が最早期興奮部位である（矢印）.
B：深い陰性P波を示すSVT（2）では，後中隔部位［冠静脈洞入口部（CSOS）］が最早期興奮部位となっている（矢印）.

slow型 AVNRT，図6Bはアブレーション後に誘発された fast-slow型 AVNRT を示す．これら2種類の AVNRT の逆行性P波を比較すると，II，III，aV_F 誘導において明らかにその形態が異なることがわかる（浅い陰性P波と深い陰性P波；図7）．この際，心内心電図記録（図8）により両頻拍の心房興奮順序を比較すると，前者の AVNRT（浅い陰性P波を示す）では前中隔右房（His束電位図記録部位）が，後者の AVNRT（深い陰性P波を示す）では後中隔部位（冠静脈洞入口部）が最早期であることがわかる．他の2例においても同様の所見がみられた．このことより，前中隔に心房進出部位を有する AVNRT は浅い陰性P波を，後中隔に心房進出部位を有する AVNRT は深い陰性P波を示すことが推察される．

4. 心室刺激によってのみ誘発される slow-fast型 AVNRT

slow-fast型（通常型）AVNRTのほとんどは心房刺激法によって誘発されるが，心室刺激によって誘発されることもある．きわめてまれに，心房刺激法では頻拍が誘発されず，心室刺激法によってのみ誘発される slow-fast型 AVNRT の存在が報告されている[19]が，十分には検討されていない．筆者らはこのような症例を5例経験しているが，その電気生理学的特徴をまとめると以下のごとくとなる．

①**二重伝導路の不応期の特徴**：心房期外刺激法による検討では連続性の房室伝導曲線（速伝導路の伝導曲線）を示し，遅伝導路の存在は証明されない．遅伝導路の不応期は速伝導路のそれよりも長いことが推定される．

②**心房ペーシングに対する反応**：心房（右房，左房）からの2連発刺激，頻回刺激によっても遅伝導路の出現は認められない．

③**心室刺激による AVNRT 誘発**：心室刺激法によってのみ slow-fast型 AVNRT が誘発される（図9）．誘発された頻拍が slow-fast型 AVNRT であることより，二重伝導路（遅伝導路＋速伝導路）の存在が初めて診断される．

④**エントレインメント現象の特徴**：頻拍に対し心房よりエントレインメント刺激を行うと，遅伝導路経由の伝導がみられる（図10）．ペーシング

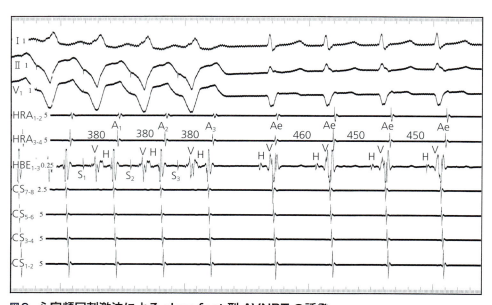

図9 心室頻回刺激法による slow-fast型 AVNRT の誘発
57歳男性．周期380 msec の心室頻回刺激の最後の3発（S_1，S_2，S_3）を示す．S_3 刺激の後 "V→A→V" 興奮により slow-fast型 AVNRT が誘発されている．

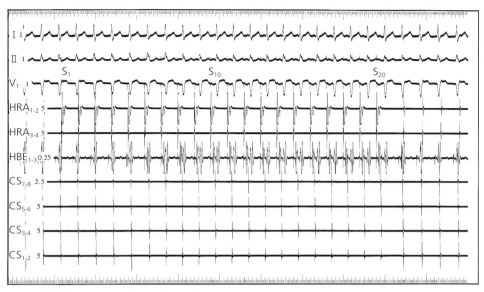

図10 高位右房（HRA）からのエントレインメント

図9と同一症例．頻拍周期460 msec の slow-fast 型 AVNRT に対し，ペーシング周期400 msec にて20発のエントレインメントペーシングを行った．ペーシングによっても頻拍は停止せず，エントレインメント現象が観察された（周期400 msec のペーシングインパルスが遅伝導路を伝導していることを意味する）．

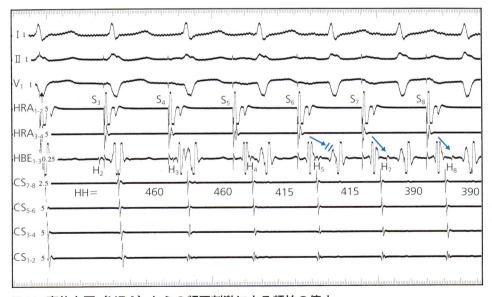

図11 高位右房（HRA）からの頻回刺激による頻拍の停止

図9と同一症例．ペーシング周期390 msec にて20発の心房頻回刺激を行ったところ，頻拍の停止が観察された．S_3, S_4 刺激は頻拍回路に進入しておらず，S_5 刺激が回路に進入して頻拍周期を短縮させている（$H_4H_5 = 415$ msec）．S_6 刺激は遅伝導路を伝導しえず AH ブロックとなり，頻拍を停止させている．S_6 刺激による頻拍停止の後，S_7, S_8 刺激は速伝導路を伝導している（「遅伝導路の不応期＞速伝導路の不応期」と推定される）．

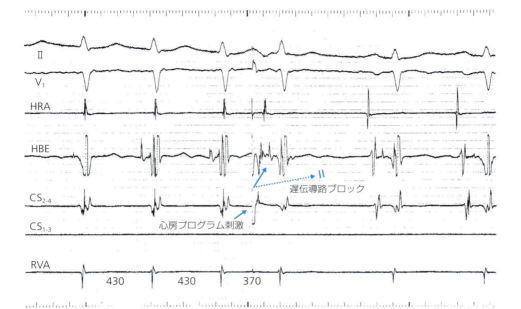

図12　遅伝導路ブロックによる slow-fast 型 AVNRT の停止
64歳女性．頻拍中に冠静脈洞近位部（CS）より心房プログラム刺激を行ったところ，頻拍の停止を得た．頻拍停止時，プログラム刺激のインパルスは，「遅伝導路の不応期＞速伝導路の不応期」のために速伝導路を伝導しているが，遅伝導路にて AH ブロックとなっている．このことより，遅伝導路ブロックが頻拍停止の機序であると考えられる．

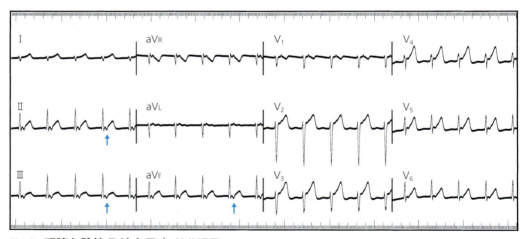

図13　明瞭な陰性 P 波を示す AVNRT
図4と同一症例．Ⅱ，Ⅲ，aV_F 誘導において，明瞭な陰性 P 波（矢印）が記録されている．

周期をさらに短縮させると頻拍は停止し，刺激途中より1：1の速伝導路伝導となる（図11）．この現象より，遅伝導路不応期＞速伝導路不応期が証明される．まれに，AVNRT 中に"double ventricular response"を呈する症例において，速伝導路を伝導可能な心房刺激のインパルスが遅伝導路の不応期に遭遇して頻拍のインパルスが途絶することにより，頻拍が停止する

場合がある（図12）．

⑤ **アブレーション治療**：通常の遅伝導路アブレーション部位における通電により，頻拍は治癒する．遅伝導路アブレーションの成功は，心室刺激によっても頻拍が誘発されないことにより確認される．

5. 偽性陽性 P 波を呈する slow-fast 型 AVNRT

AVNRT を示唆する心電図所見として，V_1 誘導の偽性 r' 波，下壁誘導の偽性 S 波などが挙げられている[20]．AVNRT における下壁誘導（II，III，aV_F 誘導）の偽性 S 波の成因は陰性 P 波の存在によるものである（房室結節を逆伝導するインパルスによる P 波は陰性[21] と考えられている；図13）．したがって，上室頻拍において下壁誘導で QRS 波の直後に陽性 P 波を認めた場合には，AVNRT は否定的と考えられる．しかしながら筆者らは，AVNRT がまれに陽性 P 波を示す場合があることを観察している[22,23]．すなわち，AVNRT の逆行性 P 波（陰性/陽性の二相性 P 波）の後半陽性成分が QRS 波の直後に出現した場合，一見，陽性 P 波（偽性陽性 P 波）を呈することがあると考えられる．図 14〜16 に，そのような陽性 P 波を呈した slow-fast 型 AVNRT の一例[23] を呈示する．図 14 において，頻拍時の逆行性 P 波が，QRS 波の直後に明瞭な陽性 P 波として認められる．心室期外刺激法において逆行性 P 波

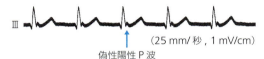

図14 偽性陽性 P 波を伴う slow-fast 型 AVNRT の心電図（III 誘導）
偽性陽性 P 波（矢印）の心電図を示す．
（芦川英信ほか：臨床心臓電気生理 **24**：143-151, 2001 より引用）

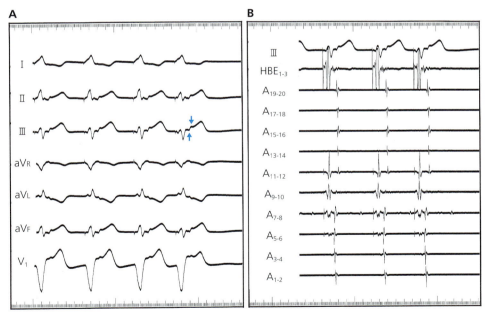

図15 心室期外刺激法において観察された二相性 P 波
A：体表面心電図，B：心内心電図
図14と同一症例．60 歳男性．III 誘導の矢印が示すごとく，房室結節を逆伝導するインパルスによる P 波は二相性（前半陰性/後半陽性）となっていることがわかる．
A_{1-2} は，三尖弁輪周囲においた 20 極電極カテーテル（$A_1 \to A_{20}$）の先端双極電極により記録した電位図を示す．先端の 6 極（$A_1 \sim A_6$）は冠静脈洞（CS）内に留置され，A_{5-6} 電極が CS 入口部に位置している．

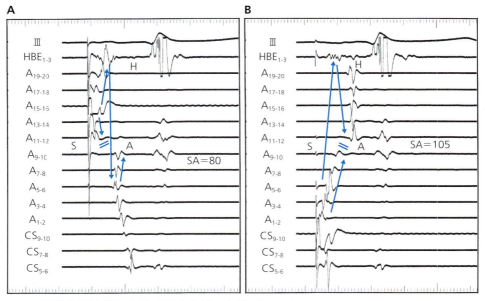

図16 下位右房峡部における両方向性の伝導ブロック
A：外側右房（LLRA）ペーシング（600 msec）．峡部の反時計回りブロックが示される．
B：冠静脈洞（CS）ペーシング（600 msec）．峡部の時計回りブロックが示される．
図14と同一症例．A_{1-2}は，三尖弁輪周囲においた20極電極カテーテル（$A_1 \to A_{20}$）の先端双極電極で記録した電位図を示す．先端の6極（$A_1 \sim A_6$）はCS内に留置され，A_{5-6}電極がCS入口部に位置されている．

の形態を観察したところ，P波は陰性/陽性の二相性であることが判明した（図15の矢印）．したがって，slow-fast型AVNRTにおいてみられる陽性P波は，二相性P波の後半陽性成分が形成しているものと推察される（前半陰性成分はQRS波に埋没）．偽性陽性P波の原因となる二相性P波の成立機転は必ずしも明らかではない．偽性陽性P波を呈した4例中2例において，下位右房峡部（sub-Eustachian isthmus）の伝導を検討したところ，2例とも下位右房峡部における両方向性の伝導ブロック（図16）を示した．下壁誘導における二相性P波の後半陽性成分の出現時相と，右房自由壁の興奮時相（$A_{19-20} \to A_{11-12}$の興奮；図16B）はほぼ一致することより，陽性P波部分の成立には右房自由壁全体の頭→尾方向の興奮が深く係わっているものと推察される（峡部伝導ブロックを示さない通常のslow-fast型AVNRTの右房自由壁は，頻拍時，上半分が頭→尾方向，下半分が尾→頭方向に伝播する興奮により支配され，偽性陽性P波を呈することはない）．

6. slow-slow型AVNRT

AVNRTは一般にslow-fast型とfast-slow型の2つのタイプのAVNRTに分類されてきたが，2000年頃よりさらにslow-slow型AVNRTという新しい分類が加えられた[1]．slow-slow型AVNRT中の最早期興奮部位は後中隔右房（CS入口部）であり，順行性の遅伝導路と逆行性の遅伝導路はともに後中隔にあるとされる．しかし，slow-slow型AVNRTのHA時間は-30 msec～260 msecであり[1]，きわめて短いHA時間を示す症例も存在する．頻拍時に短いHA時間を示すAVNRTを「slow-slow型」と呼ぶことには用語上の矛盾が存在すると考えられる．このようなタイプのAVNRTは「long AH/short HA型」のAVNRTと呼称すべきであり，その順行性遅伝導路と逆行性速伝導路がともに後中隔に存在するタイプ[24]と解釈される．slow-slow型AVNRT症例において，前中隔の速伝導路と後中隔の速伝導路の計2本の逆行路を有する症例も報告されてい

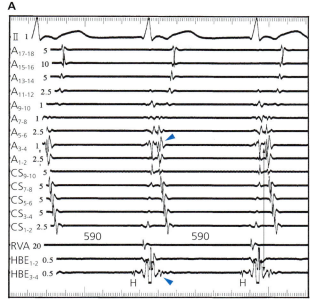
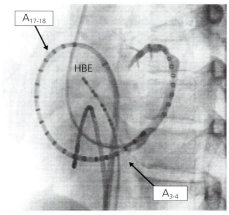

図17 slow-slow 型 AVNRT
A：頻拍時の心内心電図．B：EPS 時の多極電極カテーテルの配置（左前斜位像）
図4と同一症例．冠静脈洞（CS）入口部（A_{3-4}）における心房波は，His 束電位図（HBE）における心房波よりも 20 msec 先行している（矢頭）．A_{1-2} は，三尖弁輪周囲においた 20 極電極カテーテル（$A_1 \rightarrow A_{20}$）の先端双極電極により記録した電位図を示す．先端の4極（$A_1 \sim A_4$）は CS 内に留置され，A_{3-4} 電極が CS 入口部に位置している．

る[1]．slow-slow 型 AVNRT の一例を示す（**図17**）．His 束電位図における HA 時間は 150 msec（AH 時間 440 msec）であり，A_{3-4} 電位図（CS 入口部）における HA 時間（130 msec）よりも長く（逆行路部位は後中隔），slow-slow 型 AVNRT と診断される．本症例のアブレーション成功部位は，通常の slow-fast 型 AVNRT と同様に後中隔の遅伝導路部位であった．slow-slow 型 AVNRT の最早期興奮部位は通常 CS 入口部（後中隔右房）であるが，まれに左房自由壁であることもある[25, 26]．

7. left-variant タイプの slow-fast 型 AVNRT[1]

逆行性速伝導路は slow-fast 型 AVNRT と同様に前中隔にあるが，通常の右房後中隔や冠静脈洞近位部のアブレーションでは遅伝導路の焼灼が困難で，左房後中隔への通電により遅伝導路の焼灼に成功するまれなタイプが報告されている[1]．焼灼成功部位に遅伝導路が存在するとした場合，遅伝導路は左房側に存在すると考えられる．

8. 非リエントリー性二重応答性頻拍（double response tachycardia）

房室結節二重伝導路が関与する上室頻拍の成立機転は，ほとんどがリエントリー機序によるものであるが，きわめてまれに非リエントリー機序による頻拍が報告されている[27, 28]．すなわち，1回の洞性興奮が，2本の伝導路（速伝導路と遅伝導路）を十分な時間差をもって伝導し，心室を2回興奮させえたとき，二重応答機序による非リエントリー性二重応答性頻拍（double response tachycardia）が出現しうる．二重伝導路を伝導する心室二重応答が出現したとき，しばしばその2番目の興奮である遅伝導路経由のインパルスが速伝導路を逆伝導して心房に再入し，房室結節リ

エントリー頻拍に移行するため，持続性の非リエントリー性二重応答性頻拍が起こることはまれである．房室結節二重伝導路および心室二重応答を有し，かつ速伝導路および遅伝導路を経由する逆伝導がまったく存在しない症例において，非リエントリー性二重応答性頻拍が起こりうると考えられる．**図18，19**にそのような例を示す．本例は，潜在性副伝導路を介する持続性の房室回帰頻拍を有しており，アブレーション前には非リエントリー性二重応答性頻拍は記録されていなかった．アブレーションにより副伝導路を切断したところ，その直後より，持続性の非リエントリー性二重応答性頻拍の出現をみた（**図18，19**）．本例では，アブレーション後に行った心室刺激法により，速伝導路および遅伝導路を経由する逆伝導はまったく存在しないことが示された．通常の遅伝導路アブレーションにより心室二重応答は消失し，非リエントリー性二重応答性頻拍も治癒した．

9. 大動脈無冠尖部位より焼灼可能な fast-slow 型 AVNRT

通常の方法では焼灼困難であるが，大動脈無冠尖（non-coronary cusp：NCC）部位からのアブレーションにより治療可能なリエントリー性上室頻拍がまれに報告されている[29]．この種の上室頻拍の成立機転はすべてが心房筋起源のマイクロリエントリー心房頻拍であるとされ，房室結節リエントリー機序によると診断された症例はこれまで存在しない[29]．筆者らは NCC 部位からの通電により根治した fast-slow 型 AVNRT の3例を経験しており，そのうちの1例を呈示する．

症例は long RP' tachycardia（周期 450〜500 msec，頻拍時 P 波は下壁誘導にて陰性）を呈した77歳男性である．電気刺激にて頻拍が誘発され，リエントリー機序が考えられた．頻拍は His 束部位で最早期心房興奮を示し，ATP 4 mg により停止した．頻拍時および洞調律時ともに室房伝導を認めず，副伝導路の関与は否定され，前中隔型の fast-slow 型 AVNRT[16]，または心房頻拍が

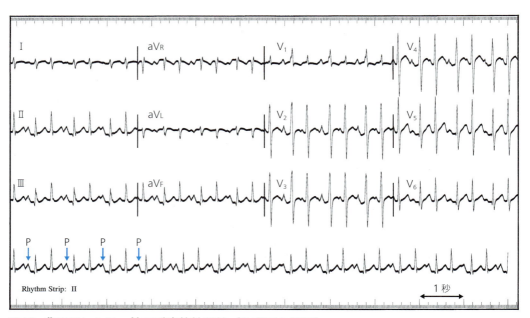

図18 非リエントリー性二重応答性頻拍（体表面心電図）
50歳男性．平均心拍数約は 150 拍/分の頻拍で，一見，心房期外収縮による2段脈のごとくみえるが，1つの P 波に対し2つの QRS 波が続いている．

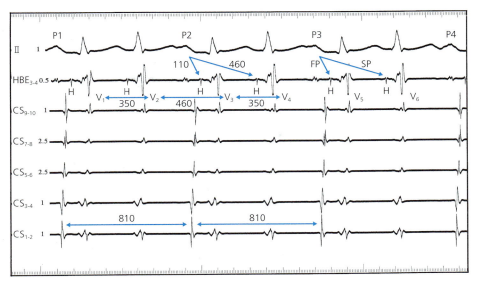

図19 非リエントリー性二重応答性頻拍（心内心電図）
図18と同一症例．心室波は周期350 msecと460 msecの交互脈を呈している．1つの心房波に対し2つのHis波と心室波が対応している（double response tachycardia）．1つの心房波に対し2つのAH時間が存在する［速伝導路（FP）110 msec, 遅伝導路（SP）460 msec］．

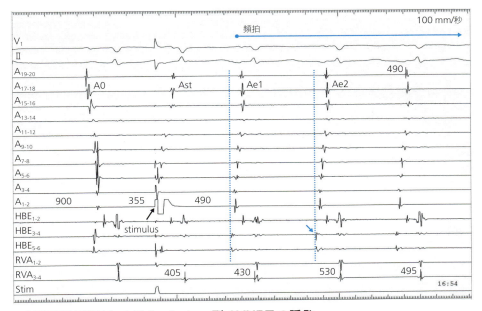

図20 心房早期刺激法による fast-slow 型 AVNRT の誘発
77歳男性．周期約900 msecの洞リズム（A0波）中に，連結期355 msecにて単発の心房早期刺激［stimulus（黒矢印），Ast波］を加えたところ，long RP'型の上室頻拍（Ae1波，Ae2波）が誘発された（心房早期刺激法における頻拍誘発帯は710〜250 msec）．頻拍中の最早期心房興奮波（斜め青矢印）はHis束電位記録部位（HBE$_{3-4}$）で記録され，冠静脈洞入口部（A$_{5-6}$部位）に先行していた．このような長い連結期の心房早期刺激が，心房筋リエントリーを成立させるための必須条件である「一方向性ブロック（心房筋内伝導ブロック）と心房筋内伝導遅延」を誘発する可能性はきわめて低いと考えられた．

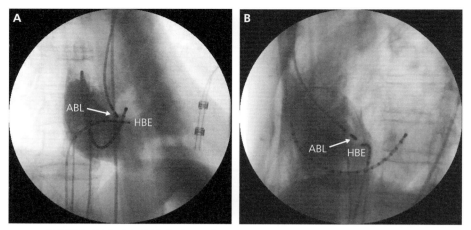

図21 大動脈無冠尖内に置かれたアブレーションカテーテル
A：右前斜位像，B：左前斜位像
図20と同一症例．ABL：アブレーションカテーテル，HBE：His束カテーテル

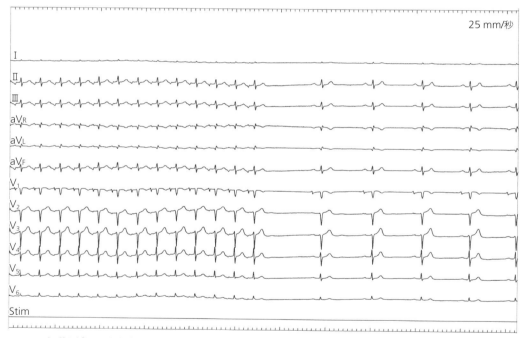

図22 大動脈無冠尖部位からの通電による fast-slow 型 AVNRT の停止
図20と同一症例．高周波通電により，逆行性P波の消失とともに頻拍が停止した．逆行性遅伝導路における伝導ブロックにより fast-slow 型 AVNRT の停止が得られたものと考えられる．

考えられた．頻拍は心房筋の相対不応期に接しない長い連結期の早期刺激により容易に誘発された（心房早期刺激法における頻拍誘発帯は710〜250 msec）（図20）．NCC部位からの通電により頻拍は停止した（図21, 22）．本例では，長い連結期の心房早期刺激により頻拍が誘発されたこ

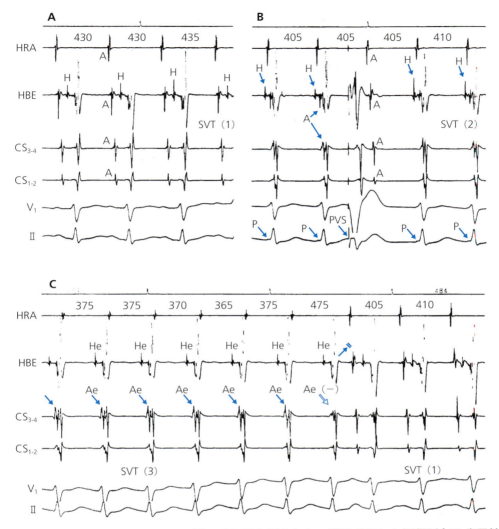

図23 体表面心電図にて slow-fast 型 AVNRT と紛らわしい所見を呈した洞頻脈（41歳男性）

A：洞頻脈［SVT（1）］．SVT（1）のインパルスが速伝導路を経由し，P 波が陽性波として QRS 波の直前に認められるため，AVNRT とは容易に鑑別しうる．

B：洞頻脈［SVT（2）］．SVT（2）のインパルスが遅伝導路を経由し，P 波が QRS 波に重なるため，slow-fast 型 AVNRT と誤診される可能性がある．心室プログラム刺激（PVS）により頻拍中の心房波の興奮順序を分析したところ，高位右房（HRA）→ His 束記録部位（HBE）の順序であったことより，AVNRT は否定され，洞頻脈の診断が得られた．

C：本症例では一過性に非持続性の slow-fast 型 AVNRT［SVT（3）］の誘発がみられたが，自然停止し，洞頻脈［SVT（1）］へ移行した．

SVT：上室頻拍

10. 偽性 AVNRT（pseudo AVNRT）

slow-fast 型 AVNRT の大多数（90％以上）において，頻拍中の逆行性 P 波は QRS 波に重なる．このため，「P 波と QRS 波の重畳」が slow-fast 型 AVNRT の診断基準の1つとして挙げられる場合もある．P 波と QRS 波が重畳するタイプの上室頻拍の鑑別診断として，まれではあるが著明な PR 延長を伴う洞頻脈が挙げられる．すなわち，房室結節二重伝導路を有する症例において，洞頻脈のインパルスが著明な伝導遅延をもって遅伝導路を伝導し，PR 間隔が RR 間隔にほぼ等しくなった場合，P 波と QRS 波が重なる頻拍（仮に偽性 AVNRT と呼称する）が出現する．筆者らは，過去にそのような偽性 AVNRT の 2 例を経験しているが，そのうちの 1 例を呈示する．

症例は 41 歳男性，動悸発作の精査・加療のために入院となった．EPS 時，持続性洞頻脈がみられた（図 23）．図 23A の記録では洞頻脈（P 波は陽性）のインパルスは速伝導路を経由しているために slow-fast 型 AVNRT と誤診することはないが，図 23B の記録では遅伝導路を経由しているために P 波が QRS 波（先行洞性インパルスに由来）とほぼ重なり，陽性 P 波が不明瞭となっている（Ⅱ，V_1 誘導）．このため，slow-fast 型 AVNRT の可能性も考えられる（＝偽性 AVNRT）が，EPS にて高位右房電位が His 束記録部位の心房興奮に先行するという所見（図 23B）が示され，slow-fast 型 AVNRT の可能性は否定された．

D. 未解明の問題点

●AVNRT あるいは房室結節伝導路に関して，以下のような未解明の問題点が存在する．①房室結節経由の逆行性 P 波はすべて陰性か，②心房ペーシング部位を変えると AH 時間が変化するのはなぜか，③ATP 感受性心房内リエントリー頻拍は AVNRT とは異なる頻拍か，④洞調律時，房室結節インプットは dual input か，⑤房室結節後方組織の 2 つの分枝（右方突起と左方突起）は遅伝導路を形成する伝導路であるのか．

AVNRT あるいは房室結節伝導路に関して，現在においても未解明の問題点がいくつか存在するものと考えられる．

1. 房室結節経由の逆行性 P 波はすべて陰性か

アブレーション治療にあたって，過去に記録された上室頻拍時の心電図より，あらかじめ頻拍機序を類推しておくことは治療時間の短縮にもつながり，有力な情報となる．しかし，頻拍中の P 波の形態を正確に把握することはしばしば困難である．AVNRT の逆行性 P 波（＝房室結節経由の逆行性 P 波）は心室波に埋没してみえないことが多いが，時として心室波の終末部に「偽性 S 波」（きわめてまれに心室波の起始部に「偽性 Q 波」）として出現し，AVNRT を示唆する心電図所見とされている[30]．偽性 S 波説とは，「房室結節を経由する逆行性 P 波は陰性であり，陰性 P 波が偽性 S 波を形成する」とする説である．果たして，房室結節経由の逆行性 P 波はすべて陰性なのであろうか．ヒトにおいて，この点を厳密に検討した研究は過去にないが，その理由は，逆行性 P 波が ST・T 波部分に出現するため，P 波の形態を正確に評価することが困難であることによると推察される[21]．

まれな例として，房室結節経由の逆行性P波が明瞭に認められた洞不全症候群2例のペースメーカ心電図を示す（2例ともに房室結節逆伝導のP波であることが確認されている）（**図24, 25**）．63歳男性例のRP時間は0.66秒と著明に延長し（遅伝導路経由），逆行性P波（矢印）が等電位線上に出現し，明瞭な陰性P波として認められる（**図24**）．他方，77歳男性例のRP時間は0.20秒と短く（速伝導路経由），逆行性P波（矢印）が明瞭な二相性（陰性/陽性）のP波としてST部分に認められる（**図25**）．後者のような明瞭な二相性P波が記録されることはまれであり，大多数の症例では，P波の極性判定は不可能もしくは不正確なものとなっている[21]．したがって，「逆行性P波は陰性」という教科書的な概念は，等電位線上に明瞭なP波が出現する遅伝導路（後中隔）経由の陰性P波の形態に基づいて提唱されたものであり，形態が不明瞭な速伝導路（前中隔）経由のP波の極性は考慮されていなかったものと推察される．

筆者らは，房室結節経由の逆行性P波の極性に関して，以下のような心電図学的検討を行った．すなわち，His束電位図記録部位に置かれた電極カテーテルをわずかに心房側に引き，選択的な心房ペーシング（peri-compact node atrial pacing）を行うことによって下位前中隔右房由来のP波の形態および極性を検討した[31]．"peri-compact node atrial pacing"でのペーシングカテーテルは房室結節に近接しているので，その際のP波は房室結節経由の逆伝導性P波に近似するもの（擬似的逆伝導性P波）と仮定したのである．擬似的逆伝導性P波の極性は，II，III，

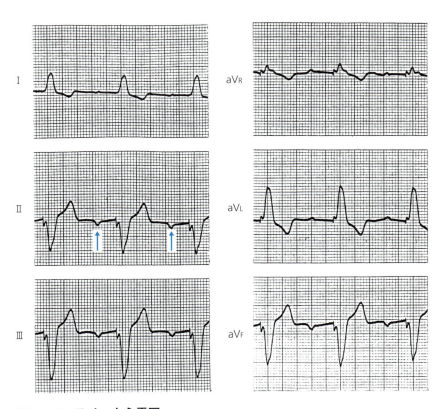

図24　ペースメーカ心電図
63歳男性．遅伝導路経由の逆行性P波（矢印）が，等電位線上に明瞭な陰性P波として認められる．

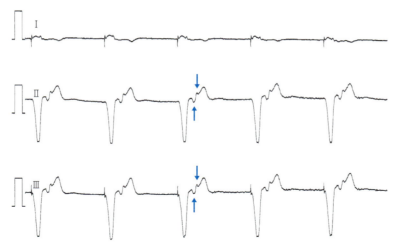

図25 ペースメーカ心電図
77歳男性．速伝導路経由の逆行性P波（矢印）が，明瞭な二相性（陰性/陽性）のP波としてST部分に認められる．

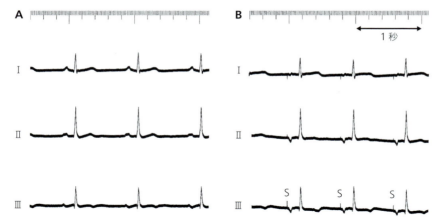

図26 His束電極カテーテルを用いた"peri-compact node atrial pacing"によるP波（1）
A：洞調律．B：ペーシング
25歳男性．ペーシングによるP波は，Ⅱ，Ⅲ誘導において幅の狭い陰性P波を呈す．

aVF誘導において，1/3の症例で陰性（**図26**），1/3の症例で二相性（陰性/陽性），残り1/3の症例で陽性（前半平坦/後半陽性）（**図27**）であった．この結果は，房室結節経由の逆行性P波は必ずしも陰性ではない可能性を示唆する．

2. 心房ペーシング部位を変えるとAH時間が変化するのはなぜか

心房ペーシング部位を変えるとAH時間が変化することが知られているが，その機序については十分にわかってはいない[32-34]．**図28**は，冠静脈洞遠位部（165 msec；A図），中間部（115 msec；

D. 未解明の問題点 **165**

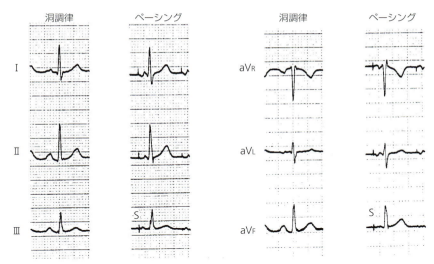

図27 His 束電極カテーテルを用いた "peri-compact node atrial pacing" によるP波（2）
64歳男性．ペーシングによるP波は，Ⅱ，Ⅲ，aV$_F$ 誘導において陽性P波（前半平坦/後半陽性）を呈している．

B図），近位部（120 msec；C図），高位右房（155 msec；D図）からペーシングした際の AH 時間を示している[34]．AH 時間は前方インプットを経由すると長い AH 時間を示し（A，D図），後方インプットを経由すると短い AH 時間を示している（B，C図）．

AH 時間が変化する機序として2つのメカニズムが提唱されている．すなわち，①AH 時間は真の房室結節伝導時間を示すものであり，ペーシング部位を変えるとインパルスの進入様式と結節内伝導様式が変化し，そのため真の房室結節伝導時間が変化するという説と，②AH 時間は必ずしも真の房室結節伝導時間を示すものではなく，ペーシング部位を変えると His 束電位図上の心房波の出現タイミングと房室結節へのインパルスの進入タイミングの時相関係が変化するため，見かけ上の AH 時間が変化するという説の2説である．これらの2説のうち，どちらかを強く支持する確定的な証拠はまだ得られていない．あるいは，両者の機序がともに AH 時間の短縮ないし延長に関与していることも考えられる．

3. ATP 感受性心房内リエントリー頻拍は AVNRT とは異なる頻拍か

1997年，Iesaka ら[17]は「ATP（アデノシン三リン酸）感受性心房内リエントリー頻拍」という疾患概念を提唱し，本頻拍が通常の fast-slow 型 AVNRT とは異なる頻拍であることを強調した．ATP 感受性心房内リエントリー頻拍は，頻拍中しばしば房室ブロックを合併し，ごく少量の ATP（平均3.9 mg）によって頻拍が停止するという特徴を持つ．頻拍中の最早期興奮部位は His 束電位記録部位の近辺であり，最早期興奮部位におけるアブレーションが頻拍を根治させるが，いわゆる遅伝導路アブレーションはしばしば無効である．一般に，遅伝導路アブレーションが fast-slow 型 AVNRT の治療に有効であることを考慮した場合，ATP 感受性心房内リエントリー頻拍が fast-slow 型 AVNRT とは若干異なる頻拍であると推察できるかもしれない．しかし，ATP 感受性心房内リエントリー頻拍のリエントリー回路が compact AV node 部位に近接ないし限局しているため，fast-slow 型 AVNRT の1亜型（遅伝導路と速伝導路がともに前中隔に存在する前中

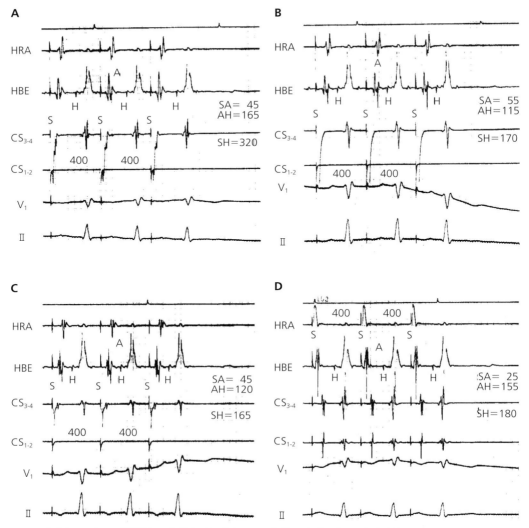

図28 心房ペーシング部位の変化に基づく AH 時間の変化（19歳女性）
A：冠静脈洞（CS）ペーシング（遠位部），B：CS ペーシング（中間部），C：CS ペーシング（近位部），D：高位右房（HRA）ペーシング
(Suzuki F et al：Pacing Clin Electrophysiol **16**：1994-2006, 1993 より引用)

隔型の fast-slow 型 AVNRT) という解釈も可能である．本頻拍の機序として，Iesaka らは，房室結節内あるいは移行細胞群におけるリエントリーを想定している[17]が，もしそうである場合には "intra-atrial reentrant tachycardia"（心房内リエントリー頻拍）という用語の使用は適切とは言えない．リエントリー回路の構成成分に房室結節や洞結節などが含まれる場合，一般に，心房内

リエントリー機序は診断より除外されるというのが電気生理学上の定義となっている．筆者らもこれまで，数例の ATP 感受性上室頻拍を経験しているが，アブレーション成功部位はいずれも最早期心房興奮を示す前中隔部位（His 束電位図記録部位近辺）であった．筆者らが経験した ATP 感受性心室頻拍の誘発を示すが，連結期 440 msec という遅いタイミングの期外刺激が頻拍を誘発し

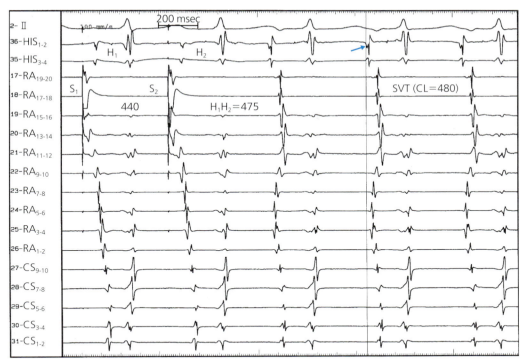

図29 いわゆる「ATP感受性心房内リエントリー頻拍」の誘発

79歳男性．基本周期600 msec，連結期440 msecにて心房早期刺激（S_2）を加えたところ，周期480 msecの上室頻拍が誘発された．誘発された頻拍の心房波は浅い陰性P波を示し，最早期心房興奮はHis束心電図部位（矢印）で記録されている．アブレーション成功部位はHis束記録部位近傍であった．RA_{1-2}は，三尖弁輪周囲においた20極電極カテーテル（$RA_1 \rightarrow RA_{20}$）の先端双極電極により記録した電位図を示す．先端の4極（$RA_1 \sim RA_4$）は冠静脈洞（CS）内に留置され，RA_{3-4}電極がCS入口部に位置している．

ている（図29）．一般に，このような長い連結期の心房期外刺激が心房リエントリー成立のための必須条件である「心房筋内伝導ブロックと心房筋内伝導遅延」を誘発する可能性はきわめて低いと考えられ，したがって心房内リエントリーの可能性はほぼ否定されると判断される[35]．

4. 洞調律時，房室結節インプットはdual inputか

臨床例にしろ実験的検討にしろ，生体位心において，洞性インプルスが房室結節に進入する際の伝導様式については未だ詳細な検討は行われていない[36]．洞結節由来のインパルスが房室結節に進入する際には，前方インプットを経由する経路と後方インプットを経由する経路の2つの進入経路が想定される（図30）が，房室結節伝導においてどちらのインプットが優勢に機能しているかについてはよくわかっていない．筆者らは，臨床例（生体位心）において，三尖弁輪周囲に20極電極カテーテルを配置し，洞調律時のマッピングを行って洞結節インパルスの伝播様式を検討した．この際，20極電極カテーテルの先端を冠静脈洞近位部に留置させ，右房峡部内の伝導様式を詳細に検討した．図31にそのような検討を行った一例を示す．図では，20極電極カテーテルのA_{3-4}電極が冠静脈洞入口部に位置し，A_5-A_{10}電極が右房峡部内に位置している（A_1電極がカテーテルの先端電極）．洞結節より発した興奮波は，三尖弁周囲を時計回り（青矢印；CW方向）と反時計回り（黒矢印；CCW方向）に分かれて伝播し，右房峡部内のA_{5-6}電極部位において衝突して融

168 第6章 検査と治療の実際／4 房室結節リエントリー頻拍をめぐる新しい展開

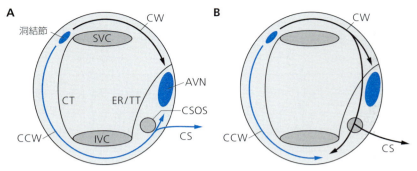

図30 洞調律時の房室結節インプットの模式図
A：dual input 仮説．洞結節からのインパルスが，前方インプット（時計回り：CW）と後方インプット（反時計回り：CCW）の両経路を経由して房室結節（AVN）に進入している．
B：single input 仮説．洞結節からのインパルスのうち，時計回り（CW）のインパルスのみが前方インプットを経由して AVN に進入し，AVN 伝導を担っている．洞結節からの2つのインパルスは右房峡部内で衝突し，消滅する．
SVC：上大静脈，IVC：下大静脈，CT：分界稜，ER：Eustachian ridge，TT：Todaro索，CS：冠静脈洞，CSOS：冠静脈洞口，AVN：房室結節，CW：時計回り，CCW：反時計回り

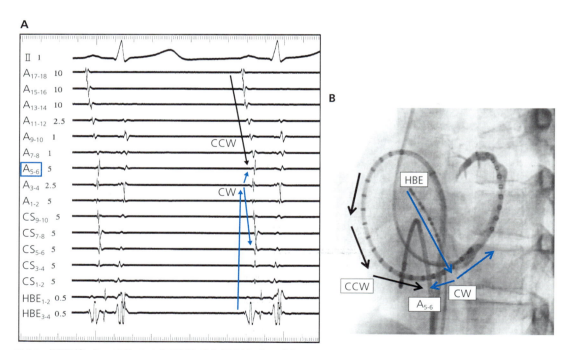

図31 洞調律インパルスの伝播様式を検討した一例
図4と同一症例．詳細は本文参照．
CW：時計回り，CCW：反時計回り，HBE：His 束カテーテル

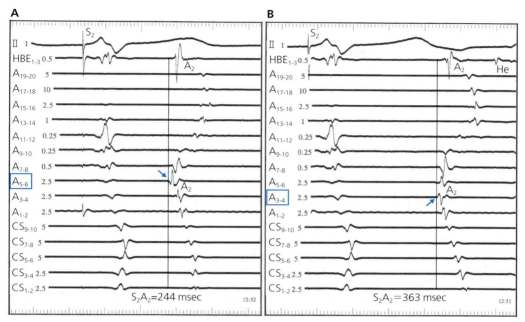

図32　心室期外刺激法（基本周期600 msec）
A：slow pathway 経由の室房伝導（$S_1S_2=500$ msec），B：very slow pathway 経由の室房伝導（$S_1S_2=500$ msec）
基本周期は省略されている．A図では A_{5-6} 部位の A_2 波（矢印），B図では A_{3-4} 部位の A_2 波（矢印）が最早期となっている．B図において，房室結節リエントリーによる His 束興奮波（He）が出現している．

合波を形成している．この伝播様式は，「洞結節インパルスの反時計方向の興奮波は，右房峡部において消滅するため，房室結節の後方インプットに到達しえない」ことを示すものである．したがって，このような右房峡部内における衝突を示す症例では，もっぱら前方インプットを経由する前方インパルスが房室結節伝導を担っているものと考えられる．他方，右房峡部における衝突を示さない症例においては，前方インプットと後方インプットのどちらが房室結節伝導において優勢に機能しているかは不明である．

5. 遅伝導路の形態，存在部位はどのようなものか

slow-fast 型 AVNRT に対する後中隔の遅伝導路アブレーションは現在確立された治療法となっているが，「遅伝導路の形態，存在部位は実際にはいかなるものであるのか」という疑問に関しては未だに明快な解答が示されていない．Inoue, Becker らは剖検心を用いた組織学的研究により，房室結節後方組織が2つの分枝（右方突起と左方突起）に分かれることを報告した[37]．彼らは，対象とした21例中，右方突起は20例に存在し，その長さは平均4.4 mmであること，左方突起は14例に存在し，その長さは平均1.8 mmであることを示した．彼らはさらに，右方突起または左方突起が遅伝導路に相応する構造物である可能性を推察したが，これらの突起構造が遅伝導路であることを示す十分な電気生理学的根拠は現在まで得られていない．筆者らは20極電極カテーテルの遠位の A_1-A_{10} 電極を用いて冠静脈洞（CS）近位部と右房峡部の興奮を記録し，遅伝導路逆伝導による最早期興奮部位の変化を検討した[38]．一例を図32に示す．本例では刺激周期600 msecにおいて1：1の室房伝導が存在しなかったため，基本刺激として心房心室同時刺激を用いた心室期外刺激法を行っている．連結期（S_1S_2）600～

450 msec において房室結節遅伝導路を経由する室房伝導が認められた（速伝導路を介する室房伝導はみられなかった）. S_1S_2 500 msec において2種類の室房伝導時間（S_2A_2 244 msec および 363 msec）が記録されている. 伝導時間の長短により, 前者は slow pathway 経由, 後者は very slow pathway 経由の室房伝導であると考えられ, very slow pathway 経由の際は, 単発の房室結節リエントリーを伴っている. 両者の最早期興奮部位は異なり, slow pathway 経由では A_{5-6} 電極（CS 入口部）が, very slow pathway 経由の際には A_{3-4} 電極（CS 近位部）が最早期となっている（室房伝導路の左方へのシフト）. この所見は, 房室結節の左方突起の存在を仮定することにより, 以下のごとく解釈可能であるかもしれない. すなわち, A_{5-6} 電極を最早期とする slow pathway は後中隔部位（CS 入口部）を走行する伝導路であり, 他方, very slow pathway は, 後中隔部位から左方に伸展する左方突起を経由して走行する伝導路であるとするものである[38]. この解釈の妥当性に関してはさらなる検討が必要である.

（鈴木文男）

文 献

1) Otomo K et al：Atrioventricular nodal reentrant tachycardia：electrophysiological characteristics of four forms and implications for the reentrant circuit. Cardiac Electrophysiology：From cell to bedside, 3rd ed, Zipes DP, Jalife J (eds), Saunders, Philadelphia, p504-521, 1999
2) Moe GK et al：Circ Res **4**：357-375, 1956
3) Moe GK, Mendez C：Circ Res **19**：638-649, 1966
4) Mignone RJ, Wallace AG：Circ Res **19**：638-649, 1966
5) Janse MJ et al：Circ Res **28**：403-414, 1971
6) Schuilenburg RM, Durrer D：Circulation **45**：629-638, 1972
7) Josephson ME, Kastor JA：Circulation **54**：430-435, 1976
8) Scheinman MM et al：Am J Cardiol **49**：1814-1818, 1982
9) Portillo B et al：Am J Cardiol **53**：1570-1576, 1984
10) Miller JM et al：Circulation **75**：930-940, 1987
11) Jackman WM et al：Pacing Clin Electrophysiol **14**：II-646, 1991
12) Jackman WM et al：N Engl J Med **327**：313-318, 1992
13) Josephson ME：Supraventricular tachycardias. Clinical Cardiac Electrophysiology, 2nd ed, Lea & Febiger, Philadelphia/London, p181-274, 1993
14) Swiryn S et al：Am Heart J **103**：168-176, 1982
15) Lee KL et al：J Cardiovasc Electrophysiol **9**：129-140, 1998
16) Nawata H et al：J Am Coll Cardiol **32**：1731-1740, 1998
17) Iesaka Y et al：J Cardiovasc Electrophysiol **8**：854-864, 1997
18) 本川克彦ほか：心電図 **15**：720-730, 1995
19) Wu D et al：Am Heart J **108**：44-55, 1984
20) Kalbfleisch SJ et al：J Am Coll Cardiol **21**：85-89, 1993
21) Akhtar M：Pacing Clin Electrophysiol **4**：548-562, 1981
22) Suzuki F et al：Eur Heart J **17**：1604-605, 1996
23) 芦川英信ほか：臨床心臓電気生理 **24**：143-151, 2001
24) Patterson E, Scherlag BJ：Circulation **99**：143-155, 1999
25) Hwang C et al：J Am Coll Cardiol **30**：218-225, 1997
26) Yano K et al：Jpn Heart J **40**：655-664, 1999
27) Csapo G：Am J Cardiol **43**：1033-1045, 1979
28) Sutton FJ, Lee YC：Am Heart J **109**：157-159, 1985
29) Ouyang F et al：J Am Coll Cardiol **48**：122-131, 2006
30) Josephson ME, Wellens HJJ：Cardiol Clin **8**：411-442, 1990
31) 川端美穂子ほか：Jpn Circ J **62**（suppl I）：664, 1998
32) Amat-y-Leon FA et al：Br Heart J **37**：576-582, 1975
33) Ross DL et al：Circulation **64**：1051-1058, 1981
34) Suzuki F et al：Pacing Clin Electrophysiol **16**：1994-2006, 1993
35) Josephson ME：Supraventricular tachycardias. Clinical Cardiac Electrophysiology：Techniques and Interpretations, 2nd ed, Lea & Febiger, Philadelphia, p181-274, 1993
36) Janse M：Circ Res **25**：439-449, 1969
37) Inoue S, Becker AE：Circulation **97**：188-193, 1998
38) 山岸聖史ほか：臨床心臓電気生理 **29**：1-6, 2006

5 洞結節リエントリー頻拍

A. 病 態

- 洞結節リエントリー頻拍は回路内に洞結節を含む.
- P波形は洞調律時とほぼ一致する.
- long RP' tachycardia である.

リエントリー回路内に洞結節を含む上室性リエントリー頻拍を, 洞結節リエントリー頻拍 (sinus node reentrant tachycardia: SNRT) と定義する. 頻度は上室頻拍全体の約 1% と比較的まれであるが, 単発の洞結節エコーは EPS 施行例の 10〜15% に観察される. 他の上室頻拍と比較すると, 心拍数はやや遅い (平均 130 拍/分). 高齢者により多くみられ, 性差はなく, 器質的心疾患を有する傾向がある[1].

12 誘導心電図では, 洞性興奮と一致または類似する P 波を伴う long RP' tachycardia を呈するが, P 波が T 波と重なる (P on T) ことも多く, 12 誘導心電図のみによる診断は困難であり, 確定診断には EPS が必須である. PQ 時間が正常ないし軽度延長する点は, 短縮することの多い洞頻脈や不適切洞頻脈 (後述) との鑑別に有用である.

洞結節は異方向性 (anisotropism) に富む構造であり, それ自体リエントリーの基質となりうることが予想されるが, 伝導速度, 不応期, および洞結節領域のサイズを考慮すると, リエントリー回路が洞結節の内部に局在することは考えにくい. このため, SNRT のリエントリー回路には洞結節周囲の心房組織が含まれると想定されるが, 詳細は不明である. SNRT の診断基準を表 1 に示す[1].

B. EPS で知りたいこと

- リエントリーを証明し, 心房内興奮様式を観察する.
- 他の上室頻拍を除外する.

1. リエントリーであることの証明

プログラム刺激で再現性を持って誘発と停止が可能であれば, リエントリーの可能性が高い. この際, 比較的長い基本刺激周期, 長い連結期で誘発されることが多い.

さらにエントレインメントが可能であること, 早期刺激の連結期と, 刺激から頻拍第 1 拍目までの間隔が逆相関を示すことも, リエントリーを示す所見となる.

表 1 洞結節リエントリー頻拍の診断基準

1. 心房内あるいは房室結節内伝導遅延を伴わずに, プログラム刺激による頻拍の誘発および停止が可能である
2. P 波形や心房内興奮順序が洞性興奮と一致あるいは類似する
3. 頻拍周期によって PR 時間が変動する
4. 房室ブロックの出現は頻拍に影響しない
5. 迷走神経刺激やアデノシン製剤の投与によって頻拍が徐拍化し, さらに突然停止する

表2 不適切洞頻脈の診断基準

1. 安静時心拍数≧100 拍/分
2. P波形は洞調律時と一致
3. 二次的洞頻脈が否定的
4. 洞結節リエントリー頻拍および心房内リエントリー頻拍が否定的

2. 心房内興奮様式

SNRTでは頻拍中の心房内興奮様式が洞調律時と一致ないし類似する．

3. 心房内リエントリー頻拍との鑑別

とりわけ高位右房に回路を有する心房内リエントリー頻拍（intra-atrial reentrant tachycardia：IART）との鑑別が問題となる．通常，IARTでは誘発時に心房内伝導遅延がみられる．また，迷走神経刺激やアデノシン製剤の投与によってIARTは停止しないか，停止するとしても再現性が低い．一方，SNRTは徐拍化・停止することが多い．ただし，SNRTとIARTを厳密に鑑別できるかについては問題も多く，SNRTをIARTの一種とする研究者もいる．

4. 不適切洞頻脈との鑑別

不適切洞頻脈（inappropriate sinus tachycardia）は比較的新しい概念の頻拍で，誘因なく，あるいはストレスや運動に対する生理的反応の範囲を超えて洞頻脈がみられるものをいう．慢性非発作性洞頻脈，持続性洞頻脈と呼ぶこともある．機序として，①洞結節の異常自動能，②自律神経系（特に迷走神経系）の障害，③洞結節近傍の巣状心房頻拍などが考えられているが，詳細は不明である．診断基準を**表2**に示す．

プログラム刺激による頻拍の開始や停止が困難であること，PQ時間が正常〜やや短縮を呈すること，開始および停止は緩徐であり，warm-up現象やcool-down現象を伴うこと，迷走神経刺激時に徐拍化するとともに最早期興奮部位が下方へ移動することで鑑別する[2,3]．

C. カテーテルの配置

少なくとも，高位右房，His束記録部，および冠静脈内で電位を記録することが望ましい．詳細に検討したいときには，分界稜（crista terminalis）に沿わせるように20極カテーテルを配置する．高位右房，His束記録部に配置するカテーテルは4極カテーテルでもかまわないが，6極以上のカテーテルを用いると心房内興奮様式の差異を判断しやすい．冠静脈内には6〜10極カテーテルを留置し，冠静脈開口部に近位部の電極を一致させる．CARTOやEnSiteなどのマッピングシステムは非常に有用である．

D. 症　例

発作性上室頻拍を有する76歳女性に対してEPSを施行した．isoproterenol負荷時，高位右房連続刺激（240拍/分）により，頻拍周期410 msecのSNRTが誘発された（**図1A**）．頻拍中の心房興奮順序は洞調律時（**図1B**）と酷似しており，誘発に際して心房内興奮遅延を伴わない．頻拍時の12誘導心電図（**図2A**）では，P on TのためP波の形状は正確にはわからないが，極性は洞調律時（**図2B**）と同様である．

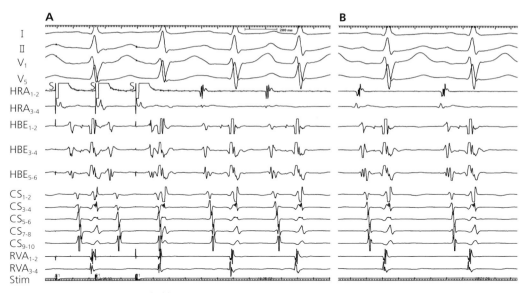

図1 洞結節リエントリー頻拍の EPS
上段から順に，I，II，V₁，V₅ 誘導，高位右房（HRA），His 束（HBE），冠静脈洞（CS），右室心尖部（RVA），電気刺激のマーカー（Stim）を示す．添えられた数字が小さいほど，遠位部であることを示す．
A：洞結節リエントリー頻拍誘発時の心内心電図．240 拍/分の HRA 連続刺激（S）により，頻拍周期 410 msec の SNRT が誘発された．頻拍中の最早期心房興奮は HRA 近位部で記録される．カテーテルは下大静脈から挿入され，心房壁への固定を良好とするため右房内において反転されているため，HRA 近位部は分界稜の上端，すなわち洞結節領域付近に位置する．頻拍の開始に際して心房内興奮遅延が生じないことに注意．
B：同一症例の洞調律時の心内心電図．心房内興奮様式は頻拍時と酷似している．

E. 治療選択の考え方

- 症候性 SNRT は治療の対象となる．
- 薬物療法あるいはカテーテルアブレーションを行う．

他の発作性上室頻拍と同様である．症候性であれば薬物療法を行う．リエントリー回路に結節組織を含むため，房室結節リエントリー頻拍と同様，β 遮断薬や Ca 拮抗薬（verapamil, diltiazem）を第一選択とする．無効時には I 群抗不整脈薬を試みる．カテーテルアブレーションも成功率は高く，特に症状が強いときには積極的に考慮してよい．

F. カテーテルアブレーションの方法

- 最早期興奮部位を目標として通電する．
- 至適通電部位では，しばしば分裂電位がみられる．
- 複数回の通電を要することが多い．

頻拍中の心房最早期興奮部位を標的として通電する．至適通電部位では分裂電位（fragmented electrogram）が観察されることが多く，リエントリー回路内の緩徐伝導を示唆するものと考えられる．単回通電で治療に成功することはまれで，複数回の通電を要することが多い[4]．

174　第6章　検査と治療の実際／5　洞結節リエントリー頻拍

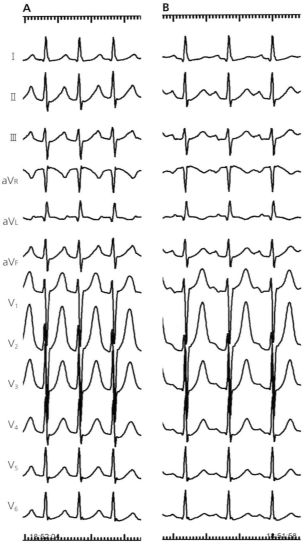

図2　洞結節リエントリー頻拍の12誘導心電図
A：頻拍時，B：洞調律時

　洞結節領域は比較的広いため，アブレーション後に洞機能障害をきたす可能性は高くないが，マッピングを詳細に行って不要な通電を避けるべきである．出力も20W程度までに抑え，8mmチップカテーテルは使用せず，ロングシースを利用してカテーテルを確実に固定することが望ましい．時に横隔神経が焼灼部位の心外膜側を走行していることがあるので，通電前に最大出力で心房刺激を加え，横隔神経刺激がみられる場合には通電を控えるか，低出力より開始し，注意深く出力を上げる．

G. 不適切洞頻脈に対するアブレーション

- 洞結節修飾術あるいは洞結節焼灼術を行う．
- 他の上室頻拍と比較し，有効性は低い．
- non-contact mapping が有用である．

　不適切洞頻脈に対するアブレーションも，頻拍中の心房最早期興奮部位を標的として通電する（sinus node modification，洞結節修飾術）．P波より 25〜45 msec 先行する電位が記録できる部位で通電するとき，頻拍が徐拍化する可能性が高い．頻拍の徐拍化とともに最早期興奮部位が分界稜に沿って（通常は下方へ）移動するため，徐拍化するたびに P 波形を確認し，形状が変化した場合は最早期興奮部位を再同定する必要がある．このため，短時間で興奮様式が確認できる non-contact mapping が有用である．洞結節修飾術により 70〜100％で急性期成功が得られるが，半数以上で再発する．洞結節領域の完全焼灼（total sinus node ablation，洞結節焼灼術）は，慢性期においても約 70％の症例で有効とされるが，恒久的ペースメーカを必要とされ，限定された症例に対して行われるべきと考えられる[5]．

　なお，わが国では未だ未発売（2018 年 10 月現在）であるが，洞結節のペースメーカ電流である If 電流を特異的に阻害し，慢性心不全の治療薬として期待されている ivabradine が不適切洞頻脈に著効すると報告されており，期待される[6]．

（安喰恒輔）

文献

1) Josephson ME：Supraventricular tachycardia. Clinical Cardiac Electrophysiology：Techniques and interpretations, 4th ed, Josephson ME et al (eds), Lippincott Williams & Wilkins, Philadelphia, p175-284, 2008
2) Krahn AD et al：J Cardiovasc Electrophysiol **6**：1124-1128, 1995
3) Shen WK：Card Electrophysiol Rev **6**：349-355, 2002
4) 奥村　謙，沖重薫：洞房結節回帰頻拍．新高周波カテーテルアブレーションマニュアル，南江堂，東京，p40-41，2004
5) Brady PA et al：Pacing Clin Electrophysiol **28**：1112-1121, 2005
6) Benezet-Mazuecos J et al：Pacing Clin Electrophysiol **36**：830-836, 2013

6 解剖学的峡部に依存する心房粗動および特殊な心房粗動

A. 定義と病態

- 心電図上，規則正しいF波を呈し，等電位線を欠く頻拍を心房粗動と呼ぶ．
- 現在では，通常型と非通常型に分類することが多い．

心房粗動は，分類上は心房頻拍と心房細動の間に位置する上室頻拍であり，240拍/分以上の規則正しい粗動波（F波）を心電図上の特徴とし，F波間に等電位線を欠如する頻拍と定義される[1]．古典的な心房粗動のF波は下壁誘導で陰性の鋸歯状波形を呈することが有名であるが，陽性のF波を示す場合も含めて多くの種類が存在する．従来心房粗動は，心電図波形から以下のように分類されている．

1. 分類

心房粗動の分類では，Wellsの分類[2]（表1）は従来広く用いられてきたが，近年の治療法の進歩とともにⅠ型のなかのA型（通常型）とB型（非通常型）は，興奮旋回方向が逆であるが同じ機序（三尖弁輪を旋回する回路）による頻拍であることが判明した．そこで最近ではⅠ型全体を通常型とし，従来の通常型を反時計方向回転型（counterclockwise common AFL），非通常型を時計方向回転型（clockwise common AFL）と呼び，Ⅰ型以外を非通常型と総称することが多い．本項では以下，Ⅰ型全体を通常型とする呼称を使用する．

B. EPSの方法とそこから知りたいこと

- エントレインメント法および三次元マッピングによる診断が重要である．

心房粗動の診断は前述のように心電図上の波形から得られるものであるが，個々の頻拍の機序，頻拍回路の同定，カテーテルアブレーションによる治療のためには，侵襲的なEPSが必要となる．通常は，右房内に三尖弁輪に沿って多極の電極カテーテルを留置し，弁輪部の興奮様式を記録する．さらに，左房側の情報を得るために冠静脈洞内に多極電極カテーテルを挿入し，僧帽弁輪の興奮様式に関する情報を得る．

実際の頻拍機序の推定および回路の同定のためには，以下のような方法が用いられる．

表1 心房粗動の分類（Wellsの分類）

Ⅰ型：240〜350拍/分の心房興奮速度で，心房ペーシングによりエントレインされるか停止に至るもの（下壁誘導におけるF波形から，さらに以下の2つのタイプに分けられる）
A型：通常型（定型的ないし反時計方向回転型），F波が陰性のもの
B型：非通常型（非定型的ないしは時計方向回転型），F波が陽性のもの
Ⅱ型：Ⅰ型よりも速い心房レート（350〜450拍/分）で，心房ペーシングの影響を受けにくいもの

1. エントレインメント法

頻拍中に頻拍周期より 10～20 msec 短い周期の連続刺激を加えることで，頻拍回路を一時的にペーシングで捕捉することができる（一時的エントレインメント法；ペーシングにより頻拍を停止させることなく捕捉する）．ペーシング停止後の（ペーシング部位での）頻拍再開の第 1 拍までの時間を post pacing interval（PPI）と呼び，これが頻拍周期と同一である場合には，ペーシング部位が頻拍回路上にあると判断される．

2. 興奮様式の検討

心房粗動（心房頻拍，心房細動でも同様）のマッピングにおいては，心臓静脈系（thoracic vein）が原因となっていることが少なくない．肺静脈，上下大静脈，冠静脈洞などの静脈を重点的にマッピングすることで，頻拍起源およびメカニズムに迫ることができることも多い．静脈などの限局した構造内にカテーテルを挿入して電位を記録した際に，カテーテルの遠位電極から近位電極へと興奮が進行している場合には，頻拍の起源はその静脈内に存在する．また，静脈内において心房の興奮を明らかに上回る頻度の興奮が観察された場合，静脈起源の頻拍が伝導ブロックを伴って心房へと伝導していることが示唆される（具体例については後述の症例を参照）．

3. 三次元マッピング機器の使用

近年の三次元マッピングシステムの発展は，心房粗動の診断および治療に大きな変化をもたらしている．従来の心内電位記録方法では困難であった頻拍回路の解明が，コンピュータグラフィック上の三次元画像としてカラー表示され，多くの複雑な頻拍が治療可能となった．しかし一方で，こういったナビゲーションツールは，車の運転と同様に，術者（ドライバー）の思考過程や応用能力を奪うことになりかねない．また，コンピュータ画面の表示はあくまでもバーチャルな世界であってリアルワールドと同一ではないことに常に留意する必要がある．後述するブロックラインの確認などの手技においては，実際の心内電位記録をもとに判断を行うべきであって，バーチャルな三次元画像での所見を過信してはならない．

C. 治療選択の考え方：解剖学的峡部に依存する心房粗動

● 解剖学的峡部は両心房に存在する．

● 峡部における完全伝導ブロックの形成が，治療上，重要である．

1. 解剖学的峡部に依存する心房粗動

解剖学的峡部依存型とは，三尖弁または僧帽弁周囲を旋回するタイプ（弁周囲旋回型）とも言い換えることができる．以下，右房および左房における房室弁周囲旋回型心房粗動について概説する．

a. 右房内解剖学的峡部依存型心房粗動（通常型心房粗動）

古典的な鋸歯状波を呈するタイプであり，興奮が三尖弁周囲を反時計方向回転することにより発生する．図 1A に示すように，鋸歯状波が下壁誘導（Ⅱ，Ⅲ，aVF）で観察されるとともに，V_1 誘導で陽性の心房波を呈することが特徴である．

頻度は少ないが，同じ三尖弁周囲を反対方向に興奮が旋回することもあり，異なる波形を呈する．これは時計方向回転型通常型心房粗動と呼ばれ，下壁誘導（Ⅱ，Ⅲ，aVF）で陽性，V_1 で陰性の心房波を特徴とする（図 1B）．三尖弁周囲を回る方向により心房波形が大きく異なるのは，主として左房の興奮様式の差異によると理解されている[3]．

通常型心房粗動の診断は多くの場合，その特徴的な心電図波形から容易につけることができる．しかし，まれではあるが頻拍回路と心電図波形が

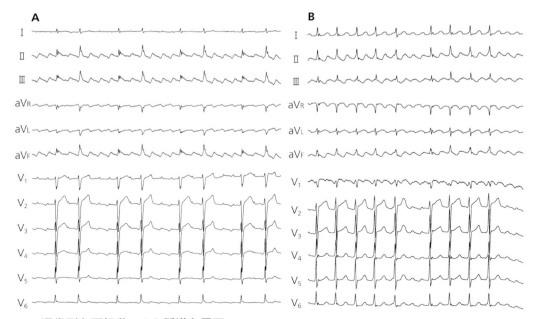

図1 通常型心房粗動の12誘導心電図
A：反時計方向回転型，B：時計方向回転型

一致しないこともあり，心電図波形上は三尖弁輪周囲回旋型心房粗動を想定していたにもかかわらず，頻拍回路がまったく異なることや，その逆の場合もありうる．確実な診断をつけるためには，以下のことを確認する必要がある．

① 興奮が三尖弁輪を旋回し，頻拍周期全体をカバーする興奮が三尖弁輪において記録できる．
② 三尖弁輪部におけるペーシングによって頻拍をエントレインし，刺激停止後のPPIが頻拍周期に一致する．
③ これらの方法でも確認困難な場合には，三次元マッピング法を併用して診断する．

1. カテーテルアブレーション治療（症例1）

通常型心房粗動の根治のためには，頻拍回路を横断するようにカテーテルを用いた線状焼灼を行い，回路内に伝導ブロックを作成することが必須である．伝導ブロック作成部位についても歴史的にいくつかの議論があったが，現在では下大静脈と三尖弁輪の間の領域（解剖学的峡部）に横断線状焼灼を行うことが広く受け入れられている．図2に典型的な症例を示す．図2Aに示すような頻拍回路のマッピングのために，右房側壁および冠静脈洞内に多電極カテーテルを留置している（図2B）．これらの多極カテーテルはアブレーションカテーテルで焼灼する部位の両側を広くマッピングできるために，焼灼のエンドポイントである伝導ブロック作成の確認においても有用である．焼灼は通常遠位側（三尖弁輪側）から開始され，徐々に下大静脈方向へとずらして行う．焼灼の方法として，通電中にカテーテルを移動する方法（ドラッグ法），および焼灼中はカテーテル先端を固定して，個々の焼灼巣をつなげていく方法があるが，その優劣に定説はない．図3に示すように，心房粗動中の焼灼により粗動を停止することができる．治療のエンドポイントとしては，後述する完全伝導ブロックを確認することが必要である．

2. 右房解剖学的峡部（下大静脈三尖弁輪間峡部）の伝導ブロック検証法

解剖学的峡部への焼灼で心房粗動が停止しても，まだ治療は終了したわけではない．峡部の伝導が一部でも残存している場合には，術後の再発につながることが報告されており，現在は峡部に

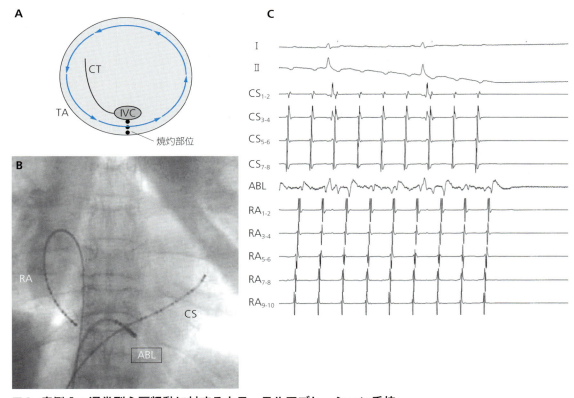

図2 症例1：通常型心房粗動に対するカテーテルアブレーション手技
A：通常型心房粗動（反時計方向回転型）の頻拍回路を三尖弁輪（TA）からみたシェーマ
B：アブレーション施行時のカテーテル位置
C：高周波通電中に心房粗動が停止した際の心内心電図
IVC：下大静脈，CT：分界稜，TA：三尖弁輪，RA：右房側壁，CS：冠静脈洞，ABL：アブレーションカテーテル

おける（両方向性）完全伝導ブロックの形成をエンドポイントとすることが一般的である[4]．その確認法として複数の方法が考案されており，その優劣に関する議論はいまだに続いている[5,6]．以下，代表的な伝導ブロック検証法について概説する．

① 三尖弁周囲の興奮様式による検証[5]：多電極カテーテルを用いて三尖弁周囲の興奮進展様式を検討することにより，峡部での伝導ブロックの有無を確認する方法であり，手技の簡便さから広く施行されている．多電極カテーテル先端を峡部付近に位置させたうえで，冠静脈洞入口部付近からペーシングを施行する（**図3A**）．峡部の伝導が残存していれば，下位右房側壁は峡部を通過した電気刺激により比較的速い時相で興奮す

るが，伝導がブロックされていれば，興奮は三尖弁輪を旋回して下位右房側壁に到達するため，異なる心房興奮様式を示す（**図3B**）．本法は手技が簡便なことが大きな利点であるが，峡部の伝導の直接評価ではないために，不完全伝導ブロックと完全伝導ブロックの鑑別が難しい場合がある．

② 焼灼部位の局所電位による検証[7]：解剖学的峡部を介する伝導の評価を行うためには，峡部上の電位を直接記録することが最も直接的な方法といえる．冠静脈洞ペーシングまたは外側右房（LLRA）ペーシング下に，アブレーションカテーテルを用いて峡部直上において double potentials が記録されることを確認する．この2つの電位は峡部の両側の組織の興奮を反映し

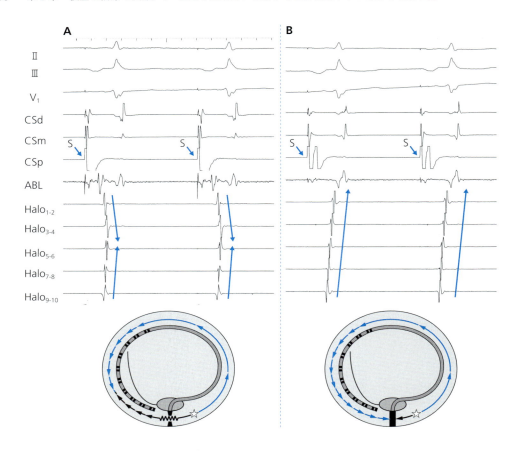

図3 右房解剖学的峡部の伝導ブロック検証法（1）：三尖弁周囲の興奮様式による検証
A：不完全伝導ブロック，B：完全伝導ブロック
多電極カテーテルを右房側壁に留置し，冠静脈洞入口部のペーシングを行って興奮進展様式の変化を検証する．S：電気刺激

ており，焼灼ライン全長にわたって double potentials が記録されることが，完全伝導ブロック確認のゴールデンスタンダードといえる．最も基本的な確認法であるが，峡部全長を根気よく確認することは簡単ではなく，次項の differential pacing 法で代用されることが多い．

③ **differential pacing 法による検証**[8]：本法では峡部上の電位の評価を，ペーシング部位を移動させることで検証する．下位右房側壁からのペーシング中にアブレーションカテーテル先端を峡部上に位置させ，峡部の両側（中隔側および側壁側）の電位を同時に記録する（double potentials）（**図4**）．はじめの電位（P1）は峡

部外側の心房筋の興奮を，2番目の電位（P2）は中隔側の心房筋の興奮を反映する．この状態でペーシング部位を右房側壁へと移動させた場合，完全伝導ブロックが形成されていればP1の時相が遅くなるとともに，P2の時相が速くなり，P1-P2間隔は短縮する（**図4A**）．一方，不完全伝導ブロックの場合にはペーシング部位が峡部から離れることで，P1，P2ともに平行移動して時相が遅くなる（P1-P2間隔は不変：**図4B**）．本法は峡部上の電位の直接評価であるうえに手技的にも容易であり，広く施行されている．

④ **電位極性による検証**[9]（**図5**）：粗動回路上の双極電位記録の極性に注目した検証法である．カ

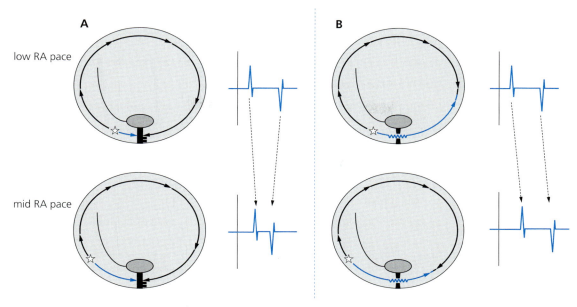

図4 右房解剖学的峡部の伝導ブロック検証法(2):differential pacing 法による検証
A:完全伝導ブロック,B:不完全伝導ブロック
峡部で記録される double potentials がペーシング部位の移動によって受ける変化を検証する.2つの電位が近づいた場合は完全伝導ブロック,平行移動した場合は不完全伝導ブロックと考えられる.

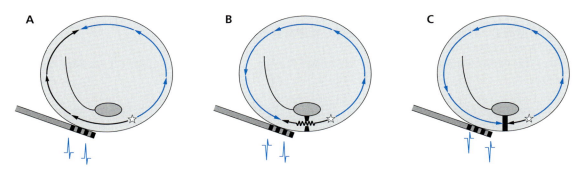

図5 右房解剖学的峡部の伝導ブロック検証法(3):電位の極性による検証
A:ブロックのない状態,B:不完全伝導ブロック,C:完全伝導ブロック
冠静脈洞近位部からのペーシング下に下位右房側壁の興奮を双極電位記録する.電位の極性の変化からブロックの程度が推測できる.

テーテル軸に平行に興奮が進展する場合,陰極から陽極に向かう興奮は陽性の振れとして記録され,逆方向の興奮は陰性の振れを生じる.冠静脈洞ペーシング下に峡部の逆サイド(外側)で多電極カテーテルによる複数の双極電位記録を行った場合,ブロックのない状態ではすべての電位記録の極性は陽性であるのに対し,完全伝導ブロック形成後には興奮の進展が逆方向になるため,すべて陰性を呈する(図5A,C).不完全伝導ブロックの場合には,峡部近傍の電位は陽性で,離れるにしたがって陰性の振れを示す(図5B).本法は電位の極性に注目した点で他の方法と一線を画すが,電極の配置が興奮伝導路に沿っていないと判定が不正確になる一面を有している.

以上,解剖学的峡部での完全伝導ブロック検証

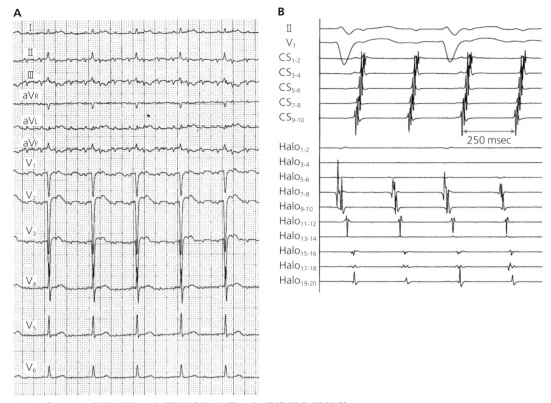

図6 症例2：非典型的な心電図波形を呈した通常型心房粗動
A：体表面12誘導心電図．心房頻拍と診断した．
B：心内心電図．冠静脈洞（CS）の興奮は近位から遠位に向かい，三尖弁輪の興奮は時計回りの回転を示した．

法について代表的な4法を挙げて概説した．各方法の利点と欠点を踏まえたうえで，症例ごとに複数の方法を組み合わせてブロックの確認を行うことが肝要と考えられる．

3．非典型的な心電図を呈した通常型心房粗動（症例2）

前述したように通常型心房粗動では興奮が三尖弁輪を大きく旋回するために，心電図波形も大きな心房波（F波）を呈することが多い．しかし，同じ頻拍回路でありながらまったく異なる心電図を呈する以下のような非典型例にもしばしば遭遇する．

患者は54歳女性，動悸を主訴に来院し，心電図上下壁誘導で小さい心房波を呈する心房頻拍と診断された（図6A）．EPSを行ったところ頻拍周期は250 msecで，右房側壁の興奮は時計方向回転（Halo$_{7-8}$≫Halo$_{19-20}$）．冠静脈洞の興奮は近位部から遠位部という様式であった．Halo$_{1-2}$からHalo$_{5-6}$の電極が接している解剖学的峡部（下大静脈三尖弁輪間）の周辺はほとんど電位が記録できず，何らかの原因による瘢痕化が疑われた．頻拍回路の同定のためにエントレインメントペーシングを施行したところ，僧帽弁輪（CS$_{1-2}$）からのペーシングではPPIが350 msecと頻拍周期よりも明らかに長いのに対して，三尖弁輪（右房側壁）でのペーシングではPPIが250 msecと頻拍周期と一致した（図7）．三尖弁輪の複数の部位で同様の結果であったことから，時計方向回転型の通常型心房粗動と診断した．カテーテルアブレーションの標的として右房解剖学的峡部への高周波通電を行ったところ，2回目の通電中に頻拍が停止し（図8），同時に完全伝導ブロックの作

C. 治療選択の考え方：解剖学的峡部に依存する心房粗動   183

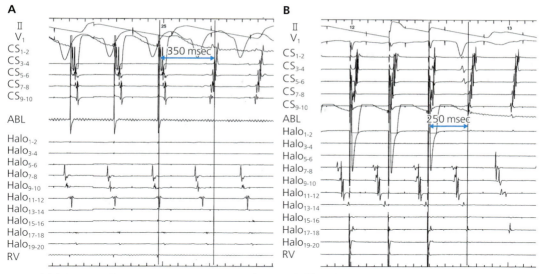

図7 症例2：エントレインメントペーシングによる頻拍回路の同定
A：僧帽弁輪（CS$_{1-2}$）からのペーシングでは post pacing interval（PPI）350 msec であり，頻拍周期（250 msec）よりも明らかに延長していた．
B：右房側壁からのペーシングでは PPI（250 msec）は頻拍周期と一致しており，右房側に頻拍回路があることが判明した．

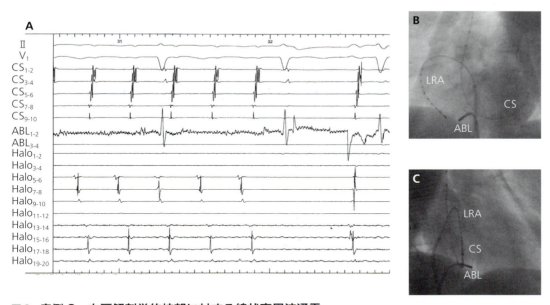

図8 症例2：右房解剖学的峡部に対する線状高周波通電
A：通電中に心房粗動は停止した．B：左前斜位像．C：右前斜位像

成に成功した．このように体表面心電図上は非典型的な波形であっても，実際の頻拍回路は典型的な通常型心房粗動である症例も存在する．心房内の線維化や瘢痕化などの結果として心電図波形が非典型的になるものと推測されるが，アブレーション治療を行ううえでは常にいろいろな状況を

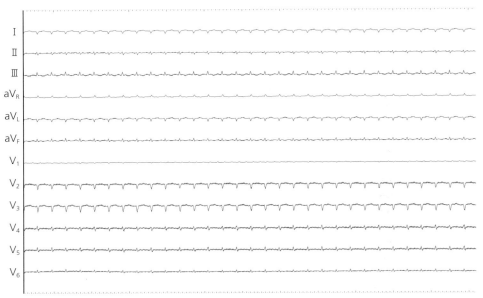

図 9 症例 3：僧帽弁周囲時計方向回転型心房粗動

想定していなくてはならない．

b. 左房内解剖学的峡部依存型心房粗動

　左房内で大きな回路を有する心房粗動は，僧帽弁周囲を旋回するタイプ，または肺静脈周囲を旋回するタイプの 2 つに大別される．僧帽弁周囲旋回型は，左下肺静脈と僧帽弁輪の間を解剖学的峡部として回路が成立している．

　右房タイプと比較して，その心電図上の特徴はいまだ十分に明らかとはなっていない．確定診断のためには三次元マッピングの併用が便利であるが，僧帽弁周囲（冠静脈洞内）に留置した電極などを用いて回路上の複数の部位でペーシング（エントレインメント）を行い，最後のペーシング波から次の粗動波までの時間（PPI）が頻拍周期と同一であるかどうかの判断によって診断することも可能である．

　治療のためには，左下肺静脈から僧帽弁輪までの解剖学的峡部に横断線状焼灼を行う．右房側と比して完全伝導ブロックの作成には困難なことも多く，冠静脈洞内での通電を要することもある．リスク回避の面からは，あまり深追いしすぎないことが推奨されている．

1. 僧帽弁周囲時計方向回転型心房粗動（症例 3）（図 9）

　52 歳男性．発作性心房細動に対してカテーテルアブレーション（肺静脈隔離術）を施行し，術後 3 ヵ月経過してから持続的な動悸症状が出現．心電図上，図 9 のように心拍数約 140 拍/分の上室頻拍を呈しており，2：1 伝導の心房粗動が疑われた．

　持続する心房粗動に対して EPS を施行．右房内には回路は存在しておらず，左房内の三次元マッピングを施行した．図 10 に超高密度マッピング（Rhythmia）を示す．左房内の 10180 ポイントの電位を 10 分ほどで記録し，頻拍回路が僧帽弁周囲を時計方向に旋回していることが判明した．

　僧帽弁輪周囲の心房粗動における解剖学的峡部は，僧帽弁輪と左下肺静脈の間のスペースであり，本症例ではこの部位での線状焼灼施行中に頻拍が停止した（図 11）．三尖弁周囲を旋回する通常型心房粗動の場合と同様に，左側解剖学的峡部でも焼灼後に完全な伝導ブロックの形成を検証する必要がある（詳細は次項参照）．

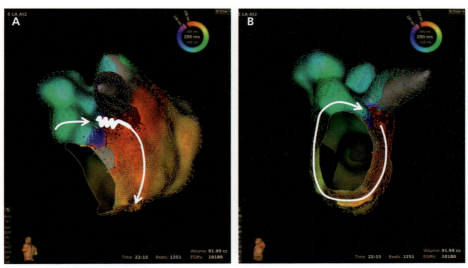

図 10 症例 3：超高密度マッピングにより僧帽弁周囲を時計方向に旋回する頻拍回路が同定された

2. 左房解剖学的峡部の完全伝導ブロックの作成および検証法

僧帽弁周囲回旋型心房粗動の治療として，右房の場合と同様に回路を横断する線状焼灼を行って伝導ブロックを作成することが考えられ，最も短い距離（解剖学的峡部）として左下肺静脈-僧帽弁輪間が一般的となっている．ただ，この部位の線状焼灼は右房側とは異なり，完全伝導ブロックの達成率が十分に高くないことが知られている．これは，焼灼部位が卵円孔から遠く，カテーテルの固定が悪いこと，および僧帽弁輪部（冠静脈洞内心筋）に心内膜側から十分な焼灼を行うことが症例によって非常に困難なことが原因となっている．これまでの報告でも完全伝導ブロックを得るためには，約半数の症例で冠静脈洞内の焼灼が必要であったと報告されている[10]．

3. 完全伝導ブロック形成の検証法

右房側の場合と同様に，線状焼灼ラインの両側からペーシングを行うことによって，ブロックの形成を確認する．従来報告されている方法では，ブロックラインの近位部に留置した冠静脈洞カテーテル（CS カテーテル）と，左心耳に挿入したカテーテルの両者を用いて伝導ブロックを検証していた[10]が，筆者らは多極（先端 10 極）CS カテーテルを冠静脈洞深部まで挿入することで，電極間に焼灼ラインを挟み込み，両側からのペーシングと電位記録を行うことで検証を容易にしている．

実例を図 12 に示す．左房解剖学的峡部の焼灼後，CS カテーテル先端（CS_{1-2}）でペーシングを施行したところ，CS_{9-10} での記録まで約 150 msec と十分な遅延が観察されている．さらに，CS_{9-10} で記録される電位よりも CS_{7-8} の電位のほうがさらに遅延していることから，解剖学的峡部のブロックが完成していることが推測できる（図 12A）．同様のペーシング方法を峡部の対側から施行し（CS_{9-10} ペーシング），CS_{1-2} までの伝導時間が十分に延びていることと，CS_{1-2} よりも CS_{3-4} のほうが遅い時相で興奮していることを確認する（図 12B）．「右房解剖学的峡部（下大静脈三尖弁輪間峡部）の伝導ブロック検証法」の項でも述べたように，焼灼ライン上における double potentials の確認と，ペーシング部位を移動させることによる differential pacing も施行したうえで，完全伝導ブロックの検証終了とする．右房と同様に，解剖学的峡部での伝導残存は心房粗動の再発につながる可能性が高いため，可能なかぎり高精度の確認を行うことが勧められる．

186 第6章 検査と治療の実際／6 解剖学的峡部に依存する心房粗動および特殊な心房粗動

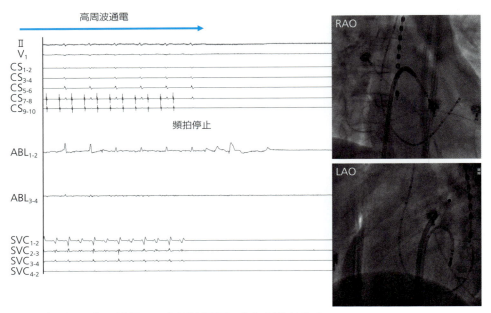

図11 症例3：左房峡部への高周波通電により頻拍が停止
RAO：右前斜位像，LAO：左前斜位像

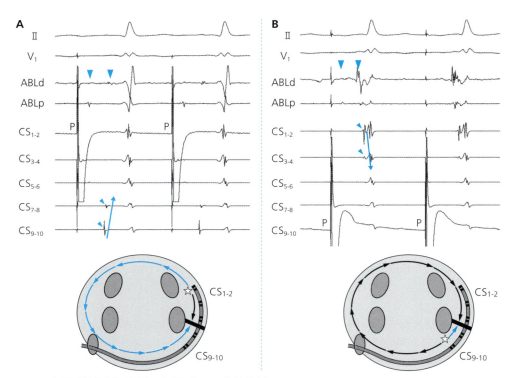

図12 左房解剖学的峡部の伝導ブロック検証法
ブロックラインの両側からペーシングを行い，ライン上でのdouble potentialsを確認する（ABLd）．また，ペーシング部位の対側の興奮様式を詳しく検証する（詳細は本文参照）．

b. 解剖学的峡部非依存型心房粗動

両心房内における，解剖学的峡部非依存型の頻拍起源を有する心房粗動例を呈示する．

1. 上大静脈起源心房粗動[11]**（症例 4）**

53 歳男性．発作性心房細動に対するカテーテルアブレーション中に心房粗動が出現した（図 13）．頻拍中の高位右房電位記録が左房よりも早期性を認めたため，右房内に先端リング状カテーテルを挿入してマッピングを行った．図 14 に示すように，カテーテルのリング部が右房と上大静脈の移行部に斜めに位置した際に，半円周部分（電極 7-18）で記録される興奮が，残りの半周部分の約 2 倍の興奮を示した．電極 7-18 は上大静脈内で記録されており，本症例では上大静脈内の高頻度興奮が伝導ブロックを伴って右房に伝導することで，心房粗動様の心電図を呈していたことが判明した．カテーテルアブレーション治療は右房と上大静脈の間の限局した伝導部位を標的とし，詳細なマッピングのために 64 極のバスケットカテーテルのガイド下に行った．図 15 に示すように，中隔方向への 2 回目の高周波通電により上大静脈の電気的隔離に成功した．隔離成功直後より心拍は洞調律へと復帰したが，上大静脈内のバスケットカテーテル電極では静脈内で持続する頻拍が記録されている点が興味深い．本症例ではこの後，上大静脈内の頻拍起源にも通電を行うことで頻拍の根治に成功している．

2. 下大静脈起源心房粗動[12]**（症例 5）**

57 歳男性．心房粗細動を呈する症例であり，粗動時に鋸歯状波を呈する（図 16A）ことから通常型心房粗動の存在を疑った．心房粗動出現時の心内心電図では，三尖弁輪を旋回する興奮は認められなかった．右房内の詳細なマッピングの結果，下大静脈内（入口部）において他の心房興奮の約 2 倍の高頻度興奮が観察された（図 16B）．局所発生の群発興奮が右房へと 2：1 伝導する際に心房粗動波形を呈している状況であり，下大静脈入口部中隔側への 1 回の高周波通電（図 17）により頻拍は根治した．

3. 右上肺静脈起源心房粗動（症例 6）

64 歳男性．発作性心房細動に対するカテーテルアブレーション（肺静脈隔離術）施行 2 ヵ月後より，約 300 拍/分の心房興奮で等電位線を欠如する持続性心房粗動が出現した（図 18）．心房波形は下壁誘導で陽性，V_1 で陰性を呈した．頻拍起源は左房内であり，特に右上肺静脈に留置した先端リング状カテーテルで記録される肺静脈電位（伝導再発）が高い早期性を示した（図 19）．右上肺静脈入口部において分裂電位が記録され，同部への高周波通電開始直後に頻拍は停止した

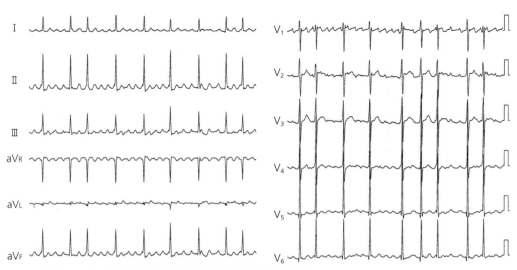

図 13 症例 4：上大静脈起源心房粗動の 12 誘導心電図

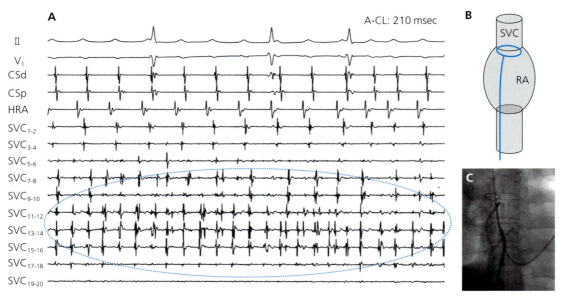

図14 症例4：上大静脈起源心房粗動のマッピング所見
先端リング状カテーテルにより上大静脈（SVC）内（点線の丸で囲まれた部分）で右房（RA）を上回る興奮が観察された．

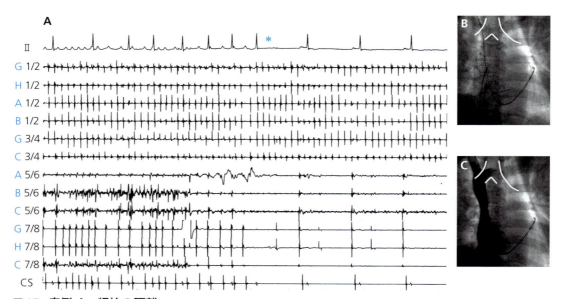

図15 症例4：頻拍の隔離
上大静脈-右房接合部の焼灼により，頻拍を上大静脈内に隔離することに成功した．
＊：頻拍は上大静脈内で持続しているが，心電図は洞調律に復している（A図中の青字のアルファベットはバスケットカテーテルのスプラインを示す）．

（図20）．本頻拍の機序は，肺静脈隔離術の際の不十分な焼灼により，静脈入口部周辺に（心筋のダメージによる）遅延伝導部位が作成され，リエントリー回路を形成したものと考えられた．

4．左房起源心房粗動（症例7）

53歳男性．持続する心房粗動に対してEPSを

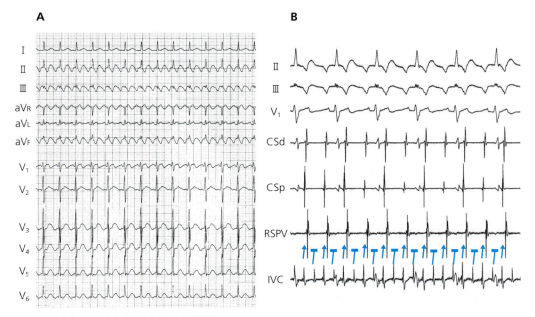

図 16 症例 5：下大静脈起源心房粗動
A：12 誘導心電図
B：下大静脈内の高頻度興奮が右房に 2：1 ブロック（矢印）を伴って伝導している．

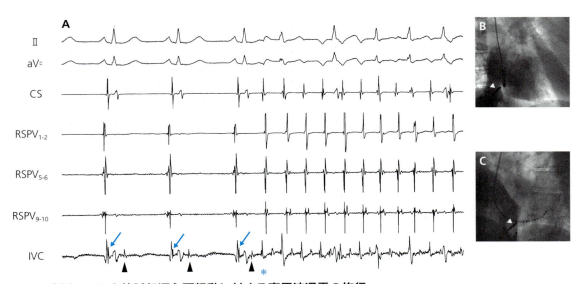

図 17 症例 5：下大静脈起源心房粗動に対する高周波通電の施行
A：下大静脈入口部中隔側に異常発火部位を同定し，高周波通電を施行した（青矢印：洞調律下の下大静脈の受動的興奮，黒矢頭：下大静脈の異常発火，＊：頻拍の出現）．
B，C：成功治療部位（矢頭）

施行した．下壁誘導で陰性の鋸歯状波を呈する（図21A）ことから通常型心房粗動を疑ったが，頻拍回路は左房に存在した．electroanatomical mapping（CARTO マップ）を用いた詳細な検

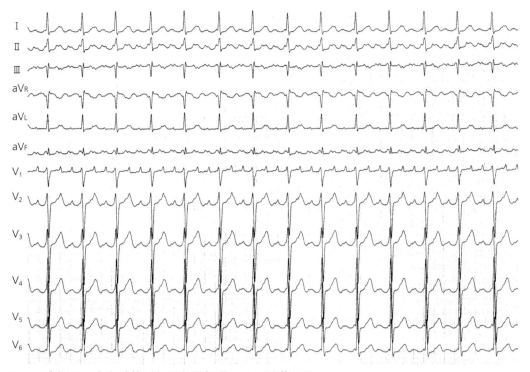

図 18 症例 6：右上肺静脈起源心房粗動の 12 誘導心電図

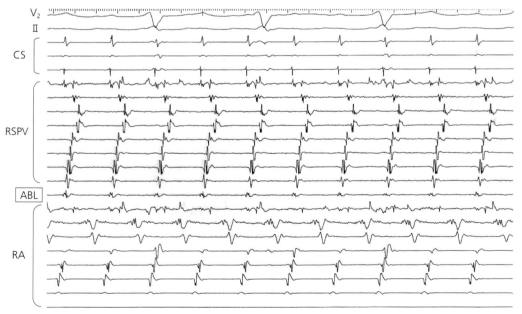

図 19 症例 6：右上肺静脈起源心房粗動の心内マッピング所見
右上肺静脈（RSPV）前庭部において最早期興奮部位を同定した．

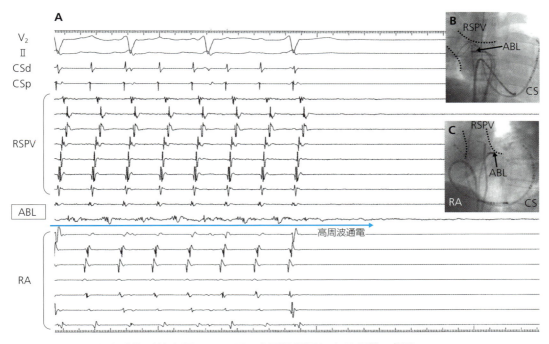

図20 症例6：右上肺静脈前庭部への1回の高周波通電による頻拍の根治
A：通電中の心内電位図，B：正面像，C：左前斜位像
右上肺静脈（RSPV）基部への単回の高周波通電により頻拍は消失した．

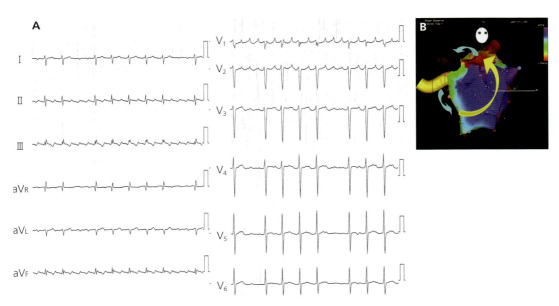

図21 症例7：左房起源心房粗動
A：12誘導心電図，B：三次元マッピング（electroanatomical mapping）により，右上下肺静脈周囲を旋回する頻拍と診断された．

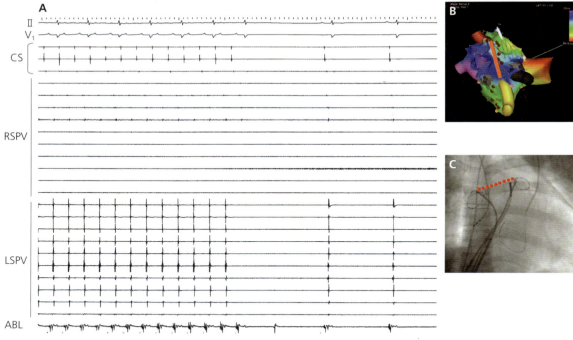

図22 症例7：左房 roof 部への線状焼灼
A：左房 roof への線状焼灼により頻拍の根治に成功した．B：三次元マッピング所見．C：X 線正面像

討により，上下右肺静脈周囲を大きく反時計回りに旋回する頻拍回路が同定された（**図21B**）．両上肺静脈間の左房 roof 部に対する線状焼灼（roof line）により頻拍の根治に成功した（**図22**）．本症例のように，左房内の頻拍回路によっても通常型心房粗動（右房解剖学的峡部依存型）と同様の心電図波形を呈することもしばしば経験するため，注意が必要である．

　心房粗動の分類，多様性，治療について概説した．臨床電気生理学とカテーテルアブレーション法の長足の進歩により理解が進み，右房，左房を問わず多くの心房粗動が根治可能となりつつある．解剖学的峡部に依存するタイプか否かによって心房粗動のカテーテルアブレーション手技は大きく異なるため，頻拍回路の正確な同定が必須といえる．体表面心電図波形は多くの情報を含み，それだけである程度の診断は可能であるが，実際の頻拍回路を正確に表せない症例も少なくないために注意が必要である．この分野では今後ますます多くの知見が積まれ，治療方法が発展することが期待される．

（山根禎一）

文 献

1) Olshansky B et al：Pacing Clin Electrophysiol **15**：2308-2335, 1992
2) Wells JL et al：Circulation **60**：665-673, 1979
3) Ndrepepa G et al：J Cardiovasc Electrophysiol **12**：893-899, 2001
4) Shah DC et al：Pacing Clin Electrophysiol **22**：344-359, 1999
5) Anselme F et al：Circulation **103**：1434-1439, 2001
6) Wijetunga M et al：Pacing Clin Electrophysiol **27**：1428-1436, 2004
7) Shah DC et al：J Cardiovasc Electrophysiol **10**：662-669, 1999
8) Shah DC et al：Circulation **102**：1517-1522, 2000
9) Tada H et al：J Am Coll Cardiol **38**：750-755, 2000
10) Jais P et al：Circulation **110**：2996-3002, 2004
11) Yamane T et al：J Interv Card Electrophysiol **11**：131-134, 2004
12) Yamane T et al：Circ J **69**：756-759, 2005

7 心房頻拍

A. 病態

- 心房頻拍は幅広い臨床像を示す．
- 病因，出現様式，発生部位，機序，治療概念から分類される．

心房頻拍は，特発性のものから器質的心疾患に伴うもの，自動能亢進，リエントリー，撃発活動（triggered activity）によるもの，治療を必要としないものから早急に治療を開始したほうがよいものなどがある．その治療方法も種々の選択肢が可能である．このように，心房頻拍は非常に幅広い臨床像を有する重要な不整脈である[1]．

1. 定義と臨床的特徴

心電図，電気生理学的に診断される．洞調律時と異なるP波形を有し，100拍/分以上〜200拍/分前後（時に200拍/分以上のこともある）の心房興奮を認める（図1A）．機序的には心房粗動と診断されるものでも，興奮頻度が該当すれば心房頻拍としても診断されるため，両者が混同して呼称されることもある．

PQ時間，P-QRSの関係は房室伝導能により異なるため，種々の房室ブロックを呈することもあるが（図1B），通常は心房波（P波）がQRS波の前に出現する．時にP波がT波に重なり鑑別困難なときもある（図1Aの最下段）．

2. 分類

心房頻拍は，病因，出現様式，発生部位，機序，カテーテルアブレーションの治療概念から分類される（表1）．

病因は，弁膜症，心筋症，心筋梗塞などの器質的心疾患に伴うものと，明らかな原因を見出せない特発性のものがある．なお，ジギタリス中毒の際は，paroxysmal atrial tachycardia（PAT）with

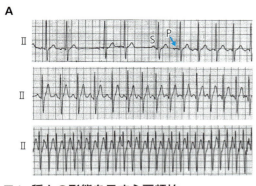
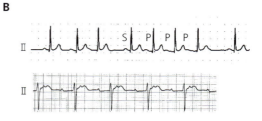

図1 種々の形態を示す心房頻拍
A：左房肺静脈と左房結合部起源の異所性心房頻拍（15歳男性，頻拍時に失神発作の既往）．安静時は洞調律（上段），心拍数は150拍/分（中段），280拍/分（下段）まで上昇した．
B：左上肺静脈起源の異所性心房頻拍．心房頻拍中にWenckebach型ブロック（上段），2：1房室ブロック（下段）を呈した．
S：洞性P波，P：異所性P波

表1 心房頻拍の分類

A. 病因
　①特発性，②続発性（弁膜症，心筋症，心筋梗塞など）
B. 出現様式
　①持続（permanent）型，②非持続（paroxysmal）型，③反復（repetitive）型，④頻発（incessant）型
C. 発生部位
　①右房（上大静脈との接合部，分界稜，傍房室結節領域，右心耳，冠静脈洞入口部など）
　②左房（肺静脈，僧帽弁輪部，左房中隔など）
D. 機序
　①自動能亢進，②リエントリー，③撃発活動（triggered activity）
E. カテーテルアブレーションの治療概念
　①focal型（自動能亢進，マイクロリエントリー，撃発活動を含む）：異所性心房頻拍（ectopic atrial tachycardia）は自動能亢進が原因
　　a) single型
　　b) multifocal型
　②マクロリエントリー型
　　a) 心房内リエントリー頻拍（intra-atrial reentrant tachycardia：IART）（肺静脈・左房線状焼灼後の心房頻拍も含む）
　　b) 切開痕性心房頻拍（incisional atrial tachycardia）

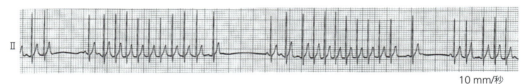

図2 反復（repetitive）型心房頻拍

blockを呈することがあるが，その機序としては撃発活動が考えられている．

　出現様式は，持続（permanent）型と非持続（paroxysmal）型，さらに非持続型のうち洞調律と交互に出現する反復（repetitive）型（**図2**），大部分が頻拍で時折洞調律を間に挟む頻発（incessant）型などがある．

　発生部位は，大きく右房起源と左房起源に分けられ，さらに詳細な部位で呼称する場合もある．

　機序は，他の頻脈性不整脈同様に，自動能亢進，リエントリー，撃発活動（**図3**）がある．撃発活動と異常自動能の亢進が鑑別困難な場合は，まとめて「非リエントリー型」（non-reentrant type）と呼称される．

3. 臨床症状

　突然あるいは徐々に比較的規則正しい動悸発作を自覚し，徐々に症状が軽減する場合が多い．頻拍が速くなる例では失神を呈することもある（**図1A**）．しかし，頻拍の開始および停止ともにはっきりと自覚しない場合もある．

　無症状なpermanent型あるいはincessant型の心房頻拍の場合には，頻拍誘発性心筋症（tachycardia-induced cardiomyopathy）[2]となり心不全症状で気付かれることもあるので，心エコー検査にて，心機能を定期的にチェックする．

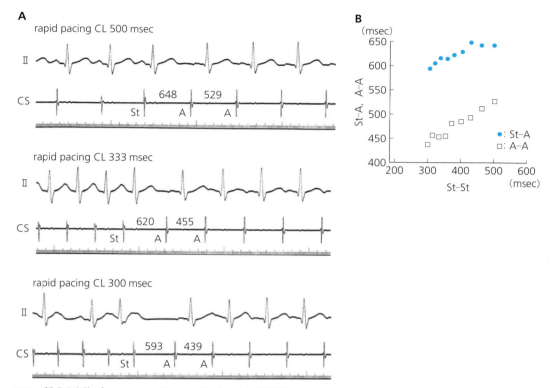

図3 撃発活動（triggered activity）の心房頻拍
A：ペーシング間隔とリターン間隔の実例．B：ペーシング間隔（St-St：横軸）と頻拍のリターン間隔（St-A：縦軸），最初の頻拍間隔（A-A：縦軸）
図1Aと同一症例．ペーシング間隔と頻拍のリターン間隔，あるいは最初の頻拍間隔が正相関を示し，撃発活動と考えられた症例である．
CS：冠静脈洞，St：ペーシング刺激，A：心房興奮

B. EPSで知りたいこと

- focal型には非リエントリー型とマイクロリエントリー型がある．
- 機序，発生部位の同定には，詳細な電気生理学的検討が必要である．

1. 発生機序

最近は，電気生理学的観点からよりも，カテーテルアブレーションの治療概念から分類される[3]．したがって頻拍の機序も，focal型（single, multifocal）かマクロリエントリー型かが問われる（図4）．

focal型には，非リエントリー型（後述，症例1の図12参照）とマイクロリエントリー型（図5）がある．

機序が自動能亢進によるものは異所性心房頻拍（ectopic atrial tachycardia）と呼ばれる．好発部位は，筋組織の走行が不均一な部位が多い[4]．右房では，上大静脈との接合部，分界稜，三尖弁輪部，房室結節部，右心耳，冠静脈洞入口部の報告が多い．一方，左房起源のfocal型心房頻拍は，肺静脈とその近傍（症例1の図12参照），僧帽弁輪部，左房中隔が多い．機序は，肺静脈起源（図6，症例1の図12参照）および左房中隔

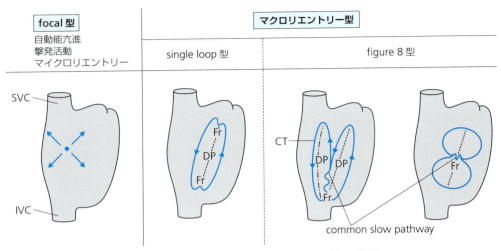

図4 カテーテルアブレーションの治療概念からみた心房頻拍の分類
-----：切開線，または機能的ブロック［double potentials（DP）が記録，両端は fragmented atrial activity（Fr）が記録］
-・-：分界稜（functional or organic block）［double potentials（DP）が記録］
SVC：上大静脈，IVC：下大静脈，CT：分界稜（crista terminalis），DP：double potentials，Fr：fragmented atrial activity
［清水昭彦：心房頻拍．新・心臓病診療プラクティス 13，不整脈を診る・治す，青沼和隆・松﨑益德（編），文光堂，東京，p127-137，2009 より引用］

起源の心房頻拍では非リエントリー性が多いが，僧帽弁輪部の心房頻拍では一定の傾向を認めない[5]．

P波形を複数認め，PP間隔も次々と変化する特殊な異所性心房頻拍は，多源性心房頻拍（別名，無秩序型心房頻拍，chaotic atrial tachycardia）と呼ばれて，重症な慢性閉塞性肺疾患やうっ血性心不全に多く認められる．

マイクロリエントリー型では，心房期外収縮，期外刺激にて誘発される（**図5A**）．

マクロリエントリー型（**図7**）では，心房内伝導遅延を引き起こす心房期外収縮によって再現性を持って誘発される[4]．心筋症や左室肥大を中心とした器質的心疾患や弁膜症に対する心臓手術後など，強い障害心房筋を持つ症例に出現することが多い．

機序としては，心房内リエントリー頻拍（intra-atrial reentrant tachycardia：IART）と心房切開術後に生じた切開痕が関与する切開痕性心房頻拍（incisional atrial tachycardia）[6]に分類される（**表1，図4**）．心房内リエントリー頻拍では，原因不明あるいは手術時の切開部分の瘢痕に関係して，器質的あるいは機能的ブロックが形成され，それを中心としてリエントリーが形成されるもの，機能的ブロックおよび切開部分と解剖学的障壁（上大静脈，下大静脈，三尖弁，肺静脈，僧帽弁）の間，あるいは切開部分と手術時に使われた脱血管の後の瘢痕の間に伝導遅延部位が形成されてリエントリーが成立したものなどがある（**図7**）．肺静脈内での頻拍は，将来心房細動の原因となると考えられている[5]．

最近は，心房細動治療での肺静脈や左房に対する高周波アブレーション後の心房頻拍の報告がみられる[5,7]が，機序は心房内リエントリー頻拍と同じと考えられている．非通常型心房粗動と心房内リエントリー頻拍との鑑別は，基本的には心拍数で鑑別されるが，機序は同じものが想定されており，両者の境界は必ずしも明瞭ではない[8]．

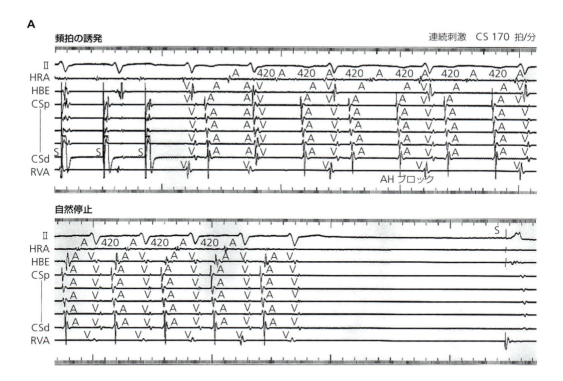

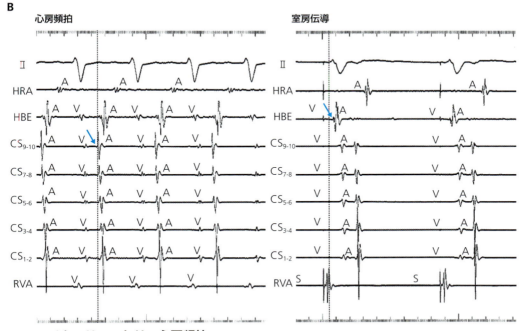

図5 マイクロリエントリー心房頻拍
62歳男性．主訴：労作時の呼吸困難
A：頻拍の誘発と自然停止，B：心房頻拍中と心室ペーシング（室房伝導）中の心内電位（矢印は体表面QRS波の立ち上がり部位を示す）
HRA：高位右房，HBE：His束，CS：冠静脈洞，RVA：右室心尖部，S：刺激スパイク，V：心室波，A：心房波

（次頁につづく）

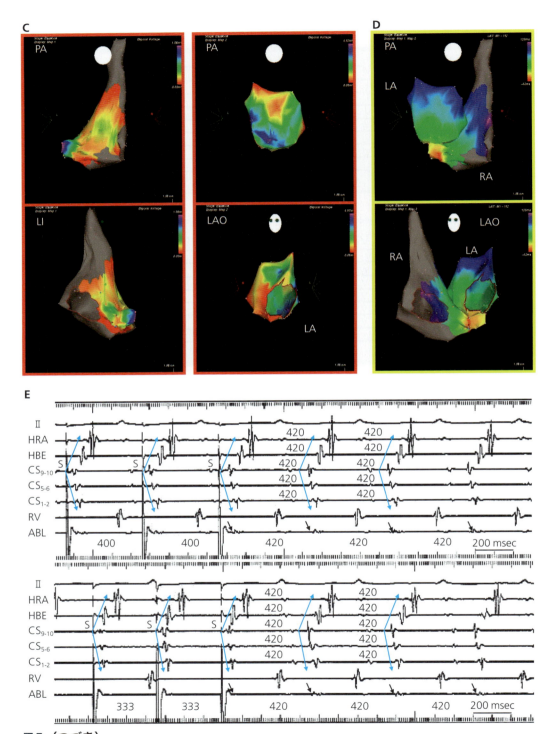

図5（つづき）
C：CARTO マッピングによる voltage map（左；右房像，右；左房像），D：CARTO マッピングによる頻拍中の propagation map，E：頻拍中の潜在性エントレインメント現象
RA：右房，LA：左房，PA：後前像，LI：側下壁像，LAO：左前斜位像，RV：右室，ABL：アブレーションカテーテル

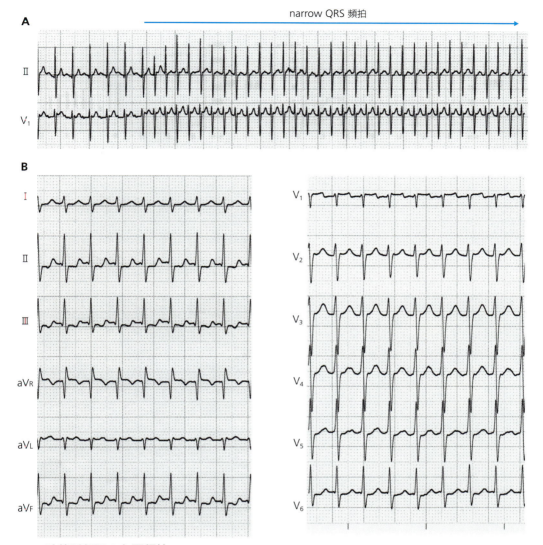

図6 肺静脈起源の心房頻拍
64歳男性．主訴：労作時の胸苦
A：運動負荷による頻拍の誘発，B：心房頻拍中の12誘導心電図

（次頁につづく）

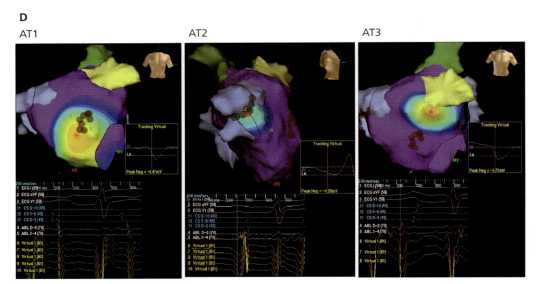

図6（つづき）
C：EnSite バルーンの位置（**左**；右前斜位像，**右**；左前斜位像）
D：EnSite マッピング．AT1（**左**）は左房前面に focus を認めたので，同部位にアブレーションを施行した．これにより，その部位からの頻拍は消失したが，新たに AT2（**中央**）が出現した．これは，右肺静脈基部からの focus 起源の心房頻拍で，同部位を焼灼した．AT2 は消失したが，今度は AT3（**右**）が出現した．この頻拍は左心耳からの focus であった．同部位のアブレーションにて AT3 は消失し，その後，心房頻拍は出現しなくなった．

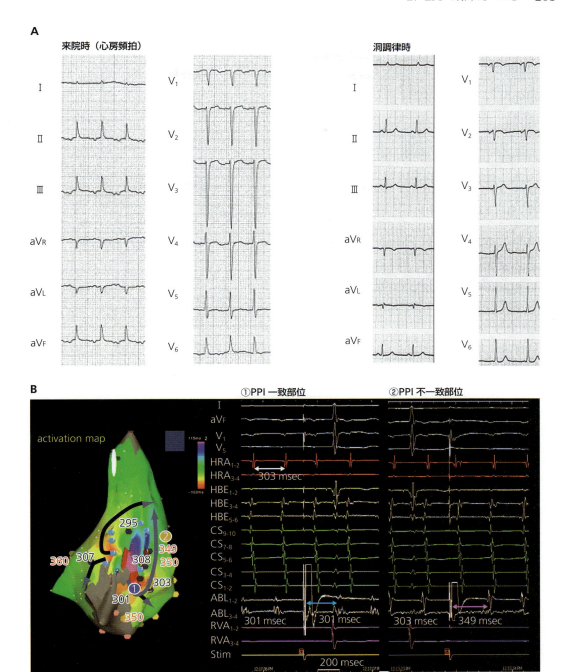

図7 マクロリエントリー心房頻拍
77歳女性．主訴：労作時の呼吸困難
A：心電図（左；来院時，右；洞調律時），B：CARTOマッピングによるactivation map（左）とpost pacing interval（PPI）（右）（左図内の①②は右図の①②と対応している）
HRA：高位右房，HBE：His束，CS：冠静脈洞，ABL：アブレーション部位，RVA：右室心尖部，Stim：刺激

（次頁につづく）

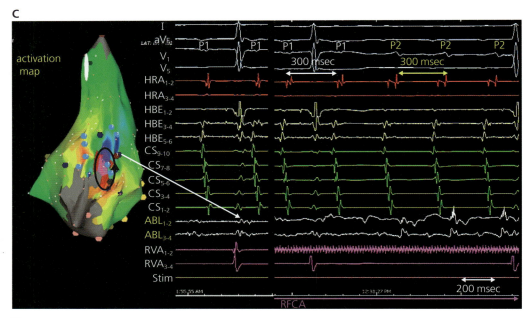

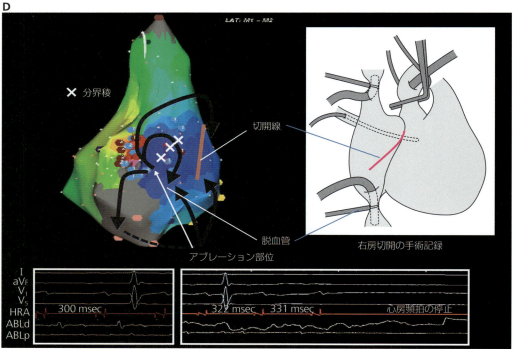

図7（つづき）
C：高周波通電（RFCA）中の AT1 から AT2 への移行，D：頻拍回路と手術記録

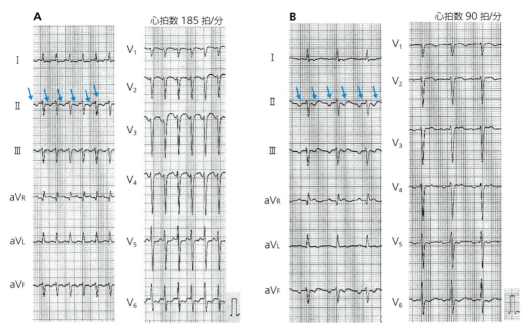

図8 心房頻拍の心電図と verapamil 静注による頻拍中の房室ブロック
図6と同一症例．A：心房頻拍時，B：verapamil（5 mg）静注後．矢印は心房頻拍を示す．

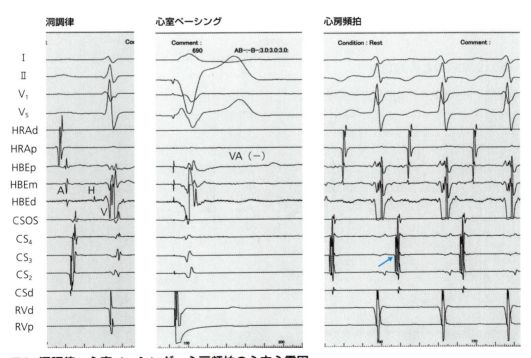

図9 洞調律，心室ペーシング，心房頻拍の心内心電図
図6と同一症例．室房（VA）伝導は認められない（**中央**）．矢印は心房頻拍の最早期興奮部位を示す．
HRA：高位右房，HBE：His 束，CS：冠静脈洞，CSOS：冠静脈洞入口，ABL：アブレーションカテーテル，
RV：右室，A：心房波，H：His 束電位，V：心室波，VA：室房伝導

表2 long RP' tachycardia の電気生理学的な主な鑑別点

	異所性心房頻拍	心房内リエントリー頻拍	房室結節リエントリー頻拍（非通常型）	房室回帰頻拍（slow Kent 束）
心房刺激による誘発・停止・リセット・エントレインメント	不能	可能	可能	可能
warm-up 現象，cool-down 現象	あり	なし	なし	なし
overdrive suppression	あり	なし（停止することがある）	なし（停止することがある）	なし（停止することがある）
頻拍開始の心房期外刺激時における房室結節の伝導遅延	伴わない	伴わない（心房内伝導遅延を伴う）	伴う	伴う
房室結節二重伝導路	なくてもよい	なくてもよい	ある	なくてもよい
室房伝導の心房内逆行性伝導パターン	頻拍時と異なる	頻拍時と異なる	頻拍時と同じ	頻拍時と同じ
頻拍中の奇異性心房捕捉	なし	なし	なし	ある
心室刺激による頻拍の開始・再開時の興奮順序	V-His-A-A-His-RV	V-His-A-A-His-RV	V-His-A-His-RV	V-His-A-His-RV
房室・室房ブロック時	頻拍は停止しない	頻拍は停止しない	頻拍は停止する*	頻拍は停止する

*：上部あるいは下部共通路を有する場合には停止しない．
V：心室興奮，His：His 束興奮，A：心房興奮
[清水昭彦：心房頻拍．新・心臓病診療プラクティス 13，不整脈を診る・治す，青沼和隆・松﨑益德（編），文光堂，東京，p127-137，2009 より引用]

2. 他の上室頻拍との鑑別

a. 心電図による鑑別：P 波の同定が困難な場合

比較的規則正しい上室頻拍（narrow tachycardia）であることから発作性上室頻拍や心房粗動との鑑別が問題となる．特に，P 波が QRS 波や T 波に重なる場合には心電図のみでの鑑別は困難である．有効な鑑別方法としては，理学的方法（Valsalva 手技，頸動脈マッサージ）や薬物［ATP（アデノシン三リン酸），verapamil 静注；図8］によって一過性の房室ブロックを作成して心房興奮を正確に知る方法や，電気生理学的手法（食道誘導あるいは心腔内電極カテーテル）による心房電位の記録（図9）がある．

b. 心電図による鑑別：P 波と QRS 波の関係

心房頻拍中の P 波は QRS 波の前にあり，発作性上室頻拍では P 波は QRS 波に埋没するか，後ろに出現するので，発作時の心電図である程度鑑別は可能である．しかし，① Koch 三角，His 束近傍に最早期興奮部位を認める異所性心房頻拍あるいは心房内リエントリー頻拍，②非通常型房室結節リエントリー頻拍，③室房伝導が遅く（slow Kent 束），中隔に副伝導路を有する房室回帰頻拍（permanent form of junctional reciprocating tachycardia：PJRT）の 3 つの頻拍は long RP' tachycardia と呼ばれ，その鑑別には電気生理学的手法を用いる必要がある[3]（表2）．

c. EPS による鑑別

室房伝導がある場合には，頻拍中の心房興奮パターンと室房伝導中の心房興奮パターンが異なれば，容易に心房頻拍と診断される（図5B）．室房伝導がなければ房室回帰頻拍は完全に否定され，心房頻拍が最も考えられる（図9）．しかし，下部共通路を有する非通常型房室結節リエントリー頻拍では，下部共通路の逆行性伝導が低下している場合，室房伝導が消失したり低下したりするので，心房頻拍との鑑別が必要となる．この場合，表2以外の方法として，傍 His 束ペーシング（図10）

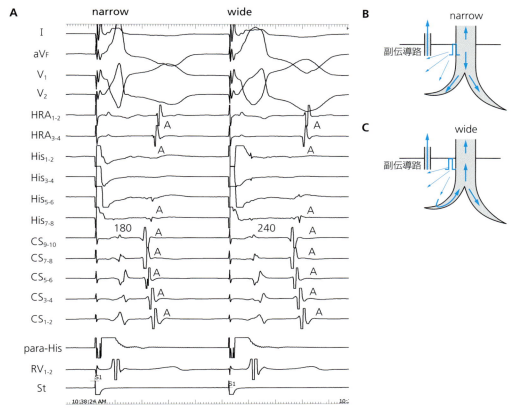

図10 傍 His 束ペーシング：逆行性伝導が房室結節の例
A：房室結節の逆行性心房興奮，B：高出力時，C：低出力時
高出力刺激では刺激伝導系も刺激するため相対的に QRS 幅が狭くなる．このときの室房伝導時間（VA 時間）が低出力時の心室筋ペーシングで QRS 幅が広くなったときの VA 時間より短縮していれば，逆行性伝導は房室結節である．副伝導路であれば VA 時間は変化しない．

や異なる心房ペーシング部位からのペーシング後室房伝導時間の測定が有用である[9]．

1．傍 His 束ペーシングによる鑑別

傍 His 束ペーシング（para-Hisian pacing）時，高出力刺激では心室筋と同時に刺激伝導系も刺激するため，相対的に QRS 幅が狭くなる（**図10**）．このときの室房伝導時間（VA 時間）が，低出力時の心室筋ペーシングで QRS 幅が広くなったときの VA 時間より短縮していれば（**図11A**），逆行性伝導は房室結節であり，不変であれば副伝導路が疑われる．

2．異なる心房ペーシング部位からの鑑別

Koch 三角起源の心房頻拍と非通常型房室結節リエントリー頻拍で，下部共通路を有しかつ同部位の室房伝導が低下している場合の鑑別は，**表2** の使用だけでは不十分なことがある．このような場合には，心房頻拍中に高位右房（HRA）と冠静脈洞近位（CSp），異なる2ヵ所の心房から連続ペーシングを行い，ペーシング後室房伝導時間（最後のペーシング心室波とペーシング後の最初の心房最早期興奮）の差が最大となる時間（delta VA 時間；**図11**）を計測して，14 msec 以上であれば心房頻拍，14 msec 未満であれば非通常型房室結節リエントリー頻拍あるいは房室回帰頻拍が考えられる[9]．接合部頻拍（junctional tachycardia：JT）と房室結節リエントリー頻拍の鑑別

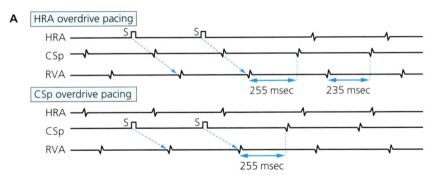

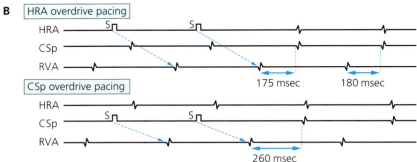

図11 異なる2ヵ所からの心房ペーシングによるVA時間の最大差（delta VA時間）

高位右房（HRA）と冠静脈洞近位（CSp）からの心房連続ペーシングを行い，ペーシング後室房伝導時間（最後のペーシング心室波とペーシング後の最初の心房最早期興奮）の差が最大となる時間（delta VA時間）を測定する．
A：非通常型房室結節リエントリー頻拍．delta VA時間は 0 msec（＝255−255 msec）
B：心房頻拍．delta VA時間は 85 msec（＝260−175 msec）

が困難な場合，頻拍中の HA_T 時間と右室基部からの頻拍と同じレートで行った連続ペーシング中の HA_P 時間を測定して，delta HA 間隔（HA_P-HA_T）を求める．delta HA 間隔は房室結節リエントリー頻拍では平均 −10 msec で，0 msec 以上であれば約9割が JT である[10]．

C. EPS中のカテーテルの配置

● 機序の解明や発生部位の検討には，三次元マッピングが必要である．

● CARTOシステム，EnSiteシステムは，それぞれ長所と短所がある．

　カテーテルの配置は，高位右房（HRA），His束（HBE），冠静脈洞（CS），右室（RV）は標準的に留置されるが，心房頻拍の部位や機序により

留置部位や本数は異なる（症例1の**図12C**参照）．現在は，機序の解明や発生部位の検討のために，三次元マッピングシステムを用いることが多い．

従来の電極カテーテルのみを用いる場合には，10極以上の多極電極カテーテルを用いる．高位右房，His束，冠静脈洞に留置して，頻拍を電気刺激あるいは薬剤（isoproterenol）にて誘発する．心房頻拍中の体表面心電図のP波と，すでに留置されているカテーテルの心房内電位を比較する．体表面心電図P波より先行する心房電位記録を捜し，大まかな心房頻拍の起源を，右房，左房，肺静脈に大きく分ける．次に，その部位に多極電位を持っていき，心房内電位あるいは体表面心電図P波との先行性を比較して，最早期興奮部位を同定していく．

三次元マッピングシステムには，CARTOシステム（**図5C，D**）とEnSiteシステム（**図6C，D**）がある．CARTOシステムは，頻拍が安定していればfocal型，マクロリエントリー型ともに有効である（**図7D**）．一方，EnSiteシステムでは機序がfocal型であれば有用で，マッピング時間が短縮され，通電の度に最早期興奮部位が移動する心房頻拍（**図6D**），multifocal型の心房頻拍にも威力を発揮する．一方，マクロリエントリー心房頻拍はやや苦手とする．

D. 症 例

- ●1つの症例が複数の機序の心房頻拍を示すことがある．
- ●複数の機序の頻拍が同時に存在することもある．

1. 左上肺静脈起源の心房頻拍（症例1）

①**現病歴**：15歳男性．生来健康であった．小学5年時に近医を受診した際に不整脈を初めて指摘されたが，自覚症状がなかったため放置していた．中学1年時の学校検診にて心電図異常を指摘され，この頃より脈の不整を自覚するようになった．経過観察していたが，中学2年，3年時にも心電図異常を指摘され，不整脈の精査および加療目的で筆者の所属する施設に入院した．

②**既往歴**：特記すべき事項なし
③**家族歴**：父に不整脈（詳細不明）
④**EPS前の検査**：入院時心電図（**図12A**）は，約100拍/分のやや不規則なnarrow QRS頻拍であった．四肢誘導ではいったん頻拍が停止して，その次の第1拍目は洞調律，その後，頻拍が再開しているようにみえた．Ⅰ誘導のP波の極性ははっきりしない．胸部X線および心エコー所見は正常であった．Holter心電図は，平均心拍数89拍/分，最大心拍数も123拍/分程度であった．
⑤**EPS**：体表面心電図では，洞調律時と心房頻拍時のP波の形態が異なり，心房頻拍であることが判明した．左上肺静脈のマッピング（**図12B**）では，左上肺静脈の入口部より2cm末梢部の天井部に最早期興奮部位を認め，同部位にfragmentation電位を認めた．左上肺静脈からのペーシング時のP波形（pace map）を心房頻拍時と比較すると，同一であった（**図12C**）．
⑥**解説**：本症例の心房頻拍は左上肺静脈起源で，ペーシングによる頻拍の誘発停止が不可能であり，機序としては非リエントリー性と考えられた．頻拍の停止に対し，β遮断薬，Ca拮抗薬，ATPの投与はいずれも無効であった．Na遮断薬では，lidocaineは抑制効果を示したが，cibenzolineは無効であった（**図12D**）．治療は，アブレーションの同意が得られず，mexiletineにて経過観察とした．

2. 心房頻拍と心房粗動のdouble tachycardia（症例2）

①**現病歴**：70歳男性．高血圧の加療を受けていたが，63歳時より動悸を自覚し，近医で発作性心房細動を指摘された．心臓超音波検査では

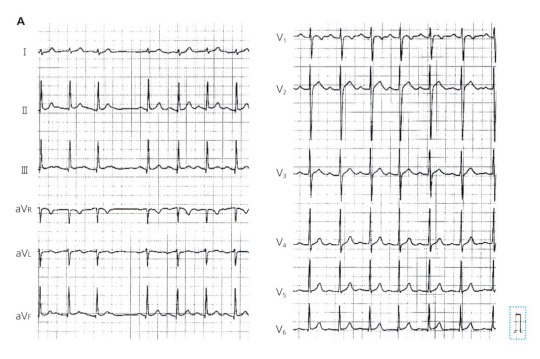
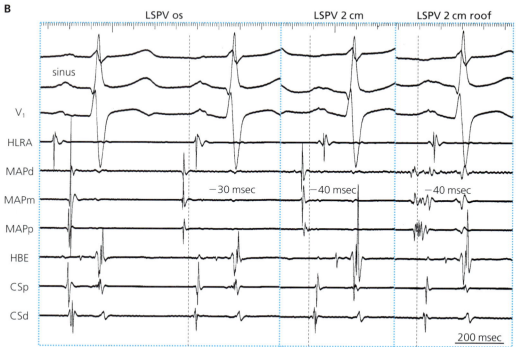

図12 症例1：左上肺静脈起源の心房頻拍
15歳男性．主訴：脈の不整
A：頻拍中の12誘導心電図，B：左上肺静脈（LSPV）のマッピング
HLRA：高位右房外側，MAP：マッピングカテーテル，HBE：His束，CS：冠静脈洞

（次頁につづく）

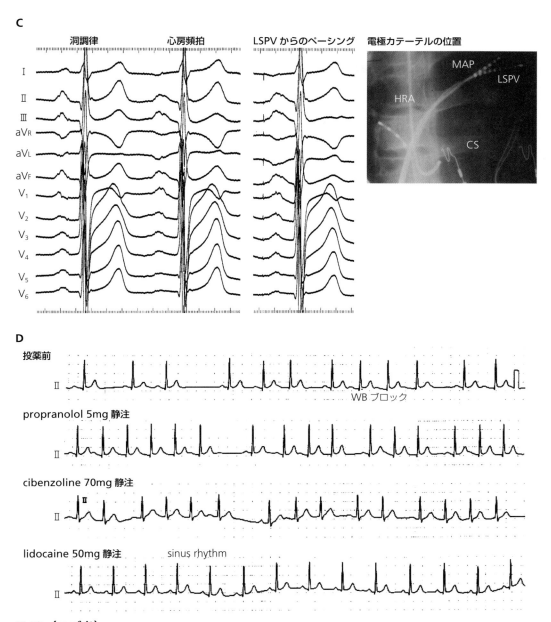

図12（つづき）
C：洞調律，心房頻拍，左上肺静脈（LSPV）からのペーシング，電極カテーテルの位置（左前斜位像），D：心房頻拍の各種薬物に対する反応
HRA：高位右房，MAP：マッピングカテーテル，LSPV：左上肺静脈，CS：冠静脈洞，WBブロック：Wenckebach型ブロック

異常は認められなかった．69歳より動悸に伴って失神が出現するようになり，発作性心房細動に対する肺静脈隔離術を施行した．術後より心房頻拍（AT）および心房粗動（AFL）が頻回に出現するようになり（図13A），再セッション目的に筆者の所属する施設へ入院となった．

② EPS：AT1（図13A左）は頻拍周期が300 msecであり，CARTOマッピングでは右上肺静脈入口部が最早期興奮部位（図13B右）であったが，右上肺静脈内（RSPV）に頻拍周期148 msecの肺静脈頻拍（PV tachycardia）を認めた（図13B左）．すなわち，AT1では，右上肺静脈内の肺静脈頻拍が前回のアブレーションによって作成された隔離ラインを2：1の比で左房へ伝導していると考えられた．

AFL1，AFL2（図13A中央，右）は同じ周期長215 msecで，三尖弁輪-下大静脈解剖学的峡部でPPIが頻拍周期に一致したのでisthmus dependent AFLであり，回旋方向が時計回り（AFL1）と反時計回り（AFL2）と診断された．AFL2は，AFL1と同一周期であり，三尖弁輪-下大静脈解剖学的峡部でPPIが頻拍周期に一致したため，反時計回りAFLと診断した．AFL1およびAFL2は肺静脈頻拍と解離し，double tachycardiaとなっていた（図13C）．

double tachycardia中は肺静脈隔離ラインからの伝導部位（gap）の同定が困難であるため，まず三尖弁輪-下大静脈解剖学的峡部に対してアブレーションを施行した．通電中に三尖弁輪-下大静脈解剖学的峡部の伝導ブロックとともに，AFL2からAT1に変化した（図13D左）．次に肺静脈隔離ラインのgapを通電中に洞調律に復した（図13D右）．しかし，肺静脈内の頻拍は持続し，肺静脈と左房が隔離された．

本症例の肺静脈頻拍に関しては，まず肺静脈隔離術前のCARTOの電位マップでは，右上肺静脈内，特に前壁ではもともと低電位を呈していた（図13E左）．肺静脈頻拍中の前壁の低電位領域ではfragmentation電位を伴い，右上肺静脈の円周状に頻拍周期を満たす電位が観察された（図13E右）．肺静脈頻拍は，右上肺静脈内からの連続ペーシングにて誘発（図13F左）および停止（図13F右）が可能であり，右上肺静脈後壁からのPPIは頻拍周期に一致（図13F中央）したことから，右上肺静脈前壁を遅延伝導部位として右上肺静脈を円周状に旋回するリエントリーと考えられた．

E．特殊な心房頻拍

●不適切洞頻脈（IST）には，アブレーションによる洞結節修飾術が有効である．
●ATP感受性右前中隔起源のリエントリー頻拍は，最早期興奮部位のアブレーションでは房室伝導を障害しない．

1．不適切洞頻脈（inappropriate sinus tachycardia：IST）

安静時あるいは軽労作時に心拍が100拍/分以上に上昇する．交感神経刺激によって心拍数は増加し，頻拍起源（最早期興奮部位）は頭側・上大静脈側に移動する[11]．

治療は，β遮断薬やCa拮抗薬などの薬物療法が用いられるが，無効の場合には高周波カテーテルアブレーションによる洞結節修飾術が行われる[12]．アブレーションの方法は，多極電極を分界稜に沿って留置するか，CARTOシステム，心腔内エコーによって分界稜の位置を確認し，通常の心房頻拍同様に最早期興奮部位を目標に焼灼する．isoproterenolの持続点滴を行い誘発する場合もある．洞結節は分界稜に沿って存在するが，ISTでは上下に長くて上部で心拍数が速い．したがって頻拍中に，分界稜上部の最早期興奮部を最初に焼灼する．すると，頻拍はやや遅くなり，最早期興奮部位は下方に移動する．IST中のP波はⅡ，Ⅲ，aVF誘導で陽性が強く高くなり，アブレーションによってP波はより陰性成分が強い

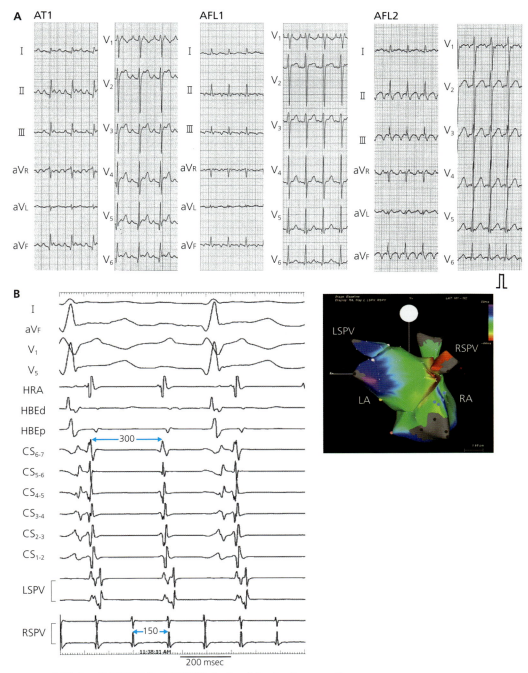

図13　症例2：心房頻拍と心房粗動の double tachycardia

70歳男性．主訴：動悸，失神

A：心房頻拍（AT1）と2種類の心房粗動（AFL1，AFL2）．AT1（**左**）は頻拍レート200拍/分でⅡ，Ⅲ，aV$_F$誘導で高い陽性波，V$_1$誘導で一峰性の陽性波を呈していた．AFL1（**中央**）は頻拍レート300拍/分，Ⅱ，Ⅲ，aV$_F$誘導で陽性の鋸歯状波，およびV$_1$誘導で一峰性の陽性波，AFL2（**右**）は頻拍レート300拍/分，Ⅱ，Ⅲ，aV$_F$誘導で陰性の鋸歯状波，およびV$_1$誘導で陽性/陰性であった．

B：心房頻拍（AT1）と肺静脈頻拍

HRA：高位右房，HBE：His束，CS：冠静脈洞，LSPV：左上肺静脈，RSPV：右上肺静脈，LA：左房，RA：右房

（次頁につづく）

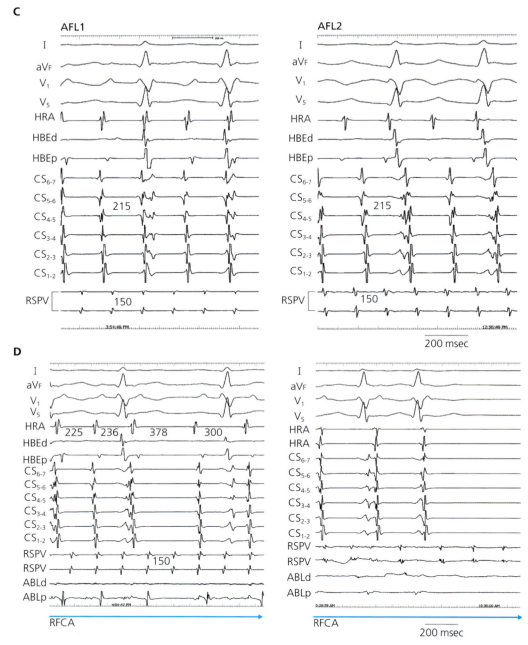

図 13（つづき）

C：2種類の心房粗動（AFL1，AFL2）．右上肺静脈の頻拍周期と2つの心房粗動中の周期は解離しており，double tachycardia を呈した．

D：三尖弁輪-下大静脈解剖学的峡部に対するアブレーション．三尖弁輪-下大静脈解剖学的峡部に通電中に，伝導ブロックとともに AFL1 から AT1 に変化した（**左**）．肺静脈隔離ラインの gap に対するアブレーション（**右**）を施行すると，心房内の興奮は停止して洞調律となったが，右上肺静脈の頻拍は持続して右上肺静脈と心房が隔離された．

ABL：アブレーションカテーテル，RFCA：高周波カテーテルアブレーション

（次頁につづく）

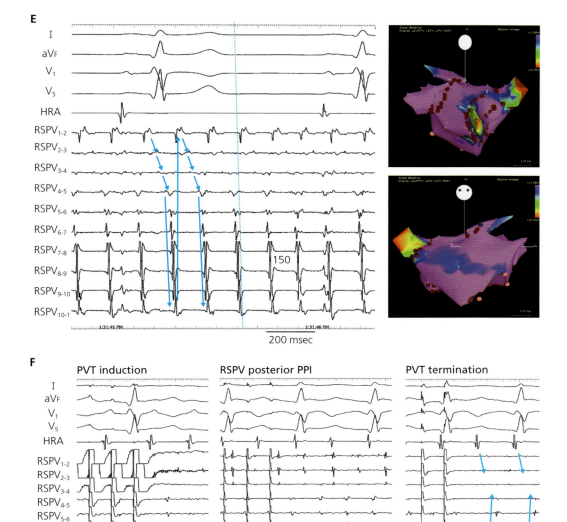

図13 (つづき)

E: 肺静脈隔離術前の洞調律中の心内電位（**左**）と voltage map（**右**）．右上肺静脈（RSPV）前壁は低電位であった．肺静脈頻拍中の心内電位をみるとリング状カテーテルに沿って興奮が伝播して，周期時間を満たしていた．

F: 肺静脈頻拍（PVT）の誘発と post pacing interval（PPI），停止．PVT は右上肺静脈（RSPV）内からの連続ペーシングにて誘発された（**左**）．RSPV 後壁からの PPI は頻拍周期に一致した（**中央**）．PVT は burst pacing にて停止した（**右**）．

二相性になる[13]. アブレーションのエンドポイントは，頻拍時の25%以上の心拍数の低下と最早期興奮部位の移動である．再発は50％前後と比較的多い．焼灼による洞結節の機能不全を避けるために，エンドポイントは患者のISTの重症度（QOL低下の程度）に依存する．

2. 洞房リエントリー頻拍

　心房期外刺激により誘発および停止が可能であるが，その際に，心房内や房室結節内の伝導遅延やブロックを必要としない．頻拍中のP波は洞調律時の波形と同じである．心拍数はやや遅くて130〜140拍/分程度である．ISTと異なり，isoproterenol持続点滴中も最早期興奮部位は移動しない．①洞結節内にリエントリーが限局する場合，②心房筋とその接合部と洞結節の3つの組織の組み合わせでリエントリーが形成される場合，が考えられている．通常，臨床的に問題となることは多くはないが，器質的心疾患に伴う場合には治療が必要な場合がある．

3. ATP感受性右前中隔起源のリエントリー頻拍

　特徴として，①心電図所見は非通常型房室結節リエントリー頻拍（uncommon type atrioventricular nodal reentrant tachycardia）に類似する，②きわめて少量のATP（アデノシン三リン酸；通常は1〜3 mg）によって房室ブロックを起こす前に頻拍が停止する，③最早期興奮部位は右前中隔で，室房伝導の早期興奮部位と異なる，④最早期心房興奮部位へのカテーテルアブレーションにより，室房伝導に障害を与えることなく頻拍の根治が可能である[14]．通常，Ⅱ，Ⅲ，aVF誘導にて浅い陰性P波形でlong RP' tachycardiaを呈すので，fast-slowあるいはslow-slow型房室結節リエントリー頻拍との鑑別を必要である．

F. 治療選択の考え方

●薬物療法には，頻拍自体のコントロールとレートコントロールがある．

●アブレーションによる治療が主体となってきている．

1. 薬物療法

　心房期外収縮に対する薬物療法と基本的概念は同じである．実際，薬剤の効果は患者ごとに異なるので，種々の薬剤を試してその効果を決める．β遮断薬，Ca拮抗薬，Naチャネル遮断薬を使用するが，低心機能の患者にはこれらの薬剤は禁忌である．lidocaineは心房頻拍には通常無効のことが多いが，有効な症例もある（前述の症例1参照）．ジギタリス製剤が有効であるとの報告もあるが，現在は使用されることは少ない．心房頻拍自体のコントロールが不可能な場合には，心房頻拍の心拍数をコントロールする目的で，房室結節の伝導性を抑制するβ遮断薬やCa拮抗薬も投与される．低心機能の症例には，ジギタリス製剤が用いられる．なお，低心機能例や心不全を伴う症例では，心不全の治療を同時に行う．特に，ACE/ARB製剤は不整脈基質に有効であることが考えられ，禁忌がないかぎり使用すべきである．

2. 非薬物療法

　心房頻拍の非薬物療法の大部分は高周波カテーテルアブレーションが行われている．手術やペースメーカが使用されることはきわめてまれなので，アブレーション治療を中心に概説する．

2-1. カテーテルアブレーション

a. 方　法

　心房頻拍がfocal型であれば，その部位に焼灼

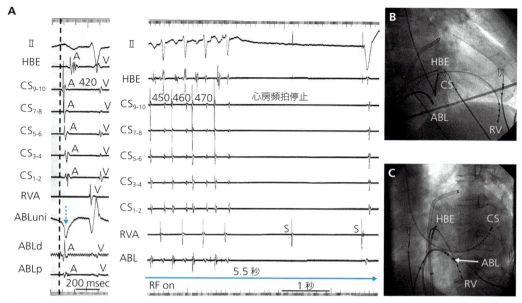

図14 心房頻拍に対する至適部位でのアブレーション
A：心房頻拍中の心腔内電位，B：右前斜位像，C：左前斜位像
図5と同一症例．アブレーレーションカテーテルの単極電位の心房波（ABLuni）はQSパターン（点線矢印）を示している．
HBE：His束，CS：冠静脈洞，LSPV：左上肺静脈，RVA：右室心尖部，ABL：アブレーション（カテーテル），RF：高周波カテーテルアブレーション，S：刺激スパイク

を加えればよい（図4）．したがって，問題は心房頻拍の最適な焼灼部位を見つける方法である．

b．頻拍の局在診断

心房頻拍の局在診断は，発作時心電図でのP波の極性やEPSによる．

1．心電図による診断

V_1誘導の極性が陰性または陽性/陰性である場合は右房起源，V_1誘導の極性が陽性または陰性/陽性である場合は左房起源と考えられる．頻拍起源を詳細にみると，洞結節に近いときはⅡ，Ⅲ，aV_F誘導のP波は陽性で，洞性P波に類似している．逆にⅡ，Ⅲ，aV_F誘導にて陰性P波では，下部右房，接合部近傍，左房起源が考えられる．下位右房起源でV_5，V_6誘導が陰性の場合は中隔起源が考えられる．Ⅰ，aV_L誘導が陽性または二相性のP波の場合は右房起源，aV_R誘導にて陰性P波は右房側壁起源，aV_L誘導で陰性の場合は左房側壁起源と考えられる．Ⅰ，V_6誘導で陰性P波，V_1誘導で陽性P波では左房起源である．Koch三角付近起源では，幅の狭いP波が記録される[11]．

マクロリエントリー心房頻拍では，器質的心疾患を合併していることや障害心房筋の分布によりP波形に影響が出ること，また等電位線がはっきりしないことから，P波の極性からの局在診断は困難である．

2．EPSによる診断

多極電極カテーテルを用いて最早期興奮部位を見出す．このとき，さらに単極誘導でQSパターンになる部位を至適部位としてアブレーションを行う（図14）．

c．三次元マッピング

1．CARTOマッピング

最早期興奮部分付近では，マッピングの精度を上げることにより正確な部位を求めることができる．なお，①右房のマッピングにて心房中隔や冠

静脈洞が最早期興奮部位であった場合，②体表面のP波の立ち上がりからの先行の程度が20 msec以内であった場合や広い範囲で最早期興奮部位が認められた場合，③頻拍中に行った頻回刺激の回復周期（return cycle）が30 msec以上頻拍周期と異なる場合は，左房からの興奮が右房に伝導してきた部位を右房側から観察している可能性を常に考えておく．右房のアブレーションがうまくいかない場合には，左房へのアプローチが必要である．

2．EnSite マッピング（noncontact mapping）

目的とする部位とバルーンが4 cm以上離れると，精度が低下したり，バルーン自体がカテーテル操作の邪魔になったりもするが，1心拍でマッピングできることから，発生起源を多く持つfocal型の心房頻拍には特に有効である．また，フィルター設定が通常EPSで用いるフィルターと異なり，より低周波の伝導の遅い興奮も捉えられる．心房頻拍の一部では，小さな領域から発生した後にpreferential pathwayを経由して心房全体に興奮が広がるので，preferential pathwayのアブレーションでも有効である[14]．なお，マクロリエントリーの場合には，その回路を視覚的に正確に判断することは困難なことが多い．

d．カテーテルアブレーションの至適焼灼部位

マクロリエントリー型では，三尖弁輪を回旋するマクロリエントリーを除いて，機能的あるいは器質的解剖障壁と伝導遅延部位の両者によりリエントリーが成立することが多い（**図4**）．頻拍回路は機能的あるいは器質的解剖障壁を中心としたリエントリー回路を形成する．single loop型の場合は，伝導遅延は機能的解剖学的障壁の両端に出現することが多い[16]（**図4**）．頻拍中には，手術切開線や解剖学的障壁，機能的ブロック領域にはdouble potentials電位[16]，伝導遅延部位ではfragmentation電位[17]を認める（**図4，7C**）．したがって，高周波アブレーションでは機能的解剖学的ブロックの一端（double potentialsが指標）から解剖学的障壁である下大静脈や三尖弁輪に向かって線状焼灼が行われる．時に，figure 8型の

マクロリエントリーも認められるが，この場合には共通伝導遅延部位が焼灼目標となる（**図4，7D**）．

マクロリエントリー型の場合，アブレーションカテーテルが回路上に存在するかどうかをみるのに，頻拍中に頻拍周期より10〜30 msec程度短縮させてアブレーションカテーテルによる連続刺激を行う．このとき電極が回路上にあれば，ペーシング中の体表面P波，心腔内A波の興奮パターン（sequence）が頻拍中と同一で，かつ，最後のペーシングとペーシング停止後第1拍目の心房興奮の間隔と，頻拍周期との差（post pacing interval：PPI）が30 msec以下（理想は0 msec）となる［潜在性エントレインメント（concealed entrainment）現象；**図5E**］．

アブレーション中には，頻拍回路が変化（**図7C**）したり，他のfocusに変更（**図6D**）したりする場合もあるので，通電中も常に頻拍周期や心房波の興奮パターンの変化を観察することが挙げられる．

アブレーションの成功率を上げるには，正確な機序の解明と部位の同定が必要であり，CARTOマッピングやEnSiteマッピングなどの三次元マッピングを用いることが重要である．

アブレーション不成功の要因としては，①血行動態が不安定な心房頻拍で正確なマッピングが行えない場合，②多くの種類の心房頻拍が認められる場合，③目的焼灼部位がHis束あるいは房室結節近傍，横隔膜走行部位で，十分な焼灼が行えない場合，などがある．

e．アブレーションの合併症とその対策

心房頻拍のアブレーションの合併症発生率は，他の上室頻拍のアブレーションと比較しても特に高くはない．注意すべきことは，発作性上室頻拍および心房粗動に対するアブレーション時と同様である．

ただ，右房自由壁は菲薄化した部分もあるため，焼灼温度，エネルギーを注意深く調節し，10 W前後より様子をみながら出力を上げていき，20 W以上には上げないようにする．心外膜に近いので焼灼中に強い痛みを訴えて，焼灼が十分に

行えないときがあるが，この場合には全身麻酔，静脈麻酔を使用する．この際にも，エネルギーが高出力にならないように注意する．

焼灼部位が房室結節近傍のIST，洞房リエントリー頻拍，右側後外側の頻拍を焼灼する場合には，①洞結節障害に伴う洞機能不全，②横隔神経麻痺，③上大静脈-右房接合部の狭窄による上大静脈症候群，に注意する必要がある．通電中は洞結節への広範な焼灼は避ける．洞結節の障害発生後1週以降も継続する場合には，ペースメーカの植込み適応となる．横隔神経麻痺の予防には，焼灼予定部位でアブレーションカテーテルによる高出力（10 V前後）のペーシングを行う．ペーシング中に横隔膜刺激が生じた場合は，その部位に横隔神経が走行していると想定されるので，焼灼は避ける．

房室結節，His束近傍の心房頻拍の場合には，房室ブロックを作成しないように注意する．通電中に接合部調律の出現や心電図上のPQ時間の延長を認めた場合は，通電を中止する．または，接合部調律が出現したときに120拍/分程度の高頻度心房ペーシングを開始してPQ時間を観察し，延長する場合はただちに中止する[3]．

最近は，心房細動に対するアブレーションも盛んに行われるようになってきたが，肺静脈隔離術後に心房頻拍が起こることもよく知られている．これは，不完全なアブレーションの線状焼灼による伝導遅延の作成や線状焼灼によって解剖学的障壁を作成してしまうためと考えられている．肺静脈隔離術後には，肺静脈内で頻拍が発生する肺静脈頻拍も約2〜7%の患者にみられ，隔離した肺静脈の約2〜3%に認められる[18]．機序としてはリエントリーや撃発活動（triggered activity）が考えられている．症例2（図13）のように肺静脈隔離術を施行した場合に，肺静脈内と心房内とでそれぞれ固有の頻拍が存在することもある[19]．

2-2. ペーシング

リエントリー頻拍はペーシングにより誘発および停止が可能なことから，心房頻拍治療用の植込み型デバイスもある．しかし，現在臨床使用可能なのは，ICD，CRT-D機能の一部として組み込まれているものだけである．これは心房頻拍，心房粗動を自動的に感知して高頻度ペーシングを行い頻拍を停止させる．この機能を使用すると，心房頻拍に対する治療成功率は45〜49%程度である[20]．

（清水昭彦）

文献

1) Wellens HJJ：Circulation **90**：1576-1577, 1994
2) Fenelon G et al：Pacing Clin Electrophysiol **19**：95-106, 1996
3) 清水昭彦：心房頻拍．新・心臓病診療プラクティス13，不整脈を診る・治す，青沼和隆・松﨑益德（編），文光堂，東京，p127-137，2009
4) Lesh MD：Catheter ablation of atrial flutter and tachycardia. Cardiac Electrophysiology：From cell to bedside, 3rd ed, Zipes DP, Jalife J（eds）, WB Saunders, Philadelphia, p1009-1027, 2000
5) Chang SL et al：J Cardiovasc Electrophysiol **20**：388-94, 2009
6) Nakagawa H et al：Circulation **103**：699-709, 2001
7) Scherf C et al：J Cadiovasc Electrophysiol **15**：515-521, 2004
8) Kall JG et al：Circulation **101**：270-279, 2000
9) Maruyama M et al：J Cardiovasc Electrophysiol **18**：1127-1133, 2007
10) Spivathsan K et al：J Cardiovasc Electrophysiol **19**：1-6, 2008
11) Lee R et al：Circulation **92**：2919-2928, 1995
12) 野上昭彦：Heart View **9**：123-129, 2005
13) Iesaka Y et al：J Cardiovasc Electrophysiol **8**：854-864, 1997
14) Tang CW et al：J Am Coll Cardiol **25**：1351-1324, 1995
15) Higa S et al：Circulation **109**：84-91, 2004
16) Shimizu A et al：J Am Coll Cardiol **22**：2022-2032, 1993
17) Shimizu A et al：Circulation **83**：983-994, 1991
18) Takahashi Y et al：J Cardiovasc Electrophysiol **14**：927-32, 2003
19) Matsuo S et al：J Cardiovasc Electrophysiol **19**：979-81, 2008
20) Gulizia M et al：Europace **8**：465-73, 2006

8 心房細動

A. 病態

- 心房細動は，肺静脈に主に存在するトリガーにより始まり，ドライバーで維持される．
- 心房細動の発症には，遺伝的因子，環境因子，さらに心房細動自体による電気的・構造的リモデリングが関与している．

1. 心房細動中の心房内興奮伝播様式

　心房細動の特徴として，①著しく短い興奮周期（120〜190 msec）と，②カオス様興奮伝播様式の2点が挙げられる．このような特徴を有する心房細動中の心房内興奮様式の解析には，発作性上室頻拍や心房粗動などの興奮周期・伝播様式が一定な不整脈の解析に用いられる電気生理学的手法を用いることができないため，さまざまな研究が行われてきたにもかかわらず，心房細動の機序についてはいまだに明らかとはなっていない点が多く残されている．

　これまで提唱されてきた心房細動の機序は，複数のマクロリエントリーとするもの（multiple wavelet theory）と，局所興奮が心房全体へ伝播するとするもの（局所興奮仮説，focal AF）の2つに大きく分けられる．メイズ手術や線状焼灼は，マクロリエントリー回路を遮断する目的で行われたが，これらの治療の有効性が報告されたことより，multiple wavelet theory が正しいと考えられた時期もあった．しかし，肺静脈隔離が開発され，肺静脈という限局した心房領域をアブレーションすることで心房細動が停止することから，局所興奮仮説が有力となっている．

　持続する心房細動をマッピングすることは困難を極めるが，心房細動の第1拍目の興奮起源（最早期興奮部位）を同定することは，従来のEPSの手法を用いても可能である．Haïssaguerre らは，心房細動の第1拍目をマッピングすることに成功し，それらの90％は肺静脈起源であることを報告した[1]．心房細動維持の機序がリエントリーとすると，この第1拍は心房細動の「トリガー」と考えられる．一方，局所興奮仮説に基づけば，肺静脈に起源を有する興奮が連発し，心房全体へ伝播することにより心房細動は維持されていると考えられる．そのため，肺静脈を起源とする局所興奮は「ドライバー」としての役割も果たしている．

　前述したように，心房細動の第1拍目（起始）の多くが肺静脈起源であり，肺静脈心筋を標的としたアブレーションが発作性心房細動の80〜90％に有効であるが，肺静脈アブレーションは持続性・長期持続性心房細動の30〜50％の症例にしか有効ではない．このことから，持続性心房細動では心房細動を長時間持続させるための「基質」が肺静脈心筋以外に存在し，心房内に存在する基質も治療しなければ心房細動は抑制できないと考えられている．

　Jalife らは，高解像度の光学的マッピングを用いて心房細動中の興奮伝播様式を観察し，心房細動は「ローター」と呼ばれる小さなリエントリーによって維持されていることを動物モデルで示した（mother rotor theory）[2]．2010年代に入り，ヒト心房細動も局所で旋回するリエントリーによって維持されていることが，phase map を用いた解析により示された[3,4]．しかしながら，phase map を用いない解析ではリエントリーはあまり認められず，局所から放射状に興奮が広がる focal source が観察されている[5,6]．心房細動を維持している小さなリエントリーおよび focal source は総称して「ドライバー」と呼ばれているが，リエントリーと focal source のどちらがより重要な役割を果たしているかについては現在も議論されている．

2. 心房細動発症機序

心房細動の発症においては，遺伝的要因が関与していることがわかっている．一卵性双生児の双方の心房細動発症率は，二卵性双生児のそれよりも高く，このことは遺伝的要因の関与を示唆する．一部のイオンチャネルをコードする遺伝子変異が，イオンチャネルの機能を変化させることにより心房細動が発症することが知られているが，そのような機序により心房細動が発症する患者は非常にまれである．近年，心房細動と関連する一塩基多型（single nucleotide polymorphisms：SNPs）が複数あることが示された．一塩基多型は高頻度にみられる遺伝子多型であるが，その多くはどのようにして不整脈源性に関与しているか明らかとなっていない．心房細動発症に関連する1ヵ所の一塩基多型を有していると，心房細動発症率は1.1～1.4倍程度高くなることが知られている．

遺伝的要因のほかに，環境因子も心房細動の発症に関与している．高齢者・甲状腺機能亢進症・僧帽弁膜症に心房細動は合併しやすく，加齢，心房の圧負荷，甲状腺ホルモンなどの環境因子も発病の原因となることがわかっている．そのほかにも心不全，飲酒，肥満，睡眠時無呼吸なども心房細動の原因となる．加齢，圧負荷，心不全は心房組織に線維化を引き起こすが，線維化した組織は，伝導遅延あるいは機能的伝導ブロックを生じるためにリエントリーの基質となりやすく，その結果，心房細動が発症すると考えられている．

遺伝的要因と環境要因に加え，心房細動が生じるとそのことによりイオンチャネルのリモデリング（電気的リモデリング）や心房拡大（構造的リモデリング）が生じ，これらのリモデリングによって心房細動が持続しやすくなる（AF begets AF）ことが動物モデルで示されている．このような心房細動自体による心房のリモデリングのために，心房細動は慢性化し，慢性化してからの時間が長くなるほど，肺静脈以外の心房組織の基質が形成され，薬物，アブレーションのいずれの方法をとっても洞調律維持が困難となる．

B. EPSで知りたいこと

- 肺静脈のマッピングでは，far-field 電位と肺静脈電位の識別が必須である．
- 心房細動のドライバー部位では，局所興奮周期が周囲組織よりも短い．

1. 心房細動第1拍目（起始）のマッピング

心房細動のEPSでは，心房細動の第1拍目の興奮起源の同定が重要である．それらの90％は肺静脈起源であることは知られているが，肺静脈以外の領域に心房細動の第1拍目の興奮の起源があれば，肺静脈隔離に追加して同部のアブレーションを行わなければならない．

2. 肺静脈電位と far-field 電位

肺静脈は大多数の心房細動症例で重要な役割を果たしており，心房細動アブレーションの標準的な治療は肺静脈隔離となっている．肺静脈隔離のためには，リング状カテーテルを用いて肺静脈のマッピングが行われるが，肺静脈組織以外の周囲組織の興奮（far-field 電位）がリング状カテーテルに記録されることがあるため，far-field 電位と肺静脈電位との識別は重要である．

3. 興奮周期

心房細動中の興奮伝播様式の解析のために，局所興奮周期の計測は有用である．心房内にドライバーが存在し，それらを起源とした興奮が心房全体へ伝播している場合，ドライバーから周囲に広がる興奮は所々で1：1伝導できなくなるため，ドライバーの興奮周期は周囲の組織よりも短く，ドライバーから離れるほど興奮周期は延長する．

4. 線状焼灼の伝導ブロック

　肺静脈隔離に線状焼灼を追加することが有効な症例もある．また，心房細動症例の一部では左房内にリエントリー回路を有しており，肺静脈隔離後に左房リエントリーが出現することがある．そのような症例には線状焼灼が必要である．しかし，線状焼灼部に伝導 gap を残してしまうとその効果は不十分となるため，伝導ブロックを正確に評価し，完全なブロックを作成することが必要である．

5. 心房細動ドライバーのマッピング

　近年の研究により，心房細動中には比較的小さな領域内で旋回するリエントリーや，局所から放射状に興奮が伝播している focal souce が心房細動を維持していると考えられ，リエントリーと focal source は総称して「ドライバー」と呼ばれている．肺静脈隔離のみで心房細動再発を抑制できない症例では，ドライバーのアブレーションが有効なこともある．

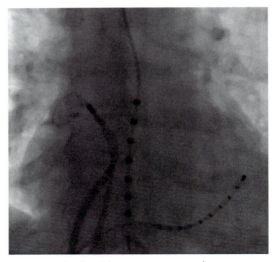

図1　心房細動に対する EPS・アブレーションの際のカテーテル位置
大腿静脈から挿入されたリング状多電極カテーテルとアブレーションカテーテルが，経中隔穿刺を施行した後に，左房内に挿入されている．さらに，冠静脈洞に多電極カテーテルが，食道温センサーが食道内に留置されている．

C. カテーテルの配置

●心房細動の EPS では，必要に応じて電極カテーテルの位置を変え，さまざまな領域のマッピングを施行する必要がある．

　心房細動の EPS，アブレーションでは肺静脈のマッピングが必須であるため，多電極リング状カテーテルが肺静脈に留置される．さらに，一般的には冠静脈洞に多電極カテーテルが留置される（図1）．上大静脈もしばしばマッピングされるが，上大静脈のマッピングにもリング状カテーテルは有用である．しかし，すべての肺静脈，上大静脈に電極カテーテルを留置し，同時にマッピングすることは困難であるため，心房細動の EPS では必要に応じて電極カテーテルを動かし，さまざまな領域のマッピングを行うこととなる．

D. 症　例

●心房細動の起始をマッピングする際には，P 波に着目する．

●左上肺静脈内の肺静脈電位と far-field 電位を区別するためには，左心耳ペーシングが有用である．

●心房細動中の肺静脈マッピングでは，肺静脈電位が organize したときの興奮様式からアブレーション標的を決定する．

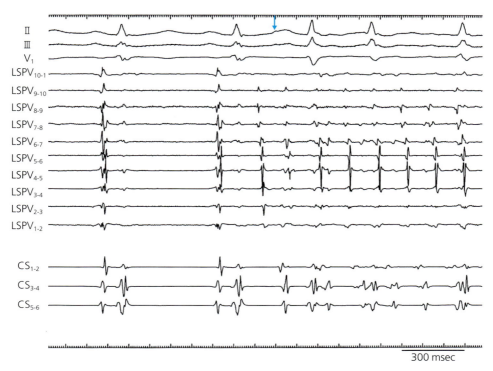

図2 心房細動起始のマッピング
心房細動の第1拍目には，T波に重なったP波を認めるが（矢印），P波の始まりよりも70 msec程度早いタイミングで左上肺静脈（LSPV）のLSPV$_{9-10}$とLSPV$_{8-9}$に興奮を認めている．P波よりも著しく早い興奮を認めることより，この左上肺静脈が心房細動起始の起源である可能性が強く示唆される．
CS：冠静脈洞

1. 心房細動の起始のマッピング

発作性心房細動の90％は肺静脈を起源とする興奮から始まることが知られている．そのため，心房細動の起始をマッピングする際には，まず肺静脈からマッピングを始める．しかし，4本の肺静脈を同時にマッピングし，興奮のタイミングを比較することはできない．心房細動の起始のマッピングで注目するべき点は，心房細動の第1拍目のP波に対する局所興奮の先行度である．**図2**では，リング状電極カテーテルが左上肺静脈に留置されている．この場合，電極カテーテルが留置されていない肺静脈の興奮タイミングはわからないが，左上肺静脈に留置されたカテーテルには心房細動の第1拍目のP波よりも約70 msecと著しく先行した興奮が記録されている．そのため，左上肺静脈が心房細動起始の起源として疑わしいと考えられる．可能な場合には，さらに他の肺静脈にリング状電極カテーテルを留置し，心房細動の第1拍目の際にその肺静脈電位のP波に対する先行度を計測し，最も早く興奮する肺静脈を同定する．

2. 心房期外収縮のマッピング

心房細動起始の起源となる肺静脈からは，単発および連発する心房期外収縮が出現することも多い（**図3**）．頻発する期外収縮の起源はカテーテルアブレーションの標的であり，その局在を同定することは重要である．肺静脈起源の期外収縮

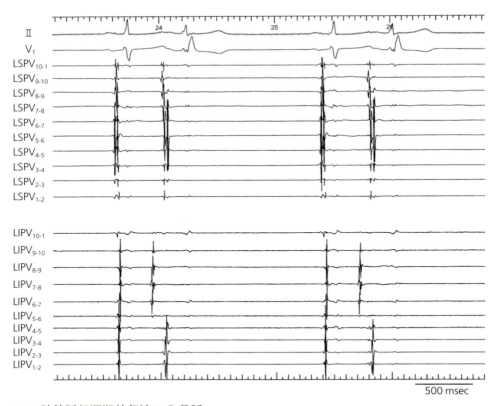

図3 肺静脈起源期外収縮の2段脈
心房細動起始の起源となる肺静脈からは，単発の期外収縮を頻回に認めることが多い．本症例では，期外収縮のP波に先行した興奮を左下肺静脈（LIPV）に認めているが，この後，LIPVを最早期とする心房細動の自然発作を認めた．
LSPV：左上肺静脈

は，肺静脈心筋と左房筋の間で機能的伝導ブロックを呈することもしばしば認められ，このような現象は exit block と呼ばれる（図4）．

肺静脈以外の領域を起源とする期外収縮のマッピングの場合は，右房に電極カテーテルを留置し，冠静脈洞と右房の興奮を比較することにより右房起源か左房起源か決定する．その後，期外収縮の起源が疑われる心房内をマッピングする．マッピングにはアブレーションカテーテルが用いられることもあるが，三次元マッピングシステムガイドで多電極カテーテルを使うと，より効率よくマッピングすることができる（図5）．

3. 洞調律中の肺静脈隔離

肺静脈に留置されたリング状カテーテルには，肺静脈電位とその周囲の構造物の興奮が far-field 電位として記録される．それらを識別できなければ，肺静脈電位が消失した後の far-field 電位を肺静脈電位と勘違いして，隔離した後も通電を続けてしまうことになる．また，小さな肺静脈電位は far-field 電位と間違えられ，肺静脈電位が残存していても隔離されたと勘違いされることもある．図6は，肺静脈隔離が行われた後の，肺静脈に留置されたリング状カテーテルの電位を示している．0.2 mV 程度の小さな電位がカテーテルには記録されており，far-field 電位のようにも思わ

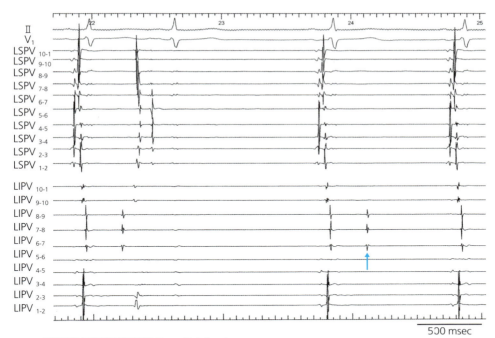

図4 肺静脈起源期外収縮の exit block
図の1拍目は洞調律で，2拍目は左下肺静脈（LIPV）を起源とする期外収縮．3拍目は洞調律であるが，その後にLIPV$_{6-7}$，LIPV$_{7-8}$，LIPV$_{8-9}$に興奮を認める（矢印）．この興奮は左下肺静脈と左房の間でブロックされているため，P波は認めない．心房細動起始の起源となる肺静脈は，このような exit block を呈することも多い．
LSPV：左上肺静脈

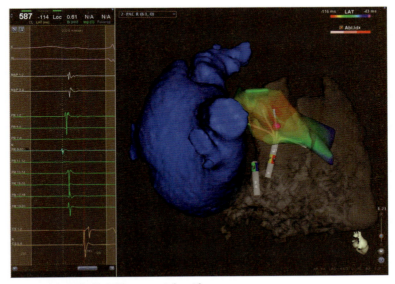

図5 右房起源期外収縮のマッピング
三次元マッピングシステム（CARTO）ガイドでPentarayカテーテルによって心房期外収縮のマッピングが行われている．右後方より左房（青色）および右房（灰色）が示されている．Pentarayカテーテルは右房後壁に留置されているが，ピンク色で示された電極に心房期外収縮の最早期興奮を認め，その周囲へ放射状に興奮が伝播しており，ピンク色で示された電極が心房期外収縮の起源であることが容易にわかる．

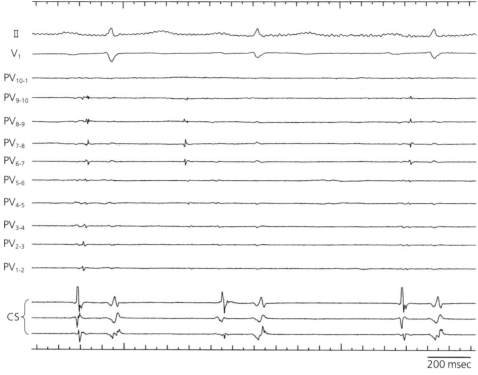

図6 肺静脈電位とfar-field電位
1拍目の肺静脈（PV）には0.2 mVと小さな局所電位しか記録されておらず，一見，far-field電位のようにも思えるが，2拍目ではこの肺静脈の興奮が心房期外収縮に先行しており，肺静脈電位であることがわかる．このように，局所電位が小さくても，組織は不整脈源性を有するため，小さい電位であっても肺静脈電位かfar-field電位か鑑別することが重要である．
CS：冠静脈洞

れるが，第2拍目の期外収縮ではこの小さな電位がP波に50 msec以上先行している．この小さな電位は肺静脈電位であり，この電位を隔離するべきであることがわかる．

　左上肺静脈内には，その前方に存在する左心耳の興奮がfar-field電位として多くの症例で記録される．左心耳は左上肺静脈の前方に位置するため，左心耳の興奮によるfar-field電位は左上肺静脈入口部の前壁側で記録され，後壁側ではほとんど記録されない．区別のためには，左心耳からペーシングすると，左心耳の興奮であるfar-field電位はペーシングアーチファクトのなかに隠れ，肺静脈電位はその後に現れる（図7）．図8に示したように，洞調律時は左心耳と左上肺静脈はほ

ぼ同じタイミングで興奮するため，リング状カテーテルのfar-field電位と肺静脈電位は同じタイミングで現れ重なってしまう．しかし，左心耳からペーシングすると，興奮は左心耳から肺静脈へと伝播するため，肺静脈電位は左心耳興奮に遅れて出現する．この方法は有用であるが，左心耳に常にカテーテルを留置するとアブレーションカテーテルの操作の邪魔となるため，冠静脈洞からのペーシングが代用されることも多い．冠静脈洞ペーシング中も，左心耳が肺静脈よりもやや早く興奮するため，far-field電位と肺静脈電位の分離は可能である．

　肺静脈隔離の際には，リング状カテーテルに記録された肺静脈電位の最早期興奮部位がアブレー

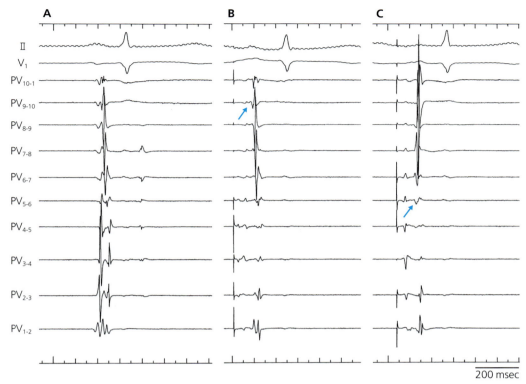

図7 肺静脈電位とfar-field電位を鑑別するペーシング法
左上肺静脈にリング状多電極カテーテルが留置されたときの電位が示されている．
A：洞調律時の記録．肺静脈 (PV) 電位とfar-field電位の双方が記録されている．
B：左心耳ペーシング中の記録．far-field電位はペーシングアーチファクトの直後に小さく記録され，PV電位は遅れて記録されている．このときの肺静脈電位の最早期興奮はPV$_{9\text{-}10}$である（矢印）．
C：冠静脈洞ペーシング中の記録．far-field電位はやはりPV電位よりも早く記録され，両者は明瞭に区別されるが，最早期興奮はPV$_{5\text{-}6}$となっている（矢印）．

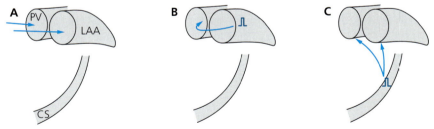

図8 左上肺静脈心筋と左心耳の興奮伝播様式
A：洞調律中の興奮伝播様式．左心耳 (LAA) と肺静脈 (PV) は，ほぼ同じタイミングで興奮するため，PV内に留置された電極カテーテルにはLAAのfar-field電位とPV電位が重なって記録される（図7A参照）．
B：LAAペーシング中の興奮伝播様式．LAAが興奮した後にPVが興奮するために，far-filed電位とPV電位は区別される（図7B参照）．この場合は，PVの前方から興奮が始まるため，前方に位置する電極により早く興奮が到達する．
C：冠静脈洞 (CS) ペーシング中の興奮伝播様式．LAAがPVよりもやや早く興奮する（図7C参照）．この場合は，PVの下方がより早く興奮する．

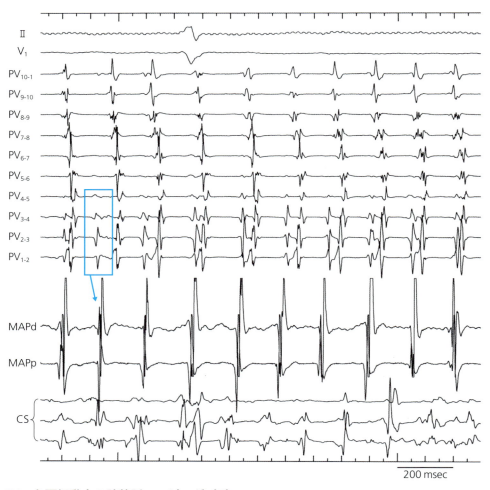

図9 心房細動中の肺静脈マッピング（1）
心房細動中に，リング状多電極カテーテルを用いて左上肺静脈（PV）のマッピングが行われている．PV_{1-2}，PV_{2-3}，PV_{3-4} には2つの興奮が認められる．1つは左心耳に留置されたマッピングカテーテル（MAP）に記録された興奮とほぼ同じタイミングであり（矢印），左心耳の興奮が far-field 電位として記録されていることがわかる．このように far-field 電位が記録される電極は，通常，左上肺静脈の前方に位置する．
CS：冠静脈洞

ション標的となるが，ペーシング部位によって最早期興奮は異なって見える．**図7**の左心耳ペーシング中の肺静脈電位の最早期興奮は PV_{9-10} 電極であるが，冠静脈洞ペーシング中は PV_{5-6} 電極に最早期興奮が認められている．PV_{9-10} は肺静脈開口部の前上方，PV_{5-6} は下方に位置している．つまり，ペーシング部位に近い部位の肺静脈心筋が早く興奮する．このことを把握したうえで，アブ

レーション標的部位を決定する必要がある．
　右上肺静脈は上大静脈と近接しており，上大静脈の興奮を far-field 電位として記録する．上大静脈は右上肺静脈の前方に位置するため，右上肺静脈に留置したリング状マッピングカテーテルの前方の電極に far-field 電位は記録される．上大静脈の far-field 電位と肺静脈電位の鑑別をするためには，上大静脈からのペーシングが有用であ

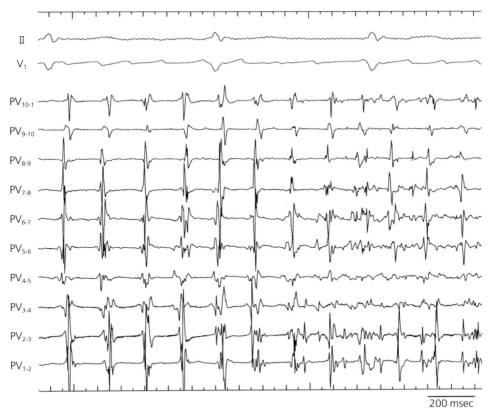

図10 心房細動中の肺静脈マッピング（2）
心房細動中に，リング状多電極カテーテルを用いて肺静脈（PV）のマッピングが行われている．最初の6つの連続した心拍は，肺静脈興奮が同じ興奮順序で興奮している（organized）が，その後は肺静脈興奮が分裂し，興奮順序はランダムにもみえる（disorganized）．organized しているときには，興奮が左房から肺静脈へと伝播しているときが多く，多くの場合，organized しているときの最早期興奮部位に伝導 gap が存在する．この図では，アブレーション標的は PV_{4-5} および PV_{5-6} となる．

る．上大静脈からペーシングした際に，リング状カテーテルに電位を認めない場合には，肺静脈はすでに隔離されている．

4. 心房細動中の肺静脈のマッピング

心房細動中に far-field 電位と肺静脈電位を区別する場合も，洞調律時と同様，左上肺静脈内に認められる左心耳の興奮が最も紛らわしい．この場合には，左心耳に電極カテーテルを留置し，左心耳の興奮も左上肺静脈と同時にモニターする．左上肺静脈内に認められる far-field 電位は，左心耳に留置された電極カテーテルの興奮と同じタイミングであるため区別できる（図9）．

心房細動中にリング状電極カテーテルで肺静脈をマッピングすると，リング状カテーテルの電極がほぼ同じタイミングで興奮しているとき（organized）と，まったくランダムに興奮しているようにみえるとき（disorganized）がある（図10）．disorganized のときは，肺静脈電位が比較的小さく，興奮周期は短い．organized しているとき，多くの場合では，興奮は左房から肺静脈へと進入しているため，organized しているときにリング状カテーテルで最も早く興奮している部位をアブレーションの標的とするとよい．

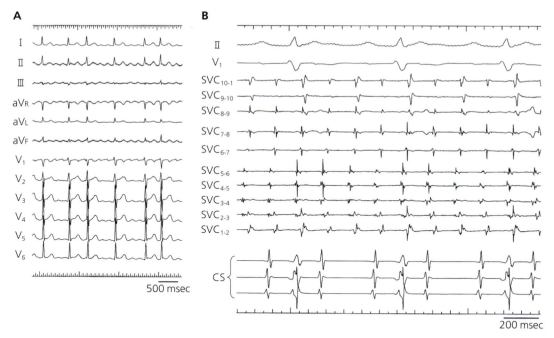

図11 上大静脈起源心房頻拍の12誘導心電図と心内心電図
A：12誘導心電図．Ⅱ，Ⅲ，aV$_F$誘導に陽性，V$_1$誘導に二相性（陽性/陰性）のP波を示す心房頻拍を呈している．
B：心内心電図．冠静脈洞（CS）には周期290 msecの興奮が認められているが，上大静脈（SVC）内に留置されたリング状多電極カテーテルには周期145 msecの興奮が認められ，上大静脈-右房間で2：1伝導ブロックを呈する上大静脈起源頻拍と診断される．
本症例は，上大静脈隔離により頻拍停止を認めた．

5. 上大静脈のマッピング

　心房細動症例のなかには，肺静脈と同様に，上大静脈を起源とする期外収縮から心房細動が生じる症例もある．しかしながら，上大静脈のアブレーションのみで根治する症例はむしろまれであり，多くの症例は肺静脈隔離も必要となる．

　上大静脈起源の期外収縮や心房細動は，isoproterenolとATP（アデノシン三リン酸）の投与に敏感であり，これらの薬物による誘発性テストの感度は高く，極めて有効である．しかし，内頸静脈や鎖骨下静脈から電極カテーテルが心内に留置されている場合には，isoproterenolにより心臓の過収縮が生じるとカテーテルの機械的刺激により期外収縮が生じることがあることに注意しなければならない．カテーテルの機械的刺激が疑われた場合には，原因となっているカテーテルを抜いて，リング状カテーテルなどの機械的刺激を生じにくいカテーテルを，大腿静脈を介して上大静脈に留置して確認することが望ましい．

　時折，肺静脈隔離を行った後に上大静脈起源の頻拍を認めることがある．**図11**は，発作性心房細動の症例であるが，肺静脈隔離が終了した後に心房頻拍を認めた．心房頻拍中の心房興奮周期は290 msecであるが，心房頻拍中の上大静脈内には145 msec周期の興奮を認めていた．上大静脈内の興奮周期が短く，上大静脈がドライバーであり，上大静脈内から心房へ興奮が2：1伝導を呈していると考えられたため，上大静脈隔離が行われ洞調律へ復した．上大静脈と心房の興奮周期が同じ場合もあるが，その場合には上大静脈と右房の接合部にアブレーションカテーテルを留置し，興奮順序が「上大静脈→右房」と「右房→上大静脈」のどちらであるかを観察することによって，上大

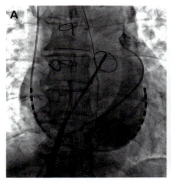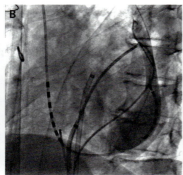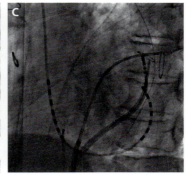

図12 左上大静脈遺残
左上大静脈遺残の造影像（**A**：正面像，**B，C**：左前斜位像）．左上大静脈遺残のマッピングのため，直径15 mmのリング状多電極カテーテルとアブレーションカテーテルが，大腿静脈を介して左上大静脈遺残に留置されている（**C**）．左下肺静脈にもリング状多電極カテーテルが留置されている．

静脈がドライバーとなっているか判断することができる．

6. 左上大静脈遺残のマッピング

左上大静脈遺残を認める症例では，高頻度に左上大静脈遺残からも期外収縮の頻発や心房細動起始を認め，左上大静脈遺残のアブレーションが有効である[7]．図12のように血管径が15 mm以上ある症例では，リング状カテーテルを用いてマッピングが行われる．リング状カテーテルにより，血管内を全周性にマッピングすることはできるが，リング状カテーテルの遠位部や近位部と興奮タイミングを比較することはできず，期外収縮の起源のマッピングは容易ではない．そのため，左上大静脈遺残を起源とする期外収縮が確認された場合には，左上大静脈遺残の電気的隔離が通常行われる．左肺静脈よりも下方では，冠静脈洞心筋は左房筋と連続しているため，隔離のためには左房下壁の冠静脈洞との接合部位の焼灼が必要であり，容易でないことが多い．左肺静脈よりも遠位部であれば，左上大静脈遺残内を全周性に焼灼すると電気的に隔離することができるが，カテーテルの操作が難しいため，三次元ナビゲーションシステムの使用が推奨される．

E. 大切な所見

- 肺静脈頻拍は，肺静脈が心房細動のドライバーとしての役割を有していることを示唆する所見である．
- 心房細動興奮周期が長いほど，心房細動は停止しやすくなる．

1. 肺静脈頻拍

multiple wavelet theoryでは，リエントリーが成立するために一定の広さ以上の心房組織（critical mass）が必要と考えられていた．しかし，肺静脈隔離が施行されるようになると，一部の症例で左房から電気的に隔離された肺静脈に限局した頻拍が観察された．そのような頻拍のなかには，頻拍中の興奮順序・周期が一定で，ペーシングで誘発と停止が可能であるため，リエントリーが機序として考えられるものも存在する[8]．また，自然停止と発作を繰り返すためにtriggered activityが機序と考えられるものもある．肺静脈頻拍の観察は，かぎられた広さの心房組織であっても心房細動・頻拍を生じるには十分であ

り，心房組織の広さ（心房の大きさ）は心房細動の発生に必須な条件ではないことが示唆される．また，肺静脈頻拍は肺静脈が心房細動のドライバーとしての役割を果たしていることを示す所見と考えられている．

2. 心房興奮周期

心房細動中には，複数の肺静脈がドライバーとして働いているが，1本の肺静脈が左房から電気的に隔離されると，肺静脈から左房へ伝播する興奮波の数が減少する．その結果，肺静脈が1本ずつ隔離されるごとに心房内の興奮周期が延長し，ドライバーとなっている肺静脈がすべて隔離されると最終的に洞調律へ復する．したがって，肺静脈隔離によって興奮周期があまり変化しなかった場合には，肺静脈のドライバーとしての役割よりも，心房組織にドライバーが存在し，相対的に心房組織のドライバーの役割が大きいことが示唆される．一般的には，発作性心房細動と持続性心房細動を比較すると，発作性心房細動のほうが肺静脈隔離のみで心房細動が停止しやすく，停止しなくても興奮周期の延長が大きい．また，持続性心房細動も持続期間が長くなるほど，肺静脈隔離による興奮周期の延長が小さくなる．

心房細動中の興奮周期は，心房内の各部位で異なる．Jalifeらは，ヒツジ心房細動モデルで，「ローター」と呼ばれる小さなリエントリーから周囲へ興奮が伝播することで心房細動が維持されていることを示した[2]．このモデルでは，ローター部は心房内で最も興奮周期が短く，興奮がローターから周囲へ伝播する際に1：1伝導できない組織があり，その結果，ローター部から離れるほど興奮周期が長くなっていた．この結果より，ヒトの心房細動でも興奮周期が最も短い部位は心房細動のドライバーと考えられている．興奮周期の計測はドライバーの局在推定に有用である．右房と左房でそれぞれ1点ずつ，同時に興奮周期を計測し比較することにより，どちらの心房にドライバーが存在するか推測することが可能となる．しかし，実際のEPSでは心房細動中の心内電位は分裂した連続電位（complex frac-tionated atrial electrograms：CFAE）であることが多く，各部位の興奮周期を正確に計測することが困難であることも少なくない．

心房細動興奮周期は心房細動の持続性と関連している．心房細動興奮周期は発作性心房細動よりも，持続性心房細動で短い．また，前述のように肺静脈隔離により心房細動が停止するときも心房細動興奮周期は徐々に延長し，最後に洞調律に復する．抗不整脈薬を使用して心房細動が停止する場合も同様に，心房細動が停止する前に興奮周期は延長する．このように，心房細動興奮周期が延長すると心房細動は持続しにくくなり，洞調律に復するか，心房粗動に移行する．持続性心房細動の興奮周期は120～150 msec，発作性心房細動では150～180 msecであり，200 msecを超えると心房細動はほとんど存在せず，心房粗動や心房頻拍に移行する．カテーテルアブレーション中に心房細動興奮周期が延長した場合には，心房細動が停止に向かっていると考えるべきである．

3. 期外収縮の誘発

心房細動のトリガーとなる期外収縮を誘発するために，しばしばisoproterenolやATPの投与が行われる．これらの薬物は肺静脈や上大静脈起源の期外収縮の誘発に特に有用である．上記の薬物負荷で期外収縮もしくは心房細動の誘発が困難である場合，isoproterenol負荷下で心房バーストペーシングを行い，心房細動を誘発してから電気的除細動を行い，除細動後に出現する心房期外収縮をマッピングする方法が用いられることもある．

4. 心房細動ドライバー

心房細動ドライバーのマッピングは，心房細動中に行われ，バスケットカテーテルや先端が枝分かれしたマッピングカテーテルが用いられる．カテーテルの電極の密度が不十分な場合には，ドライバーを見落としたり，逆にリエントリーではない興奮様式をリエントリーと誤認識してしまったりすることがあることを知っておく必要がある．

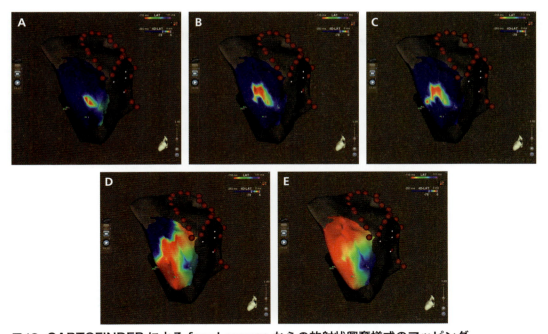

図13 CARTOFINDER による focal source からの放射状興奮様式のマッピング
CARTOFINDER を用いて，三次元マッピングシステム（CARTO）上に心房細動中の興奮伝播様式が示されている．図は，左房を左後方から見ている．肺静脈隔離後に，Pentaray カテーテルにより左房側壁が心房細動中にマッピングされている．赤色が脱分極した直後の領域を示し，黄→緑→青の順に再分極している．A図ではマッピング領域の中央部から興奮が始まっていることが示されている．B図→E図と徐々に興奮が周囲に放射状に広がっている．赤点は肺静脈隔離のための焼灼巣を示す．

そのため，より電極密度の高いカテーテルが好ましい．バスケットカテーテルは，一部の電極が組織と接触しないこともあるため，解析する際に注意しなければならない．

これまでの研究では，ほとんどのドライバーはリエントリーであっても focal source であっても，数拍で消失する一過性の現象であるが，同じ場所で繰り返し観察されると報告されている．したがって，1～2秒のマッピングではドライバーを見落とす可能性があるため，同じ部位で5～30秒は記録するべきと考えられている．非常に多くの電極で長時間記録した電位を基に興奮伝播様式を解析することは困難であるため，興奮伝播様式を視覚化するソフトウェアの開発も進められている（図13）．

F. 治療選択の考え方

- 低心機能の症例では，アブレーション治療により心機能や生命予後の改善が期待できる．
- アブレーション治療後に臨床的に心房細動再発を認めなくても，リスクがあれば抗凝固療法は継続されるべきである．
- アブレーション治療後に，高血圧・心不全・肥満・睡眠時無呼吸・飲酒などの心房細動リスクの管理を行うことは，再発予防のために重要である．

1. リズムコントロールによる恩恵

　心房細動治療では，最初にリズムコントロールとレートコントロールのいずれの治療が適切か考えなくてはならない．症状の強い症例ではリズムコントロールが望まれ，リズムコントロールが現実的には困難であることが予想される症例ではレートコントロールが選択されることになる．薬物治療でもアブレーションでも，持続性心房細動，特に慢性化してからの時間が長い症例ほどリズムコントロールが困難である．その他，心房が拡大した症例もリズムコントロールが困難である．近年，心房組織の線維化を伴う症例ではアブレーションによる洞調律維持が困難であることが示された[9]．心房組織の線維化はMRIによる遅延造影や，EPSにより低電位領域として同定される．心房低電位領域は，高齢者や女性，腎機能障害や基礎心疾患の合併例に認められやすい．

　心機能低下症例や洞機能不全症例では抗不整脈薬の使用が困難であるため，リズムコントロールが必要な場合，アブレーション治療が選択される．心機能が低下した心房細動症例に対してアブレーションを行うと，レートコントロールよりも心機能の改善が大きいことが示されており[10]，心機能低下症例における非薬物的洞調律維持の恩恵は非常に大きい．左室駆出率35％以下の発作性または持続性心房細動症例を，薬物治療とアブレーション治療に無作為に振り分けたCastle-AF研究では，アブレーション治療群では心不全増悪による入院，および全死亡が有意に少なかったことが示された[11]．この結果から，心機能低下例では症状が乏しくてもアブレーション治療を考慮することが推奨される．

　脳梗塞予防効果をアブレーション治療に期待されることもある．しかしながら，心房細動の発症には加齢や高血圧，基礎心疾患，肥満などの環境因子が関与しており，アブレーションによって肺静脈が隔離されても，その後，環境因子によって心房内に細動基質が広がり，アブレーション治療後数年以上経過した遠隔期に心房細動が再発することもしばしばある．そのため，アブレーション治療により洞調律が維持されていても，脳梗塞リスクを有する症例に対しては抗凝固療法継続が推奨される．ただし，近年のコホート研究では，アブレーション治療を受けた患者はアブレーション治療を受けなかった患者よりも脳梗塞発症リスクが低く，生命予後も良好であったことが示されている[12]．この結果は，アブレーション治療により心房細動発症時間（心房細動バーデン）が低減，もしくは慢性化への進展が抑制されることによると推測されている．現在，アブレーション治療により脳梗塞や死亡のリスクが低下するかを検討するための多施設無作為化試験が進行中である．出血リスクが高く，アブレーション後の抗凝固療法継続が好ましくない症例に対しては，左心耳切除術や左心耳閉鎖術の適応を考慮する．

2. 高周波アブレーションとバルーンアブレーション

　肺静脈周囲に焼灼巣を数mmごとに作成する高周波アブレーションは，技術と術時間を必要とする．そのような問題を解決するために，肺静脈隔離用のバルーン型カテーテルが開発された．現在，わが国で臨床使用可能なものは，クライオバルーンアブレーションとホットバルーンアブレーション，さらにはレーザーを用いて焼灼する内視鏡アブレーションシステムがあるが，いずれもカテーテルの操作が容易であることが最大の特徴である．前述の2つは，バルーンと組織の接面を全周性に一度に冷却，もしくは焼灼するため，"one shot device"と呼ばれることもある（図14）．3～4分間で1本の肺静脈を隔離することが可能であり，大幅な術時間の短縮も可能である．一方で，内視鏡アブレーションシステムは肺静脈全周をレーザーにより20～30回照射することにより隔離する．そのため，他の2つに比較して術時間を要するが，バルーンと組織の接着面の中の一部だけを焼灼するため，肺静脈遠位部は焼灼されにくいという特徴を有する（図15）．

　クライオバルーンアブレーションの有効性・安全性は，高周波アブレーションと比較して同等と報告されている[13]．クライオバルーンアブレーションを用いたときに比較的多く生じる合併症と

F. 治療選択の考え方　233

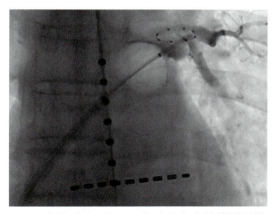

図14　クライオバルーンによる左上肺静脈隔離
正面像．左上肺静脈入口部にクライオバルーンが留置され，造影剤により肺静脈が閉塞していることが確認されている．クライオバルーン以外には，冠静脈洞に多電極カテーテルが，食道内に温度プローブが留置されている．

して，横隔神経麻痺が知られている．バルーン冷却中に生じる横隔神経麻痺を早期に発見し，冷却をただちに中止すれば，多くの症例で術後数ヵ月以内に横隔神経麻痺は改善する．クライオバルーンアブレーションの合併症として，頻度は少ないが肺静脈狭窄や左房食道瘻の報告もあり，決して高周波アブレーションと比較して安全とは言えない．クライオアブレーションを直径の大きな肺静脈に用いる場合，肺静脈遠位部でバルーンが組織に密着することになるため，肺静脈遠位部を冷却する結果，肺静脈狭窄が生じやすいと考えられている．

　バルーンアブレーションの欠点としては，高周波アブレーションのように通電部位ごとに通電出力や通電時間を変えたりすることができない点が挙げられ，そのことは肺静脈狭窄や左房食道瘻が生じる原因となる可能性があると考えられる．また，シースが太いために，シース内に大量の空気

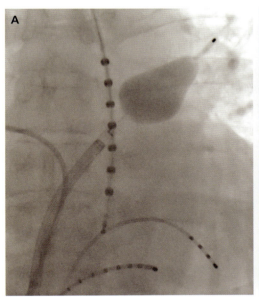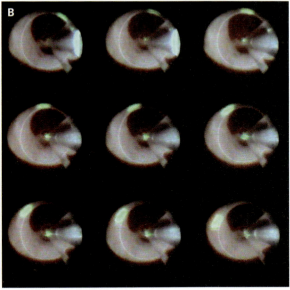

図15　内視鏡ガイド・レーザーアブレーションによる左上肺静脈隔離
A：左上肺静脈に留置されているレーザーバルーンのX線透視正面像．B：レーザーバルーンのシャフトに設置された内視鏡から見たレーザー照射部位
緑色の部位がレーザーで焼灼されている．バルーンを肺静脈入口部に圧着させ，バルーンと組織面との間から血液を排除すると，心内膜が直視できる．レーザーで血液を照射すると，温度の過上昇によりバルーンが破裂するおそれがあるため，バルーンを組織面にしっかり圧着し，血液を圧排することが重要である．レーザー照射は，それぞれの照射巣が30～50％程度重なるようにする．

が入ることにより生じる空気塞栓や，穿刺部の血腫が生じやすい点にも注意が必要である．

3. 肺静脈隔離以外のアブレーション治療

　肺静脈隔離は発作性・持続性心房細動ともに有効であるが，持続性心房細動に対する有効性は発作性に対するものよりも劣っている．そのため持続性心房細動に対しては 2000 年代初めから，肺静脈隔離に追加して線状焼灼や分裂電位（CFAE）アブレーションが施行されてきた．しかし，持続性心房細動を対象として肺静脈隔離単独，肺静脈隔離＋線状焼灼，肺静脈隔離＋CFAE アブレーションの治療成績を比較した多施設無作為化試験（STAR AF Ⅱ）では[14]，3 つの術式で治療成績に差を認めなかった．この結果は当時の多くの不整脈医の予想に反するものであったが，線状焼灼や CFAE アブレーションには肺静脈隔離よりもさらに高い技術が必要であり，多施設研究で数多くの術者によって治療が行われると，術者の技量や経験のばらつきが大きいために，それぞれの術式の治療成績間の差が出にくくなったとも推測されている．しかし，実臨床では経験や技量が不十分な術者が治療することがあることも事実であり，持続性心房細動に対して肺静脈隔離に追加する，より有効性が高く，簡便なアブレーション治療の開発が望まれている．

　心房細動患者の心房内線維組織の広がりは，アブレーション後の再発率と相関があることが示されたことから，心房内線維組織が心房細動基質となっているとする仮説が提唱されている．心房内線維組織の分布は，双極電位の 0.5 mV 以下で定義される心房内低電位領域の分布とほぼ一致することから，肺静脈隔離に追加して心房内低電位領域がアブレーションされることもある．近年，持続性心房細動を対象として，肺静脈隔離に CFAE アブレーションを追加する術式と，肺静脈隔離に低電位領域アブレーションを追加する術式の治療成績を比較した多施設無作為化研究の結果が報告され，治療成績は 2 群間で同等であった[15]．低電位領域を標的としたアブレーション法の有効性に関しては今後も検討される必要がある．心房細動中に観察される心房細動ドライバーを標的とするアブレーション法が現在試みられているが，まだ十分な臨床データはない．

4. 心房細動リスクの管理

　心房細動発症機序において，加齢や基礎心疾患，甲状腺ホルモン，心房の圧負荷，自律神経，飲酒などが関与していることは以前からわかっていた．近年になり，肥満や睡眠時無呼吸なども心房細動発症リスクと関連していることが明らかとなっている．心房細動発症初期の段階では，上記のリスク因子の加療は心房細動発作の抑制に効果的であるが，多くの症例は，リスク管理のみでは徐々に心房細動発作の再発を認めるようになり，アブレーションを受けることとなる．アブレーションが行われ，心房細動発作が消失すると，心房細動リスクの管理は忘れ去られる傾向があるが，肺静脈が隔離されても心房細動リスクが管理されなければ，心房組織内で心房細動基質が進展し，術後慢性期の心房細動再発につながることがある．実際に，アブレーション後に血圧・心不全・肥満・睡眠時無呼吸・飲酒などの心房細動リスクの管理を積極的に行うことにより，心房細動再発が抑制されることが報告されている[16]．したがって，心房細動患者に対してはアブレーション治療を行い，術後長期にわたり心房細動再発有無のモニタリングを行うとともに，アブレーション後のリスク管理を行うことが必要である．

G. カテーテルアブレーションの方法

- 肺静脈隔離では，肺静脈の解剖を十分に把握し，肺静脈-左房接合部の心房側をアブレーションする．
- 上大静脈隔離の際には，右横隔神経麻痺に注意する．
- 線状焼灼のエンドポイントは，完全な伝導ブロックである．

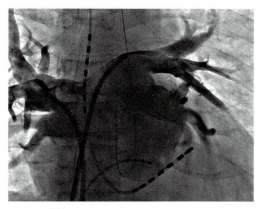

図 16　肺静脈造影
経中隔的に左上肺静脈と右上肺静脈にロングシースが留置され，2本のロングシースより同時に造影剤が注入されている．造影中に心室頻回ペーシングを行い，左室からの拍出を一時的に減らし，造影剤が左房全体に広がるような工夫が行われることもある．

1. 高周波アブレーションによる肺静脈隔離

　初期の肺静脈隔離では，リング状カテーテルを肺静脈入口部に留置し，洞調律時のリング状カテーテル最早期興奮部位を標的としてアブレーションが行われた．しかしながら，通電部位よりも近位部を起源とする期外収縮の残存，および肺静脈狭窄・閉塞を認めたため，アブレーション標的部位は徐々に心房側へ移っていった．通電部位が心房側へ移行すると，肺静脈を1本ずつ個々に隔離するよりも，上下の肺静脈を1つの円で囲むようなアブレーションが行われるようになり，肺静脈狭窄も減少した．

　左肺静脈では前壁側を入口部から1cm以上心房側で隔離することは困難であるため，前壁側を通電するときにはカテーテルを前方に曲げ，数mm引き抜いたらカテーテルが心房に落ちるぎりぎりの部位で通電が行われる．一方，後壁側はリング状カテーテルから1cm以上離れた部位が高周波通電の標的となる．しかしながら，症例によっては通電部位が食道に近くなるため，左房食道瘻や胃蠕動障害などが生じるようになった．このような食道関連の合併症の予防策として食道内温度のモニタリングが行われるが，食道内温度モニターを施行しても食道関連合併症が生じることがあるため，注意が必要である．これは，食道内膜のすべての組織温度をモニターできていない点

や，食道内膜よりも高温である外膜の温度は計測できていない点などが原因と考えられている．したがって，食道温度が上昇しなくても安全とは言えない．ただし，食道温度が上昇しやすい場合には，上昇しないように修正する必要がある．高周波出力を低くしたり，通電時間を短くしたりすることはしばしば行われる．通電部位を5mm程度肺静脈の遠位に移すと，食道内温度が上昇しにくくなる．

　現在では，肺静脈や左房のCT像を三次元マッピングシステムに取り込んでアブレーションが行われることが多いが，CT撮影時とアブレーション時のリズム，体液量，呼吸などが異なるため，CT像と実際のカテーテル位置が一致しないこともしばしばある．そのような場合には，三次元マッピングシステムを用い，さらに肺静脈造影を施行したり，X線透視によりカテーテルの位置を確かめながらカテーテルを動かすことにより肺静脈-左房接合部の解剖をX線像上で把握することが必要となることも多い（図16）．

　アブレーションカテーテルを操作する際には，ロングシースを左房内まで進めて，アブレーションカテーテルをサポートするとカテーテルを安定させやすい．シースからカテーテルが出ている部

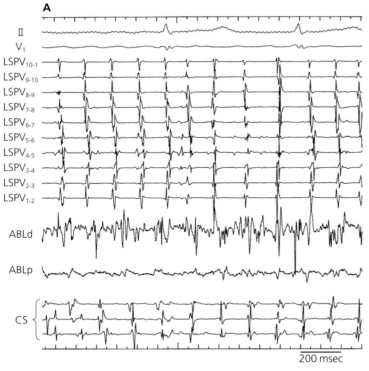
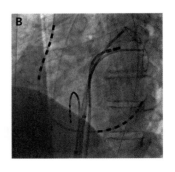

図17　左上肺静脈入口部前方アブレーション部位の心内電位と左前斜位透視像
A：心内電位図．アブレーションカテーテル遠位電極（ABLd）には，分裂した肺静脈電位が記録されているが，アブレーションカテーテル近位電極（ABLp）には，小さな far-field 電位しか記録されていない．これは，近位電極は肺静脈組織には接しておらず，カテーテルの遠位電極は入口部前壁の縁ぎりぎりに接していることを示す．三次元マッピングシステムを用いる場合には，このような場所を解剖学的目印として CT と実際のカテーテル位置のずれを補正するとよい．
B：左前斜位像図．透視像では，リング状カテーテルから約 1 cm 近位部にアブレーションカテーテルが位置していることが示されている．
LSPV：左上肺静脈，CS：冠静脈洞

分が短いと，カテーテルがシースによって曲がらずカテーテルの可動範囲が制限されるため，シースから出ているカテーテルの長さを変えたり，スティーラブルシースを用いたりするとカテーテル先端電極の可動範囲が広がり，操作しやすくなる．

左肺静脈前壁と両側下肺静脈下壁では，肺静脈から心房側へカテーテルを 3～5 mm 引き抜くと心房へカテーテルが落ちるような，肺静脈の「縁」が通電標的部位となる．そのような「縁」にアブレーションカテーテルが位置する場合，近位電極に肺静脈電位が認められず，far-field 電位のみが記録される（**図17**）．近位電極にも肺静脈電位が記録されていれば，実際の焼灼巣は「縁」から約 1 cm 遠位部になっているはずである．

肺静脈隔離が始まった当初は，三次元マッピングシステムは用いられていなかったため，左房筋と肺静脈心筋の電気的なつながりを示すリング状カテーテル電極のなかで最早期興奮部位がアブレーションの標的とされていた．最早期興奮部位は通電するごとに変化し，肺静脈が隔離された後にすべての通電部位をみてみると，多くの症例では通電部位は解剖学的に離れている．このように電位的指標に基づいて肺静脈隔離を施行すると，

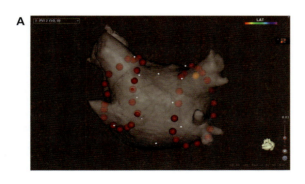
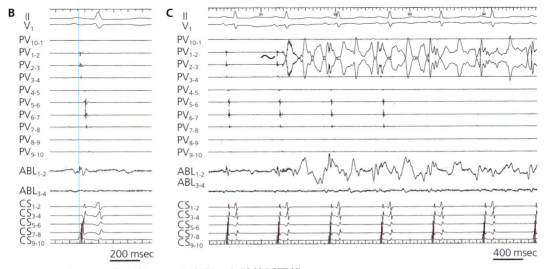

図18 三次元マッピングシステムを用いた肺静脈隔離

A：左房を後方から見た図．肺静脈隔離のための通電部位が赤丸で示されている．片側の上下の肺静脈入口部を囲むように，それぞれの焼灼巣が7 mm以内の距離となるように解剖学的に通電が行われている．

B：解剖学的アプローチにより肺静脈入口部が全周性に焼灼された後の右上肺静脈の心内心電図．まだ，肺静脈（PV）電位を認めている．PV_{1-2} および PV_{2-3} に最早期興奮を認め，リング状カテーテルの2番電極の近傍（A図内のオレンジ色の丸）にアブレーションカテーテルを留置すると，PV_{1-2}，PV_{2-3} よりも早い興奮を認めた．

C：通電開始後にPV$_{1-2}$とPV$_{2-3}$にアーチファクトを認め，通電部位がリング状カテーテル2番電極近傍であることがわかる．3拍目には肺静脈は隔離されている．本症例では最初に解剖学的アプローチにより通電が行われ，その後，電位を指標にして伝導gapが同定され，肺静脈隔離に成功している．

ABL：アブレーションカテーテル，CS：冠静脈洞，PV：肺静脈

慢性期に肺静脈-左房間の伝導再発をきたしやすかった．三次元マッピングシステムの使用が一般的になるとともに，解剖学的に肺静脈前庭部を連続的に，通電部位間の距離をあけないように通電する解剖学的アプローチが行われるようになった．解剖学的アプローチでは，伝導gapを残さないために各通電部位の距離を5～7 mm以内とすることが推奨されている．焼灼巣の深達度は通電時間と通電出力，カテーテルと組織のコンタクトフォースにより決定される．肺静脈隔離では，30 W，30～60秒，10～20 gのコンタクトフォースが一般的な通電設定であるが，通電時間が短かったり，コンタクトフォースが低かったりする場合には通電部位間の距離を短くするとよ

い．近年，出力・通電時間・コンタクトフォースから深達度を推定する機能が三次元マッピングシステムに追加された．このような機能を利用することにより，十分な深達度の焼灼巣を作成しやすくなってきている．しかしながら，解剖学的アプローチでアブレーションを施行しても，組織が厚いために貫壁性の焼灼層が形成されていなかったり，通電時間中にカテーテルを同じ位置に保つことができなかったりする場合には，肺静脈前庭部を1周通電しても隔離できないことがある．そのような場合には，リング状カテーテルの電位の最早期興奮部位と前庭部のすでに通電した部位の間の領域を丹念にアブレーションカテーテルでマッピングし，リング状カテーテルの最早期興奮よりも早く興奮している部位を通電すると隔離することができる．難しい症例では，解剖学的アプローチと電位的アプローチとを状況に応じて使い分ける必要がある（**図18**）．

コンタクトフォースのモニタリングは十分な焼灼巣の作成のみならず，合併症の予防にも役立つ．過剰なコンタクトフォースは心タンポナーデの原因であるため，カテーテル操作ではいかなるときもコンタクトフォースを50g以下に保つことが推奨される．呼吸などの動きによって一過性にコンタクトフォースが上昇する場合もあるが，その場合はカテーテルのシースから出ている部分を長くすると，カテーテルはシースよりは柔らかいためコンタクトフォースの上昇を抑えることができる．

a．上大静脈隔離

上大静脈隔離は，肺静脈隔離と同様にリング状電極カテーテルをガイドにして行われる．心房中隔を介さずにすむため，カテーテルの操作はより容易であり，心筋も薄いため隔離は容易であるが，解剖学的な理由から特有の合併症を生じることがある．

1．上大静脈隔離に伴う合併症

最も注意するべき合併症は右横隔神経麻痺である．右横隔神経は，上大静脈の後側方を下行している．右横隔神経の局在は，アブレーションカテーテルから高出力でペーシングを行い，横隔神経がペーシングにより捕捉されることで同定することが可能である．上大静脈の完全な隔離のためには，横隔神経を捕捉する部位での通電が避けられないケースがほとんどである．横隔神経を捕捉する部位で通電する場合には，通電中に横隔膜の動きを10～15秒ごとに透視で確認する．深鎮静により横隔膜の動きがわかりにくい症例の場合には，通電中に通電部位よりも遠位からペーシングし，横隔膜を動かす方法が取られることもある．横隔神経を捕捉するためのペーシング出力を高くするほど，横隔神経の損傷が生じても横隔膜の動きは低下しにくくなる．したがって，より早期に横隔神経の損傷を知るために，横隔神経ペーシングは極力低い出力で行うべきである．横隔神経の直上では，通電出力は10～15W程度から開始し，20～25Wまで徐々に出力を上げる．コンタクトフォースが高くなると，アブレーションカテーテルと横隔神経の距離が物理的に近づき，しかも深い焼灼巣が形成されるため横隔神経麻痺が生じやすくなる．したがって，コンタクトフォースは10g以下となるようにする．横隔神経から離れた部位では，20～25Wの出力でアブレーションを行う．

横隔神経麻痺が生じると，横隔膜の動きが小さくなる．しかし，完全麻痺が生じると，麻痺側の横隔膜が吸気時に挙上し，呼気時に低下する奇異性運動を呈する．したがって，片側の横隔膜のみをモニターするだけでは不十分であり，両側の横隔膜の挙動をみなければならない．心房細動アブレーションにより生じた横隔神経麻痺は，その多くが数ヵ月の経過観察後に自然に回復する．もし，術中に横隔膜の挙動に異変を認めた場合には，ただちに通電を中止し，神経損傷を最小限にとどめ，自然回復を待つ．

肺静脈と同様に狭窄も心配されるが，あまり報告はない．上大静脈心筋は薄いため，25W程度に出力は制限するべきである．上大静脈と心房の接合部を解剖学的に同定することが困難な症例もある．近位部の通電は洞結節を傷害するリスクがあるため，通電前には洞調律で心房最早期興奮部位（洞結節）を同定し，同部から1cm程度頭側を焼灼する．

b. 僧帽弁輪 - 左下肺静脈間（左房峡部）線状焼灼

1. 左房峡部の解剖

左房峡部とは，僧帽弁輪後側壁（4～5時）から左下肺静脈までの領域を指す．僧帽弁輪から左下肺静脈までの直線距離は平均35 mm，長い症例では50 mmを超えるものもある[17]．同部位の心房筋の厚みは平均3 mm程度であるが，7 mmを超えるケースもある．

2. 左房峡部線状焼灼の実際

左房峡部線状焼灼では，通常，僧帽弁輪から焼灼が開始される．僧帽弁輪に位置するアブレーションカテーテルに時計方向のトルクをかけると，カテーテルは僧帽弁輪から左下肺静脈の方向へ滑っていく．通電を開始する弁輪部は，心房電位と心室電位が1:1～1:2を目安とする．カテーテルを肺静脈方向へ滑らせてゆき，カテーテルが左下肺静脈に落ちると，突然カテーテルに電位を認めなくなる．アブレーションカテーテルの先端から2～4 cm程度手前までロングシース先端を進めて，ロングシースでアブレーションカテーテルをサポートすると微妙な操作が行いやすい．可変式シースを用いることにより，カテーテルのコンタクトフォースを調整しやすくなる．左房峡部は伝導ブロックの作成が困難な症例も多く，35～40 Wとやや高めの出力で通電される．左肺静脈を隔離するための通電部位が肺静脈入口部よりもやや遠位部となると，肺静脈入口部に残存した肺静脈心筋が伝導gapとなるため，入口部近位部の肺静脈心筋を残さないように通電しなければならない．

完全な伝導ブロックを作成するためには，ほとんどの症例で冠静脈洞からの通電を必要とする．冠静脈洞心筋（CS musculature）は，左房心内膜からは焼灼できず，左房峡部の心房筋が焼灼されても，興奮がCS musculatureを迂回する．冠静脈洞内は25 Wで通電されることが多い．CS musculature以外に，Marshall靱帯が伝導gapとなることも知られている．Marshall靱帯はCS musculatureと異なり，心内膜側からの通電で焼灼可能な症例がほとんどであるが，比較的高出力・長時間の通電を要する症例も多い．Marshall静脈にエタノールを注入する化学的アブレーションが左房峡部線状焼灼に有効であることも報告されている．

左房峡部の左心耳に近い部位には，左冠動脈回旋枝や冠静脈洞・大心静脈などが含まれる．冠動脈を含む領域がアブレーションされることも多いが，アブレーションによる冠動脈損傷は比較的少ない．その理由として，冠動脈内の血流がアブレーションによる組織の温度上昇を妨げているためと考えられている．逆に，冠動脈周囲の心筋組織は冠動脈内の血流により冷却されるため焼灼されにくく，伝導gapとなりやすい．したがって，合併症および有効性の両面から，左心耳に近い位置の通電は勧められない．また，冠静脈洞は冠動脈と近いため，冠静脈洞内から通電する場合には特に冠動脈損傷に注意しなければならない．アブレーション前からすでに冠動脈に狭窄がある場合，血流による組織冷却効果が不十分であるため，血管周囲組織が焼灼され，冠動脈病変が完全閉塞へ進展しやすい．したがって，左冠動脈回旋枝に狭窄を有している症例では，左房峡部のアブレーションは避けるべきである．術前に撮影したCTで冠動脈狭窄の有無と冠動脈と冠静脈洞の位置関係をみておくことにより，冠動脈損傷のリスクを事前に評価することが可能である（図19）．

3. 伝導ブロックの確認

線状焼灼に伝導gapが存在すると，それを介したリエントリーが生じるため，線状焼灼を施行した場合には完全な伝導ブロックの作成がエンドポイントとなる．伝導ブロックを確認するうえで最も大切な点は，ブロックラインのなるべく近くからペーシングを行い，ペーシングとは反対側のなるべくラインから近い部位で伝導時間を測定することである．左房峡部線状焼灼では，冠静脈洞に電極カテーテルを留置することにより，ラインの傍からペーシングすることができるため，ブロックラインが完全か不完全か鑑別しやすい．ブロックラインからやや離れた部位からペーシングが行われる場合，ペーシング部位からラインと反対方向に旋回する興奮波がラインまで到達する時間が短くなるため，伝導gapを伝導する時間が非常に長いと，興奮波の衝突部位がラインの近傍となりブロックができているようにみえてしまう

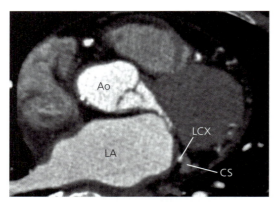

図19 左冠動脈回旋枝と冠静脈洞の解剖学的関係
CTによる心臓の横断面．左冠動脈回旋枝（LCX）が冠静脈洞（CS）と左房（LA）に挟まれていることが示されている．このような症例では，LCXに接している左房筋を焼灼することは困難であり，左房峡部線状焼灼は避けたほうがよい．LCXとCSの解剖学的関係には個人差がある．
Ao：大動脈

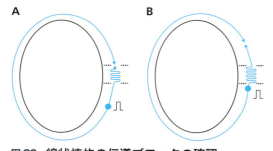

図20 線状焼灼の伝導ブロックの確認
A：線状焼灼から離れた部位よりペーシングした場合，B：線状焼灼近傍よりペーシングした場合．黒点線は線状焼灼部位を示す．
線状焼灼に伝導 gap がある場合，A図でペーシング部位から反時計回転方向に興奮が伝播し，gapを介してラインの反対側に到達するまでの時間は，B図で反時計回転方向に興奮が伝播してラインの反対側に到達するまでの時間よりも長くなる．その結果，時計回転方向に伝播した興奮との衝突部位がA図ではよりラインに近づくために，興奮伝播様式だけからは完全なブロックとの区別がつかない．

（図20）．左房峡部線状焼灼の際には，冠静脈洞と左心耳に電極カテーテルを留置し，いずれかの電極からペーシングしながらアブレーションを行えば，通電中に伝導ブロックの作成が容易にわかる（図21）．この際，左心耳からのペーシングは，ブロックラインから離れているため，gapを見落としやすいため，最終的な確認のときにはアブレーションカテーテルをライン傍の上方に，冠静脈洞のカテーテルをライン傍の下方に留置してブロックを確認する．

c．上肺静脈間線状焼灼（左房 roof line アブレーション）

1．左房 roof の解剖

左房 roof では前壁側が後壁側よりも厚くなっている．そのため，後壁側をアブレーションするほうがブロックは作成しやすいが，後壁側では食道が近いため，まず，左房内で最も高い部位をアブレーションする．ほとんどの症例で左房 roof の心内膜はスムーズであるが，一部の症例で陥凹や変則的に肺静脈が出ていることもある．そのような部位にカテーテルを挿入して心臓穿孔などを起こさないような注意が必要である．

2．左房 roof line アブレーションの実際

roof line アブレーションは両側の上肺静脈をつなぐ線状焼灼であるが，肺静脈心筋が肺静脈遠位部まで存在する場合には，肺静脈を隔離した後に roof line アブレーションを行う．左肺静脈寄りからアブレーションを開始する場合，時計方向にトルクをかければカテーテルは右肺静脈の方向へと移動していく．右肺静脈寄りからアブレーションした場合は，反時計方向へトルクをかけながらアブレーションを行えばよい．30～35 W 程度の通電が用いられる．呼吸によりアブレーションカテーテルのコンタクトフォースが強くなることが多く，過度なコンタクトフォースを避けるためにカテーテルと組織の角度を工夫して通電を行う（図22）．

3．伝導ブロックの確認

roof line の伝導ブロック確認では，左心耳や大心静脈からペーシングされることが多いが，この場合はペーシング部位が roof line から数cm離れてしまうため，緩徐な伝導が残存している場合には，ブロックができていなくてもブロックされているようにみえることがある．このような緩

G. カテーテルアブレーションの方法　*241*

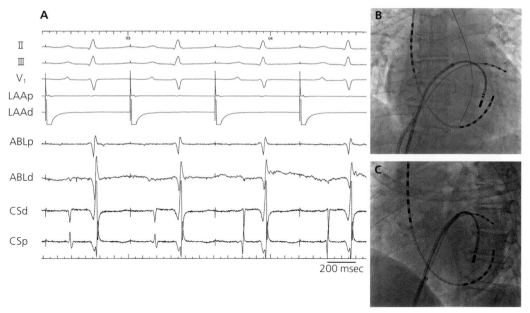

図21　左房峡部線状焼灼の心内電位とカテーテル位置
左心耳（LAA）に留置された多電極カテーテルからペーシングを行い，左房峡部のアブレーションが行われている．
A：心内電位図．最初の2拍では冠静脈洞（CS）の興奮は遠位部（CSd）が早いが，3拍目から冠静脈洞近位部（CSp）が早く興奮するように変化している．この時点で，線状焼灼が完全にブロックされている．
B：X線透視正面像，C：左前斜位像
ABL：アブレーションカテーテル

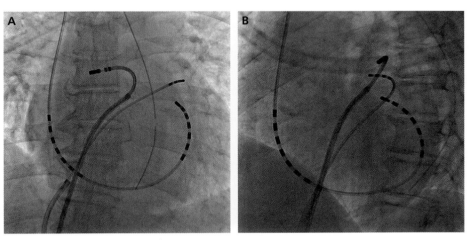

図22　左房 roof line のアブレーション
A：正面像，B：左前斜位像
経中隔的に左心耳に多電極カテーテルが留置されている．アブレーションカテーテルは roof line アブレーション部に位置している．roof line よりも前方に位置している左心耳からペーシングを行い，roof line よりも後壁側で興奮伝導時間を測定する．図のようにアブレーションカテーテルを roof に当てると，患者が呼吸をしてもカテーテルのコンタクトフォースを安定させることができる．

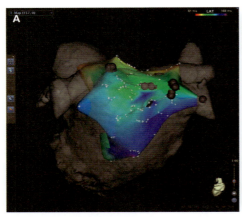 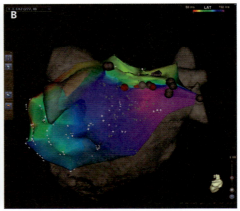

図23 左房 roof line のブロック確認
左心耳ペーシング中の左房マッピング．以前に肺静脈隔離と roof line アブレーションが施行されている症例における2回目のアブレーションでのマッピング．
A：興奮が左房前壁から roof を介して後壁へ下行しており，roof line に gap が存在することが示されている．前回のアブレーションによる瘢痕（灰色）が一部に認められている．
B：通電（赤色）後のマッピング．興奮は左房下壁から後壁へ伝播しており，前壁から後壁へは伝播しておらず，伝導ブロックが示されている．

徐な伝導が疑われる場合には，高頻度ペーシングにより roof line を介するリエントリーが誘発可能かみることも有用である．

左心耳からペーシングする際は，左房後壁をマッピングし，興奮が左房後壁を下から上へと伝播し，roof line 直下の興奮が心房内で最も遅い場合に roof line はブロックされていると判断される（**図23**）．一方，roof line 直下の左房後壁よりも遅い興奮が左房後壁に存在する場合には，roof line に伝導 gap が存在する．

d．心房細動アブレーションの合併症

心房細動アブレーションは，カテーテルアブレーションの中で最も合併症が多い．まず，どのような合併症が起こり得るか知ることが，合併症を避けるうえで必要である．そして，合併症が生じた際になるべく早く気づくこと，さらに合併症に対する適切な対処法を知っておくことが重要である．

1．心タンポナーデ

心房細動アブレーションでの死亡は 0.15％ と報告されている[18]．死亡事故の原因のなかで比較的多いものが，心タンポナーデである．タンポナーデの原因はさまざまであるが，最も重症化しやすいのは，イリゲーションカテーテルを用いた際のポップによる心タンポナーデである．そのほかには，経中隔穿刺に伴う穿孔，カテーテルやロングシースの操作による機械的な心内膜損傷なども原因として挙げられるが，実臨床では原因が同定できないことのほうが多い．

対処法としては，心囊ドレナージと protamine 投与による heparin の中和であるが，穿孔部が大きいと，このような内科的処置のみでは止血できず，外科的修復が必要となることもある．また，肥満患者では，胸骨下縁から心囊までの距離が長く，ドレナージ針が心囊まで届かないこともあるため，通常のものよりも長い穿刺針を予備として準備しておくことが勧められる．

後述するように，抗凝固薬を周術期に中止することにより脳梗塞・塞栓症リスクが上昇するため，抗凝固薬を継続してアブレーションが行われるケースが増加している．このことによりタンポナーデが増加することが心配されたが，実際にはタンポナーデの増加は報告されていない．ただ

し，抗凝固薬が継続された患者にタンポナーデが生じると，止血までの出血量が増える傾向がある．warfarinと非ビタミンK依存性経口抗凝固薬とを比較すると，非ビタミンK依存性経口抗凝固薬のほうがタンポナーデは少なかったとする報告もある[19]．

2．左房-食道瘻

最も死亡率の高い合併症は，左房-食道瘻である．頻度は少なく0.04％と報告されているが[18]，発症した場合は半数以上で死亡し，生存できても瘻孔が原因で空気による脳梗塞を生じ，重篤な後遺症を残すケースがほとんどとされている．この合併症を回避するために，さまざまな方法が提唱されている．左房筋のみならず，食道壁にも熱傷害が及んでいることが一因であることは確かであり，食道近傍での高出力・長時間の通電を避けるべきである．しかしながら，具体的にどの程度の出力・通電時間が安全かは，発症頻度が低い合併症であることもありわかっていない．高周波アブレーションだけでなく，クライオバルーンを用いたアブレーションでも報告されており，いかなるデバイスが用いられてもリスクを伴う．

アブレーション後に内視鏡を行うと，かなり多くの症例で食道粘膜にびらん・潰瘍などの変化を認める．左房-食道瘻は術後1週程度で発症するため，アブレーション中に形成されたびらんや潰瘍が，逆流した胃酸により瘻孔に発展すると推測されている．したがって，アブレーション後に胃酸抑制の目的でプロトンポンプ阻害薬がしばしば投与される．

瘻孔形成により敗血症や空気塞栓を生じるため，初発症状としては発熱や神経症状が多い．術後1週程度で敗血症や脳梗塞を認めた場合，最初に胸部CTを行い，縦隔内のfree airなどがないか確認する．左房-食道瘻が疑われた場合，消化管内視鏡検査を施行すると空気塞栓を生じるため，内視鏡検査を行う場合は空気を送らないようにするか，炭酸ガスを用いる．治療としては，食道ステントや外科的手術が行われ，保存的治療では死亡率が高くなるとされている．

3．脳梗塞

後遺症を残す可能性がある合併症のなかで，最も頻度の高いものは脳梗塞である．2000年代前半までは，心タンポナーデなどの出血性合併症を減少させるために，アブレーション数日前にwarfarinが中止され，アブレーション前後はheparinが抗凝固療法として用いられていた．しかしながら，アブレーション周術期にwarfarinを継続したままアブレーションする方法とwarfarinを中止する方法が比較され，warfarinを継続したほうが脳梗塞が少なく，両群間で出血性合併症の頻度は同等であったことが示され[20]，その後からwarfarinを継続したままアブレーションする方法が一般的となっている．現在ではwarfarinよりも非ビタミンK依存性経口抗凝固薬が使用されている症例が多いが，アブレーション当日のみ非ビタミンK依存性経口抗凝固薬を中止するか，まったく中止しない施設が多い．非ビタミンK依存性経口抗凝固薬が使用された場合と，warfarinが使用された場合で脳梗塞発症率はほぼ同等と報告されている[19]．

バルーンカテーテルが用いられる場合，バルーンカテーテルおよびそのシースが太いため，シースにカテーテルを出し入れする際に大量の空気がシース内に混入しやすい．シース内の空気が原因となって，脳動脈の空気塞栓を発症した例もある．空気のシース内混入は，患者がいびきをかいて胸腔内圧が陰圧となった場合に生じやすいため，バルーンを左房内に挿入するまで鎮静を浅くしたり，陽圧換気を行ったりすることにより，空気のシース内への混入は減らすことができる．また，バルーンカテーテル用のシースの弁はバルーンカテーテル以外の細いカテーテルを挿入しないほうがよい．

4．肺静脈狭窄

肺静脈アブレーションが始まった当初は，最も大きな問題として取り上げられていたが，アブレーションテクニックが発展し，心房側を標的とするようになり，その頻度は減少している．しかしながら，心房細動アブレーションの経験が乏しい術者は，この合併症を経験する可能性が高く，十分な知識を有しておく必要がある．また，肺静脈狭窄を有する症例の一部は症状を認めないため，アブレーション経験症例数の少ない術者がア

ブレーションを施行した場合には，一定の件数を行うまでは術後3〜6ヵ月でCT撮影などを行い，肺静脈狭窄のスクリーニングを行うことが勧められる．

　本合併症もクライオバルーンアブレーション後にも生じたことが報告されている．クライオバルーンアブレーション後に肺静脈狭窄を認めた症例では，肺静脈径が大きいとされている．そのため，極端に太い肺静脈や，上下肺静脈が共通幹を有している症例はクライオバルーンアブレーションは適していない．

　肺静脈狭窄による症状としては，胸痛，呼吸困難，咳嗽，血痰，再発する肺炎などが挙げられる．対処法としてステント留置が行われることがあるが，ステント留置後の再狭窄も多い．また，経過観察しているだけで側副血行が発達し，時間経過とともに代償される症例もある．

〈髙橋良英〉

・・・・・・・・・・・・ 文献 ・・・・・・・・・・・・

1）Haïssaguerre M et al：N Engl J Med **339**：659-666, 1998
2）Jalife J et al：Cardiovasc Res **54**：204-216, 2002
3）Narayan SM et al：J Am Coll Cardiol **60**：628-636, 2012
4）Haïssaguerre M et al：Circulation **130**：530-538, 2014
5）Lee S et al：Circulation **132**：2108-2117, 2015
6）Takahashi Y et al：J Cardiovasc Electrophysiol **28**：375-382, 2017
7）Hsu LF et al：Circulation **109**：828-832, 2004
8）Takahashi Y et al：J Cardiovasc Electrophysiol **14**：927-932, 2003
9）Marrouche NF et al：JAMA **311**：498-506, 2014
10）Prabhu S et al：J Am Coll Cardiol **70**：1949-1961, 2017
11）Marrouche NF et al：N Engl J Med **378**：417-427, 2018
12）Friberg L et al：Eur Heart J **37**：2478-2487, 2016
13）Kuck KH et al：N Engl J Med **374**：2235-2245, 2016
14）Verma A et al：N Engl J Med **372**：1812-1822, 2015
15）Yang B et al：Circ Arrhythm Electrophysiol **10**：e005405, 2017
16）Pathak RK et al：J Am Coll Cardiol **64**：2222-2231, 2014
17）Becker AE：J Cardiovasc Electrophysiol **15**：809-812, 2004
18）Cappato R et al：Circ Arhythm Electrophysiol **3**：32-38, 2010
19）Calkins H et al：N Engl J Med **376**：1627-1636, 2017
20）Di Biase L et al：Circulation **121**：2550-2556, 2010

9　陳旧性心筋梗塞の持続性心室頻拍・心室細動

ここでは陳旧性心筋梗塞の持続性心室頻拍・心室細動の検査と治療，リスク評価について述べる．代表的なガイドラインからは，本項目に関連する事項の推奨クラスⅠについて記載した．詳細については各ガイドラインの参照をお願いしたい．

A. 病　態

- 陳旧性心筋梗塞に伴う持続性心室頻拍・心室細動は再発性で，多くはリエントリーを機序として心臓突然死の原因となる．

1. 機序，突然死の原因

米国では年間23〜35万人が突然死に至り，その原因の70〜80%は陳旧性心筋梗塞を基礎心疾患とする心室細動・心室頻拍である．わが国の突然死は年間10万人程度で，このうち約6万人は心臓突然死である．陳旧性心筋梗塞に伴う心室不整脈が原因とされるものは米国に比して少ないが（30〜40%程度），主要な原因として挙げられる．

リエントリー，撃発活動，異常自動能が発症機序に挙げられるが，リエントリーは特に重要である．心筋梗塞による瘢痕組織と傷害心筋，周辺のリモデリング心筋がリエントリー回路成立の機能を果たす．

持続性心室頻拍と心室細動が突然死の原因になることは明らかであるが，心機能が中等度以上に低下した症例（目安として左室駆出率が35%または40%以下とするものが多い）では非持続性心室頻拍，頻発する心室期外収縮も予後不良の因子となる．Biggerらは陳旧性心筋梗塞820症例のHolter心電図を解析して，非持続性心室頻拍が90例，持続性心室頻拍は2例に認められたと報告している[1]．総死亡と不整脈死亡は非持続性心室頻拍が記録された症例に多く，特に左室駆出率が30%未満の症例は予後不良であった．

2. リエントリー回路の成り立ち

Stevensonらは陳旧性心筋梗塞のリエントリー回路のモデルを1993年に提唱した[2]（**図1**）．このモデルでは瘢痕組織が興奮伝播の障壁となり，瘢痕組織内に存在する傷害心筋が緩徐伝導路として機能する．緩徐伝導路から進出した興奮は周囲の心筋を伝播し，再び緩徐伝導路に進入してリエントリー回路が形成される．傷害心筋領域にはリエントリーの維持に必須となる共通緩徐伝導路（central pathway）があり，共通緩徐伝導路から分枝して瘢痕組織内で途絶するdead-end pathway，および共通緩徐伝導路からの興奮が傷害心筋領域内を巡回して再び共通緩徐伝導路に連絡するinner loopが記載されている．このモデルの理解は，心臓電気生理検査やカテーテルアブレーションを行うに際して重要である．

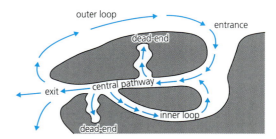

図1　陳旧性心筋梗塞のリエントリー回路モデル
灰色の領域は，瘢痕組織または傷害心筋によって形成された伝導ブロック領域．興奮伝播を矢印で示す．inner loop, outer loop, dead-end領域への高周波通電では，リエントリー回路の成立を完全に阻止することはできない．カテーテルアブレーションの標的はcentral pathwayである．
(Stevenson EG et al : Circulation **88** : 1647-1670, 1993 より引用)

B. EPSで知りたいこと

- 陳旧性心筋梗塞症例の心臓電気生理検査は，リスク評価・治療効果判定などを目的に行われる．
- 現在はカテーテルアブレーションの一環として心臓電気生理検査が行われている．

　心臓電気生理検査は，頻拍誘発性の評価，頻拍機序の解明，頻拍回路または起源のマッピング，アブレーション部位の同定，アブレーション後の効果判定などを目的に行われる．
　陳旧性心筋梗塞で持続性心室頻拍または心室細動の自然発作が確認されている症例は植込み型除細動器（ICD）治療の適応があるため，治療方針決定のための心臓電気生理検査は必須とならない．心臓電気生理検査による薬剤またはカテーテルアブレーションの効果判定は心臓電気生理検査ガイド治療と呼ばれ，Holter心電図や運動負荷試験などの非侵襲的な評価法に比して信頼性が高いと考えられるが，ESVEM試験では心臓電気生理検査ガイド治療とHolter心電図を用いた薬効評価に差がないことが示された[3]．現在は薬効判定を行わずにamiodaroneを導入することが多い．
　非持続性心室頻拍または頻発性心室期外収縮の症例では，より重症な不整脈の誘発性を評価する目的で心臓電気生理検査が行われてきた．しかし，ハイリスク症例の同定はなお困難で，各種検査（Holter心電図，運動負荷，加算平均心電図，T波交代現象など）から総合的に判断しているのが現状である．後述するように，中等度以上の心機能低下は心イベント発症の重要因子であることから，各種検査の結果にかかわらずICD治療（一次予防）を考慮する．現在は心臓電気生理検査は単独で行うよりも，カテーテルアブレーション治療の一環として用いられる症例が多数を占めるようになっている．

C. どのような症例にEPSを行うか

- 各ガイドラインでは，いずれも重症不整脈との関連が疑われる症状，または非侵襲的検査で異常がみられる場合にEPSの実施を支持している．

　以下には心臓電気生理検査の適応について各ガイドラインから抜粋して示す．日本循環器学会のガイドラインは現在（2018年11月時点）改訂作業が行われている．ここでは現行のガイドラインに基づいて記載する．
　日本循環器学会の「不整脈の非薬物治療ガイドライン（2011年改訂版）」[4]は，リスク評価目的のクラスI推奨として，①心停止蘇生例，②原因不明の失神発作または左室機能低下を有する器質的心疾患に伴う非持続性心室頻拍を挙げている．ESCガイドライン[5]はクラスI推奨に，①陳旧性心筋梗塞で心室不整脈を示唆する症状がある症例，②症状または非侵襲的検査から徐脈または頻脈が失神の原因と考えられる症例を挙げている．

D. 治療選択の考え方

- 心筋梗塞を患った心臓には生涯にわたる不整脈基質があると考えられるため，長期的視野に立った治療戦略が必要である．
- 陳旧性心筋梗塞があり，心イベントの二次予防（心停止蘇生または重症心室不整脈の既往）に該当する症例には，突然死予防の目的でICD治療が行われている．しかしICDは対症療法器材であるため，単に植込むだけでは十分な効果を得ることができない．
- 将来のイベントリスクを適切に評価して，効果的な一次予防を行うことも重要である．

陳旧性心筋梗塞の重症心室不整脈治療は，薬物療法，カテーテルアブレーション，ICDを併用するハイブリット療法で行われる．残存および新規の心筋虚血は心機能低下や不整脈発症の原因となるため，再灌流治療の適応となる病変の有無に注視する．また，陳旧性心筋梗塞に対する基本薬物療法はすべての症例に重要である．以下には重症心室不整脈の治療ポイントを列記し，個々の詳細については後述の項目に記載した．

① 心臓突然死の二次予防（心停止からの蘇生，心室細動・持続性心室頻拍の既往）にはICD治療を第一選択として考慮する．
② 陳旧性心筋梗塞で心機能が低下した症例に非持続性心室頻拍がみられ，心臓電気生理検査で持続性心室頻拍・心室細動が誘発された場合はICD治療を考慮する．
③ 心機能低下が顕著な虚血性心筋症症例は，臨床的な不整脈の有無にかかわらず，心臓突然死の一次予防のためのICD治療を考慮する．
④ 器質的心疾患でICD治療を受けている症例では，心室不整脈の発症（ICD作動）を減少させる薬物療法としてamiodarone，β遮断薬，sotalolを考慮する．
⑤ 器質的心疾患を有する心室不整脈の二次予防にはICDが第一選択となるが，何らかの理由で行えない場合は，amiodarone（またはsotalol）による薬物療法を考慮する．
⑥ 薬剤抵抗性単形性心室頻拍には，カテーテルアブレーションも治療法の選択肢となる．

E. 薬物療法

- 陳旧性心筋梗塞症例に用いる抗不整脈薬はIII群薬が主体となる．
- 基礎病態に対する基本薬物療法が重要である．

1. 処方の選択と適応

基礎心疾患である陳旧性心筋梗塞に対する薬物治療が重視され，ESCガイドライン[5]およびAHA/ACC/HRSガイドライン[6]では，この項目がクラスI推奨に挙げられている．重症心室不整脈に対する抗不整脈薬の効果は限定的で，用いる場合はIII群薬（amiodarone，sotalol）が中心となり，ナトリウムチャネル遮断薬（特にIc群薬）の使用は控える．日本循環器学会の「不整脈薬物治療に関するガイドライン」も改訂が予定されているが，2009年改訂版には基礎心疾患がある症例の持続性心室頻拍の再発予防に，amiodarone，sotalol，bepridil，β遮断薬の薬剤投与が挙げられている[7]．

2. 代表的な研究等

ガイドラインの根拠となった代表研究などについて以下に記載する．陳旧性心筋梗塞症例に抗不整脈薬治療を行う際の注意点として，心機能抑制の強いI群抗不整脈薬の使用は原則控えることが挙げられる．これはCAST研究で1時間あたり6個以上の心室期外収縮を認める陳旧性心筋梗塞症例にI群（特にIc群）抗不整脈薬を使用した場合の生命予後が，使用しなかった場合よりも不良

であったことによる[8]．

陳旧性心筋梗塞の心室不整脈に対する抗不整脈薬治療でエビデンスが最も多いのはamiodaroneである．無作為化された臨床研究から一次予防にamiodaroneを用いた症例とコントロール症例を抽出して比較したメタアナリシス研究は以下のように報告している[9]．対象は8,522症例（平均左室駆出率は18〜44%）で，7研究は陳旧性心筋梗塞の症例を対象とし，他の8研究は虚血性と非虚血性心筋症の症例を含んで行われた．その結果，amiodaroneは心臓突然死を29%，心血管死亡を18%減少させた．しかし，肺と甲状腺に関する副作用が2倍と5倍認められ，全死亡についてはコントロール群との有意差はみられなかった．わが国のICD症例を後ろ向きに分析した研究は，amiodaroneの効果を以下のように報告している[10]．器質的心疾患（虚血性心筋症は42%）のある持続性心室頻拍または心室細動でICD治療を行っている507症例を，amiodarone群，I群抗不整脈薬群，コントロール群に分けて比較検討した．左室駆出率はamiodarone群37±15%，I群抗不整脈薬群39±16%，コントロール群44±17%であった．観察期間38±27ヵ月で，総死亡と不整脈イベントはI群抗不整脈薬群で多かったが，amiodarone群とコントロール群での有意差はみられず，5年間生存率はamiodarone群86%，I群抗不整脈薬群74%，コントロール群77%であった．

ICDのショック作動を減少させるための薬物療法について，OPTIC研究は以下のように報告している[11]．持続性心室頻拍または心室細動の既往例，左室駆出率40%以下で心臓電気生理検査にて持続性心室頻拍または心室細動が誘発された症例，失神の既往があり心臓電気生理検査で持続性心室頻拍または心室細動が誘発された症例の412例（陳旧性心筋梗塞は約80%）を検討したところ，ICDの作動回数が最も少なかったのはamiodaroneとβ遮断薬の併用（0.51回/年）で，次いでsotalol単独（0.93回/年），β遮断薬単独（4.32回/年）の順であった．

われわれもICD治療が普及するまでは，心臓電気生理検査ガイドの薬物療法を多くの症例に行ってきた．以下にはsotalolとbepridilの成績について紹介する．誘発プロトコールは，右室2ヵ所で2つの基本刺激周期（600 msecと400 msec）に3連発までの早期刺激を加え，次いで210 bpmまでの連続刺激を行う．持続性心室頻拍または心室細動が誘発されない場合はisoproterenolで心拍数を20%程度上昇させた状態で，右室2ヵ所と左室1ヵ所で2連発までの早期刺激と連続刺激を行う．心室不整脈の47例（持続性心室頻拍38例，心室細動9例）にsotalolの薬効判定を行い有効群と無効群に分類した[12]．sotalolは継続使用とし，抗不整脈薬治療を行わなかった別の35例をコントロール群として用いた．左室駆出率はsotalol有効群43±15%，sotalol無効群39±13%，コントロール群43±15%で，陳旧性心筋梗塞は40症例にみられた．結果として，sotalolを単に併用するだけではコントロール群とsotalol群で心室不整脈の再発に差はみられなかったが，心臓電気生理検査でsotalolが有効と判定された症例の心室不整脈再発は他に比して有意に低かった．この研究ではICDの不適切作動に対するsotalolの有効性も合わせて確認した．虚血性心疾患（23例）と非虚血性心疾患（17例）の心室不整脈（持続性心室頻拍36例，心室細動4例）に対するsotalolの効果は別に検討した[13]．sotalolの心臓電気生理検査での薬効は非虚血性心疾患に比べ虚血性心疾患で高かった（12.5% vs. 62.5%）．心臓電気生理検査でsotalolが有効と判定された症例の心室不整脈の再発は，sotalolが無効と判定された症例よりも少なかった．

基質的心疾患に伴う持続性心室頻拍に対するbepridilの効果を以下に示す[14]．他の抗不整脈薬が無効（2.9±1.8剤）であった持続性心室頻拍の31例（陳旧性心筋梗塞が23%）にbepridilを使用した．再発を繰り返していた心室不整脈は12例で抑制され，10例では効果が顕著であった．bepridilの臨床効果は，心臓電気生理検査の結果と関連していた．

F. カテーテルアブレーション

- ●電気生理学的知見の集積，医用工学技術の進歩などで，陳旧性心筋梗塞の心室頻拍アブレーションの成績は向上した
- ●カテーテルアブレーションは薬剤抵抗性ストームからの離脱などに有力な選択肢となる．

1. 考え方

　心室頻拍のカテーテルアブレーションは高周波電磁波を用いて標的心筋に不可逆的な凝固壊死を形成する治療法である．特発性心室頻拍と異なり，陳旧性心筋梗塞の心室頻拍は難治性で，再発も多いとされてきた．しかし，三次元マッピングシステムの臨床応用，マッピング・アブレーションカテーテルの改良，アブレーション手技の向上によって，心室頻拍のカテーテルアブレーションの治療成績は格段に改善されている．

　具体例としてアブレーションカテーテルにはイリゲーションカテーテルの臨床応用（後述），カテーテル先端と心筋の接触状態を確認できる機能の開発などがあり，安全で効果的な通電技術として発展した．周辺機器では1990年代後半から三次元マッピングシステムが開発され，心内電気現象と構造情報（CT，超音波，MRI，X線による）を融合させた立体画像のなかで，カテーテルを可視化して治療が行えるようになった（図2）．

　心室不整脈ストーム（図3）からの離脱には，鎮静と麻酔，交感神経緊張抑制，静注Ⅲ群抗不整脈薬（nifekalantまたはamiodarone）による治療が行われるが，抵抗性の場合はカテーテルアブレーションが有力な選択肢となる．ICD治療が行われていても心室頻拍の再発はQOL低下を招き，ショック作動が多い場合は生命予後も悪化するため[15,16]，カテーテルアブレーションで発作回数を減少させることは有効である．頻発性心室期外収縮のために両室ペーシングの比率が低下している症例は，心室期外収縮を標的としたカテーテルアブレーションで心機能改善が期待できる．

2. カテーテルアブレーションの適応

　日本循環器学会のガイドラインは現在改訂作業が行われている．「不整脈の非薬物治療ガイドライン（2011年改訂版）」[4]と「カテーテルアブレーションの適応と手技に関するガイドライン」（2012年）[17]ではクラスⅠ推奨として以下を挙げている：①心機能低下または心不全に伴う単形性持続性心室頻拍で，薬物治療が無効または副作用のため使用不能な場合，②ICD植込み後に抗頻拍治療が頻回に作動し，薬物治療が無効または副作用のため使用不能な場合，③単形性心室頻拍が原因で心臓再同期療法の両室ペーシング率が低下して十分な効果が得られず，薬物治療が無効または副作用のため使用不能な場合．

　ESCガイドライン[5]とAHA/ACC/HRSガイドライン[6]のクラスⅠ推奨には，治療抵抗性の心室不整脈ストームが記載されている．

3. 代表的な研究等

　ガイドラインの根拠となった代表的研究等について記載する．CarbucicchioらはICDが導入されているストーム95症例にカテーテルアブレーションを施行し，その予後を報告した[18]．症例の76％は虚血性心疾患で，ほとんどの症例ですでに薬物療法（amiodaroneやβ遮断薬）が行われていた．症例はカテーテルアブレーションの急性効果で3群に分類された．すなわち，クラスAはすべての持続性心室頻拍が誘発不能となった症例，クラスBは臨床的に認められていた持続性心室頻拍は誘発不能になったが，自然発作でみられなかった新たな持続性心室頻拍が誘発されて残存した症例，クラスCは臨床的に認められた持続性心室頻拍も抑制できなかった症例である．経過観察中（平均22ヵ月）に不整脈の再発はクラスAが最も少なく，クラスCで最も多かった．ストーム再発に限って検討すると，クラスAとクラスBに差はみられず，クラスCで再発が多

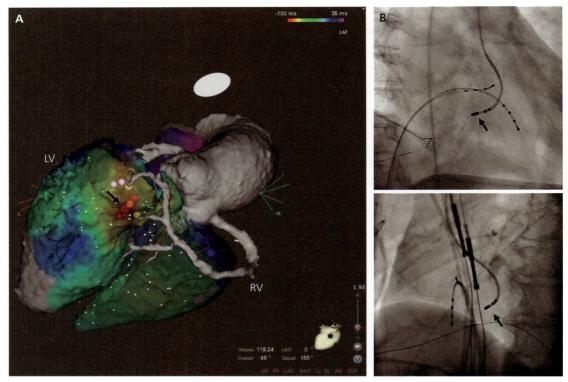

図2 三次元マッピングシステムを用いたカテーテルアブレーション
右冠動脈を責任病変とする心筋梗塞症例．A：心室頻拍の起源（最早期興奮部位）は右冠動脈末梢に相当する心筋部位に同定された（矢印）．同部位への通電で頻拍は停止した．B：アブレーション治療時のカテーテルポジション（矢印）を示す（上；右前斜位像，下；左前斜位像）．
LV：左室，RV：右室

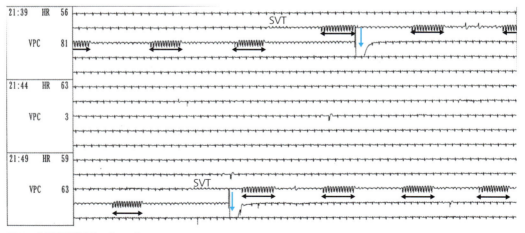

図3 心室不整脈ストーム
陳旧性心筋梗塞でICD治療を行っている症例．2回の心室頻拍イベント（持続性心室頻拍）に対して数回の抗頻拍ペーシング（黒矢印）が行われているがいずれも無効で，その後のショック通電（青矢印）で心室頻拍は停止している．本例は1日に10回を超えるショック通電が生じて緊急入院した．
SVT：心室頻拍

かった．この結果を反映してクラスCは，クラスAとクラスBに比べて心臓死が高率となった．ストーム症例の心臓死の危険因子として，高年齢，虚血性心疾患，低左室駆出率，さらにカテーテルアブレーションの急性効果がクラスCであった症例が挙げられた．

　ReddyらはICD治療を導入した心室不整脈症例を予防的アブレーション施行群とコントロール群に無作為に分け，抗不整脈薬を使用しないで2年間の経過観察を行った．結果として2つの群では総死亡に差はみられなかったが，ICDの総作動とショック作動の頻度は予防的カテーテルアブレーション施行群が有意に少なかった[19]．

G. カテーテルアブレーションの具体的な方法

● 陳旧性心筋梗塞に合併する心室頻拍はリエントリーを機序とするものが多く，非虚血性心筋症に比して心内膜側に頻拍起源が同定される場合が多いとされる．しかし，不整脈基盤の構築は症例によって多様である．

● カテーテルアブレーションを成功させるためには，興奮伝播マッピング，エントレインメントマッピング，ペースマッピング，基質マッピングを駆使して通電戦略を決定することが重要である．

1. 興奮伝播マッピングとエントレイメントマッピング

　心室頻拍中の興奮伝播をマッピングする方法であるため，血行動態が不安定な場合は適応できない．現在は，多極電極カテーテルから記録される複数ポイントの電位を三次元構造に自動展開できるようになったため，短時間で心臓全体のマッピングが行える．巣状興奮パターンの場合，頻拍起

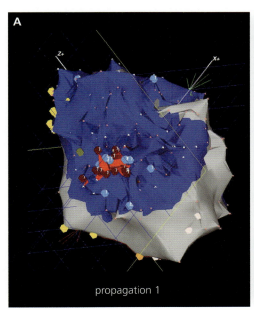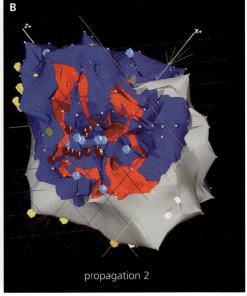

図4　興奮伝播マッピング
前下行枝閉塞による陳旧性心筋梗塞の心室頻拍症例．興奮伝播マッピングを行って伝播様式を解析した．興奮波は下壁中央から放射状に伝播しており，巣状興奮型の心室頻拍であることがわかる．同部位への高周波通電で心室頻拍は誘発されなくなった．

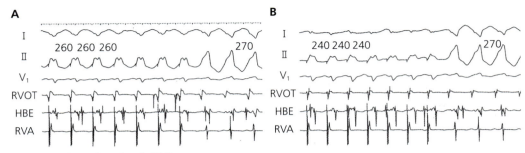

図5 エントレインメント現象
周期270 msecの持続性心室頻拍に頻回刺激を行った.
A：260 msecの刺激で，QRS波形はペーシング波形とSVTが一定に融合したconstant fusionを示す.
B：刺激周期を240 msecに短縮すると，QRS波形は変化し，よりペーシング波形に類似するprogressive fusionが観察された.
RVOT：右室流出路，HBE：His束，RVA：右室心尖部

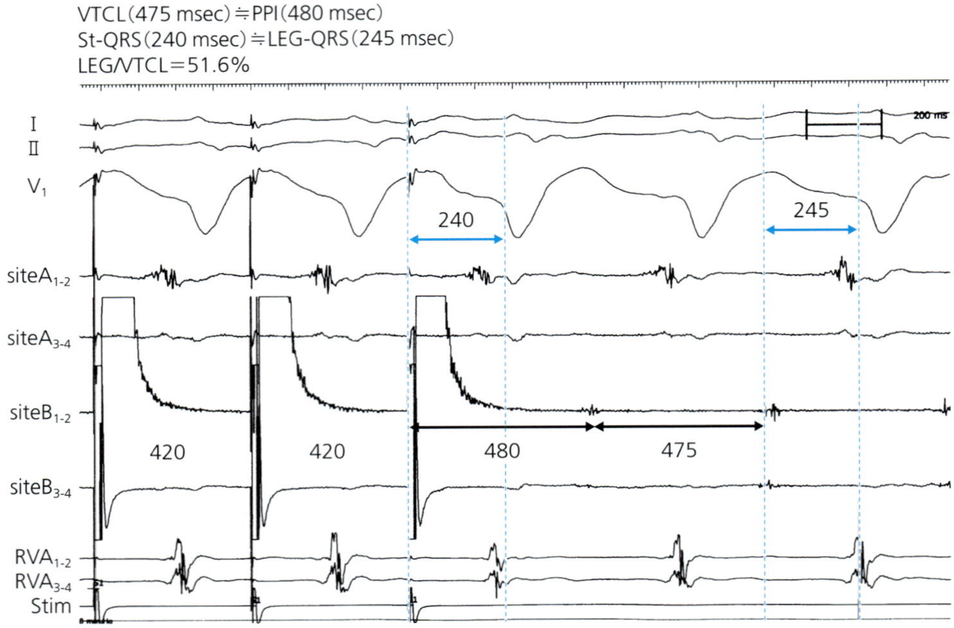

図6 潜在性エントレインメント（concealed entrainment）
持続性心室頻拍（周期475 msec）のマッピングで局所電位（LEG）がQRS波形開始に比して245msec先行する部位（site B）からペーシングを行った．concealed entrainmentが得られ，刺激中止後の局所のpost pacing interval（PPI）は局所電位の先行度（LEG-QRS）とほぼ一致した．局所電位の先行度は頻拍周期（VTCL）の51.6%で，リエントリー回路のcentralからproximal portionのペーシング所見と考えられる．

源は最早期興奮部位として同定されるが（**図4**），マクロリエントリーでは拡張中期電位・持続電位などの異常電位が記録された部位からエントレインメントペーシングを行って回路の成り立ちを検討する[2]．異常電位は回路とは無関係のバイスタンダー電位である可能性もある．また，回路上の電位であっても非興奮領域に挟まれた峡部でなければ単回の高周波通電で回路を遮断することはで

きない．

エントレインメント現象とはリエントリー回路内外からのペーシングが頻拍を連続的にリセットする現象で，判定は以下のように行う．
① constant fusion：頻拍よりも短い周期でペーシングを行った場合，QRS 波形は最終のペーシングで捕捉された波形を除いて頻拍波形とペーシング波形の融合波形となる．
② progressive fusion：ペーシング周期を順次短縮すると，融合 QRS 波形は次第にペーシング波形に近づく（図5）．
③ ペーシング中に頻拍が停止した際は局所に伝導ブロックが生じ，ブロック遠位部の心筋は異なる方向からの短い伝導時間で興奮する．
④ 頻拍が停止しないペーシング周期では，記録部位の局所電位の形状と刺激からの伝導時間がペーシング周期を変えることで変化する．

エントレインメント現象の意義は，心室頻拍の機序がリエントリーであることの証明とともに，回路内の通電至適部位を同定することにある．

通電標的となるリエントリー回路内の共通緩徐伝導路からのエントレインメントペーシングでは，以下の所見が観察される．すなわち，体表面心電図の QRS 波形に融合がみられず（concealed fusion），最終ペーシングから局所電位までの post pacing interval（PPI）は頻拍周期とほぼ一致する（30 msec 以内の変動）（図6）．この場合，局所電位の QRS 波形に対する先行度が頻拍周期の 30％以下であれば回路の出口，30〜50％であれば中央部，50〜70％であれば入口部の電位と考えられる．エントレインメント中の刺激-QRS 間隔が頻拍中の先行電位-QRS 間隔と一致することも確認する．エントレインメントペーシングは頻拍周期よりも 20〜30 msec 程度の短いペーシングを用いて行うことも重要である．concealed fusion はペーシング部位が解剖学的または機能的な障壁で囲まれている場合に観察されるが，房室弁輪を旋回する大きなリエントリーではペーシング部位が回路上にあっても QRS 波が融合波形となる場合があることに注意する．

2. ペースマッピング

基本調律中に心室頻拍と同程度の周期でペーシングを行い，QRS 波形と頻拍波形を比較する方法である．マッピング中に波形一致率を数字として表示することもできるようになった．巣状興奮を示す心室頻拍の場合，通電至適部位でのペースマッピングは心室頻拍とほぼ一致する．マクロリエントリーの場合も，瘢痕組織から健常心筋への回路出口（exit）を予測するのに有用である．傷害心筋領域からペースマッピングを行うと，刺激スパイクからペーシング QRS 波形開始までの間隔（St-QRS 間隔）が延長した波形が得られる場合がある（正常の St-QRS 間隔は 40 msec 以内）（図7）．局所をよく観察すると，刺激スパイク直後から高周波低電位が連続している様子が観察され，局所の興奮が遅延伝導を伴って周囲に伝播している様子がわかる．このような部位ではペースマッピング波形が頻拍波形と一致しなくとも頻拍起源に関与している可能性がある[20]．St-QRS 間隔が長い領域では，ペーシングの周期と出力を変化させることで（最大出力から初めて順次出力を低下させる方法が効率的である），波形の異なるペーシング QRS 波形がさまざまな St-QRS 間隔で生じることが経験される[21]．

3. 基質マッピング

主には基本調律時に不整脈基質を同定する方法で，三次元マッピングシステムの臨床応用によって定着した．治療標的の心室頻拍が誘発できない場合，頻拍中の血行動態が不安定な場合などでは通電戦略決定の拠りどころとなる．局所電位高が 1.5 mV 以上の部分を健常として，電位高が 0.5 mV 未満あるいは高出力ペーシングにても心室が捕捉されない部分[22]を瘢痕部位と定義するのが一般的である．頻拍回路はその中間の低電位部分に存在する場合が多い．電位高の設定条件を変更することで，通電目標がより明らかになる症例も経験される．QRS 波後方に遅延電位（図8）あるいは孤立性遅延電位が記録される場合は，その部位を立体マッピング画面にマークして分布を可視化す

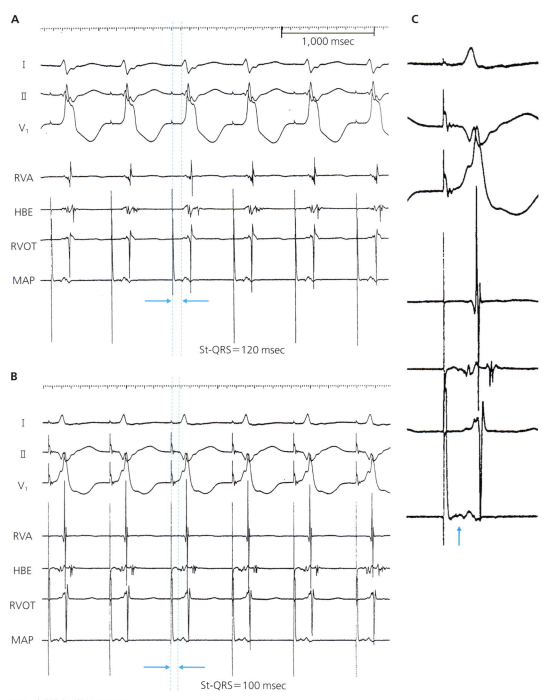

図7 緩徐伝導領域でのpace mapping
A：刺激頻度90 bpm，刺激出力3Vのペーシング．刺激からQRS開始までの時間（St-QRS時間）が120 msecに延長したペーシングQRS波形がみられた．
B：刺激出力を8Vに上げると異なるペーシングQRS波形となり，St-QRS時間は100 msecに短縮した．刺激局所には，刺激スパイク直後から低電位が記録されている（C）．緩徐伝導領域に複数の伝導経路が存在することを示唆する所見と思われる．
RVA：右室心尖部，HBE：His束，RVOT：右室流出路，MAP：マッピング部位

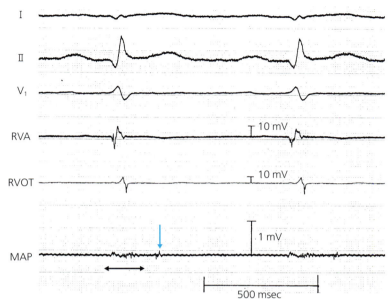

図8 緩徐伝導領域の異常電位
緩徐伝導領域をマッピングすると，低電位のfragmentation（黒矢印）とdelayed potential（青矢印）が記録された．
RVA：右室心尖部，RVOT：右室流出路，MAP：マッピング部位

ることができる．これらの異常電位と頻拍回路の関係を証明するためには，より詳細な検討を行う必要があるが，多極マッピングカテーテルを使用すると，短時間で精度の高い立体画像を構築することができる．

4．カテーテルアブレーションの手順

①術前画像検査（心臓超音波，CT，MRIなど）で，解剖学的構築，心筋障害の程度と広がり，冠動脈の状態を評価することは重要である．
②プログラム電気刺激による頻拍誘発は，自然発作で確認されたwide QRS頻拍の機序を確認するために重要であるが，心室頻拍（治療対象となる波形）が診断されている場合は最初に行う必要はない．ICD治療が行われている症例は，心室頻拍の12誘導心電図を記録する前にICD治療で頻拍停止が得られるため，治療目的とする心室頻拍波形を確認することができない場合も少なくない．このような場合，プログラム刺激で誘発された心室頻拍と自然発作の心室頻拍の心内波形の同異をICDのストア記録で確認することも有用である．
③基質マッピングとペースマッピングを用い，傷害心筋の分布を三次元マッピングに構築する（図9）．
④アブレーションカテーテルを関心領域に留置したうえで頻拍を誘発し，血行動態の安定を確認してから興奮伝播マッピングを行う．血行動態が不安定な場合はただちにエントレイメントペーシングを行い，同部位と頻拍回路の関係を評価する．
⑤頻拍中の通電で心室頻拍が停止することは，通電部位が頻拍回路に関与することの直接的な証明であるため，可能なかぎり試みるようにしている（図10）．ただし，通電による頻拍停止が治療のエンドポイントではなく，一定の誘発プロトコールで頻拍が誘発不能となったことを確認して終了する．これはリエントリー回路内の伝導路には一定の幅があり，また不整脈起源領域には複数の緩徐伝導路が存在する症例があるからである．陳旧性心筋梗塞では，プログラム

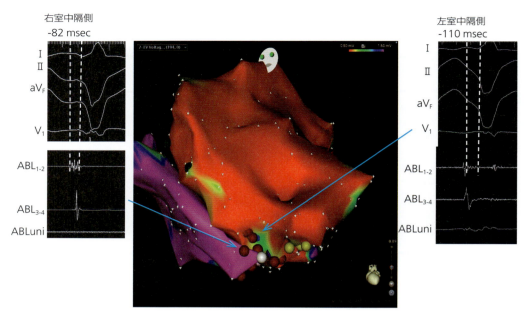

図9 基質マッピングとアブレーション
心室頻拍ストームで入院した前下行枝閉塞の陳旧性心筋梗塞症例．左室には広範な低電位領域があり，頻拍起源は心室中隔心尖部側に最早期興奮部位として同定された．エントレイメントペーシングによる検討の結果，頻拍の機序はリエントリーで，回路は心室中隔内にあることが推定された．心室頻拍中の電位先行度は左室中隔でより先行していたが，本頻拍は対側の右室中隔側からの高周波通電も併用して治療に成功した．
ABL：アブレーションカテーテル，uni：単極誘導記録

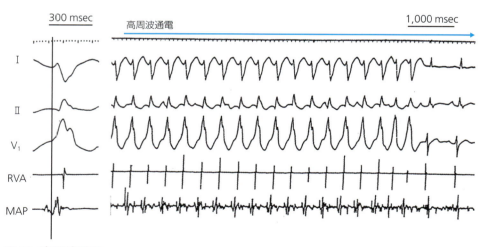

図10 高周波通電
心室頻拍中に，局所電位が体表面心電図のQRS波形に比して70 msec先行する部位（心内膜側での最早期興奮部位）で高周波通電を行い，頻拍停止に成功した．
RVA：右室心尖部，MAP：マッピング部位

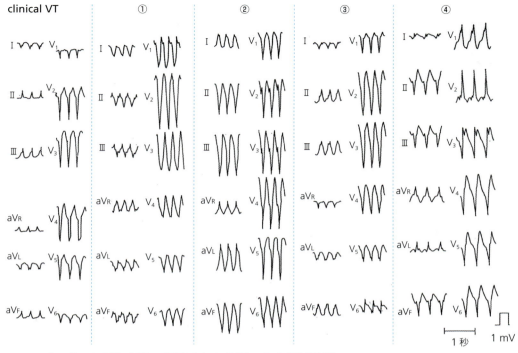

図11 プログラム電気刺激で誘発された複数の心室頻拍波形
自然発作波形（clinical VT）を誘発する目的でプログラム刺激を行ったところ，自然発作で認められていない複数の心室頻拍波形（non-clinically documented VT；①～⑤）が誘発された．

電気刺激によって自然発作で確認されていないQRS波形の心室頻拍が誘発される場合がある（clinically non-documented VT；図11）．繰り返し誘発される安定した波形については可能なかぎり通電処置することを心がけているが，治療の第一目標は自然発作で繰り返し生じる波形である．

血行動態が不安定な症例では，心室頻拍中に高周波通電を行うことができない．このような症例への通電方法として，①傷害心筋領域の瘢痕組織間に分布する伝導狭部を横断する線状通電[23]，②傷害心筋領域と正常心筋の境界に分布する興奮の出口を通電する方法[24]，③傷害心筋領域内に分布する遅延電位をマッピングして通電する方法[25]などが報告されており，それぞれの方法で良好な成績が示されている．これらの方法を用いる場合のエンドポイントは，治療目標とした遅延電位の消失，伝導ブロックラインの作成，さらに高周波通電前にプログラム電気刺激で誘発された心室頻拍が終了時に誘発されなくなったことの確認による．

5．高周波通電

高周波通電では心筋温度が49℃以上に上昇すると不可逆性変性に至るとされている．一方で，心筋組織から発生したJoule熱によってカテーテル電極も受動的に熱せられ，70℃以上となると電極周辺の血液蛋白成分や血球が凝固を起こして血栓の原因となる．現在はカテーテル先端電極から生理食塩水を灌流してカテーテル先端を能動的に冷却し，血栓形成も予防するイリゲーションカテーテルが用いられるようになった．イリゲーションカテーテルを用いたアブレーションは，カテーテル周囲の自己血流で受動的に冷却される通常カテーテルとは異なり，標的心筋部位の環境によらず十分なエネルギーを通電することができるため，深部心筋に到達する焼灼傷を作成することができる．しかし，過剰通電によるスチームポッ

プは心室穿孔や心筋破裂などの重篤な合併症の原因となる．インピーダンスの急激な低下（20 Ω前後）がないことを連続観察することが重要であるが，より確実な予測指標が必要である．出力は20～30 W を用いることが多いが，症例によってはより高出力の通電を要する．また，心機能が低下している症例では，灌流生理食塩水による心負荷を考慮して，尿量を含むバイタルサインの注視と必要に応じた対応が必要である．

　陳旧性心筋梗塞では，心内膜側に頻拍起源が同定される場合が多いとされるが，症例によっては，経皮的アプローチによる心外膜側からの通電[26]，対側心室中隔からの通電（図9），バイポーラー通電（認可外）[27]などの工夫が必要な症例も経験される．これらの方法に関する詳細は別項または専門書に譲る．

H. ICD 治療

- ICD を導入した後も，頻拍の再発・ICD 治療の頻度を最小限にする工夫が重要である．
- 中等度以上の心機能低下例は，突然死一次予防のための ICD 治療を考慮する必要がある．

1. 考え方

　ICD はペースメーカ機能に加え，重症心室不整脈を認識して停止させるための治療機能を備えている．すなわち心室細動には高エネルギーショック通電，持続性心室頻拍には心内電位に同期した比較的低エネルギーのショック通電を行って頻拍を停止させる．心室頻拍は抗頻拍ペーシングでも高率かつ無痛的に停止させることができる．このため心室頻拍の第 1 治療には抗頻拍ペーシングを選択し，無効の場合にショック通電されるよう設定することが多い．心室細動と認識された頻拍にも抗頻拍ペーシングで停止できるものがあるため[28]，通電エネルギーを蓄えるまでの時間に抗頻拍ペーシングを試みる設定も行われるようになった．これは心室細動と認識された頻拍のなかに，周期の短い心室頻拍が含まれていることによると解される．ICD のショック通電は胸部に植込まれた本体と心内のコイル電極で行われる．ショック通電は除細動効率に優れた二相性パルスが用いられ，除細動リードにはコイル電極が 1 個または 2 個装備されている．2 つのコイル電極（右室と上大静脈）を有するリードは除細動効率に優れるとされているが，組織との癒着が強く血管狭窄（閉塞）の原因となる．また，リード抜去が必要となった場合も支障となり得るため，以前よりは汎用されなくなっている．近年では体内へのリード留置を必要としない，皮下植込み型 ICD（S-ICD）が臨床応用されるようになった．ICD 治療の適応があるが，ペーシング治療を必要としない症例には有力な選択肢である．

2. ICD 治療の適応

　日本循環器学会の「不整脈の非薬物治療ガイドライン（2011 年改訂版）」[4]は，二次予防に関するクラス I 推奨を以下のように記載している．すなわち，①心室細動が臨床的に確認されている場合，②器質的心疾患に伴う持続性心室頻拍を有し，下記のいずれかの条件を満たす場合（心室頻拍中に失神を伴う場合，頻拍中の血圧が 80 mmHg 以下あるいは脳虚血症状や胸痛を訴える場合，多形性心室頻拍，血行動態の安定している単形性心室頻拍であっても薬物治療が無効または副作用のため使用できない場合や薬効評価が不可能な場合，カテーテルアブレーションが無効あるいは不可能な場合）である．また，一次予防に関するクラス I 推奨には以下の 2 項目を挙げている．すなわち，①冠動脈疾患または拡張型心筋症に基づく慢性心不全で，十分な薬物治療を行っても NYHA 分類 II 度または III 度の心不全症状を有し，かつ左室駆出率 35% 以下で，非持続性心室頻拍を有する場合，② NYHA 分類 I 度で冠動脈疾患，拡張型心筋症に基づく左室機能低下（左室駆出率 35% 以下）と非持続性心室頻拍を有し，電気生理検査によって持続性心室頻拍または心室

細動が誘発される場合である.

3. 代表的な研究等

ガイドラインの根拠となった代表的研究等について記載する.

a. 二次予防関連

心臓突然死の二次予防には第一選択としてICD治療を考慮する. これは, 心肺蘇生例, 心室細動または持続性心室頻拍の既往のある例では, amiodaroneを中心とした抗不整脈薬治療よりもICD治療が生命予後, 心イベント再発予防に優れていることを報告した研究があることによる.

AVID研究[29]では, 心室細動からの蘇生例および血行動態の悪化を伴う持続性心室頻拍を有する低心機能例で, 抗不整脈薬治療（amiodaroneまたはsotalol）とICD治療の有用性を比較した. 1993～1997年にかけて, 心室細動による心停止からの蘇生例, 持続性心室頻拍が確認されている失神例, 持続性心室頻拍で左室駆出率が40％以下および収縮期血圧80 mmHg以下の症例を対象として, ICD治療とamiodaroneを中心とする薬物療法の効果が比較された. ICD群（507例）と薬物療法群（509例；93％はamiodarone）の2群に分けて経過観察が行われた. 心室細動の割合はICD群が226例で薬物療法群が229例, 持続性心室頻拍ではICD群が281例で薬物療法群が280例であった. 平均左室駆出率はICD群が32％で薬物療法群が31％であった. 結果として, ICD群と薬物療法群の1年後・2年後・3年後の生存率は, 1年後（89.3％, 82.3％）, 2年後（81.6％, 74.7％）, 3年後（75.4％, 64.1％）であり, ICD群が薬物療法群よりも優れていた. ICDは相対的総死亡率を1年目で39％, 2年で27％, 3年で31％減らした. ICDの生存率改善効果は左室駆出率が35％未満の症例においては顕著であったが, 35％以上の症例では薬物療法群と差はみられなかった.

CIDS研究[30]は心室細動例, 院外心停止に対する除細動施行例, 失神を伴う持続性心室頻拍例, 心室頻拍（150拍／分以上）で前失神や狭心症を伴う左室駆出率35％以下の症例, 失神の既往があり自然発作で10秒以上の心室頻拍あるいは心臓電気生理検査で30秒以上の単形性心室頻拍が誘発された症例を対象とした研究である. 659症例が対象となり, ICD群とamiodarone群で経過観察（それぞれ3.0年と2.9年）された. 左室駆出率は, ICD群34％, amiodarone群33％であった. 虚血性心疾患の割合は, ICD群84％, amiodarone群83％であった. 結果として, 年間の死亡率はICD群8.2％, amiodarone群10.2％で, 不整脈死はICD群3.0％, amiodarone群4.5％であった. ICD群が良好な成績であったが, 統計学的有意差には至らなかった.

CASH研究[31]は持続性心室頻拍あるいは心室細動が確認された症例を対象として, ICD群, amiodarone群, metoprolol群, propafenone群の4群で研究が開始された. propafenone群は成績不良であったため, 途中より残りの3群で経過観察（平均57ヵ月）が行われた. 各治療群間で冠動脈疾患の占める割合は70～77％, 左室駆出率は44～47％であった. 総死亡はICD群36％, 薬物療法群（amiodarone群＋metoprolol群）44％で両者に差はみられなかった. amiodarone群とmetoprolol群の比較でも差はみられなかった. 二次エンドポイントの突然死と心停止の再発についてはICD群13％, 薬物療法群33％で, ICD群の優位傾向が示された.

また, AVID, CIDS, CASHのメタアナリシス[32]では, ICDはamiodaroneに比して有意に死亡率を減少させ, 6年間の相対死亡率を27％減少させた.

b. 一次予防関連

心機能低下と心不全は, 心疾患症例の心臓突然死に関する重大リスクといえる. このため陳旧性心筋梗塞後で心機能が顕著に低下した症例では, 臨床的に非持続性心室頻拍しかみられなくとも, 心臓電気生理検査で持続性心室頻拍または心室細動が誘発された場合, 生命予後と突然死回避の観点からICD治療を考慮する.

MADIT研究[33]は非持続性心室頻拍のハイリス

ク症例（冠動脈疾患で左室機能低下があり，心臓電気生理検査で持続性心室頻拍が誘発される）において，ICDと抗不整脈治療の予後を比較した．対象の196症例は心機能低下があり（左室駆出率35％未満，NYHA分類Ⅰ～Ⅲ度），Holter心電図で無症状の非持続型心室頻拍（3～30連発，心拍数120拍/分以上）が記録され，心臓電気生理検査では持続性心室頻拍が誘発され，かつprocainamide静注で頻拍は抑制されなかった．症例をICD治療群（95例）と抗不整脈薬治療群（101例；うち74％はamiodarone使用）に無作為に割り付けて経過観察が行われた．結果として，抗不整脈薬治療群では39例が死亡したのに対し，ICD群の死亡は15例（$p=0.009$）で，抗不整脈群と比較して54％の減少効果であった．

MUSTT研究[34]は非持続性心室頻拍のハイリスク症例（左室機能低下があり，心臓電気生理検査で持続性心室頻拍が誘発される）において，心臓電気生理検査の結果に基づいた抗不整脈薬治療をした場合の予後をICD治療群と無治療群で比較した．1990～1996年に85施設で704例が登録された．臨床的には持続性心室頻拍または心室細動の既往がなく，無症状あるいは軽微な症状の非持続性心室頻拍（3連発30秒，心拍数100拍/分以上）が認められ，左室駆出率が40％以下に低下した症例（陳旧性心筋梗塞が90％以上）が対象となった．心臓電気生理検査で持続性心室頻拍が誘発された症例を，電気生理検査の結果に基づいた治療を行う群（351例）と，抗不整脈薬治療もICD治療も行わない無治療群（353例）に無作為に割り付けをして経過観察した．心臓電気生理検査の結果に基づく治療を行った群の内訳は，抗不整脈治療群（158例）とICD治療群（161例）であった．無治療群と抗不整脈薬治療群と比較して，ICD治療群は全死亡，突然死，不整脈死を有意に減少させた．これらの研究は心機能が低下した陳旧性心筋梗塞後の症例では，臨床的には非持続性心室頻拍しか認められていなくとも，心臓電気生理検査で持続性心室頻拍が誘発された場合はICD治療の適応を考慮することを支持している．

さらに虚血性心筋症で心機能低下が顕著な症例では，臨床的不整脈の有無にかかわらず，ICDによって死亡率が減少するとする研究がある．MADIT-Ⅱ研究[35]はMADIT-Ⅰ研究に含まれていた臨床的な非持続性心室頻拍，心臓電気生理検査での心室不整脈誘発の基準が除外され，陳旧性心筋梗塞で心機能が低下した症例（左室駆出率30％未満）が対象となった．平均20ヵ月の観察期間において，ICD治療による有意な死亡率の減少（31％）が確認された．MADIT-Ⅱの8年にわたる追跡調査結果では，遠隔期になるほどICD治療の有効性が高まることが示された．SCDHeFT研究[36]は虚血，非虚血の双方による心不全患者を登録した一次予防前向き無作為割付試験であった．主な登録基準は，①3ヵ月以上の心不全歴を有する，②ACE阻害薬，β遮断薬による心不全治療を受けている，③左室駆出率≦35％，④NYHA分類がⅡ～Ⅲ度，の4項目であり，非持続性心室頻拍，および多発する心室期外収縮は登録条件に含まれていない．冠動脈疾患が全体の59％を占め，ICD群はプラセボ，amiodarone群に比して死亡率を20％程度減らすことが示された．

一方，わが国の冠動脈疾患患者の予後を観察した研究は比較的良好な生命予後を示している．実際，MADIT-Ⅱ研究では約1/3の症例は3年間の観察中に死亡しているが，これはわが国の陳旧性心筋梗塞症例の実態とは異なっている．緊急冠動脈治療を行うことができる施設が各地にあるわが国では，大きな心室瘤を有する低機能症例は少ない．わが国の心筋梗塞患者（4,133例）の登録前向き観察研究であるHIJAMI-Ⅱ（Heart Institute of Japan Acute Myocardial Infarction-Ⅱ）では，平均4.1年の観察期間中に突然死は1.2％で，MADIT-Ⅱ登録基準である左室駆出率30％以下の患者（全体の4.8％）の突然死は5年で5.1％にとどまった．Tannoらは，MADIT-Ⅱの登録基準に合致する患者90人の30ヵ月間の追跡で，突然死は2例であったと報告している[37]．欧米の臨床試験が支持している左室駆出率低下を伴う冠動脈疾患症例に対するICD治療の適応を，わが国の症例にも同様に用いてよいかについてはさらに検証が必要と思われる．

4. 抗頻拍ペーシングと心臓電気生理検査

陳旧性心筋梗塞の心室頻拍は，同一モードの抗頻拍ペーシングで繰り返し停止できる場合が多い．これは心室頻拍の機序が興奮間隙を有するリエントリーで，抗頻拍ペーシングはリエントリー回路の興奮旋回を中断させることで頻拍停止に至ると考えられる．臨床例の心臓電気生理検査から，この頻拍停止には回路内共通緩徐伝導路での順行性伝導途絶が関与することが報告されている[38]．

抗頻拍ペーシングによる無痛性の頻拍停止は，ICD症例のQOL担保，ショック通電による心筋傷害やバッテリー消耗の回避などの観点からも重要である．抗頻拍ペーシングによる頻拍停止効果は，各症例，抗不整脈薬の併用状態，心室頻拍波形などで異なるため，初期には心臓電気生理検査での事前評価を参考にプログラムを行っていた．現在は実際の作動状況を確認しながら，プログラムの至適化を行う方法が主流と思われる．

（池主雅臣，保坂幸男）

文献

1) Bigger JT et al：Am J Cardiol **58**：1151-1160, 1986
2) Stevenson EG et al：Circulation **88**：1647-1670, 1993
3) Reiter MJ et al：Am J Cardiol **79**：315-322, 1997
4) 日本循環器学会ほか：不整脈の非薬物治療ガイドライン（2011年改訂版）．http://www.j-circ.or.jp/guideline/pdf/JCS2011_okumura_h.pdf（2018年12月閲覧）
5) Priori SG et al：Eur Heart J **36**：2793-2867, 2015
6) Al-Khatib SM et al：Circulation.2017 Oct 30.pii：CIR.0000000000000548.doi：10.1161/CIR.0000000000000548［Epub ahead of print］
7) 日本循環器学会ほか：不整脈薬物治療に関するガイドライン（2009年改訂版）．http://www.j-circ.or.jp/guideline/pdf/JCS2009_kodama_h.pdf（2018年12月閲覧）
8) Cardiac Arrhythmia Suppression Trial（CAST）Investigators：N Engl J Med **321**：406-412, 1989
9) Piccini JP et al：Eur Heart J **30**：1245-1253, 2009
10) Satomi S et al：Circ J **70**：977-984, 2006
11) Connolly SJ et al：JAMA **295**：165-171, 2006
12) Watanabe H et al：Pacing Clin Electrophysiol **28**：285-290, 2005
13) Furushima H et al：Pacing Clin Electrophysiol **30**：1136-1141, 2007
14) Izumi D et al：Intern Med **46**：119-124, 2007
15) Poole JE et al：N Engl J Med **359**：1009-1017, 2008
16) Sears SF et al：Heart Rhythm **15**：734-740, 2018
17) 日本循環器学会ほか：カテーテルアブレーションの適応と手技に関するガイドライン．http://www.j-circ.or.jp/guideline/pdf/JCS2012_okumura_h.pdf（2018年12月閲覧）
18) Carbucicchio C et al：Circulation **117**：462-469, 2008
19) Reddy VY et al：N Engl J Med **357**：2657-2665, 2007
20) Brunckhorst CB et al：Circulation **110**：652-659, 2004
21) Chiushi M et al：Pacing Clin Electrophysiol **15**：756-761, 1992
22) Soejima K et al：Circulation **106**：1678-1683, 2002
23) Hsia HH et al：Heart rhythm **3**：503-512, 2006
24) Oza S et al：Heart rhythm **3**：607-609, 2006
25) Bogun F et al：J Am Coll Cardiol **47**：2013-2019, 2006
26) Sosa E et al：J Cardiovasc Electrophysiol **9**：229-239, 1998
27) Chinushi M et al：Pacing Clin Electrophysiol **40**：223-231, 2017
28) Wathen MS et al：Circulation **110**：2591-2596, 2004
29) Antiarrhythmics versus Implantable Defibrillators（AVID）Investigators：N Engl J Med **337**：1576-1584, 1997
30) Connolly SJ et al：Circulation **101**：1297-1302, 2000
31) Kuck KH et al：Circulation **102**：748-754, 2000
32) Connolly SJ et al：Eur Heart J **21**：2071-2078, 2000
33) Moss AJ et al：N Engl J Med **335**：1933-1940, 1996
34) Buxton AE et al：N Engl J Med **341**：1882-1890, 1999
35) Moss AJ et al：N Engl J Med **346**：877-883, 2002
36) Bardy GH et al：N Engl J Med **352**：225-237, 2005
37) Tanno K et al：Circ J **69**：19-22, 2005
38) Aizawa Y et al：Circulation **85**：589-595, 1992

10 非虚血性心疾患に合併する心室頻拍

A. 病態

● 非虚血性心疾患は基礎心疾患が多彩であるがゆえに，心室頻拍の病態，メカニズムや好発部位も一様ではない．

非虚血性心疾患で臨床的に心室頻拍が観察される疾患を表1に示す．このように基礎心疾患が多様であることから，疾病の進行により形成された不整脈基質もさまざまである．したがって，出現する頻拍はその病態やメカニズムの点で不均一な性質を有している．非虚血性心疾患で認められる心室頻拍の代表的な電気生理学的メカニズムを表2に示す．

たとえば，拡張型心筋症では虚血性心疾患と比較して，瘢痕部関連リエントリー頻拍の責任部位として心基部側（弁輪部）や心外膜側に存在することが多いことが知られる．また，脚間リエントリー頻拍や脚枝間リエントリー頻拍が拡張型心筋症でより高頻度に発生すると報告されている．

このように基礎心疾患や個々の症例によって頻拍機序や発生部位が多様であることから，EPSやアブレーション術前にMRIなどを用いて，瘢痕部の位置や質的かつ量的評価を行うことが推奨されている．

B. EPSで知りたいこと

● 頻拍のメカニズムとして瘢痕部関連マクロリエントリーが多いが，そのほかにHis-Purkinje関連リエントリーや異常自動能も認められる．

表1 非虚血性心疾患で心室頻拍を合併しやすい病態と基礎疾患
1) 変性疾患
   a. 拡張型心筋症
   b. 不整脈源性右室心筋症
2) 炎症性疾患
   a. 急性心筋炎
   b. 慢性心筋炎
   c. 心サルコイドーシス
3) 心筋肥大
   a. 肥大型心筋症
   b. 心アミロイドーシス
4) 先天性心疾患および術後（Fallot四徴症など）
5) 僧帽弁逸脱症
6) 仮性心室瘤
7) 神経，筋疾患（筋緊張性ジストロフィなど）

表2 非虚血性心疾患に出現する心室頻拍の電気生理学的メカニズム
1) リエントリー
   a. 瘢痕部関連リエントリー頻拍
      ①チャネル依存性頻拍
      ②峡部依存性頻拍
   b. His-Purkinje系関連頻拍
      ①脚間リエントリー頻拍
      ②脚枝間リエントリー頻拍
      ③束枝内リエントリー頻拍
2) 異常自動能

1. 頻拍メカニズムと責任部位の同定

a. 瘢痕部関連リエントリー頻拍

非虚血性心筋症において，数あるメカニズムのなかでも最も多く認められるのは，やはり病巣瘢痕部の遺残心筋を緩徐伝導路とするマクロリエントリー頻拍である．なかでもこのメカニズムが頻拍機序の大部分を占める病態（基礎心疾患）として不整脈源性右室心筋症（arrhythmogenic right ventricular cardiomyopathy：ARVC）が挙げられる．ARVC は右室心筋の脂肪浸潤，線維化を引き起こす原因不明の変性疾患であり，主に右室において病巣が形成されるが，さらに病態が進行すると左室の障害を伴うことも多い[1,2]．ARVC の病因としては心筋炎やアポトーシスの関与が示唆されているが，一部細胞間接着因子であるデスモゾームの遺伝子変異の関与が報告されている[2]．また，多くは ARVC 診断のきっかけとなる心室頻拍（VT）や心室期外収縮（VPC）などの心室不整脈を合併する．ARVC では 70〜80％の患者で平均加算心電図検査により遅延電位が陽性となる．図1に示すように強陽性となることも多い．すなわち，心室筋の広範囲にわたって，伝導障害が存在することを示唆している．頻拍は programmed pacing により，容易に誘発可能であり，またペーシングにより停止できる．また，頻拍中のマッピング検査では図2, 3に示すように右室内各所で洞調律中あるいは頻拍中に拡張期電位や持続性破砕電位（continuous fragmented activi-

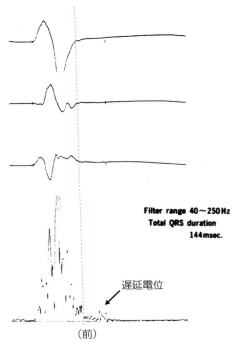

図1 不整脈源性右室心筋症（ARVC）に認められた著明な遅延電位（57 歳男性）

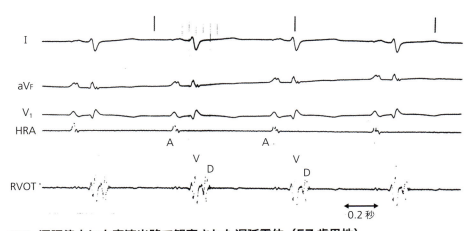

図2 洞調律中に右室流出路で観察された遅延電位（57 歳男性）
図1と同一症例．HRA：高位右房，RVOT：右室流出路，A：心房波，V：心室波，D：遅延電位

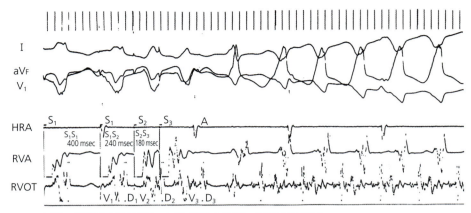

図3 右室二連続早期刺激による VT の誘発（57 歳男性）
図1と同一症例．頻拍中は，右室流出路で頻拍全周期にわたって連続電位を認める．
HRA：高位右房，RVA：右室心尖部，RVOT：右室流出路，S：ペーシングスパイク，A：心房波，
V：心室波，D：遅延電位

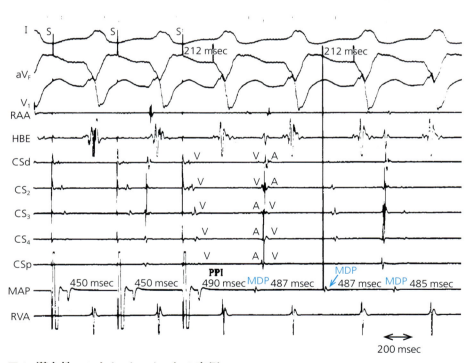

図4 潜在性エントレインメントの実例
単形性心室頻拍の必須緩徐伝導路からのペーシング．ペーシング部位（MAP）では頻拍中に拡張期電位（MDP）が記録され，VT 中には QRS 波立ち上がりよりも 212 msec 先行している．エントレインメントペーシング中は刺激から QRS 波立ち上がりまでがやはり 212 msec であり，また心電図 QRS 波形は頻拍中のそれと一致している．さらに MAP 電位で観察される post pacing interval（PPI）は頻拍周期と一致しており，潜在性エントレインメントの基準を満たしている．
RAA：右心耳，HBE：His 束，CS：冠静脈洞，RVA：右室心尖部，d：遠位，p：近位

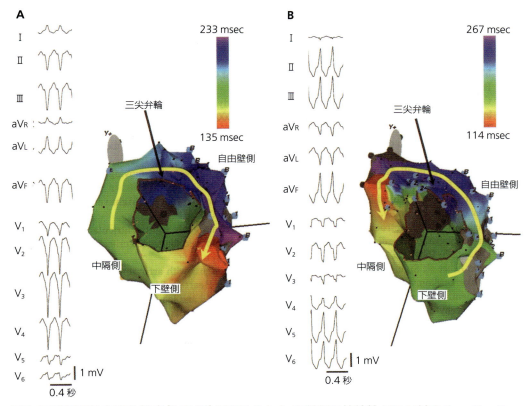

図5 不整脈源性右室心筋症(ARVC)に認められた2種類の持続性VTに対するactivation map(32歳男性)
A：三尖弁輪を時計回りに旋回するVTのactivation map，B：三尖弁輪を反時計回りに旋回するVTのactivation map
activation mapにより，2種の持続性VTのメカニズムは，三尖弁輪を時計回りあるいは反時計回りに旋回するマクロリエントリー頻拍と診断された．
(野田 崇，清水 渉：不整脈源性右室異形成．別冊日本臨牀 新領域別症候群シリーズ No.4，日本臨牀社，大阪，p539-545，2007より引用)

ty)を認めることがある．これが頻拍回路に含まれるか否かは，局所からの頻回ペーシングを行い，潜在性エントレインメント現象の有無を確認する(**図4**)．潜在性エントレインメントは，①ペーシング中のQRS波形が頻拍時のQRS波形と同じであること，②マッピング電位で観察された頻拍停止後の回復周期(post pacing interval)が頻拍周期と近似していること，③ペーシングスパイクと次のQRS波の間隔がVT中に観察される拡張期電位とQRS波との間隔に一致していること，の3条件を満たしていれば陽性と判断される．これにより局所拡張期電位が頻拍の緩徐伝導路の興奮を反映することが証明される．

現在は三次元マッピングシステムが一般的に用いられるようになり，心血行動態が安定している単形性VTに対しては，ある程度時間をかけて頻拍中のactivation mapを作成する(**図5**)[3]．このデータを基に，リエントリー回路の緩徐伝導部位(チャネル)や回路峡部に線状焼灼を，巣状起源であれば最早期興奮部位に高周波通電を行う．しかしながら，実際にARVCを含む非虚血性心筋症患者に出現する，あるいは誘発されるVTは頻拍周期が短いものが多く，この場合は心血行動態が破綻しactivation mapを作成するのが困難

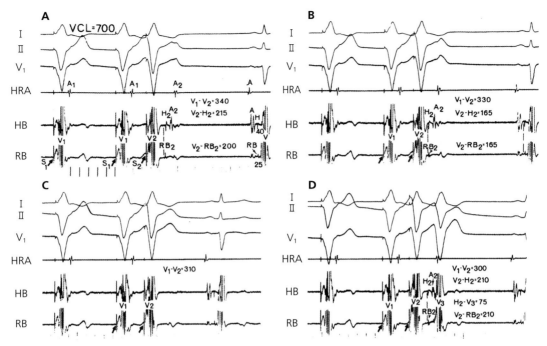

図6 V_3 現象の誘発
A：S_1-S_2 340 msec, B：S_1-S_2 330 msec, C：S_1-S_2 310 msec, D：S_1-S_2 300 msec
HRA：高位右房, HB：His 束, RB：右脚
(Akhtar M et al：Circulation **58**：295-304, 1978 より引用)

となる．また，マッピング施行中に，臨床現場で観察された単形性 VT が安定して持続することもあるが，セッション中に異なる QRS 波形を持つ non-clinical VT に移行することや，多形性 VT に変化することもよく経験される．この場合，マッピング不能の頻拍（unmappable VT）として基質マッピング（substrate mapping）を用いて，アブレーションの方法を決定している[4]．基質マッピング法によるアブレーション戦略については，後述 E「カテーテルアブレーションの方法」に記載する．

b. His-Purkinje 系関連頻拍（Purkinje 不整脈）

His 束，脚，Purkinje 線維など下位刺激伝導系組織が関与する心室不整脈を Purkinje 不整脈と定義する．非虚血性心疾患で出現する Purkinje 不整脈（単形性 VT）のメカニズムは以下の3種類がある[5]．

1. 脚間リエントリー頻拍

脚間リエントリー頻拍（bundle branch reentrant tachycardia：BBRT）は His 束，右脚，左脚，心室中隔心筋をリエントリー回路の構成要因とする頻拍で，VT に分類される．周囲組織から電気的に隔離され明確なリエントリー回路を有する数少ない頻拍の1つである．頻拍の成立には広範囲な刺激伝導系の伝導障害が必須条件であり，右脚を順行性，左脚を逆行性に伝導する左脚ブロック型の頻拍が多く認められる．当初 BBRT は電気生理検査で頻繁に観察される V_3 現象の機序として認識された．V_3 現象の実例を V_3 現象の祖 Akhtar 博士の論文から引用する（**図6**）[6]．右室心尖部から単一早期刺激を行い，連結期（S_1-S_2 間隔）を徐々に短縮していくと，次第に右脚を介する逆行伝導が遅延し，逆行性に興奮した右脚電位や His 束電位が観察されるようになる．さらに連結期を短縮させると，一時刺激伝導系を介す

表3 脚間リエントリー頻拍など His-Purkinje 系心室頻拍：多数例報告のまとめ

著者	Tchou P et al[7]	Cohen TJ et al[8]	Blanck Z et al[9]	Lopera G et al[10]
文献：発表年	Circulation：1988	JACC：1991	JCE：1993	JCE：2004
症例数	7例	7例	48例	20例
VTメカニズム：症例数	BBRT：7	BBRT：7	BBRT：46，IFRT：2	BBRT：16, BBRT+IFRT：2, focal VT：2
頻度	記載なし	誘発可能120 VT中7 VT（5.8%）	記載なし	7年間にアブレーションを施行したVT237例中20例（8.4%）
年齢（歳）	64±11	62±6	62（32-81）	62±14
性別（M：男性，F：女性）	7M	7M	44M，4F	NA
基礎心疾患：症例数	IDC：6，CAD：1	CAD：4，IDC：1，HCM：1，alc CM：1	CAD：23，IDC：16，AR：2，	CAD：11，NI-CM：9
疾患別頻度	NA	CAD：4.5%，CM：16.7%	NA	CAD：7.1%，NI-CM：11.1%
左室駆出率（%）	27±11	23±3	23.2（14-65）	29±17
症状：症例数	失神：7	失神：4，突然死生還：3	失神：25，突然死生還：13	失神：3，ICD頻回作動：10
ベースライン心電図：症例数	LBBB：6，LAHB：1	LBBB：3，IVCD：4	IVCD：41，LBBB：5，RBBB：1	LBBB：12，RBBB：1，IVCD：2，Paced：4
SR or AF：症例数	SR：5，AF：2	NA	AF：16（PAF：10，CAF：6）	NA
QRS幅（msec）	132±21	141±13	137（90-160）	152±25
EPSデータ				
HV間隔（baseline）（msec）	72±11	79±2	80.4（60-110）	75±13
HV間隔（post-ablation）（msec）	103±24	93±16	NA	89±23
VT周期（msec）	270±24	283±17	274（210-380）	333±87
VT-QRS形態：症例数	LBBB：7，RBBB：1	LBBB：7	LBBB：46，RBBB：5，IFRT：2	LBBB：18，RBBB：3，IFRT：1
HV間隔（VT中）（msec）	72±10	NA	85（55-250）	88±21
BBRT以外のVT合併例数（頻度）	NA	3（43%）	11（23%）	12（60%）
アブレーションデータ				
アブレーション対象症例数	7	7	28	20
方法：症例数	DC	RF	DC：17，RF：11	RF
標的組織：症例数	右脚	右脚	右脚：26，左脚：2	右脚：16，左脚：6
成功率	100%	100%	100%	100%
フォローアップデータ				
経過観察期間（月）	13±19	12±3	15.8（0-70）	11±15
予後：症例数	心不全死：2	心不全死：1，敗血症死：1	心不全死：13，心臓突然死：4，心臓非突然死：3，非心臓死：3	VT再発：7，心移植：3，心不全死：1，敗血症死：1
PM植込み例：症例数	有意なHV間隔延長のため全例にPM適応	0	DCアブレーション：4，RFアブレーション：3	6例（30%）で高度房室ブロック→PM植込み

JACC：J Am Coll Cardiol，JCE：J Cardiovasc Electrophysiol
BBRT：脚間リエントリー頻拍，IFRT：脚枝間リエントリー頻拍，VT：心室頻拍
IDC：特発性拡張型心筋症，CAD：冠動脈疾患，HCM：肥大型心筋症，alc CM：アルコール心筋症，AR：大動脈弁逆流，NI-CM：非虚血性心筋症
NA：記載なし，LBBB：左脚ブロック，LAHB：左脚前枝ブロック，IVCD：心室内伝導障害，RBBB：右脚ブロック，Paced：ペーシングリズム
SR：洞調律，AF：心房細動，PAF：発作性心房細動，CAF：慢性心房細動，DC：直流通電，RF：高周波
PM：ペースメーカ

る逆行伝導はブロックされるが，その後左脚のみ伝導が回復し，その興奮がHis束から右脚に順行伝導した後に心室を興奮させ心室エコー（V_3）を形成する．したがって，V_3は右脚から心室筋への主要連結部である右室心尖部から興奮が始まるので，同部からペーシングするQRS波形に類似した形となる．正常心であれば，この電気的回旋は1周のみで終わり，持続することはない．しかし，刺激伝導系組織が広範囲に傷害され，全回路に興奮間隙を生み出すような伝導遅延が存在すれば，繰り返し旋回することが可能となる．しかし，これだけ大きな回路を持ち，リエントリーが継続できる均一な障害が出現することはまれと考えられる．したがって，これまでに持続性BBRT多数例の報告は少なく，5例以上のまとまった数の報告は限られている．表3にこれまでの4報告のデータをまとめた[7-10]．BBRT発生患者の臨床背景では，男性，高齢者に多く，重度の低心機能例が大部分を占める．基礎心疾患は従来より，拡張型心筋症が多いことが指摘されてきたが，実際にはTchouらの報告[7]を除いて虚血性心疾患の症例数が心筋症を上回っている．疾患別のBBRT発生率を検討したLoperaらの報告[10]では虚血性心疾患7.1％，拡張型心筋症11.1％であり，両群間に有意差を認めなかった．洞調律時の心電図では左脚ブロックを呈するものが多く，QRS波幅は130 msecを超えるものが多い．

電気生理データではHV間隔が長いが，VT周期は短いものが多い．しかし近年の報告では，VT周期が比較的長い症例も報告されている．VT中のQRS波形は左脚ブロック型を呈するものが多く，VT中のHV間隔は洞調律中のHV間隔と同等か，あるいは長いものが多い．アブレーションは右脚を標的とする報告が多いが，いずれも有効率は高い．しかしながら基礎心疾患が重篤であるため，他のメカニズム，たとえば瘢痕部関連リエントリー頻拍を合併することが多く，またその予後は頻拍再発の有無にかかわらず決してよくない．

BBRTの診断基準を表4に示す．BBRTは緩徐伝導路がHis-Purkinje系組織であり，心室筋との接合部が緩徐伝導路からの出口となる．したがって，頻拍周期（VV間隔）を規定するのは，

表4 脚間リエントリー頻拍（BBRT）の診断基準

1. 心室頻拍中の心電図 QRS 形態は，それぞれの脚を介した心室脱分極過程に一致した左脚ブロックあるいは右脚ブロックパターンを示すこと
2. 頻拍中は心室興奮の立ち上がりよりも，His 束電位，右脚電位，あるいは左脚電位が先行していること．また，頻拍形態に相応して His-Purkinje 系の興奮順序が矛盾しないこと．頻拍中は比較的安定した His 束-心室（H-V）間隔，右脚-心室（RB-V）間隔，あるいは左脚-心室（LB-V）間隔を呈すること
3. 心室興奮間隔（VV 間隔）の自然変動は，His 束あるいは右脚電位間隔の自然変動に規定されること
4. 心室早期刺激による頻拍の誘発は，一定の His-Purkinje 系伝導遅延の発現に依存すること
5. 頻拍は自然発生の，あるいはペーシングによる His-Purkinje 系の伝導ブロックにより停止すること
6. 右脚に対する有効通電後は頻拍が誘発不能になること

その直前に存在する脚やHis束の興奮周期である（BB間隔，HH間隔）．またHis-Purkinje系の伝導ブロックで停止することや，右脚を標的としたアブレーションで誘発不能になることも刺激伝導系が回路に含まれることを証明する．なお，右脚のアブレーションには右脚電位の同定が重要であるが，通常His束電位が検出される位置からさらに流出路中隔方向にカテーテルを進める．心室電位に先行して低電位の先鋭波が認められれば，それが右脚電位である．右脚電位がHis束電位よりも20 msec以上遅れていること，また心房波が検出されないことがアブレーション標的部位の要件となる（図7）．

2．脚枝間リエントリー頻拍

脚枝間リエントリー頻拍（interfascicular reentrant tachycardia：IFRT）は，左脚前枝と後枝本幹のそれぞれを順行伝導路あるいは逆行伝導路とし，一部心室筋とHis束をリエントリー回路に含むマクロリエントリー頻拍である．頻拍成立の条件として，やはり左脚全体にわたる伝導障害（遅延伝導）と，前枝あるいは後枝の一方向性ブロック，特にPurkinje組織-心室接合部の伝導方向による不応期のばらつきが重要である．本頻拍も非常にまれな不整脈で，臨床ではめったに遭

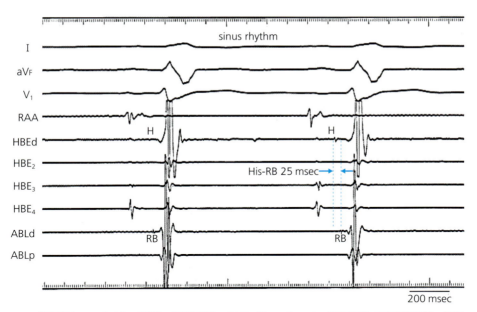

図7 脚間リエントリー頻拍（BBRT）のアブレーション成功部位の局所電位（65歳男性）
右脚電位がHis束電位よりも20 msec以上遅れていること，また局所電位に心房波が認められないことが，アブレーション標的部位の要件である．
RAA：右心耳，HBE（H）：His束，ABL：アブレーション標的部位，RB：右脚

遇しない．これまでに1例あるいは2例の症例報告が散見されるのみであるが，これらデータをまとめるとIFRTの特徴として以下の項目が挙げられる[11]．

①多くは何らかの基礎心疾患を認めるが，明らかな構造的異常を認めない例でも発生することがある（2/9例；22％）．
②IFRTはこのメカニズム単独で認められることは少なく，多くはBBRTを合併している（7/9例；78％）．そのなかでもBBRTに対するアブレーション後（通常は右脚が標的部位となる）に，新たにIFRTが誘発されるか，自然発生する例が多い．
③BBRTと同様に，広範囲なHis-Purkinje系の伝導障害が存在する．
④頻拍周期はBBRTよりも長く，平均315 msecであった．
⑤頻拍中のHV時間は，やはり洞調律中のHV時間よりも長い例が多い．
⑥頻拍中のQRS形態は右脚ブロックを示すものが多く（8/9例；89％），また電気軸は下方軸を呈するものが多い（7/9例；78％）（**図8**）[12]．したがって，左脚前枝を下行し，左室心筋を脱分極させた後に左脚後枝を上行するリエントリーが多いことが理解できる．

BBRTと同様に，カテーテルアブレーションにより頻拍を根治し得る．アブレーションでは新たな左脚ブロックの出現を回避することが重要であり，順行伝導が保たれている脚枝はアブレーションの標的とすべきではない．したがって，順行伝導が残る左脚前枝を温存するために，左脚後枝を標的とすることが多い．

3. 束枝内リエントリー頻拍（fascicular VTあるいはintrafascicular VT）

近年，verapamil感受性左室起源特発性心室頻拍（ILVT）に類似した頻拍が，さまざまな基礎心疾患で認められることが報告されている．これまでに報告されているのは，心筋梗塞急性期[13]，虚血性心筋症[13]，急性心筋炎，慢性心筋炎，拡張型心筋症[14]，心筋緻密化障害などが挙げられる．

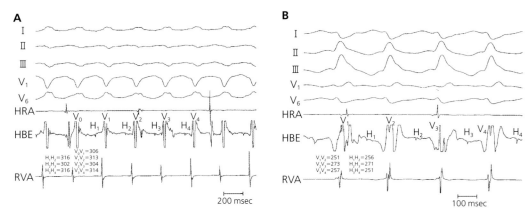

図8 脚間リエントリー頻拍と脚枝間リエントリー頻拍（71歳男性）
A：誘発された脚間リエントリー頻拍の心内電位図．頻拍周期の変化は，His束興奮周期の変化に追従している．頻拍のQRS形態は左脚ブロック型の上方軸を呈する．
B：同一例に出現した脚枝間リエントリー頻拍でも同様に，HH間隔が頻拍周期を規定している．頻拍中のQRS形態は右脚ブロック型で下方軸を示す．左脚前枝を下行し，左脚後枝を上行する回路が考えられる．
HRA：高位右房，HBE：His束，RVA：右室心尖部
(Simons GR et al：J cardiovasc Electrophysiol 7：44-50, 1996 より引用)

ILVTの電気生理学的メカニズムはintrafascicular reentry（fascicular tachycardia）であり，左脚の枝あるいはPurkinje線維のなかのリエントリーと考えられている．左脚前枝と後枝を順行伝導路あるいは逆行伝導路とする脚枝間リエントリーとは明確に区別できるメカニズムである．ILVTにおける左室内マッピングの特徴は，アブレーション成功部位において2種類の拡張期電位が観察されることである．これらは比較的ダルなPd電位（diastolic Purkinje potential；P1電位とも呼称される）と尖鋭なPp電位（presystolic Purkinje potential；P2電位とも呼称される）である（**図9**）[15]．Pd電位はリエントリー回路の遅伝導路を形成する領域で検出され，リエントリー成立にクリティカルな部位である．また，この部位は減衰伝導特性を示すことが知られる．一方，Pp電位を形成するのは，左脚後枝あるいは前枝の本幹と考えられるが，果たしてこれがリエントリー回路に含まれるか否かは依然として明らかではない．

Pd電位はペーシングにより選択的捕捉されることが知られており[15]，周囲から電気的に隔絶されたある一定以上の長さを持つ，心内膜側に存在する解剖学的構造物である．左室内の中隔側に存在するものとしては，仮性腱索がこの条件を満たす代表的な組織である．仮性腱索の好発部位は左室後中隔から後乳頭筋に至る領域で，左脚後枝領域のPurkinje線維から乳頭筋に筋束が橋渡ししている．これは，すなわちfascicular VTのアブレーション成功部位と一致している．その構成組織は心内膜に存在するPurkinje線維であり，ある病理過程に曝されることにより障害を受け，その結果減衰伝導特性を獲得するのであろう．以前からILVT症例の仮性腱索病理組織や，心内膜生検で炎症細胞浸潤や組織の線維化が認められることが報告されており，Pd電位を反映する障害伝導の背景に，心エコー検査などルーチンの画像検査では検出できないsubclinicalな炎症性疾患が存在する可能性が指摘されている．

図10に虚血性心筋症例に認められたfascicular VTのアブレーション成功部位におけるVT中の局所電位記録を示す（**図10B**）．ILVTと同様にダルな波形を示すPd電位と尖鋭なPp電位が観察される．記録を2 cm前後心基部側に移すと，Pd電位はより手前に移動し，Pp電位はやや後方に変位する（**図10A**）．右房からの周期480

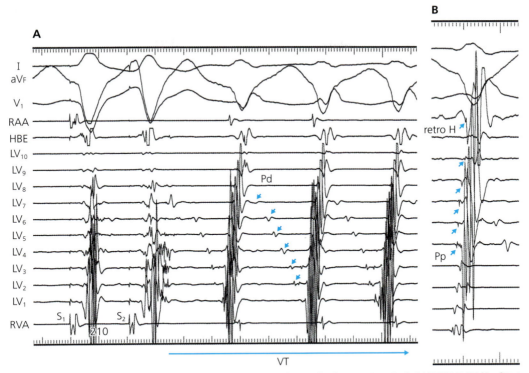

図9 verapamil 感受性左室起源特発性心室頻拍（ILVT）中に認められた拡張期 P 電位（Pd 電位）と前収縮期 P 電位（Pp 電位）

A：ILVT 誘発時の心内電位図．拡張期全体にダルな Pd 電位（矢印）を認める．
B：QRS 波直前に尖鋭な Pp 電位（矢印）を認める．
RAA：右心耳，HBE：His 束，LV：左室，RVA：右室心尖部，S：ペーシングスパイク，P：Purkinje 電位，retro H：逆行性 His 束電位，VT：心室頻拍
（Maruyama M et al：J Cardiovasc Electrophysiol **12**：968-972, 2001 より引用改変）

msec で頻回ペーシングを行うと（**図11A**），Pd 電位は順行性に捕捉（orthodromic capture）されているのが明らかである．刺激周期を 470 msec に短縮すると（**図11B**），His 束の興奮から Pd 電位までの間隔が延長し，Pd 電位が減衰伝導特性を持つことがわかる．このように，ILVT とほぼ同一の電気生理学的特性を示すが，同様のメカニズムを持つ VT は虚血性心疾患，心筋炎のみならず，拡張型心筋症（**図12**）や心筋緻密化障害でも報告されている．

c. 異常自動能

自動能亢進，早期後脱分極，後期後脱分極による撃発活動など，異常自動能を機序とする VT においては，EPS の役割はそれほど大きいものではない．自動能亢進を機序とする VT はプログラム刺激により誘発されることはない．isoproterenol などカテコラミンの投与により発生した頻拍に対して興奮マッピングを行い，再同期興奮部位の同定と放射状伝播様式（centrifugal pattern）を確認することにより機序が確定する．これによりアブレーションの標的も決定される．一方，撃発活動では，再現性は認めないものの頻回刺激あるいはプログラム刺激により誘発されることがある．マッピングの位置づけは自動能亢進と同様である．

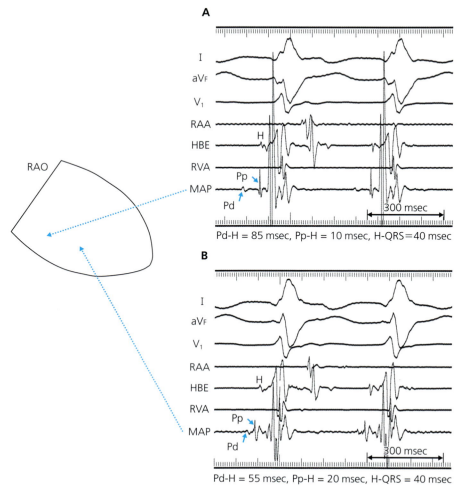

図10 拡張期P電位（Pd電位）と前収縮期P電位（Pp電位）の興奮順序
A：心基部側，B：心尖部側
VT中Pd電位は心基部から心尖部側へ，Pp電位は心尖部から心基部側へ興奮が伝播している．
RAO：右前斜位像，RAA：右心耳，HBE：His束，RVA：右室心尖部，MAP：マッピング電位，P：Purkinje電位
（Hayashi M et al：Heart Rhythm **3**：908-918, 2006 より引用）

2. 抗不整脈薬の効果判定

カテーテルアブレーションが一般化する前は，心室性のみならず上室性不整脈に対してもEPSを用いて抗不整脈薬の有効性の評価が行われてきた．筆者らはこのデータを信じ，長期間にわたって抗不整脈薬を投与し続けることもあった．その後，EPSの対象となる上室性不整脈は多くの症例でアブレーションにより根治できるようになったが，心室不整脈ではアブレーションの効果も十分ではなく，抗不整脈は補助的治療法として，その役割は依然として重要である．VT/VFには植込み型除細動器（ICD）が第一選択治療であることは言うまでもないが，重症不整脈の管理において抗不整脈薬は多数の付加的効果を発揮する（**表5**）[16]．これら付加的効果のなかで，EPSが予測可能な項目について解説する．

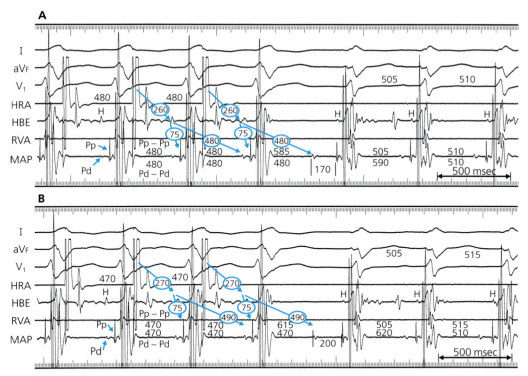

図11 右房からのエントレインメントペーシング
A：ペーシング周期 480 msec．頻拍中に右房から周期 480 msec で頻回ペーシングを行うと，ペーシング中 Pd 電位は orthodromic に，Pp 電位は antidromic に捕捉されていることがわかる．
B：ペーシング周期 470 msec．ペーシング周期を短縮すると，ペーシングスパイクから orthodromic に捕捉される Pd 電位までの間隔がやや延長している．
HRA：高位右房，HBE：His 束，RVA：右室心尖部，MAP：マッピング電位

a．ICD 適切作動・非適切作動の抑制

抗不整脈薬は心室不整脈のみならず，心房細動などの上室性不整脈の発生を抑制するために，ICD の適切作動，あるいは非適切作動を減少させることができる．これまでに，sotalol, azimilide などのⅢ群抗不整脈薬や amiodarone がこの作用を持つことが示されている．また，β遮断薬や amiodarone との併用治療も同様な作用を持つことが報告されている．薬剤選択における EPS の役割であるが，少なくとも数ヵ月以内の短期的な予測は可能と思われるが，長期的な視野に立つとその精度が落ちる．その原因は，EPS における不整脈誘発の再現性が低いことにあり，半年以上の間隔を空けると再現性が 50％以下に低下することが知られている[17,18]．これは基礎心疾患の病態の変化や，液性因子などの修飾要因の変動によるものと思われる．したがって，その時点，その瞬間での不整脈基質を評価する EPS では，長期の薬効評価には限界があり，時々刻々と変化する病態を鑑みて薬剤を変更することも考慮すべきである．また，ICD 患者では頻回の ICD 作動をみる electrical storm が問題となるが，これに対する薬効評価は EPS では困難であろう．

b．抗頻拍ペーシングの有効性の評価

ICD では，頻拍周期によって検知ゾーンを決定し，そのゾーンごとに治療方法を連続的に設定できるが（tiered therapy），このなかで EPS が有用であるのは，抗頻拍ペーシング（ATP）である．通常は ICD に内蔵された EPS 機能（非侵襲

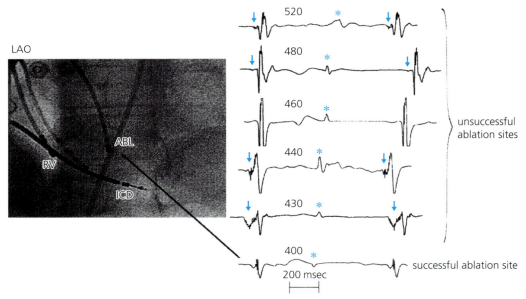

図12 拡張型心筋症に認められた左脚後枝領域の fascicular VT の一例
左室後中隔領域で，拡張期電位（＊）および前収縮期電位（矢印）を認める．多くの拡張期電位は，記録された部位でアブレーションが不成功に終わっていることから bystander 電位と考えられる．
RV：右室，ABL：アブレーション電極，ICD：植込み型除細動器リード
(Reithmann C et al：J Cardiovasc Electrophysiol **18**：818-817, 2007 より引用)

表5 抗不整脈薬併用による追加的効果

1. VT，VF などの重症不整脈発生頻度の減少，またこれによる ICD 作動頻度の減少，QOL の改善，ICD longevity の延長
2. electrical storm の鎮静化および予防，植込み例の不整脈死防止
3. 上室頻拍，特に心房細動発生を抑制し，さらに心房細動時心室応答の抑制→ ICD 誤作動を抑制
4. 除細動閾値の低下
5. VT 頻拍周期の延長による頻拍時心血行動態の改善，症状の軽減
6. VT 頻拍周期の延長による高頻拍ペーシング成功率の改善，および rate-acceleration の予防

(Mantz M et al：Am Heart J **127**：978, 1994 より引用)

的 EPS）を用いて安全かつ確実に停止できる ATP を設定する．薬剤投与後に逆に停止が困難になるケースも認められるので注意する．

3. 低心機能例における不整脈や心臓突然死リスク評価

日本循環器学会作業部会により作成された「心臓突然死の予知と予防法のガイドライン（2010年改訂版）」[19]では，非虚血性心筋症の心臓突然死リスク評価における EPS の役割が，虚血性心疾患と対比して以下のように位置づけられている；「心筋梗塞（左室駆出率＜0.40）で非持続性 VT を伴う例ではリスク評価検査としてその有用性は確立されているが，拡張型心筋症では意義が小さく，肥大型心筋症では合意が得られていない」．一方，「臨床心臓電気生理検査に関するガイドライン（2011年改訂版）」[20]では，非持続性 VT 例や原因不明の失神例に対する EPS 適応ガイドラインがあるが，いずれも虚血性心疾患に限らず何らかの基礎心疾患が存在する場合は，EPS によりリスク評価を行うことを推奨している．

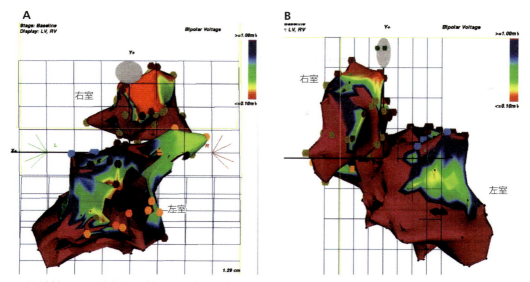

図13 持続性VTを合併した拡張型心筋症（DCM）での電位波高マッピング（substrate mapping）（74歳男性）
A：後前像，B：左前斜位像
CARTOシステムを用いた両心室の電位波高マッピング（substrate mapping）では，左室側壁から後壁にかけて，特に心基部寄りの領域と右室流出路に散在性の低電位領域を認める．

わが国では，拡張型心筋症を代表とする非虚血性心疾患においても，非持続性VT例ではEPSによるリスク評価が有用とする報告も認められることから[21]，非虚血性心疾患においても，何らかの臨床徴候が認められればEPSによるリスク評価の有用性が高まる可能性がある．

C. 症 例

- 拡張型心筋症では心基部（弁輪部）や心外膜側にリエントリー回路を形成することが比較的多い．不均一に瘢痕形成が進むことも多く，この場合は多種類の頻拍（pleomorphic VT）が出現することもある．
- 肥大型心筋症では心筋が肥厚しているため，内膜側，外膜側を含めた三次元的な頻拍回路を形成することもある．

1. 拡張型心筋症に発生したpleomorphic VT

拡張型心筋症に観察されたpleomorphic VT（多数の単形性VT）の一例を提示する．症例は74歳男性でVTの既往があるため，すでにICDが移植されていた．今回はICDの頻回作動があり，electrical stormに対するアブレーション治療目的で入院した．CARTOシステムを用いた両心室基質マッピング（電位波高マッピング）では，左室側壁から後壁にかけて，特に心基部寄りの領域と右室流出路に散在性の低電位領域を認めた（図13）．また，右室にも特に流出路中隔側に低電位領域を認める．EPS中は臨床で観察された3つの波形（図14）にとどまらず，合計6種類の単形性VTが出現し，異なるVT波形に移行することが観察された．このように，拡張型心筋症では両心室全体にまだら状に病巣を呈することが多いために，不整脈の原因となるリエントリー回路や巣状興奮が心室各所から発生する可能性がある．ちなみに，本症例ではVT1とVT2に対し，

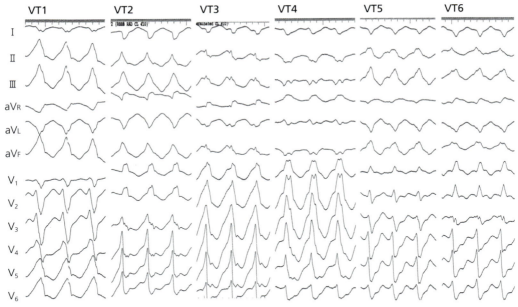

図14 拡張型心筋症（DCM）症例で誘発された pleomorphic VT（74歳男性）
図13と同一症例．VT1〜3は clinical VT，VT4〜6は non-clinical VT を示す．

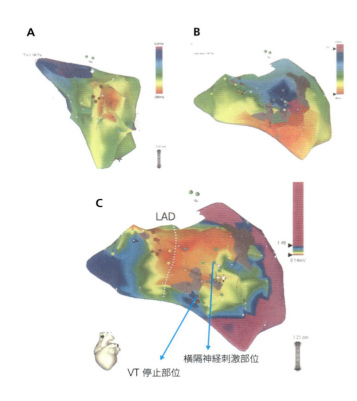

図15 心外膜側でリエントリー回路を同定しえた拡張型心筋症（DCM）の一例

A：心内膜からの activation map．左室前壁中部に広範囲の最早期興奮（赤色）を認める．この map では，頻拍は巣状興奮パターンを示している．

B：本症例での心外膜からの activation map．同じ VT の map であるが，心外膜からはマクロリエントリーの興奮伝播を示している．

C：心外膜からの substrate（voltage）map．広範囲に低電位領域を認める．瘢痕部領域（灰色部分）には横隔神経（緑丸）が走っておりアブレーションできず，瘢痕部から正常波高領域に向けてアブレーションを施行し VT 誘発不能となったが，後日再発した．
(Soejima K et al：J Am Coll Cardiol **43**：1834-1842, 2004 より引用)

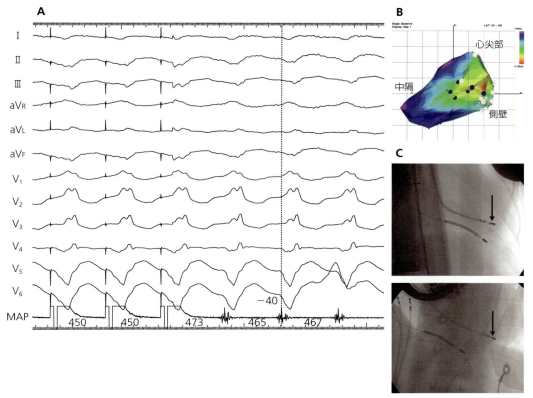

図16 肥大型心筋症（HCM）に出現した単形性VTに対する心内膜activation mappingと潜在性エントレインメント（67歳男性）
A：左室側壁よりの頻回ペーシングで潜在性エントレインメントを認める．
B：CARTOシステムによる左室心内膜側activation mapで，心臓を下から見上げている．側壁に最早期興奮部位を認めるが，心内膜側のみでは頻拍周期の20%（96 msec）のみ記録しえる（青丸は潜在性エントレインメント陽性）．
C：カテーテル位置（矢印）を示す（上；右前斜位像，下；左前斜位像）．
MAP：マッピングカテーテル電位

それぞれ右室流出路と左室前壁基部に対し高周波を通電したが，一時的な抑制効果を得られたのみで，根治は困難であった．

拡張型心筋症では，持続性単形性VT（SMVT）が誘発される確率は虚血性心疾患に比べて低い．しかし，その多くは瘢痕部関連リエントリー頻拍であることが報告されている[22]．Soejimaら[23]はSMVTの既往のある拡張型心筋症28例において，VT中の詳細なマッピングを行っている．その結果，VTのメカニズムは，22例で瘢痕部関連心室筋リエントリー，残りの5例が巣状VT，2例が脚間リエントリー頻拍であった．心筋内リエントリーと診断された全例で，心内膜側（20/20）および心外膜側（7/7）に瘢痕部を認めた．心内膜側の瘢痕部は弁輪部に多く認められた．VT回路峡部は19例で同定され，そのうち7例は心外膜側に存在することが報告されている（**図15**）．また，心外膜側の瘢痕部の広がりは心内膜側よりも大であったことから，拡張型心筋症では心外膜側にリエントリー回路を形成する可能性が高いことを示唆している．これは主に心内膜側に病巣を形成する虚血性心疾患とは異なり，拡張型心筋症では心筋が全層性に傷害されやすいことによる．

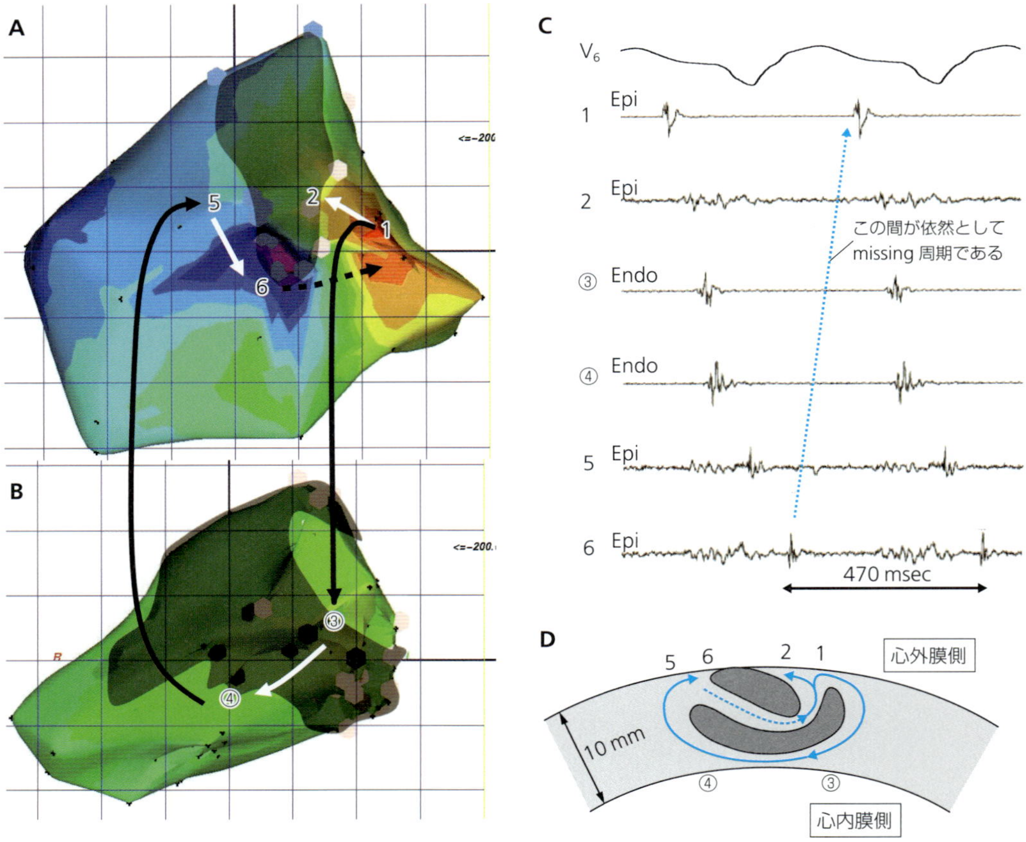

図17　VTの推定された頻拍回路（67歳男性）
A：開胸手術中に施行した心外膜側からのVT activation map．心内膜からのマッピングでは観察されなかったmissing周期の大部分が，心外膜側からのマッピングにより同定された．mapの黒い網掛け部分は，基質マッピングで低電位を示した領域を表している．
B：心内膜側からのVT activation map．黒い網掛け部分は同様に低電位領域を表す．
C：心内膜側および心外膜側からの各点の局所電位を示す．各点での頻回刺激では，いずれも潜在性エントレインメントが証明されている．局所興奮順序より頻拍の回路が推定し得る．
D：推定された頻拍回路図．緩徐伝導路からの出口は心外膜側の1番にあり，その後，心内膜側に伝播した興奮が③番から④番に伝播する．その興奮がさらに心外膜側に伝播し，5番あるいは6番から緩徐伝導路に入っていくが，その後の心外膜側1番までの電位が依然としてmissing周期である．図のごとく中間層に緩徐伝導路が存在する可能性がある．
Epi：心外膜側，Endo：心内膜側

2. 心内膜から心外膜側にかけて三次元的なリエントリー回路を形成したと考えられる肥大型心筋症の一例

　肥大型心筋症では単形性VTを認めることは少なく，多くは非持続性多形性VTとして出現する．肥大型心筋症のなかでも持続性単形性VTが出現する病態がある．すなわち左室中位心筋の肥大のため，この領域での内腔閉塞を認める症例ではしばしば心尖部瘤を形成するが，この心室瘤起源のVTは単形性VTを呈することが多い[24]．
　また肥大型心筋症では心室筋が厚いために，心

内膜側から心外膜側に及ぶ三次元的なリエントリー回路が形成されることがある．**図16, 17**に以前に経験した貫壁性の頻拍回路を持つ症例の三次元マッピングデータを提示する[25]．本例は20年前に肥大型心筋症と診断，10年前には持続性VTを認めており，これに対してすでにICDが植え込まれている．今回はICD頻回作動の原因である薬剤抵抗性持続性VTに対して，前医で心内膜側からのアブレーションが不成功に終わったため，紹介来院された．本例では複数個の単形性VTが誘発され，心内膜側からのマッピングでは左室側壁基部に最早期興奮部位を認めた（**図16**）．心内膜側からのマッピング所見からは巣状興奮パターンを示しているが，青丸で示すように最早期興奮部位よりも後壁あるいは中隔側に潜在性エントレインメント（concealed entrainment）を示す領域を認めた．しかし，本領域から最早期興奮部位にかけ通電したが，やはり心内膜側からのアブレーションでは根治不能であり，開胸手術下に心外膜側からマッピングを施行することとなった．**図17A**に示す心外膜側からのactivation mapでは心内膜からのマッピングでは観察されなかったmissing周期の大部分が心外膜側からのマッピングにより同定された．**図17C**には心内膜および心外膜側からの各点の局所電位を示す．いずれの部位でも頻回刺激により潜在性エントレインメント現象が証明されており，その局所興奮順序より頻拍の回路が推定し得る（**図17D**）．緩徐伝導路からの出口は心外膜側1番にあり，その後心内膜側に伝播した興奮が③番から④番に伝播する．その興奮がさらに心外膜側に伝播し5番あるいは6番から緩徐伝導路に入っていくことがわかる．しかし，その後の1番までの電位が依然としてmissing周期であるが，シェーマのごとく中間層に緩徐伝導路が存在する可能性がある．本例では開胸手術中に心外膜および心内膜両方から，頻拍回路と推定される領域とその周囲に対して冷凍凝固術を施行し，頻拍の根治に成功した．

D. 基礎心疾患による頻拍の機序と特徴の差異

● 頻拍のメカニズムや好発部位には疾患特異性が存在する．

これまで述べてきたように基礎心疾患の種類によって，心拍のメカニズムや発生部位には特異的な差が存在するようである．**表6**にVTの頻度が比較的高い心疾患患者に出現する頻拍の特徴（疾患特異性）と過去に報告されている電気生理学的メカニズムを示す．このなかで拡張型心筋症，肥大型心筋症，ARVCなどはすでにVTの特徴を述べた．

心サルコイドーシスでは類上皮肉芽腫後の線維化領域のリエントリーを機序とすることが多い．その好発部位として左右心室中隔の頻度が高いが，病態が進行すると両心室自由壁や心尖部にも発生することが知られている．また，中隔に病巣を作りやすいため，Purkinje関連不整脈の発生も多い[26]．近年の報告ではVTはステロイド治療導入後に発生することが多く，炎症が改善した後に遺残した心筋がチャネルを形成することが容易に想像できる[27]．アブレーションは一時的に有効であっても，再発率が高いことに留意すべきである．

先天性心疾患術後遠隔期にVTが出現することがある．なかでもFallot四徴症で多くの報告がある．Fallot四徴症では術後に右室流出路や心室中隔の手術痕やパッチと三尖弁や肺動脈弁などの解剖学的障壁の間に伝導峡部を形成する．これら峡部を緩徐伝導路とするマクロリエントリーが頻拍の機序である．数ある峡部のなかで，右室流出路の手術痕と三尖弁輪の間，すなわち1型峡部が責任伝導路になりやすい．アブレーションはこの部位を心内膜側から線状焼灼するが，この領域は心筋が厚くまた幅も広いことから，ブロックライン作成に難渋することが多い[28]．

Fabry病はα-ガラクトシダーゼA酵素欠損によって，その基質である糖脂質がさまざまな臓器

表6 基礎心疾患による VT の特徴とメカニズムの差異

不整脈メカニズム	VT 病態の特徴	瘢痕部関連頻拍	峡部依存性頻拍	脚間, 脚枝間リエントリー	束枝内リエントリー	Purkinje 網内リエントリー	自動能亢進
心筋梗塞遠隔期（虚血性心筋症を含む）	瘢痕部関連頻拍が圧倒的に多い. 下壁梗塞では VT の 10% 前後に僧帽弁峡部 VT が認められる	◎	○	○	△	△	○
心筋梗塞急性期, 亜急性期	急性期の Purkinje 線維の自動能亢進が VPC, 多形性 VT, AIVR の原因となる	◎	−	−	△	○	◎
拡張型心筋症	左室側壁起源, 心基部, 心外膜起源の割合が高い. BBR や IFR の出現頻度が多い	◎	○	○	−	−	△
肥大型心筋症	心筋肥大に伴う三次元的リエントリーが多い. 心室瘤を合併すれば, 単形性頻拍の頻度増大	◎					
心サルコイドーシス	VT の起源, リエントリー回路は左右心室の多領域に及ぶ. ステロイド治療導入後の発生が多い	◎	○	○	△		
不整脈源性右室心筋症	右室内リエントリーが多いが, 左室にも及ぶことある. 三尖弁峡部 VT あり	◎	○				
開心術後（Fallot 四徴症など）	Fallot 四徴症では VSD パッチと三尖弁輪, 肺静脈弁輪の間, 右室切開線と三尖弁輪の間に峡部を形成する	○	◎				
Fabry 病	α-ガラクトシダーゼ A 酵素欠損の真性 Fabry 病を対象としたメタ解析では, VT の出現率は 15% と高く, 死因の 62% は心臓突然死とされる. EPS, アブレーションの報告は少ない	△	−	−	−	−	−

VT：心室頻拍, VPC：心室期外収縮, AIVR：促進性心室固有調律, BBR：脚間リエントリー, IFR：脚枝間リエントリー, VSD：心室中隔欠損
◎：最も頻度が高い, ○：しばしば報告がある, △：報告が散見される, −：報告なし

に蓄積し, 臓器障害を呈する. 心臓では心筋肥大, 徐脈性不整脈の頻度が高いが, 酵素活性の低下にとどまるいわゆる心 Fabry 病を含めて, 心臓突然死を起こすことが知られている. 最近の真性 Fabry 病に関する多施設からの報告をまとめたレビュー論文[29]によると, 全体の 15% の患者で非持続性を含む VT が観察され, また死亡原因の 62% は心臓突然死であった. 合併した VT に対するアブレーションの報告は少なく, わが国からの一報[30]にとどまっている. ちなみに本論文では頻拍の機序は瘢痕部関連性リエントリーであったと報告している.

E. カテーテルアブレーションの方法

● アブレーションのためのカテーテルアプローチ法は, 頻拍時の心電図や事前に施行した MRI 検査などを参考にあらかじめ準備をして, 最終的には EPS のマッピング所見を確認して決定する.

- 頻拍中の血行動態が安定していれば興奮マッピングガイド下に，また血行動態が破綻するか不安定な頻拍に対しては基質マッピングガイド下に，アブレーションを行う．
- 基質マッピングガイド下のアブレーション方法は多数存在するが，個々の症例の状態を勘案して最適な方法を選択すべきである．

1. カテーテルのアプローチ法

　VTのアブレーションは左右心室の標的部位にカテーテルを誘導する必要があるが，右室内膜側へのアプローチは比較的容易である．一方，左室内膜側へのアプローチは合併症の発生に留意したい．一般的には大腿動脈穿刺で経動脈的に逆行性に左室にカテーテルを進める．動脈硬化が強い症例，大動脈弁狭窄を認めるケースでは経中隔アプローチを選択する．左房からのアクセスでは，左室自由壁側へのカテーテル操作が比較的容易であることが知られている．僧帽弁置換術後の患者では禁忌である．

　一方，心室筋は壁が厚いため心内膜側からの高周波通電により貫壁性の病巣を形成することは，たとえイリゲーションカテーテルを用いても困難である．この場合は心外膜アプローチ法を用いて，心外膜側からの通電を試みる（本法の詳細は既報[31]を参照）．心外膜からの通電が必要となるVTの特徴としては，①頻拍中の心電図でQRSの立ち上がりが緩徐であり，デルタ波に近似した波形や，maximum deflection index（MDI）が高値（>0.59）であること，②MRI検査で心外膜側に遅延造影効果を認めること，③心内膜側からのマッピングでは，頻拍中に拡張期電位を認めないか，認めても拡張期全体を網羅できないこと，④電位波高マッピングで，双極誘導記録では低電位領域が狭いが，単極誘導記録ではより広範な低電位領域を認めること，などが挙げられる．

2. VT中の局所電位ガイドのアブレーション

　前述したように，瘢痕関連マクロリエントリーが頻拍の機序であれば，心内で観察された拡張期電位が必須緩徐伝導路の興奮を反映するか否かを，潜在性エントレインメント現象を確認することにより判定する．これが陽性であればその部位を中心に，瘢痕内のチャネルと思われる周囲の領域にも通電を加えるのが一般的である．瘢痕部と僧帽弁輪や三尖弁輪との間に峡部を形成し，VT回路を形成していると判断されれば，峡部の線状焼灼を行う．さらに，興奮マッピングが困難なVT（unmappable VT）を併せ持つ場合は電位波高マッピングのデータを参考にして解剖学的な線状焼灼などを追加することも多い．

3. 電位波高（基質）マッピングによるアブレーション

　頻拍周期が短くVTにより血行動態が破綻する場合，あるいはVTが不安定なため興奮マッピングが困難であれば，電位波高（基質）マップを用いて，アブレーションの戦略を立てる．現在までにさまざまな方法が考案され，臨床現場でその有用性が検証されているが，長期的な有効性の観点からどの方法が優れているのか明らかではない．施設ごとに，個々症例に応じて治療戦略が決められているのが現状である．解剖学的な治療戦略としては，瘢痕部からの頻拍回路の出口を線状に焼灼する方法，チャネルと推定される領域を線状に焼灼する方法，瘢痕部全体を円周状に焼灼する方法，瘢痕部から解剖学的障壁までを線状に焼灼する方法などがある．一方，洞調律あるいは心室ペーシング時の局所電位を観察し，遅延電位やLAVA（local abnormal ventricular activity；遅延電位にかぎらず局所で捉えられる異常電位の総称）の消失を目標にアブレーションを行っている施設もある[32]．さらには内膜側，外膜側ともにすべての異常電位を焼灼するscar homogenization法なども行われている．しかし，設定されているエンドポイントを達成するには，かなり広範囲に焼灼する必要があり，手技に伴う合併症や心機能の増悪をきたす可能性が高くなる．この点を考慮すると，現在行われている治療戦略の一部についてはやや行きすぎの感がある．いかなる方法がこの病態に適しているのか長期的予後の報告

を待ちたい．

　以上，非虚血性心筋症におけるEPSの役割について述べた．この疾患群では，異なる病理過程がさまざまな構造的あるいは電気生理学的異常を引き起こすため，発生する不整脈の病態，機序も多彩である．症例ごとに個別にアプローチし，臨床像全体を勘案したうえで，最適な治療法を選択することが肝要であろう．

＜謝辞＞
本項の執筆にあたり，資料の作成に尽力してくれました，東海大学医学部付属八王子病院の森田典成先生，日本医科大学の宮内靖史先生，林　明聡先生，村田広茂先生に深く感謝いたします．

（小林義典）

・・・・・・・・・・・・・・・・文　献・・・・・・・・・・・・・・・・

1) Fontaine G et al：Ventricular tachycardia in arrhythmogenic right ventricular dysplasia. Cardiac Electrophysiology：From cell to bedside, 3rd ed, Zipes DP, Jalife J（eds），WB Saunders, Philadelphia, p546, 2000
2) Muthappan P, Calkins H：Prog Cardiovasc Dis **51**：21-43, 2008
3) 野田　崇，清水　渉：不整脈源性右室異形成．別冊日本臨牀　新領域別症候群シリーズ No.4, 日本臨牀社，大阪，p539-545, 2007
4) Nogami A et al：J Cardiovasc Electrophysiol **19**：681-688, 2008
5) 小林義典：非虚血性心疾患に伴うプルキンエ関連不整脈．プルキンエ不整脈，医学書院，東京，p140-150, 2009
6) Akhtar M et al：Circulation **58**：295-304, 1978
7) Tchou P et al：Circulation **78**：246-257, 1988
8) Cohen TJ et al：J Am Coll Cardiol **18**：1767-1773, 1991
9) Blanck Z et al：J Cardiovasc Electrophysiol **4**：253-262, 1993
10) Lopera G et al：J Cardiovasc Electrophysiol **15**：52-58, 2004
11) 小林義典：脚間リエントリー，脚枝間リエントリー，プルキンエ不整脈，医学書院，東京，p80-91, 2009
12) Simons GR et al：J cardiovasc Electrophysiol **7**：44-50, 1996
13) Hayashi M et al：Heart Rhythm **3**：908-918, 2006
14) Reithmann C et al：J Cardiovasc Electrophysiol **18**：808-817, 2007
15) Maruyama M et al：J Cardiovasc Electrophysiol **12**：968-972, 2001
16) Manz M et al：Am Heart J **127**：978, 1994
17) Gills AM et al：Circulation **91**：2605-2613, 1995
18) Hayashi M et al：J Cadiovasc Electrophysiol **14**：1049-1056, 2003
19) 日本循環器学会ほか：心臓突然死の予知と予防法のガイドライン（2010年改訂版）．http://www.j-circ.or.jp/guideline/pdf/JCS2010aizawa.h.pdf（2018年12月閲覧）
20) 日本循環器学会ほか：臨床心臓電気生理検査に関するガイドライン（2011年改訂版）．http://www.j-circ.or.jp/guideline/pdf/JCS2011_ogawas_h.pdf（2018年12月閲覧）
21) Ueno A et al：Circ J **71**：1107-1114, 2007
22) Hsia HH, Marchlinski FE：Card Electrophysiol Rev **6**：472-481, 2002
23) Soejima K et al：J Am Coll Cardiol **43**：1834-1842, 2004
24) McKenna WJ, Elliott PM：Arrhythmia, sudden death and clinical risk stratification in hypertrophic cardiomyopathy.Cardiac Electrophysiology：From cell to bedside, 3rd ed, Zipes DP, Jalife J（eds），WB Saunders, Philadelphia, p555, 2000
25) 宮内靖史ほか：臨床心臓電気生理 **33**：183-191, 2010
26) Naruse Y et al：Circ Arrhythm Electrophysiol **7**：407-413, 2014
27) Segawa M et al：Circ Arrhythm Electrophysiol **9**：pii：e003353, 2016
28) Chinushi M et al：J Arrhythm **30**：222-229, 2014
29) Baig S et al：Europace 2017 Oct 17.doi：10.1093/europace/eux261.［Epub ahead of print］
30) Higashi H et al：Heart Rhythm **8**：133-136, 2011
31) 中原志朗：新たなカテーテルアプローチ法（心外膜アプローチ）．心室頻拍のすべて，野上昭彦ほか（編），南江堂，東京，p115-122, 2016
32) Berruezo A et al：Europace **16**：943-945, 2014

11 特発性心室頻拍：流出路起源

A. 病　態

● 流出路起源頻拍は非リエントリー性であることが多い．

● 流出路起源頻拍は非持続性であることが多い．

　流出路起源特発性心室不整脈（流出路起源頻拍と称する）とは明らかな基礎心疾患を認めない症例に認められる右室，および左室流出路領域に起源を有する心室不整脈（期外収縮および心室頻拍）である．心電図上，左脚ブロック型，時に右脚ブロック型波形で，下壁誘導は R（RR'）波形（下方軸）を呈する．多くは右室流出路の中隔側にその起源を有するが，右室流出路自由壁側，左室流出路（心内膜側），大動脈 Valsalva 洞（左冠尖，右冠尖），左室心外膜側，僧帽弁輪（前壁），あるいは肺動脈内からの焼灼にて根治する症例も存在する（表1）[1-3]．

　流出路起源頻拍は，単形性で，数個の洞調律を挟んで繰り返す反復性心室頻拍を示すものが多く（図1），ほとんどの場合，リエントリー（reentry）を示唆する EPS 所見は認めず，発生機序は自動能の亢進（異常自動能，abnormal automaticity）や撃発活動（triggered activity）などの非リエントリー性であることが多いが，臨床上，その鑑別は難しい．時には30秒以上続き持続性心室頻拍の範疇に入る例もあるが，同一例でも非持続性（30秒未満）であることのほうが多い．右室流出路起源で，複数の QRS 波形を呈する症例，あるいはリエントリー性の場合には不整脈源性右室心筋症などの基礎心疾患を除外する必要があり，加算平均心電図陽性，あるいは前胸部誘導に陰性 T 波やイプシロン波を認める場合，不整脈源性右室心筋症の存在を考慮する．

表1　流出路起源特発性心室不整脈の頻拍起源に基づいた分類

A. 右室
1. 右室流出路高位中隔側
2. 右室流出路高位自由壁側
3. 右室流出路低位の His 束近傍
4. 肺動脈起源

B. 左室
1. 左室心内膜起源
   a. 大動脈弁直下（大動脈弁僧帽弁輪連続部）
   b. 上部基部中隔（前中隔・His 束領域）
2. 左室心外膜起源
   a. 大動脈 Valsalva 洞（冠尖）より焼灼可能
   b. 大動脈 Valsalva 洞より焼灼不可能（冠静脈，肺動脈，あるいは心外膜穿刺による直接アプローチが必要）
3. 僧帽弁輪部前壁起源

　運動や興奮で生じやすい症例は，頻拍が isoproterenol 点滴静注で発生し，ATP（アデノシン三リン酸）の急速静注（0.02 mg/kg）により抑制されることから，cyclic AMP 濃度の上昇による Ca 過負荷に基づく撃発活動（cyclic AMP mediated triggered activity）がその機序と考えられている．一部の例では，プログラム刺激による誘発が可能であるが，リエントリーとは異なり，期外刺激法よりも頻回刺激法で誘発されやすく，刺激間隔と最後の刺激から頻拍の第1拍目までの間隔の間には正の相関を認める．頻回刺激個数が多いほど誘発されやすい特徴もある．迷走神経緊張や β 遮断薬，verapamil，および内因性アデノシンを増加させる dipyridamole によりしばしば頻拍は抑制されることも，cyclic AMP mediated triggered activity を示唆する根拠となっている．一方，ATP が無効な症例も少なくなく，安静時からみられる，あるいは夜間に生じやすい反復性心室頻拍の発生機序はいまだに明らかではない．このような迷走神経の緊張により生じやすい頻拍の誘発には，血圧上昇から二次的な迷走神経緊張をもたらす phenylephrine や

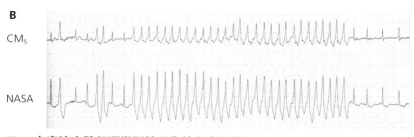

図1 右室流出路起源単形性反復性心室頻拍
A：Holter心電図記録，B：A図の拡大図
数個の洞調律を挟んで単形性の非持続性心室頻拍が繰り返し出現している．

methoxamine の静注が有効である．edrophonium や neostigmine などの抗コリンエステラーゼ薬も時に有効である．

B. EPSで知りたいこと

- activation mapping, pace mapping を用いて頻拍起源を同定する．
- リエントリー性の場合には entrainment mapping も併用する．

流出路起源頻拍に対する EPS は通常，頻拍の焼灼を前提に施行される．したがって EPS により最も知りたいのは，頻拍の正確な起源（至適通電部位）である．流出路起源頻拍も含めた特発性心室頻拍症例は，通常，正常な心機能を有し，洞調律時の12誘導心電図波形は正常範囲であることが多く，頻拍時の心電図波形はその起源からの心室内の興奮伝播をほぼ正確に反映し，頻拍はその起源に特徴的な心電図所見を呈する．したがって，12誘導心電図波形の詳細な検討により，頻拍起源の推測がある程度可能である．EPS において効率よく至適通電部位を診断して焼灼術を施行するためには，EPS 前に頻拍の12誘導心電図波形の詳細な検討を行い，その起源を推測しておくことが大切である．

EPS 中に頻拍が自然発生する場合には頻拍中の起源の同定が容易であるが，検査中，頻拍の出現

を認めない場合にはその誘発を行う必要がある．頻拍の誘発には通常，右房，および右室よりプログラム刺激（高頻度刺激または期外刺激）を行うが，特に EPS 前の 12 誘導・Holter 心電図検査にて非リエントリー性（撃発活動，異常自動能）の機序が疑われる頻拍の症例のなかで，迷走神経の緊張により頻拍が生じやすい症例では isoproterenol 点滴静注（1～3 µg/分）を行う．一方，迷走神経の緊張により頻拍が生じやすい症例においては，血圧上昇から二次的な迷走神経緊張をもたらす phenylephrine や methoxamine の静注または edrophonium（5 mg）や neostigmine などの抗コリンエステラーゼ薬を投与する．methoxamine（10 mg/A）の場合，1/3 A～1/4 A をゆっくり静注する．迷走神経緊張により高度の徐脈となることがあるため，バックアップペーシングの準備が必要である．また，血圧の上昇を伴うため高血圧症例には禁忌である．一方，頻度は低いが，プログラム刺激により頻拍の誘発や停止が容易に可能であるリエントリー頻拍の症例では，EPS 中にリエントリー回路，および緩徐伝導路部位の同定を行う．

特発性流出路頻拍の EPS では，症例に応じて以下の電気生理学的マッピング法を行い，至適通電部位を決定する．

1. activation mapping

頻拍中に His 束部や右室心尖部などの心室内，大動脈 Valsalva 洞などの多数の部位の局所電位を記録して，頻拍時の最早期興奮部位や心室全体の興奮伝播様式を同定する．単一のカテーテルで行う単一カテーテルマッピング法と，多電極カテーテルを用いて行う多点同時マッピング法がある．最早期興奮部位の同定には単極誘導電位記録を併用した単一カテーテルマッピングで十分なことが多い．

マクロリエントリー回路の同定には，心室全体の興奮伝播様式を表示する等時マップが必要となる．CARTO システム（Johnson & Johnson 社）や EnSite システム（St. Jude Medical 社）などの三次元マッピングシステムを用いて，詳細な等時マップの構築によるリエントリー回路の解明が可能である．頻拍中にマッピングを行うことにより，回路の興奮順序をカラーコードで表示することが可能である（CARTO システムの場合には最早期興奮部位は赤で，その後は黄，緑，青，紫の順で記録される）．また，voltage map に変更すると局所電位波高をカラーコード表示することが可能である．voltage の最大値を 1.5 mV に設定すると，正常電位は紫で表示され，それ以外のカラーで示される部位は異常低電位領域（傷害心筋）と考えられ，一見特発性であると思われる症例に傷害心筋を認め，不整脈源性右室心筋症や心筋炎などが見つかることもある．

2. pace mapping

洞調律時にマッピングカテーテルを介して，心室頻拍の連結期とほぼ同じタイミングで一発期外刺激，あるいは頻拍周期に近い周期でペーシングを行い，12 誘導心電図を記録する．心室頻拍の形と完全に同一の心電図波形が得られた場合 [perfect（excellent）pace mapping；12/12] には，同部位における焼灼の成功率は高い．少なくとも good pace mapping（10-11/12）の部位での焼灼が望ましい．外来で頻繁に認めた頻拍が EPS 中にはまったく出現しない場合には，本法が唯一の焼灼方法となる．

3. entrainment mapping

マクロリエントリー頻拍においてリエントリー回路の共通路となる緩徐伝導峡部を同定する方法である．緩徐伝導峡部では陳旧性心筋梗塞に合併したリエントリー心室頻拍の場合と同様に，①頻拍時に前収縮期-拡張中期電位が記録され，②潜在性エントレインメント（concealed entrainment）現象を認め，③ concealed entrainment 時の刺激（St）-QRS 間隔が心室頻拍時の局所電位-QRS 間隔と一致する．そして，④ペーシング停止後の局所電位の復元周期（PPI）は心室頻拍周期にほぼ一致する．以上の条件が満たされれば緩徐伝導峡部が同定されたこととなり，焼灼部位の決定に

有用である．

C. カテーテルの配置

心電図波形より，右室起源が疑われる症例，および右室起源か左室起源かの判断が困難な症例では，右室側よりマッピングを施行する．通常，高位右房，右室心尖部，His束部に電極カテーテルを留置する（うち1本は単極誘導記録をきれいに記録するために不感電極付のカテーテルとする）．さらに，マッピングカテーテルを右室流出路に挿入して，activation mapping および pace mapping を行う．右室起源か左室起源かの判断が困難な症例や左側起源が疑われる場合には，径の細い（2F など）多電極カテーテルを冠静脈洞より冠静脈末梢（大心静脈と前室間静脈の移行部）に留置して，心外膜側からのマッピングも行う．頻拍を認めない場合には，前述のごとく頻拍の誘発を行う．

D. 症 例

- 術前に頻拍時12誘導心電図波形からその起源を推測する．
- 術中に丹念なマッピングを施行して焼灼部位を決定する．

1. 右室流出路起源心室頻拍

EPS では12誘導心電図上，左脚ブロック型，下方軸波形の心室期外収縮を認め，これは心室頻拍波形と同一であった（図2A）．期外収縮のⅠ誘導はRパターンと陽性，aVR誘導のQ波高はaVL誘導のQ波高よりも明らかに大きい（Q波高比：aVR/aVL>1）．また，下壁誘導のR波にノッチ（RR′ パターン）は認めず，QRS幅は比較的狭い．胸部誘導の移行帯はV₃-V₄間に認められ

る．以上の所見より，本頻拍の起源として右室流出路中隔側の postero-lateral attachment 近傍が疑われた．activation mapping にて，同部位に体表面 QRS 波に 20 msec 先行する早期興奮部位を認め，単極誘導記録は QS パターンを呈していた（図2B）．また，同部位でのペーシングにて good pace mapping が得られた．同部位に焼灼を施行し（図2B），心室期外収縮，および頻拍は根治した．

a. 特 徴

特発性心室頻拍のなかで最も頻度が高く，30〜50歳代の女性に多い（男女比は1：2）．右室流出路起源頻拍はその起源により，①右室流出路高位の肺動脈弁下中隔側，②自由壁側，③右室流出路低位のHis束近傍，そして④肺動脈起源の4つに分類される（図3A）．

右室内起源では，肺動脈弁下の高位流出路中隔側にその起源を有することが多い（約90％）が，自由壁起源の頻拍も存在する（約10％）[4]．中隔起源と自由壁起源との鑑別には，①下壁誘導とⅠ誘導のRR′ パターン，②下壁誘導のR波高，そして③V₁-V₃誘導のS波高が有用である[3]．中隔起源の頻拍では，右室と左室はほぼ同時に興奮するのに対して，自由壁起源では右室の興奮が左室の興奮に先行する（phased excitation）．したがって，自由壁起源の頻拍では両心室の興奮のずれにより下壁誘導，Ⅰ誘導のRR′ パターン（R-R′間隔≧20 msec）を認めることが多く，下壁誘導のR波の波高は中隔起源に比して小さくなる．また，ventricular force がV₁-V₃誘導からすべて遠ざかるため（後方に向かうため），V₁-V₃誘導のS波高は大きくなる（図3B）[4]．透視下においてカテーテル先端が中隔側を向いているのか，あるいは自由壁側を向いているのかは，左前斜位像にて判断する（図2B，3C）．

2. 肺動脈起源心室頻拍

心電図上，頻拍は左脚ブロック型，下方軸を呈する．Ⅰ誘導はRパターン，aVR誘導のQ波高はaVL誘導のQ波高よりもやや大きい（Q波高比：

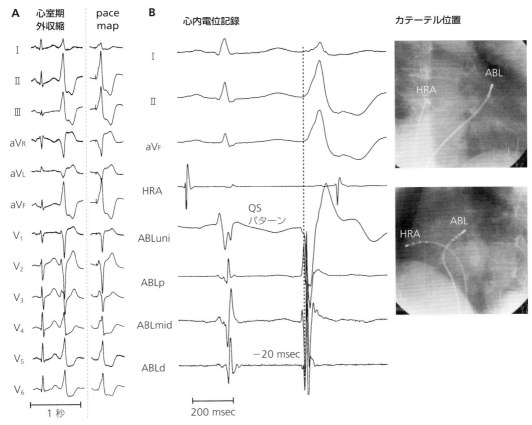

図2 右室流出路起源特発性心室頻拍（1）
A：12誘導心電図．心室期外収縮（左）と焼灼成功部位のpace map（右）を示す．
B：焼灼成功部位の心内心電図（左）とカテーテル位置（右上；右前斜位35°像，右下；左前斜位45°像）
HRA：高位右房，ABL：アブレーションカテーテル，uni：単極誘導記録，p：近位，mid：中間，d：遠位

aVR/aVL>1）．また，下壁誘導のR波は比較的低く，ノッチ（RR'パターン）を認め，QRS幅は比較的広い．胸部誘導の移行帯はV₃-V₄間に認められる．以上の所見より，右室流出路内のpostero-lateral attachment近傍（やや自由壁寄り）起源が考えられた（**図4A**）．activation mappingにて，右室流出路のpostero-lateral attachment近傍にQRS波形に27 msec先行する早期興奮部位を認めた（**図4A**）．同部位への焼灼後にQRS波形は変化した（**図4A**）が，頻拍は消失せず，その後，数回施行した右室流出路内での焼灼も根治には至らなかった．そこで肺動脈内をマッピングしたところ，洞調律時に比較的振幅の小さい鈍な電位（青矢頭）とそれに続く鋭なスパイク電位（青矢印）を，また頻拍時にはQRSに47 msec先行するスパイク電位（黒矢印）とそれに続く鈍な電位（黒矢頭）を認めた（**図4B**）．肺動脈弁付着部位より28 mm離れた同部位の焼灼にて頻拍は根治した．

a．特　徴

右室流出路起源頻拍と同様に左脚ブロック型，下方軸を呈する．下壁誘導でR波高が著しく大きい場合（例：すべての下壁誘導で2.5 mV以上）には，心臓より高いところに位置する肺動脈，あるいは流出路のなかでも高い位置に存在する左室流出路心外膜起源頻拍を考慮する．心電図上，胸部移行帯がV₂誘導か，それよりも前（反時計方向）

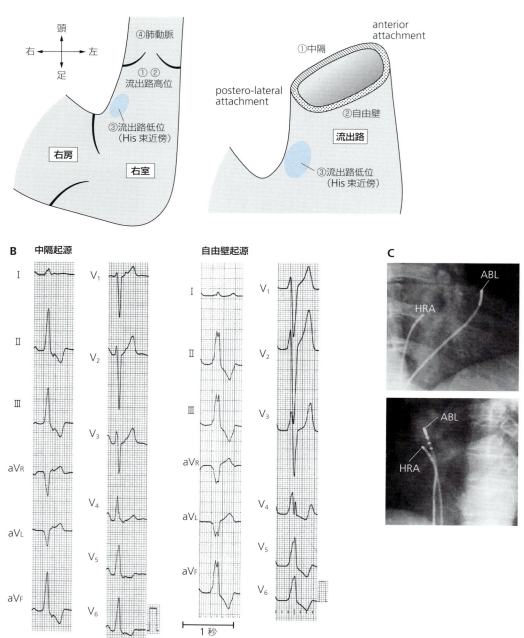

図3 右室流出路起源特発性心室頻拍（2）
A：右室流出路起源特発性心室頻拍の起源（シェーマ）
B：中隔起源と自由壁起源との比較
C：自由壁起源心室頻拍の焼灼成功部位（**上**；右前斜位35°像，**下**；左前斜位45°像）．左前斜位では，中隔起源と異なり，カテーテルの先端は左側（自由壁）に位置する．
ABL：アブレーションカテーテル，HRA：高位右房
(Tada H et al：Circ J **68**：909-914, 2004 より引用改変)

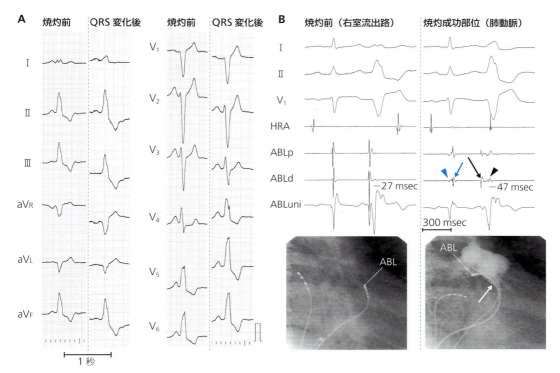

図4 肺動脈起源特発性心室頻拍
A：12誘導心電図．B：焼灼部位の心内心電図とカテーテル位置（両図とも右前斜位35°像）．心内心電図中の矢印，矢頭については本文参照．
HRA：高位右房，ABL：アブレーションカテーテル，p：近位，d：遠位，uni：単極誘導記録
(Tada H et al：Heart Rhythm **5**：419-426, 2008 より引用改変)

に認める場合には，右室流出路起源よりも肺動脈起源頻拍の可能性が高いことが報告されている[5]．しかしながら，本症例のように下壁誘導のR波高が低い，あるいはV_3誘導以降に移行帯を有する肺動脈起源頻拍も存在する．したがって，右室流出路起源頻拍と比べて肺動脈起源頻拍に特徴的な心電図所見はないと考えたほうがよい[6]．

本頻拍では，肺動脈に進展した右室心筋内に頻拍の起源があり，その興奮は肺動脈内の遺残心筋を伝導し，頻拍の出口（exit）は右室流出路に存在することが多い．肺動脈は心臓のなかで比較的高い位置に存在しているが，もしこの遺残心筋を伝播した興奮の右室流出路の出口が，心臓のなかで比較的低いところにあるか，あるいは右室流出路の自由壁側にあれば，下壁誘導のR波高は低くなる．また，頻拍の出口が流出路内の複数箇所に存在するか，あるいは遺残心筋が扇状に広がって流出路に付着している場合には，右室流出路での通電中に，頻拍の主な出口となる右室流出路の位置が変化するために頻拍のQRS波形が次々に変化し，かつ右室流出路内の最早期興奮部位も移動するという所見を認める[6]．また，頻拍の出口となる肺動脈弁直下の右室流出路にてペーシングを行うと良好なペーシング波形が得られることが多い[6]．したがって，従来，心電図から右室流出路起源が推測されるQRS波形の異なった複数の頻拍を認める症例，あるいは右室流出路での焼灼中にQRS波形が変化し，右室流出路内にて追加焼灼を行っても根治できない症例のなかに，本頻拍が多く含まれていた可能性がある．このような症例を認めた場合には，肺動脈内を丹念にマッピングしてみることが大切である．

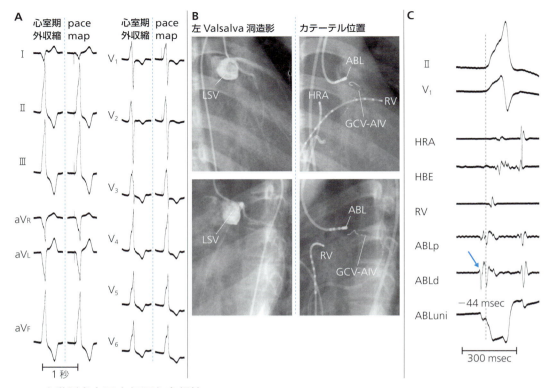

図5 大動脈弁左冠尖起源心室頻拍
A：12誘導心電図と左Valsalva洞からのpace map
B：左Valsalva洞（LSV）造影と焼灼時のカテーテル位置（上；右前斜位35°像，下；左前斜位45°像）
C：焼灼部位の心内心電図
LSV：左Valsalva洞，ABL：アブレーションカテーテル，HRA：高位右房，RV：右室，GCV-AIV：大心静脈-前室間静脈移行部に留置した電極カテーテル，HBE：His束部，p：近位部，d：遠位部，uni：単極誘導記録
（Tada H et al：Jpn Circ J **65**：723-730, 2001 より引用改変）

3. 大動脈弁左冠尖起源心室頻拍

心電図上，Ⅰ誘導はQSパターン，すべての下壁誘導で高いR波を呈し，aV_L誘導のQ波高はaV_R誘導のQ波高よりも明らかに大きい（**図5A**）．胸部誘導では移行帯をV_2-V_3間に認めるが，本症例では前述の右室流出路頻拍症例と異なり，V_1，V_2誘導で，R波の幅がS波の幅に比べて相対的に広く，また，その振幅は高い．V_1，V_2誘導で計算したR wave duration index（R波の幅/QRS幅：V_1あるいはV_2誘導で計算して大きいほうの値を用いる）は70%，R/S amplitude ratio（R波の振幅/S波の振幅：V_1あるいはV_2誘導で計算して大きいほうの値を用いる）は62%であり（**図6A**）[7]，左Valsalva洞から焼灼可能な左冠尖起源心室頻拍が疑われた．冠動脈造影を施行し，左右冠動脈の起始部と左Valsalva洞の形状を確認後（**図5B**）に左Valsalva洞をマッピングしたところ，体表面QRS波に44 msec先行するprepotentialを認め（**図5C**），同部位からの高出力ペーシングにてperfect mappingが得られた（**図5A**）．同部位の焼灼にて頻拍は根治した[8]．

a. 心電図による右室流出路起源，左室心内膜起源頻拍との鑑別のポイントと左冠尖起源頻拍の心電図の特徴

胸部誘導移行帯の位置，Ⅰ誘導のQRS形態，

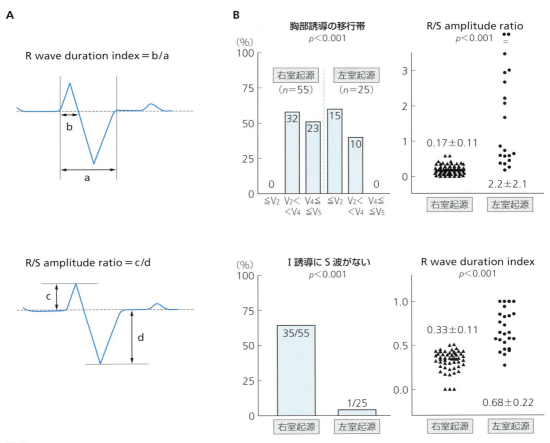

図6
A：R wave duration index と R/S amplitude ratio の算出法
B：右室流出路起源頻拍と左室流出路起源頻拍の鑑別
(Ito S et al：J Cardiovasc Electrophysiol **14**：1280-1286, 2003 より引用改変)

そして V_1，V_2 誘導の R 波の持続時間と R 波と S 波の振幅の比が，右室起源と左室起源の頻拍の鑑別に有用である．具体的に，左室起源頻拍では右室起源頻拍に比べて，Ⅰ誘導にて S 波を認め，また移行帯が V_4 誘導以前に存在する場合が多い（**図 6B**）[2]．

R wave duration index と R/S amplitude ratio は左冠尖起源心室頻拍の診断に有用であり（**図 6A，B**），R wave duration index が 0.5 以上，あるいは R/S amplitude ratio が 0.3 以上の場合は，右室流出路起源頻拍よりも左冠尖から焼灼可能な頻拍である可能性が高い[7]．また，頻拍の V_2S/V_3R 比（V_2S/V_3R index）が 1.5 以上であれば左室起源である可能性が高い（感度 89%，特異度 94%）[9]．ただし，いずれの指標にも overlap を認めるため，これらの指標を参考に全体的に考えることが大切である[2]．

V_6 誘導に s 波（0.1 mV 以上）を認める場合には，左室心内膜起源頻拍の可能性が高く（**図 7**），左冠尖起源頻拍では V_6 誘導に s 波は認めない[2]．ただし，頻拍起源が大動脈弁直下の左室心内膜側に存在する症例（**図 8A**），あるいは左冠尖より離れた左室心外膜起源頻拍症例においても V_6 誘導に s 波は認めないため，本所見のみでこれらの鑑別はできない[2]．

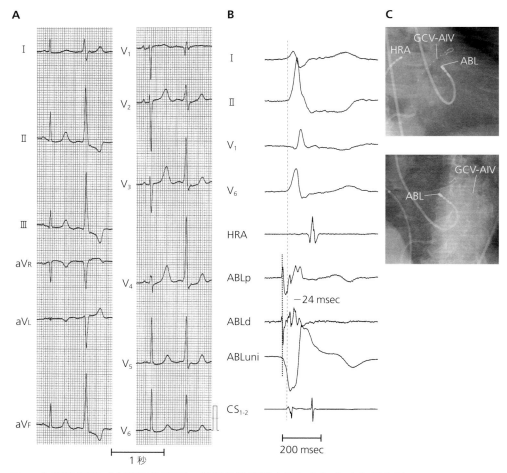

図7 左室流出路（大動脈弁直下の僧帽弁輪部前内側）起源心室期外収縮
A：12誘導心電図，B：焼灼成功部位の心内心電図，C：焼灼時のカテーテル位置（上；右前斜位35°像，下；左前斜位45°像）
心電図上，V_6誘導にs波を認める．焼灼成功部位（ABL）の単極誘導記録（uni）にはr波はなく，いわゆるQSパターンを呈している．同部位の興奮はQRSの起始部より24 msec先行していた．
HRA：高位右房，ABL：アブレーションカテーテル，p：近位，d：遠位，uni：単極誘導記録，GCV-AIV：大心静脈-前室間静脈移行部に留置した電極カテーテル

b. 大動脈弁左Valsalva洞（左冠尖）より焼灼可能な心外膜起源頻拍とは

　左室心外膜起源頻拍のなかで，その起源が左冠尖に近い場合には同部位からの焼灼が可能である．頻拍起源が左冠尖から比較的遠いところに存在すれば，たとえ左冠尖内で最早期興奮部位が記録されても焼灼は不成功に終わる可能性が高い．左冠尖からの焼灼不能な頻拍は，左冠尖から比較的離れた大心静脈と前室間静脈の移行部近傍にその起源を有すると考えられている．前述のR wave duration index，あるいはR/S amplitude ratioでは，左冠尖からの焼灼の可否は判定できない[2]．左冠尖から焼灼不能な頻拍の起源は，焼灼可能な頻拍に比べて，より左方，あるいは下方にその起源が存在すると考えられており，aV_L誘導とaV_R誘導のQ波高の比とV_1誘導のS波高が両者の鑑別に有用である．aV_L誘導とaV_R誘導のQ波の比（Q波高比：aV_L/aV_R）が1.4

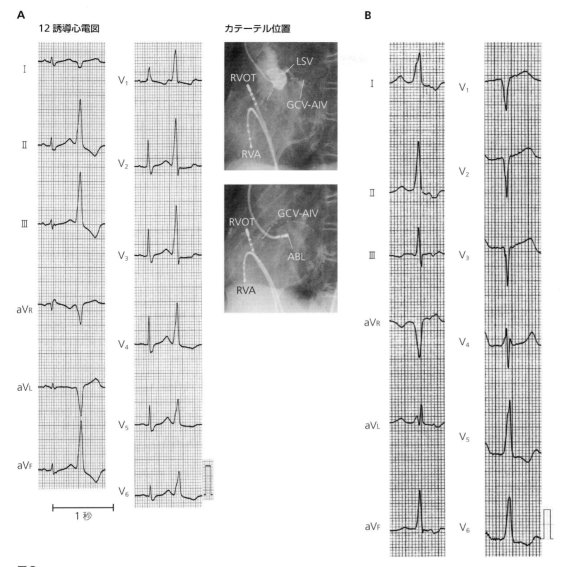

図8

A：左室流出路大動脈弁直下起源心室期外収縮．大動脈弁直下の左室心内膜側部にて体表面 QRS に 24 msec 先行する最早期興奮部位を認め，同部位への焼灼にて本頻拍は根治した．本頻拍は左室心内膜起源であるが，V_6 誘導に s 波は認めない．造影像は両図とも左前斜位 45° 像を示す．

B：右室流出路低位 His 束近傍起源心室期外収縮．I 誘導で R（RR'）パターン（高位右室流出路起源頻拍に比して波高は大きい），そして V_1，V_2 誘導では QS パターンである．aV_L 誘導は RSR'，あるいは RR' パターンを呈することが多いが，QS パターンを呈することもある．また，QRS 波形にノッチは認めず QRS 幅は狭い．また，高位の右室流出路頻拍に比べて，下壁誘導の R 波高は全体に低い傾向を示し，そのなかで特に III 誘導の R 波高が小さいことが本頻拍の特徴である．

ABL：アブレーションカテーテル，GCV-AIV：大心静脈-前室間静脈移行部に留置した電極カテーテル，LSV：左 Valsalva 洞，RVA：右室心尖部，RVOT：右室流出路

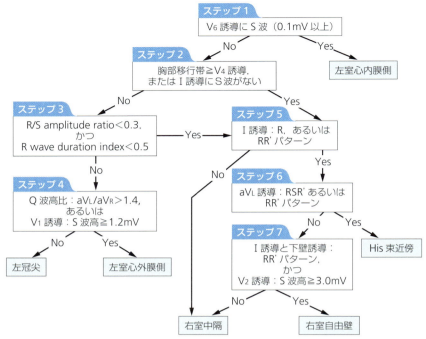

図9 流出路起源心室不整脈起源の局在診断のためのアルゴリズム
感度88％，特異度95％
(Ito S et al：J Cardiovasc Electrophysiol 14：1280-1286, 2003 より引用改変)

以下，かつV_1誘導のS波高が1.2 mV未満の場合には，左冠尖から焼灼できる可能性が高い[2]．流出路起源頻拍の起源同定のために筆者らが作成した，心電図波形を用いたアルゴリズムを図9に示す[2]．

左冠尖より焼灼可能な頻拍では，頻拍時に左冠尖内でQRSに大きく先行するprepotential（スパイク電位）が90～100％の高い頻度で記録される（図5C）[7,8]．スパイク電位が記録される場合には，左冠尖内で丹念にマッピングを行い，より波高の大きなスパイク電位が記録される部位で焼灼を施行することが大切である．焼灼成功部位でperfect pace mappingが得られることも報告されており，頻拍を検査中に認めない，あるいは誘発できない場合には，pace mappingが有用である．しかしながら，通常，心筋の捕捉には高出力（8 V以上）を要する．

4. 大動脈弁右冠尖起源心室頻拍

心電図上，Ⅰ誘導でRパターンを呈する．下壁誘導のR波高は全体的に低いが，特にⅡ誘導のR波高に比べてⅢ誘導のR波高が小さい．また，胸部誘導の移行帯はV_2-V_3間に存在した．以上の所見よりHis束近傍の右室流出路低位部起源の頻拍が疑われた（図10A）．同部位のマッピングにて体表面QRSに28 msec先行する早期興奮と比較的良好なpace mapが得られたため焼灼を施行したが，頻拍は一時的に消失するも根治は得られなかった．続いて，右Valsalva洞からのマッピングを施行したところ，体表面QRSの起始部より44 msec先行する電位が記録された（図10Bの矢印）．同部位からの焼灼で本頻拍は根治した．

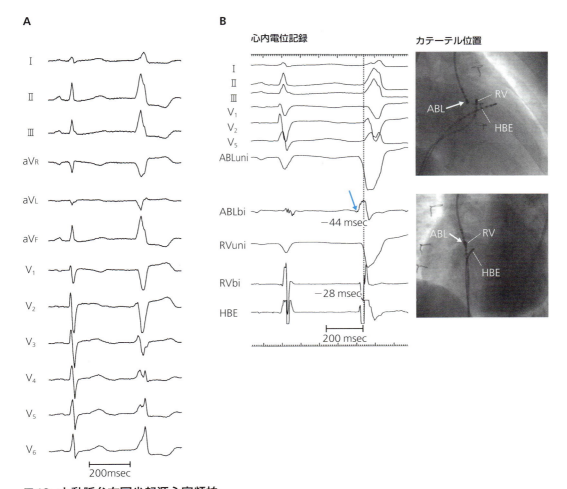

図10 大動脈弁右冠尖起源心室頻拍
A：12誘導心電図．B：焼灼成功部位の心内心電図とカテーテル位置（上；右前斜位35°像，下；左前斜位45°像）
ABL：アブレーションカテーテル，uni：単極誘導記録，bi：双極誘導記録，HBE：His束部，RV：右室

a．右冠尖起源，右室流出路His束近傍起源，ならびに左右のValsalva洞接合部起源頻拍の心電図学的特徴

右冠尖起源の頻拍の心電図学的特徴として，①左Valsalva洞起源のものに比べ，下壁誘導のR波高は小さく，またⅡ誘導のR波高がⅢ誘導のR波高に比べて大きい（Ⅱ/Ⅲ ratio>1），および②左脚ブロックパターンでV$_2$誘導ではやや幅の広い波高の小さなR波を認めることが多いことが報告されている[10]．図9からも明らかなように，右冠尖は右室流出路のHis束近傍（上方）に近接している．したがって，右冠尖起源頻拍と右室流出路のHis束近傍起源頻拍はよく似た波形を呈する（図8B）[11]ため，右室流出路のHis束近傍からの焼灼が不可能な際には右冠尖のマッピングを施行することが大切である．また，左右のいずれの冠尖からの焼灼も不能であるが，左右のValsalva洞接合部で焼灼が可能な頻拍も存在し（図11），V$_1$-V$_3$誘導でqrSパターンを認めることが多いことが報告されている[12]．頻拍起源が，大動脈弁とその周囲に位置する右冠尖より，左右のValsalva洞接合部，そして左冠尖に向かうにしたがって，①Ⅰ誘導のQRS波形に陰性成分が出現，②Ⅲ誘導のR波高が増大，逆にⅡ誘導と

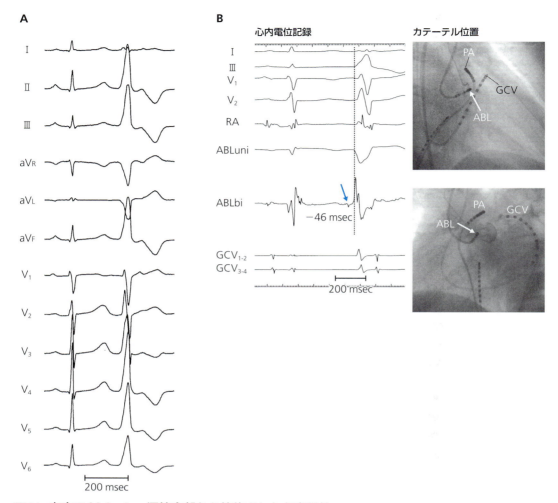

図 11　左右の Valsalva 洞接合部から焼灼された心室頻拍
A：12 誘導心電図．B：焼灼成功部位の心内心電図とカテーテル位置（上；右前斜位 35°像，下；左前斜位 45°像）
本症例では，左および右 Valsalva 洞で比較的良好な早期興奮を認めたため，数回の焼灼を試みるも根治は得られなかった．その後のマッピングで左右の Valsalva 洞接合部（ABL）において，体表面 QRS の起始部に 46 msec 先行する prepotential を認めた（B 図の矢印）．同部位からの焼灼で根治した．
ABL：アブレーションカテーテル，uni：単極誘導記録，bi：双極誘導記録，GCV：大心静脈，PA：肺動脈，RA：右房

III 誘導の R 波高比（II/III）が低下，そして胸部誘導の移行帯が反時計方向に向かうようになることがわかる（**図 5，10，11**）．

5. 大心静脈内で焼灼に成功した心外膜起源心室頻拍

心電図上，I 誘導は QS パターン，V$_6$ 誘導に S 波は認めず R wave duration index は 71％，R/S amplitude ratio は 85％であり，左冠尖起源頻拍の可能性もあった[13]．しかしながら，I 誘導の QS 波高は大きく，すべての下壁誘導の R 波高が 2.5 mV 以上であり，さらに aV$_L$ 誘導の Q 波高は aV$_R$ 誘導の Q 波高より明らかに大きかった（Q 波高比：aV$_L$/aV$_R$＝1.42）（**図 12A**）．また，pre-cordial maximum deflection index（MDI）[＝

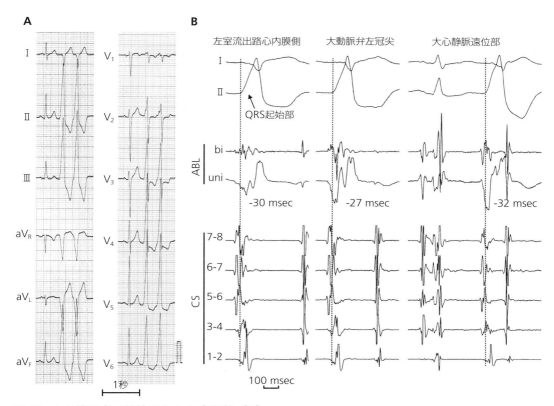

図12 大心静脈内で焼灼された心室頻拍（1）
A：12誘導心電図
B：左室流出路心内膜側，大動脈弁左冠尖，大心静脈遠位部での焼灼部位の心内心電図．左室心内膜側で体表面QRSに30 msec先行，左Valsalva洞において体表面QRSに27 msec先行する早期電位が得られ，両部位から焼灼を行った．頻拍は認めなくなったが，同一QRS波形の心室期外収縮はその後も散発していたため，冠静脈内マッピングを施行した．大心静脈内で体表面QRSに32 msec先行する部位を認め（矢印），同部位からの焼灼にて本頻拍は根治した．
ABL：アブレーションカテーテル，bi：双極誘導記録，uni：単極誘導記録，CS：冠静脈洞（大心静脈-前室間静脈移行部）
(Kaseno K et al：Circ J **71**：1983-1988, 2007 より引用改変)

（胸部誘導上，QRS起始部よりQRSの最大の振れに達するまでの最短時間）/（12誘導上最も早いQRS起始部より最も遅いQRS終了時点までの時間）[14)]]は0.45であるものの，QRS波の立ち上がりはスラー状（デルタ波様）を呈していた．以上の所見より左室心外膜起源頻拍で，大動脈弁左冠尖からの焼灼が不可能である心外膜起源であると考えられた．

activation mappingを施行し，体表面QRSに30 msec先行する早期興奮を，冠静脈遠位部（大心静脈遠位部-前室間静脈近位部）に留置した2F多電極カテーテルで認めた（**図12B，13A**）．左室心内膜側（大動脈弁直下）においても，同等に体表面QRSに30 msec先行する早期興奮が記録される部位を認めたため（**図12B，13B**），同部位から焼灼を施行した．焼灼により頻拍は焼失したがisoproterenol点滴により，頻拍の再出現を認めた．追加焼灼も無効であったため，体表面QRSに27 msec先行する早期興奮が記録された左冠尖より，焼灼を施行した．焼灼後，isoproterenol点滴を行っても頻拍の出現は認めなかったが，心室高頻度ペーシングにより，再現性を

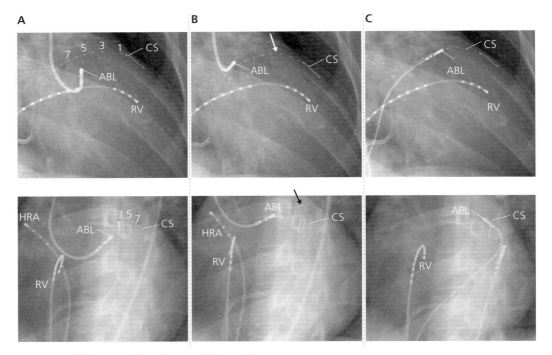

図13 大心静脈内で焼灼された心室頻拍（2）
左室流出路心内膜側（A），大動脈弁左冠尖（B），大心静脈遠位部（C）での焼灼時の各カテーテル位置（上段；右前斜位35°像，下段；左前斜位45°像）．A図の数字は冠静脈内に留置した電極番号を示す．B図の矢印は大心静脈-前室間静脈の移行部を示す．
ABL：アブレーションカテーテル，CS：冠静脈洞（大心静脈-前室間静脈移行部），RV：右室，HRA：高位右房
(Kaseno K et al：Circ J **71**：1983-1988, 2007 より引用改変)

持って同一波形の心室期外収縮が出現した．そこで，5Fで先端電極5mmのアブレーションカテーテル［Ablaze（日本ライフライン社製）］を冠静脈内に挿入し，マッピングを継続した．大心静脈遠位部にて体表面QRSに32 msec先行する早期興奮を認め，最終的に同部位より焼灼を施行し，頻拍は根治した（図12B，13C）．本頻拍では，同部位からの焼灼のみならず，左室心内膜側，ならびに左冠尖からの焼灼も頻拍の抑制に若干の効果は示したこと，そして最終焼灼部位の単極電位記録はQSパターンではなく，小さなr波を認めた．以上のことから，本頻拍の起源はこれら3つの部位の間に存在し，その部位がより大心静脈内焼灼部位近傍の心外膜側に近い部位に存在したため，最終的に大心静脈からの焼灼で根治したのではないかと考えられた．

a. 大動脈弁のValsalva洞以外の部位から焼灼が不可能な心外膜起源頻拍

近年，大動脈弁冠尖から焼灼不可能な冠尖よりやや離れた心外膜起源の頻拍に対して，本症例のように，①冠静脈洞よりカテーテルを挿入して，大心静脈，あるいは前室間静脈内から焼灼する，あるいは②心窩部アプローチにより心膜腔へカテーテルを挿入して焼灼することで，心外膜起源頻拍の根治が可能であることが報告されている．このような心外膜起源心室頻拍は，大心静脈遠位部-前室間静脈近位部にその起源を有することが多い．冠静脈内pace mapの結果より，大心静脈内では遠位部より近位部（より側壁方向）になるにしたがって，Q波高比（aV$_L$/aV$_R$）が増大する．そして，前室間静脈近位部より遠位部に向かうにしたがって，V$_1$誘導のS波高が増大し，V$_1$誘導はQSパターンを呈する所見が認められる[8]．

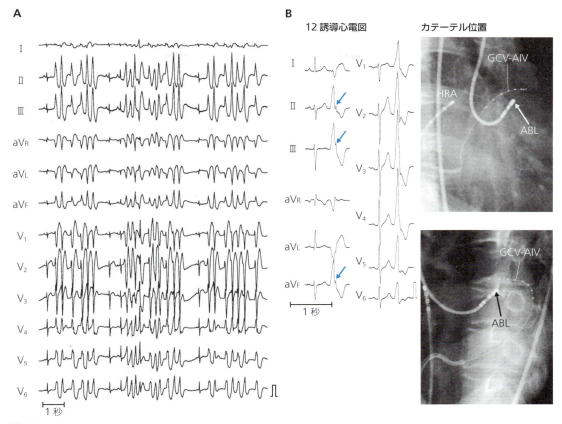

図 14
A：流出路起源反復性多形性心室頻拍．頻拍1拍目のQRS波形は同じ形を呈している．本頻拍は肺動脈起源であった．
B：僧帽弁輪前外側起源心室期外収縮．QRS波形の後半部にノッチ（late notching；矢印）を認める（**右上**；右前斜位像35°，**右下**；左前斜位45°像）．
ABL：アブレーションカテーテル，GCV-AIV：大心静脈-前室間静脈移行部に留置した電極カテーテル，HRA：高位右房
(Noda T et al：J Am Coll Cardiol **46**：1288-1294, 2005 より引用改変)

したがって前述のアルゴリズム（図9）に示すように，心電図上，aVL誘導とaVR誘導のQ波高比が1.4を超える，あるいはV₁誘導のS波高が1.2 mV以上の場合には，左冠尖から焼灼不能である可能性が高い[2]．また，QRS起始部がスラー状（デルタ波様）を呈する場合，あるいはprecordial MDIが0.55以上である場合（感度100%，特異度98.7%）[14]，あるいは下壁誘導中，R波高が最も大きい誘導でR波の頂点の位置がQRS幅の60%を超えて存在する場合（感度80%，特異度90%）[15]，Valsalva洞からの焼灼は不能なことが多いと報告されている．また，冠静脈末梢に細い電極カテーテルを挿入して，心内膜側と左Valsalva洞で頻拍興奮の早期度を比較検討すること（activation mapping），およびpace mappingを検討することは左Valsalva洞からの焼灼が可能か，否かの判断の参考となる[16]．

1. 多形性心室頻拍・心室細動

右室流出路起源頻拍のなかで，同じ形の心室期外収縮から，多形性心室頻拍・心室細動をきたす症例（特発性多形性心室頻拍・心室細動）もまれに存在する[17,18]．頻拍の第1拍目の心室期外収縮を標的に，前述の方法でその起源を決定し焼灼すれば，心室頻拍，および心室細動が消失し，その予後は良好なことが報告されている（図14A）[17,18]．

2. 僧帽弁輪前壁起源頻拍

心内膜起源頻拍の多くは，大動脈弁僧帽弁連続部にその起源を有するが，その起源が左線維三角近傍の僧帽弁輪部前壁起源の頻拍では，心電図上，胸部移行帯は V_2 以前にあり，V_2-V_5 誘導で R，あるいは Rs パターンを呈する[19]．また，前外側壁起源の場合，左室興奮とそれに続く右室の興奮により（phased excitation），下壁誘導にて QRS 波の後半部にノッチを認めることが特徴的である（図14B）．逆にその起源が前内側に存在する場合には，ノッチは認められず，V_1 誘導には q 波を認める[19]．

3. 左室上部中隔起源頻拍

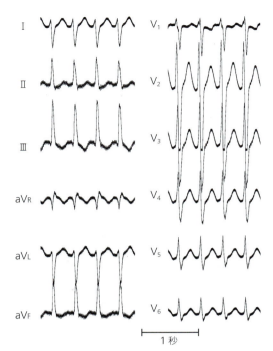

図15 左室上部中隔起源心室頻拍の12誘導心電図

本症例は通常の左脚後枝領域頻拍も合併していた．洞調律時には左室中隔上部にて左脚電位が記録され，頻拍中には QRS に 35 msec 先行する Purkinje 電位が記録された．同部位での焼灼で頻拍はただちに停止した．通電中に房室ブロック，左脚ブロック，および接合部調律の出現はなく，焼灼後の頻拍の誘発は不可能であった．

[Nogami A et al : Idiopathic left ventricular tachycardia. Catheter Ablation of Cardiac Arrhythmia : Basic concepts and clinical applications, Wilber D et al (eds), Blackwell, Oxford, p298-313, 2008 より引用改変]

頻拍時の QRS 幅が狭く，左室流出路の上部中隔での通電が有効な頻拍である．図15 に上部中隔起源頻拍例の12誘導心電図を示す[3]．QRS 幅は 100 msec と狭く，R 波の移行帯は V_3 である．本症例は通常の左脚後枝領域頻拍も合併していた．Shimoike らの報告した上部中隔起源頻拍のQRS波形は，筆者らの症例とは若干違って，左脚ブロック型で正常軸であった[20]．しかし，QRS 幅は狭く，焼灼成功部位もほぼ同じ部位であった．

E. その他の流出路起源頻拍

- 流出路にて焼灼可能な多形性心室頻拍・心室細動が存在する．
- 僧帽弁輪前壁起源頻拍も流出路頻拍として扱われることが多い．

表2 特発性心室不整脈の頻度とカテーテル焼灼術の成績（自験例）

頻拍起源*	症例数（%）	心室頻拍	心室期外収縮	焼灼成功**（%）
右室流出路	223（49）	65	158	201（90）
肺動脈	13（3）	4	9	12（92）
三尖弁輪　中隔	28（6）	8	20	16（57）
自由壁	10（2）	5	5	9（90）
左室心外膜/大動脈 Valsalva 洞	93（21）	25	68	51（55）
左室流出路	26（6）	8	18	16（62）
僧帽弁輪	24（5）	8	16	24（100）
左脚後枝領域	32（7）	27	5	29（91）
その他（左室後側壁；3，左室中中隔；2）	5（1）	3	2	3（60）
総　　計	454（100）	151	301	361（80）

最早期の心室興奮部位が左 Valsalva 洞，あるいは大心静脈-前室間静脈移行部にて記録されるにもかかわらず，Valsalva 洞からの焼灼が不成功の症例は左室心外膜起源の中に分類した．
*頻拍の起源：頻拍，あるいは期外収縮の最早期の心室興奮部位，あるいは perfect pace mapping の得られた部位
**焼灼成功：焼灼後，抗不整脈薬なしで3ヵ月間，焼灼の対象となった不整脈が消失

F. 治療選択の考え方

● 焼灼術の成功率は高く，今後，適応は拡大していくと考えられる．

特発性心室頻拍に対するカテーテル焼灼術の成功率は全体として約80～90％と高く，術後の再発も少ないことが報告されている．自験例でも左室心外膜起源を除いた流出路起源特発性頻拍の焼灼成績は良好であり，特発性心室頻拍の3/4以上の症例が流出路起源頻拍であった（**表2**）．前述のように詳細なマッピングと発生機序の解明に伴い，今後，肺動脈起源頻拍の頻度が増加し，従来右室流出路での焼灼不成功例とされていたものが根治できる症例が増えていくと考えられる．また，左冠尖，ならびに左室心内膜側から焼灼不能な頻拍においても，冠静脈内マッピングとアブレーションカテーテルの進歩，および心窩部穿刺による心外膜直接アプローチ技術の進歩により焼灼成績は向上してゆくものと考えられる．したがって，従来から適応と考えられていた眼前暗黒感，失神などを呈する心室頻拍症例はもちろん，動悸や脈不整感などの症状を有する薬剤抵抗性期外収縮で，特に期外収縮の波形が単一である症例も，今後はカテーテル焼灼術の適応となっていくものと考えられる．また，多発する心室期外収縮のために心不全となっている症例では，抗不整脈薬のような心機能低下作用や催不整脈作用がみられないカテーテル焼灼術が根治術として推奨される．

日本循環器学会の心室期外収縮/非持続性心室頻拍に対する焼灼術のガイドライン（「カテーテルアブレーションの適応と手技に関するガイドライン（2012年版）」）では，①多形性心室頻拍あるいは心室細動の契機となっている単源性心室期外収縮，あるいは② QOL の低下または心不全を有する頻発性単源性心室期外収縮で，ともに薬物治療が無効，または副作用のために使用不能な場合は class Ⅰ，①心機能低下または器質的心疾患に伴う流出路起源の頻発性心室期外収縮，および②流出路起源の頻発性心室期外収縮・特発性非持続性心室頻拍で，薬物治療が有効または未使用でも患者が焼灼術を希望する場合は class Ⅱa となっている．なお，不整脈の非薬物療法に関しては新たなガイドラインが近く発表される予定である．

G. カテーテルアブレーションの方法

前述のごとく，頻拍の心電図波形から頻拍の発生起源を予測し，activation mapping や pace mapping を用いて至適焼灼部位を決定する．頻拍を認めない場合には，心室（時に心房）プログラム刺激，および前述の薬剤などを投与して頻拍を誘発する．もし頻拍がリエントリー性である場合は，緩徐伝導峡部を同定するために entrainment mapping を行い頻拍回路と緩徐伝導路を同定する．

高周波焼灼は通常，イリゲーションカテーテルを用いて，出力25〜40W，設定温度〜43℃にて施行する．1回あたりの焼灼時間は60〜120秒とするが，焼灼中に抵抗値が10Ω以上低下する場合は焼灼をいったん中止とする．大動脈 Valsalva 洞より焼灼を施行する場合には，冠動脈や大動脈弁の損傷を避けるため出力は35Wまでとし，1回の焼灼時間は60秒までとする[21]．冠動脈の損傷を防ぐためには，焼灼部位が冠動脈入口部と少なくとも8mm以上離れていることが必要であり，焼灼前に左右の冠動脈を造影して入口部を確認することが不可欠であり，術中にロードマップで冠動脈入口部を確認しながら焼灼することが望ましい（図8）[8,21]．また，肺動脈内，His束近傍，あるいは冠静脈内で焼灼を行う場合には出力は30〜35W，温度は55℃までと設定し，10Wくらいの低出力から徐々に出力を上げていくほうが安全である．

心筋深部に頻拍起源を有し，通常の焼灼で根治困難な頻拍症例において，バイポーラーアブレーション[22]，ニードルアブレーション[23]，あるいは冠動（静）脈内エタノール注入[24]により頻拍の根治が得られたとの報告が散見される．これらの新たな焼灼方法には独自の合併症の危険性もある．今後，経験症例数が蓄積された後に，これらの方法を用いた適切な焼灼方法，および適応となる頻拍に関して指針が示されるものと考えられる．

（夛田　浩）

文献

1) Badhwar N et al：Curr Probl Cardiol **32**：7-43, 2007
2) Ito S et al：J Cardiovasc Electrophysiol **14**：1280-1286, 2003
3) Nogami A et al：Idiopathic left ventricular tachycardia. Catheter Ablation of Cardiac Arrhythmia：Basic concepts and clinical applications, Wilber D et al（eds）, Blackwell, Oxford, p298-313, 2008
4) Tada H et al：Circ J **68**：909-914, 2004
5) Sekiguchi Y et al：J Am Coll Cardiol **45**：887-895, 2005
6) Tada H et al：Heart Rhythm **5**：419-426, 2008
7) Ouyang F et al：J Am Coll Cardiol **39**：500-508, 2002
8) Tada H et al：Jpn Circ J **65**：723-730, 2001
9) Yoshida N et al：J Cardiovasc Electrophysiol **25**：747-753, 2014
10) Lin D et al：Heart Rhythm **5**：663-669, 2008
11) Yamauchi Y et al：J Cardiovasc Electrophysiol **16**：1041-1048, 2005
12) Yamada T et al：Heart Rhythm **5**：184-192, 2008
13) Kaseno K et al：Circ J **71**：1983-1988, 2007
14) Daniels DV et al：Circulation **113**：1659-1666, 2006
15) Hachiya H et al：Cir J **74**：256-261, 2010
16) Ito S et al：Pacing Clin Electrophysiol **28**：S150-S154, 2005
17) Kusano KF et al：J Cardiovasc Electrophysiol **11**：682-685, 2000
18) Noda T et al：J Am Coll Cardiol **46**：1288-1294, 2005
19) Tada H et al：J Am Coll Cardiol **45**：877-866, 2005
20) Shimoike E et al：J Cardiovasc Electrophysiol **11**：203-207, 2000
21) Hachiya H et al：J Cardiovasc Electrophysiol **13**：551-556, 2002
22) Teh AW et al：J Cardiovasc Electrophysiol 25：1093-1099, 2014
23) Sapp JL et al：Circulation **128**：2289-2295, 2013
24) Sacher F et al：Heart Rhythm **5**：62-68, 2008

12 特発性心室頻拍：verapamil 感受性

A. 病態と分類

- verapamil 感受性特発性左室脚枝心室頻拍 (VT) の機序は，数 cm 以上の大きさを有する回路を有するマクロリエントリーである．
- 最も多いタイプは右脚ブロック型・左軸偏位の左脚後枝領域型であるが，右脚ブロック型・右軸偏位の左脚前枝領域型や，narrow QRS で下方軸を呈する上部中隔型も存在する．

1. 特発性 VT のなかにおける verapamil 感受性 VT

器質的心疾患に伴う心室頻拍 (VT) がさまざまな QRS 波形を有するのに対し，器質的心疾患を伴わない特発性 VT ではいくつかの特徴的な QRS 波形を呈することが多く，その機序，QRS 波形，起源によりサブタイプに分類できる．最も多く認められる特発性 VT は右室流出路起源 VT で，その次に多いものが verapamil 感受性左室脚枝 VT である[1,2]．verapamil 感受性を有する特発性 VT には，左室脚枝 VT，僧帽弁輪部起源 VT，左室流出路起源 VT の一部が存在するが，通常「verapamil 感受性特発性 VT」というと，最も頻度多い verapamil 感受性左室脚枝 VT のことを指している[2]．

2. verapamil 感受性とは

「verapamil 感受性」とは少量から中等量の verapamil 投与（主に静脈投与）によって VT の心拍数が減少あるいは停止することを示している．しかし，それらの VT は verapamil のみに反応するわけではなく，Na チャネル遮断薬によっても徐拍化・停止することも多い．「verapamil 感受性 VT」の命名は，あくまで VT に対しては一般的には無効である verapamil が有効性を示すという特徴からの命名である．また，verapamil 投与によって VT が停止しても，その後に再び VT が誘発され，verapamil には誘発抑制効果がないこともしばしば経験される．

verapamil 感受性左室脚枝 VT における verapamil の作用部位に関する検討はあるが[3,4]，その作用機序は明らかではない．推定される機序としては，回路の一部で炎症などの病変により静止膜電位が浅くなった結果，Na チャネルが興奮できなくなり，Ca 電流がこの部位の伝導を担うようになったことが考えられる．

3. verapamil 感受性左室脚枝 VT の分類

本 VT は 1979 年，Zipes らによって，以下の 3 徴が報告された[5]．
① 心房ペーシングによって誘発可能
② VT 中の QRS 波形が右脚ブロック型・左軸偏位
③ 明らかな器質的心疾患を有さない．

さらに 1981 年，Belhassen らによって第 4 の特徴とも言える「verapamil 感受性」が報告された[6]．その後，右脚ブロック型・右軸偏位を呈する verapamil 感受性左室 VT[7] や，QRS 波形が洞調律時とほぼ同じである上部中隔型 verapamil 感受性特発性左室 VT[1,8,9] も報告された．筆者らは本 VT の QRS 波形とカテーテルアブレーションの成功部位にしたがって，verapamil 感受性左室脚枝 VT を次の 3 群に分類した[2]．
① QRS 波形が右脚ブロック型・左軸偏位を示す左脚後枝領域型（図 1）
② QRS 波形が右脚ブロック型・右軸偏位を示す左脚前枝領域型（図 2）
③ QRS 波が幅狭く正常軸あるいは軽度右軸偏位を示す上部中隔型（図 3）

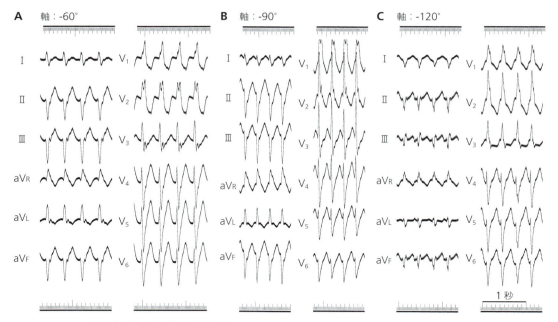

図1 verapamil 感受性左脚後枝領域型 VT
A, B：中隔型，C：後乳頭筋型
（Nogami A et al：J Am Coll Cardiol **36**：811-823, 2000 より引用）

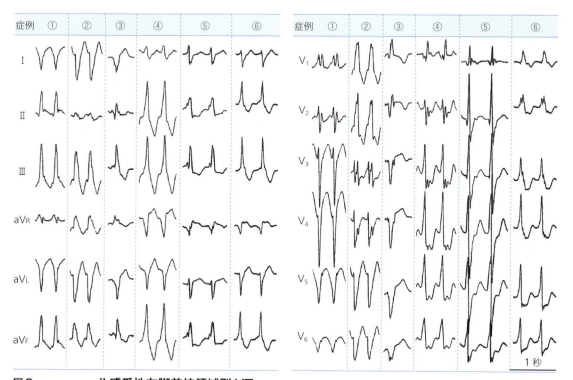

図2 verapamil 感受性左脚前枝領域型 VT
症例①〜③は前乳頭筋型，症例④〜⑥は前枝領域中隔型．
（Nogami A et al：J Cardiovasc Electrophysiol **9**：1269-1278, 1998 より引用）

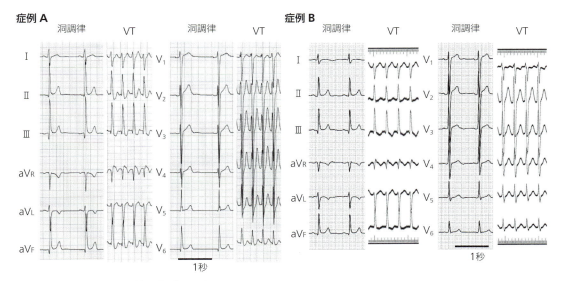

図3 verapamil 感受性上部中隔型 VT
QRS 波はほぼ洞調律時と同じで，軽度右軸偏位を示す．
(Talib AK et al：JACC Clin Electrophysiol **1**：369-380, 2015 より引用)

　左脚後枝領域型 VT は最も多く認められ（約80％；通常型），左脚前枝領域型 VT は比較的少なく（約15％；非通常型），上部中隔 VT はまれである（5％未満；稀有型）[9,10]．また，左脚前枝領域型 VT や上部中隔型 VT は通常の左脚後枝領域型 VT に合併していたり，左脚後枝領域型 VT に対するアブレーション後に発生したりすることもある[9]．

　近年，筆者らは左脚後枝領域型 VT および左脚前枝領域型 VT をさらに近位型（中隔型）と遠位型（乳頭筋型）のサブグループに分類した（図4）[11]．両者では QRS 波形がわずかに異なり，近位型（中隔型）のアブレーション成功部位は中隔であるのに対し，遠位型は後乳頭筋あるいは前乳頭筋近傍の Purkinje 網である[11,12]．

　また，verapamil 感受性左室脚枝 VT と鑑別が困難な VT として，非リエントリー型脚枝 VT（non-reentrant fascicular tachycardia：NRFT）がある[13]．この頻拍の機序は異常自動能であり，verapamil も無効である．この VT も含めて特発性左室脚枝 VT は**表1**のように分類される．

4. VT の解剖学的基質

　verapamil 感受性左室脚枝 VT の解剖学的基質に関しては以前から興味が持たれており，この VT では仮性腱索が左室後側壁から基部中隔に存在するとの報告がなされている[14,15]．Thakur らは，経食道エコー検査で verapamil 感受性特発性左室 VT 15症例中全例に後下壁中隔から基部中隔に至る仮性腱索が認められたのに対し，正常例では5％にしか仮性腱索は認められなかったと報告した[14]．さらに，Maruyama らは中中隔から下方心尖部に仮性腱索が存在している症例において，VT 中にすべての拡張期を覆う P1 電位を連続性に記録することに成功している[15]．一方，Lin らは verapamil 感受性 VT 患者18例中17例と，40例の VT を有さないコントロール例中35例にも仮性腱索が確認できたことから，このような仮性腱索は verapamil 感受性 VT に特異的なものではないとしている[16]．この議論の結論はいまだ出ていないが，筆者らは心エコーで確認できる大きさの仮性腱索のみではなく，心内膜壁に沿うように存在する小さな肉柱や乳頭筋近傍における Purkinje 網が本 VT の回路形成に重要ではな

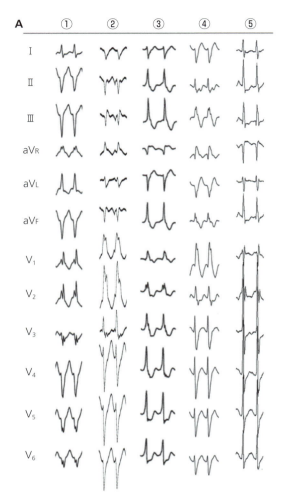

表1 新たな特発性左室脚枝 VT の分類

1. verapamil 感受性左室脚枝 VT
   A. 左脚後枝領域型
      ①中隔型（左軸偏位型）
      ②後乳頭筋型（上方軸右軸偏位型）
   B. 左脚前枝領域型
      ①中隔型（Rs in V5-6）
      ②前乳頭筋型（rS/QS in V5-6）
   C. 上部中隔型（narrow QRS, 下方軸）
2. 非リエントリー型脚枝 VT

いかと推察している．

　特に遠位型（乳頭筋型）においては，アブレーション成功部位が乳頭筋近傍の Purkinje 網であり，その関与が強く疑われている[11]．Haïssaguerre らは His-Purkinje 組織起源心室不整脈の総説のなかで，乳頭筋型を distal Purkinje-muscle reentry tachycardia として回路に心筋組織が多く含まれている可能性を示唆している[17]．

B. EPS で知りたいこと

● 12 誘導心電図所見からのみで，非リエントリー型脚枝 VT（右脚ブロック型・左軸偏位，右脚ブロック型・右軸偏位，narrow QRS・下方軸）や脚枝間リエントリー（右脚ブロック型・右軸偏位）と鑑別することは困難である．EPS ではマクロリエントリーであることを証明し，カテーテルアブレーションの標的となる VT 回路を明らかにすることが重要である．

● 拡張期 P1 電位が記録できない症例の回路は通常の verapamil 感受性左室脚枝 VT とは異なっているため，それを念頭に置いたマッピングが必要である．

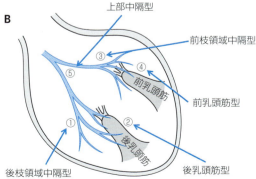

図4　近位型（中隔型）と遠位型（乳頭筋型）のサブグループ分類
①後枝領域中隔型，②後乳頭筋型，③前枝領域中隔型，④前乳頭筋型，⑤上部中隔型の計 5 種に分類可能である．
(Komatsu Y et al：Circ Arrhythm Electrophysiol **10**：pii：e004549, 2017 より引用)

1. 左脚後枝領域型 VT

　この VT の QRS 波形は右脚ブロック型・上方

軸を示している（**図1**）．多極電極カテーテルを用いて左室中隔のマッピングを行うと（**図5**），約75％の患者でVT中に2つの先鋭な電位（拡張期電位P1および前収縮期電位P2）が中中隔領域で記録される（**図6A**）[3]．拡張期電位P1は近位部電極から遠位部電極方向に伝播していたのに対し，前収縮期電位P2は近位部電極から遠位部電極方向に伝播している．洞調律時にはQRSに先行するP2電位が記録されたが，その興奮順序はVT中とは逆転している（**図6B**）．また，VT中に少量のverapamilを静注するとVT周期は延長するが，P1-P2間隔とP2-P1間隔は延長したのに対し，P2-QRS間隔は不変である．すなわちP1電位記録部位よりも上流にverapamil感受性が存在することとなる．これらのことから，P1電位は減衰伝導特性とverapamil感受性を有した異常Purkinje組織の電位であり，左脚後枝領域型VTはこのような異常Purkinje組織と正常のPurkinje組織を含んだマクロリエントリーであることが示唆される．P2電位がVT回路の上行脚として回路に含まれているか否かに関しては議論があったが[15,18]，筆者らは，VT回路の上行脚はP2電位ではなく中隔心室筋自体と考えている[19,20]．Morishimaら[19]はVT中に洞調律がP2近位部を捕捉してもVTはリセットされないことを示し（**図7A**），Maedaら[20]は高周波通電によってP1からP2への伝導がブロックされても，P1は不変でVTが持続することを示した（**図7B**）．以上の観察から，少なくともP2近位部（左脚後枝近位部）はVTの回路外であることが推定された．Ouyangらは，VTの下行脚および上行脚ともPurkinje組織が含まれているが，その間の橋渡しとして心室筋が存在している可能性を報告している[21]．

図8Aおよび**図9**に左脚後枝領域型VTの回路シェーマを示す．ここでP1は減衰伝導特性とverapamil感受性を有した特殊Purkinje組織の電位を表し，P2は左脚後枝あるいはその近傍のPurkinje組織の電位を表している．P1とP2の間にはその遠位部にPurkinje網による結合が存在し，その近位部においては心室筋を介した電気的結合が想定されている．洞調律において刺激はP2を下行し，ただちにP1も興奮する．したがってP1電位はQRS波のなかに埋もれてしまう（**図9A**）．VT中にはP1とP2は逆方向に興奮するため，P2の興奮順序は洞調律時と反転する（**図9B**）．exitからのエントレインメントでは回路全体が順行性に捕捉され（**図9C**），短い周期でのエントレインメントではP1遠位部は逆行性に捕捉されるようになる（**図9D**）．さらに短い周期あるいは短い連結期の頻回刺激では回路全体が同一刺激で捕捉されることになり，頻拍は停止する（**図9E**）．アブレーションによってP1遠位部に伝導ブロックを作成すると，洞調律時に近位部P1は遅れて順行性に伝導するようになり，QRS後方にP1電位が頻拍中と同じ興奮順序で出現する（**図9F**）．

以上がverapamil感受性左脚後枝領域型VTにおける拡張期電位P1を指標にしたEPSおよびアブレーションの概要であるが，このような頻拍中の明瞭な拡張期P1電位は約75％の症例でしか記録できない[3]．P1電位が記録されない場合には，最早期のP2電位部位がアブレーション成功部位であった[3]．近年，その理由をLiuら[22]が推察した．彼らの研究はP1電位が記録できたのは64％で，記録されない37％ではやはり最早期P2電位が成功部位であった．彼らは左脚後枝（LPF）遠位部にUターンするように付着するPurkinje組織を想定した（**図10**）．このPurkinje組織がP1電位の起源で，Purkinje-心筋接合部に減衰伝導が存在している．頻拍時にはP1が順行性に記録され，逆行路は中隔の心筋自体であり，左脚後枝近位部はバイスタンダーとなる（**図10A**）．一方，P1組織が左脚後枝のより近位部に付着している，あるいはP1組織の長さが短い，あるいはP1組織の走行が左脚後枝の走行と平行ではない場合，連続したP1電位は記録されず，アブレーション標的は回路のexitである最早期P2電位となる（**図10B，C**）．

2. 左脚前枝領域型VT

図2に筆者らが報告した初期連続6例の心電図を示す[12]．平均VT周期は390±62 msecで，右脚ブロック型・右軸偏位，平均電気軸は120±16°

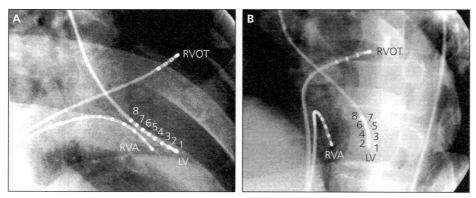

図5 8極電極カテーテルによる左室中隔マッピング
A：右前斜位35°像，B：左前斜位45°像
左室中中隔に沿うように8極電極カテーテルを留置した．左前斜位像で，カテーテル先端が左方に偏位してS字状になるよう，中隔に沿わせることがポイントである．
LV：左室，RVA：右室心尖部，RVOT：右室流出路
（Nogami A et al：J Am Coll Cardiol **36**：811-823, 2000 より引用）

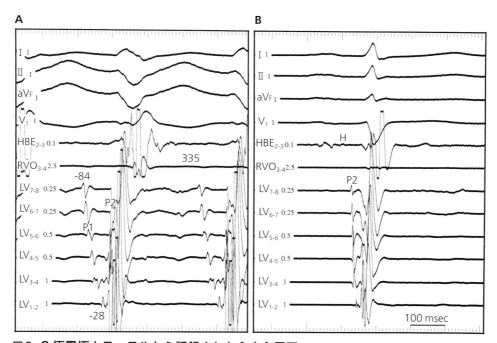

図6 8極電極カテーテルから記録された心内心電図
A：VT波形．2つの先鋭な電位（拡張期電位P1および前収縮期電位P2）が中中隔領域で記録された．
B：洞調律時．His束電位に続きQRSに先行するP2電位が記録されたが，その興奮順序はVT中とは逆転していた．
HBE：His束電位部，RVO：右室流出路，LV：左室中隔，H：His束電位
（Nogami A et al：J Am Coll Cardiol **36**：811-823, 2000 より引用）

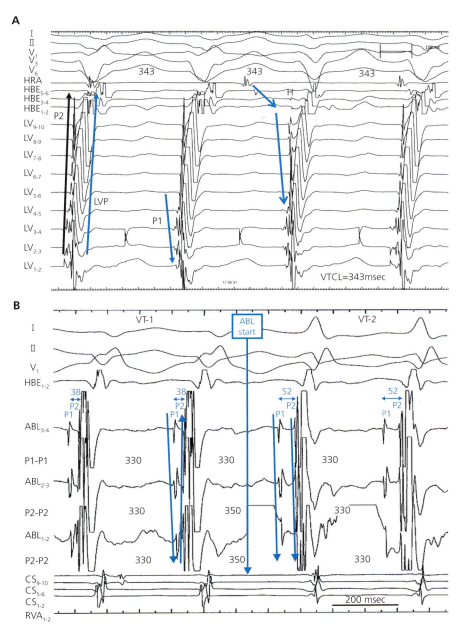

図7 左脚後枝型脚枝 VT において左脚後枝の VT 回路への非関与を示唆する所見
A：VT 中に洞調律は P2 電位を捕捉し，P2 の近位部興奮順序は洞調律時と同じになっている．しかし，VT 周期は不変で VT はリセットされていない．
B：高周波通電によって P1 から P2 への伝導がブロックされても，P1 は不変で VT が持続している．
HRA：後位右房，HBE：His 束，LV：左室，ABL：アブレーションカテーテル，CS：冠静脈洞，RVA：右室心尖部，H：His 束電位，P：Purkinje 電位，LVP：左室中隔心筋電位，VTCL：心室頻拍周期
（A 図は Morishima I et al：J Cardiovasc Electrophysiol **23**：556-559, 2012, B 図は Maeda S et al：Can J Cardiol **30**：e11-13, 2014 よりそれぞれ引用）

であった．現在までアブレーションを行った verapamil 感受性左室脚枝 VT 196 例のうち左脚前枝領域型 VT は 36 症例（18%）であった．左脚後枝領域型 VT が，減衰伝導特性と verapamil 感受性を有する左脚後枝領域の異常 Purkinje 組織を下行脚とするマクロリエントリーであるのに対して，左脚前枝領域型 VT は減衰伝導特性と verapamil 感受性を有する左室前枝領域の異常 Purkinje 組織を下行脚とするマクロリエントリーであると考えられる．

図 8B に verapamil 感受性左脚前枝領域型 VT の回路シェーマを示した．ここで P1 は減衰伝導特性と verapamil 感受性を有した特殊 Purkinje 組織の電位を表し，P2 は左脚前枝あるいはその近傍の Purkinje 組織の電位を表している．P1 と P2 の間にはその遠位部に Purkinje 網による結合が存在し，その近位部においては心室筋を介した電気的結合が想定された．この回路は左脚後枝領域型 VT 回路（図 8A）の鏡像となっている．左脚後枝領域型 VT も左脚前枝領域型 VT でも減衰伝導特性を有する異常 Purkinje 組織の推定存在部位は左室中隔付近となる．左脚後枝領域型 VT と左脚前枝領域型 VT を合併した症例で，中中隔への単回通電で両 VT とも抑制できたとの報告もあり[23]，両者の遅延伝導部位は共有されている可能性も考えられる．

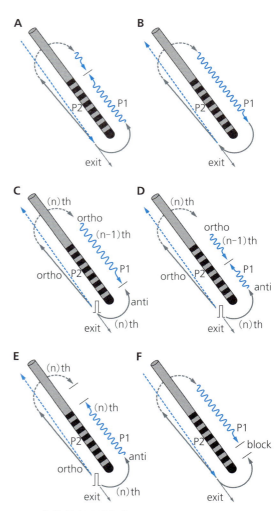

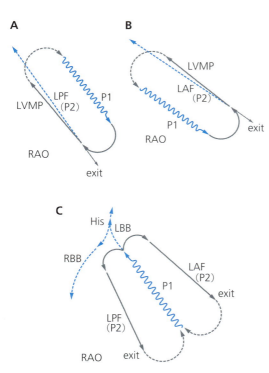

図 8　VT 回路
A：左脚後枝領域型．B：左脚前枝領域型．C：上部中隔型

図 9　左脚後枝領域型 VT における動態
A：洞調律時．B：頻拍時．C：exit からのエントレインメント．D：短い周期でのエントレインメント．E：頻回刺激による頻拍の停止．F：アブレーション後洞調律時．各図の詳細は本文参照．

3. 上部中隔型 VT

このタイプのVTもPurkinje組織が関与したVTであるが，その頻度は非常にまれである[1,8,24]．現在までアブレーションを行ったverapamil感受性左室脚枝VT 196症例のうち上部中隔型VTは12症例（6%）であったが[9]，この頻度には施設バイアスがあり得る．この12症例のうち6症例では過去に他のタイプの特発性左室脚枝VTに対するアブレーションが施行されており（さらに複数セッションが大多数），本VTにおける一部の発生機序には以前のアブレーション

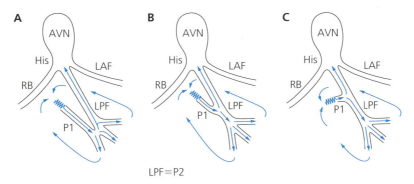

図10 拡張期電位P1が記録される場合とされない場合のVT回路
本文参照．
（Liu Q et al：Circulation Arrhythmia Electrophysiol **9**：e004272, 2016 より引用）

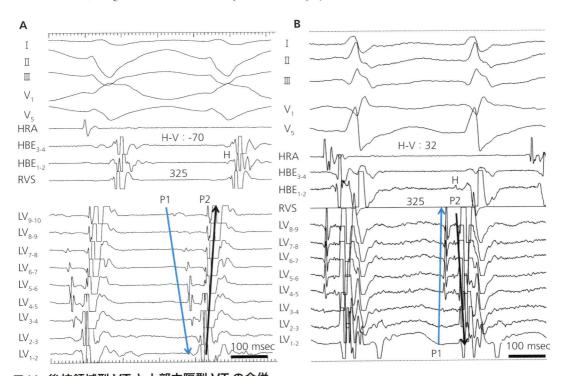

図11 後枝領域型VTと上部中隔型VTの合併
A：後枝領域型VT，B：数年後に生じた上部中隔型VT

（次頁につづく）

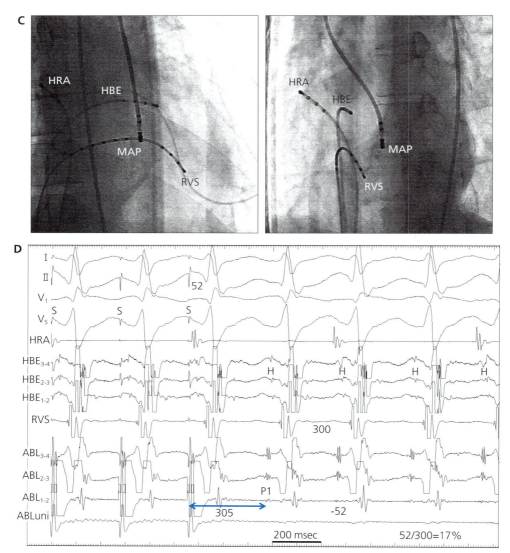

図11 （つづき）
C：上部中隔型VTのアブレーション成功部位（左：右前斜位像，右：左前斜位像），D：アブレーション成功部位におけるエントレインメント．concealed fusionで，回復周期は頻拍周期とほぼ同じである．
ABL：アブレーションカテーテル，H：His束電位，P：Purkinje電位，HBE：His束，HRA：高位右房，LV：左室，RVS：右室中隔，MAP：マッピングカテーテル，S：刺激，VTCL：心室頻拍周期，uni：単極誘導記録
(Talib AK et al：JACC Clin Electrophysiol **1**：369-380, 2015 より引用)

による影響が疑われる．
　図3に上部中隔型VT 2症例の12誘導心電図を示す[9]．頻拍時のQRSは右軸偏位となっているが，洞調律時のQRSとほぼ同じである．図11は左脚後枝領域型VTのアブレーション施行後数年で発症した上部中隔型VTである[9]．左脚後枝領域型VT中に施行したマッピングでは，近位部から遠位部に下降するP1電位が記録されているが（図11A），上部中隔型VT中にはP1電位は遠位部から近位部に上行し，左脚後枝電位（P2）

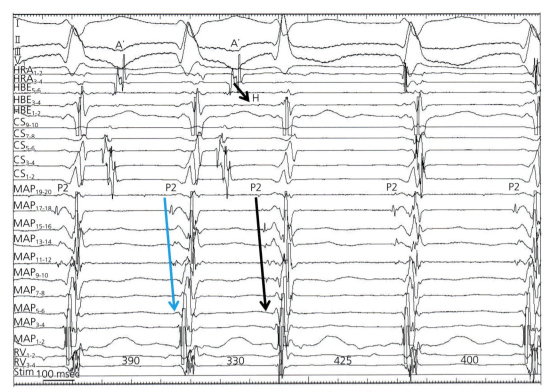

図12 上部中隔型 VT において左脚後枝の VT 回路への関与を示唆する所見
上部中隔型 VT 中に洞調律が P2 を捕捉すると，頻拍もリセットされている．
A：心房波，H：His 束電位，P：Purkinje 電位，HRA：高位右房，HBE：His 束，CS：冠静脈洞，MAP：マッピングカテーテル，RV：右室，Stim：刺激

が下行している（**図 11B**）．**図 11C** に示す中中隔部位からエントレインメントを施行すると concealed fusion となり，回復周期は頻拍周期とほぼ同じであった（**図 11D**）．

この頻拍の回路は**図 8C** のように推察される．後枝領域型や前枝領域型 VT とは異なり，拡張期 P1 電位は遠位から近位へ上行性に記録される．そして左脚前枝と左脚後枝はいずれも回路の順行路である．右脚はバイスタンダーであるが，左脚興奮にわずかに遅れて興奮するため VT 中の QRS 波形が洞調律中と同じ，あるいはわずかに右軸偏位，あるいは右脚ブロック型となる．本 VT 回路は後枝領域型や前枝領域型 VT の逆回転型とも理解できるが，違いは左脚後枝あるいは前枝自体が回路の一部であることである．**図 12** に示すように，上部中隔型 VT 中に洞調律が P2 を捕捉すると，頻拍もリセットされている．

4. 非リエントリー型脚枝 VT や脚枝間リエントリーとの鑑別

verapamil 感受性左室脚枝 VT と 12 誘導波形からでは鑑別が困難なものに，非リエントリー型脚枝 VT（NRFT）と脚枝間リエントリーがある．

NRFT の機序は Purkinje 末梢からの異常自動能で，虚血性心疾患などの器質的心疾患に伴って認められることが多いが，器質的心疾患を有さない特発性のものも存在する[13, 25-27]．有効な薬剤は β 遮断薬で，verapamil には通常，有効性はない．アデノシン三リン酸（ATP）やオーバードライブペーシングによって VT は一過性に抑制される．その起源の部位によって，右脚ブロック型と

なることも左脚ブロック型になることもある．右脚ブロック型のものの多くは上方軸を呈しているため，体表面心電図からのみではverapamil感受性左室脚枝VTと鑑別することは困難である．verapamil感受性特発性VTも運動誘発性のことが多く，β遮断薬が有効なこともあるので，両者の鑑別はverapamil静注で行う．

脚枝間リエントリーは，①興奮波が左脚前枝を下行し，左脚後枝を上行するタイプで，QRS波形が右脚ブロック型・右軸偏位を呈するものと，②興奮波が左脚前枝を上行し，左脚後枝を下行するタイプで，QRS波形が右脚ブロック型・左軸偏位を呈するものとがある．このなかで，12誘導心電図からだけでは鑑別が難しいものは，verapamil感受性左脚前枝領域型VTと興奮波が左脚前枝を下行するタイプの脚枝間リエントリーである．双方とも比較的narrow QRSの右脚ブロック型・左軸偏位を呈する．VT中にマッピングを行うと，このタイプの脚枝間リエントリーでは興奮波が左脚前枝を下行しているのに対し，verapamil感受性左脚前枝領域型VTでは興奮波が左脚前枝を上行しているので鑑別は可能である．両者のQRS波形が似ているのは，頻拍回路の出口がいずれも左脚前枝末梢であるためである．

C. カテーテルの配置

●高位右房，His束電位記録部位，右室に電極カテーテルを配置する．高位右房は心房刺激によるVT誘発やエントレインメントなどに有効である．His束電位記録は上室頻拍との鑑別に有効である．

1. 左脚後枝領域型VTの場合

図5のように電極カテーテルを配置する．この症例の場合，回路から離れた場所からエントレインする目的で右室流出路（RVOT）にも電極カテーテルが留置してあるが，このカテーテルははじめは高位右房に留置してあった．verapamil感受性VTは心房からのペーシングで誘発可能なことがあり，またVT中には心房からエントレインメントペーシングすることが可能であるため，高位右房は重要である．心房からのエントレインメントペーシングは，房室ブロックが生じると不可能になるため，あらかじめatropineを静注して房室伝導をよくしておくことが有用である．左室中中隔に沿って多極の電極カテーテルを留置すると，拡張期Purkinje電位（P1）や前収縮期Purkinje電位（P2）が連続的に記録できるので回路全体が把握できる．多極電極カテーテル留置のコツは，図5のように左前斜位像でカテーテル先端が左方に偏位してS字状になるように中隔に沿わせることである．この電極カテーテルの配置には少しの慣れを要するが，電極カテーテルの操作で回路内伝導がbumpしてしまうこともあるので注意を要する．なお，この多極電極カテーテルの配置は必須ではなく，はじめから4極アブレーションカテーテルを左室中隔に配置してもかまわない．

2. 左脚前枝領域型VTの場合

電極カテーテル配置を図13に示す．左脚前枝は上部左室中隔において左脚本幹から分かれた後，中隔上部を上行し，前壁で中隔から離れて自由壁に至る．その走行から，左脚後枝領域のように多極電極カテーテルを用いて脚・Purkinje電位を連続的に記録することは非常に困難である．図13の＊の位置が左脚前枝領域中隔型VTのアブレーション部位，＃の位置が前乳頭筋型VTのアブレーション部位であるが，構造物の解剖学的位置の違いによりアブレーション成功部位には大きなバリエーションがある．図14にCARTOと三次元CTの合成像であるCARTOMERGE像に描いた左脚前枝および後枝の脚電位あるいはPurkinje電位の記録部位を示す．

3. アブレーションカテーテルの挿入法

いずれのタイプでも左室中隔のマッピングが重

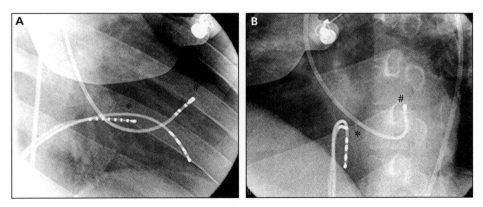

図13 左脚前枝領域型VTにおけるカテーテルの配置
A：中隔上部を上行する部分で左脚前枝領域中隔型のアブレーション部位（右前斜位35°像），B：前壁から自由壁に至る部分で前乳頭筋型のアブレーション部位（左前斜位45°像）
#：左脚前枝領域中隔型VTのアブレーション部位，＊：前乳頭筋型VTのアブレーション部位

要であるため，経中隔アプローチよりも逆行性アプローチのほうが操作しやすい．経中隔アプローチは大動脈硬化や大動脈弁狭窄などの症例にかぎって施行するべきであるが，この疾患患者は器質的心疾患を有さない若年者であることが多いので，そのような症例は少ない．経中隔アプローチで中隔のマッピングをする際には，心尖部でカテーテルを大きくUターンさせて，先端をHis束近傍に置く．乳頭筋型（遠位型）の場合には経中隔アプローチも適している．上部中隔型VTの場合，房室ブロックのリスクを避けるため心房波が記録されないように，前中隔僧帽弁輪から離すことが重要である．上部中隔型といっても成功部位は中中隔であることがほとんどである（図11C）．

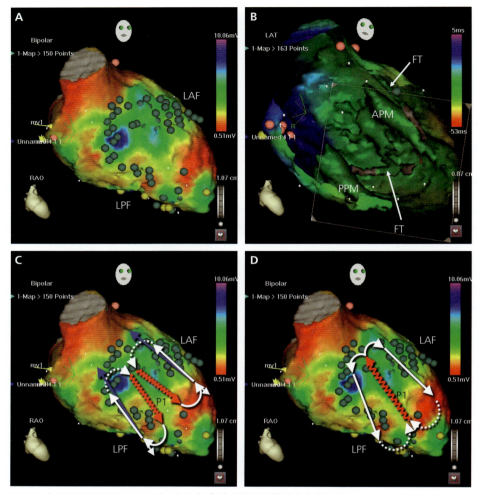

図14 CARTOMERGEにおける心室内刺激伝導系の位置関係
A：洞調律時に描いたCARTOMERGE像に，左脚前枝および後枝の脚電位あるいはPurkinje電位記録部位を示した．B：乳頭筋との位置関係．偽性腱索（FT）も認められる．C：前枝領域および後枝領域型VTのシェーマ，D：上部中隔型VTのシェーマ
APM：前乳頭筋，LAF：左脚前枝，LPF：左脚後枝，PPM：後乳頭筋，P：Purkinje電位

D. 症 例

- 典型的な心電図所見から本 VT を疑うことが診断の第一歩である．
- verapamil 感受性の有無は診断に極めて有用である．しかし，一般救急の場において，wide QRS 頻拍には verapamil は禁忌とされている．それは verapamil で停止する VT はまれで，もし停止しない場合には血圧が低下する恐れがあるからである．このことも熟知したうえで，治療にあたらねばならない．
- カテーテルアブレーションの標的は拡張期 Purkinje 電位か，頻拍回路の exit である最早期心室電位と融合する前収縮期 Purkinje 電位である．

1. 左脚後枝領域型 VT（症例 1）[3]

12 歳男性．運動中に頻拍発作が出現し，たびたび救急外来を受診．いずれも少量の verapamil（2.5 mg）静注にて停止した．電気生理検査では，心房頻回刺激あるいは心室プログラム刺激にて，容易に右脚ブロック型・左軸偏位の臨床的 VT が誘発された（周期 330 msec）．VT 中にアブレーションカテーテルを左室中隔下部に留置すると，拡張期 P1 電位と前収縮期 P2 電位が連続的に記録された．P1 は基部側から心尖部方向に伝播していた（図 15）．高周波通電開始とともに VT は停止し，VT は誘発不能となった．アブレーション前後での洞調律時の心内心電図を比較すると，アブレーション後には P1 電位が洞調律中に QRS の後方に VT 中と同じ興奮順序で出現している（図 16）．このような現象は P1 を標的にアブレーションを行った症例でしばしば認められる（図 9F）．この QRS 後方の P1 電位は，心房あるいは心室ペーシングによって減衰伝導特性を示し，また verapamil 投与に対しても延長を示す．

2. 左脚前枝領域型 VT（症例 2）[12]

67 歳男性．基本調律は心房細動で，頻拍周期 430 msec の右脚ブロック型・右軸偏位 VT が出現した（図 17A）．VT は verapamil 静注にて停止した．電気生理検査では心室プログラム刺激にて臨床的 VT が誘発可能であった．はじめにアブレーションカテーテルを左脚前枝末梢に留置すると（図 13 の B の位置），最早期心室興奮が記録された（図 18A）．この部位では Purkinje 電位は VT 中に心筋電位と融合し，QRS 波に 25 msec 先行していた．またペースマッピングでは 25 msec の pacing delay を伴って VT と同じ QRS 波形が得られた（図 17B, 18C）．この部位は VT 回路から心筋への exit と考えられた．同部位からの高周波通電で VT は停止したが，VT 誘発は抑制できなかった．そこでアブレーションカテーテルを中前中隔に移動させると（図 13 の＊の位置），VT 中 QRS に 66 msec 先行する Purkinje 電位が記録された（図 18D）．同部位からのペースマッピングでは 66 msec の pacing delay を伴い，VT と同じ QRS 波形が得られた（図 17B, 18F）．同部位での高周波通電後に VT は完全に抑制された．

3. 上部中隔型 VT（症例 3）[1]

18 歳男性．通常の左脚後枝領域型 VT に対するアブレーション後，洞調律時と同様の QRS 波形を有した頻拍が再現性を持って誘発されるようになった．頻拍中に 1：1 室房伝導はなく，H-V 間隔は 20 msec と短かったため，上室頻拍は除外された（図 19）．アブレーションカテーテルを左脚後枝部位に留置すると，洞調律時には左脚後枝末梢の左脚後枝電位（P2）が記録され（図 19A），VT 中には QRS に 20 msec 先行した前拡張期 P2 電位が洞調律時と同じ興奮順序で記録された（図 19B）．アブレーションカテーテルを左室中隔上部に留置すると，洞調律中には His 束電位にわずかに遅れて左脚本幹の電位が記録され（図 19C），VT 中には QRS に 35 msec 先行する P1 電位が記録された（図 19D）．この電位は，洞

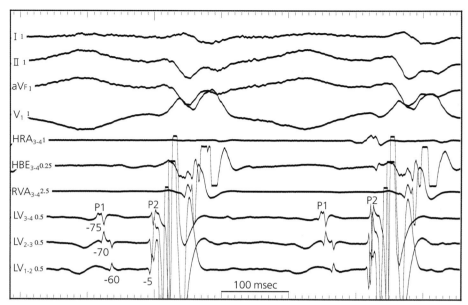

図15 症例1：左脚後枝領域型VTにおけるカテーテルアブレーション成功部位
アブレーション成功部位においては頻拍中に中中隔において拡張期電位（P1）と前収縮期電位（P2）が記録された．P1電位は最早期電位ではなく，近位電極よりも15 msec遅れている．
（Nogami A et al：J Am Coll Cardiol **36**：811-823, 2000 より引用）

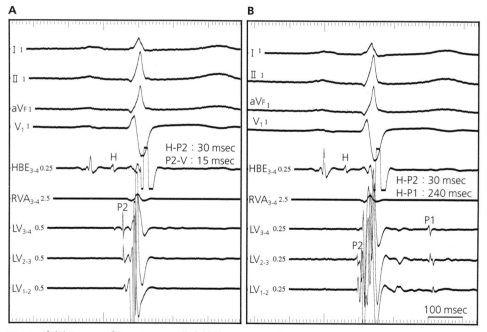

図16 症例1：アブレーション成功前後での洞調律時心内心電図
A：アブレーション前，B：アブレーション後
アブレーション後には，P1電位が洞調律中にQRSの後方にVT中と同じ興奮順序で出現した．
（Nogami A et al：J Am Coll Cardiol **36**：811-823, 2000 より引用）

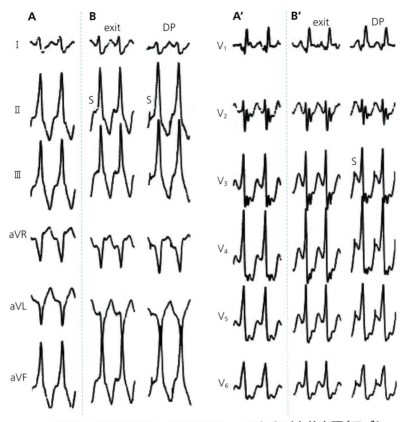

図17 左脚前枝領域型 VT における VT exit および中前中隔（アブレーション成功部位）からのペースマッピング

A：右脚ブロック型・右軸偏位の VT 波形，B：VT 中の最早期心筋興奮部位（VT exit）および中前中隔（アブレーション成功部位）からのペースマッピング．いずれも良好なペースマッピングであるが，成功部位からのペーシング波形ではペーシング刺激からより長い pacing delay が存在している．
(Nogami A et al：J Cardiovasc Electrophysiol **9**：1269-1278, 1998 より引用)

調律時とは逆に遠位部から近位部に伝導していた．同部位に低出力（10 W）の通電を施行したところ，VT はただちに停止した．洞調律中に出力を 30 W まで増加させ追加通電を施行したが，房室ブロック・左脚ブロック・接合部調律の出現はなく，アブレーション後には VT の誘発は不能になった．

4. 左脚枝後乳頭筋型 VT（症例 4）[11]

19 歳女性．たびたび頻拍発作で救急外来を受診．verapamil 10 mg の静注で頻拍は徐拍化したが停止せず，pilsicainide 追加静注で停止した．電気生理検査では，心房頻回刺激あるいは心室プログラム刺激にて，容易に右脚ブロック型・北西軸（上方右軸偏位）の臨床的 VT が誘発された（周期 260 msec）（**図20A**）．左室中隔には拡張期電位は記録されず，ペースマッピングを指標に後乳頭筋と中隔の間に高周波通電を行い，VTは誘発不能となった．しかし，数年後に頻拍が再発した（**図20B**）．VT 中の軸はさらに右軸に偏位していたが，胸部誘導波形は同じであった．心腔内エコーをみながらアブレーションカテーテルを左後乳頭筋近傍に留置すると（**図20D**），拡張

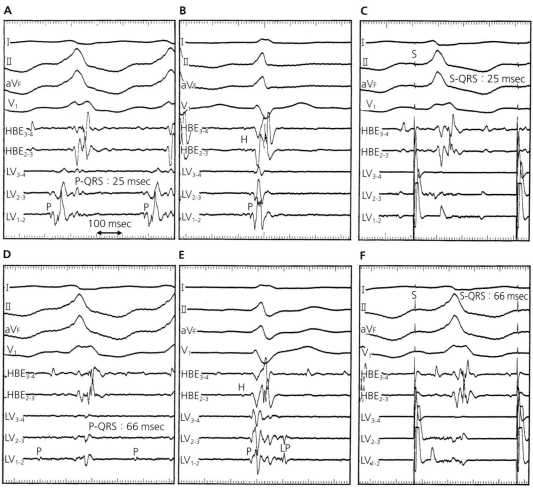

図18 左脚前枝領域型 VT における VT exit と中前中隔（アブレーション成功部位）での心内心電図

A：左脚前枝末梢では VT 中 Purkinje 電位は心筋電位と融合している．B：基礎調律中には，Purkinje 電位は局所心筋電位と融合している．C：ペースマッピングでは 25 msec の pacing delay を伴って VT と同じ QRS 波形が得られた．D：中前中隔では VT 中 QRS に 66 msec 先行する Purkinje 電位が記録された．E：基礎調律中には，局所心筋電位と融合した Purkinje 電位と遅延電位（LP）が記録された．F：同部位からペースマッピングを施行すると，66 msec の長い pacing delay とともに VT と同じ QRS 波形が得られた．同部位からの通電で VT は停止し，再誘発も不能となった．

(Nogami A et al：J Cardiovasc Electrophysiol 9：1269-1278, 1998 より引用)

期 P1 電位と前収縮期 P2 電位が記録された（**図20C**）．同部位への高周波通電開始とともに VT は停止し，VT は誘発不能となった．中隔型と乳頭筋型 VT の鑑別は QRS 波形から可能であるが（**表1**），実際のアブレーション時においては VT 時に中隔側と自由壁側のどちらが早期であるのか，ペースマップはどちらのほうが似ているのか，などの方法で鑑別可能である．

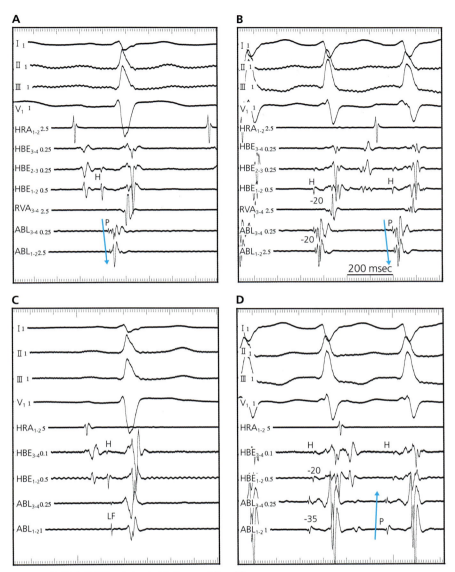

図19 上部中隔型 VT におけるマッピング
A：アブレーションカテーテルを洞調律中に左脚後枝末梢 Purkinje 電位が記録される部位に留置した．B：VT 中には QRS に 20 msec 先行した前拡張期 P2 が記録されたが，P2 の興奮順序は VT 中も洞調律中と同じであった．C：アブレーションカテーテルを左室中隔上部に留置すると，洞調律中には His 束電位にわずかに遅れた左脚（LF）の電位が記録された．D：VT 中には QRS に 35 msec 先行する P1 電位が記録された．P1 電位は遠位部から近位部に伝導していた．
（Nogami A：Cardiac Electrophysiology Review **6**：448-457, 2002 より引用）

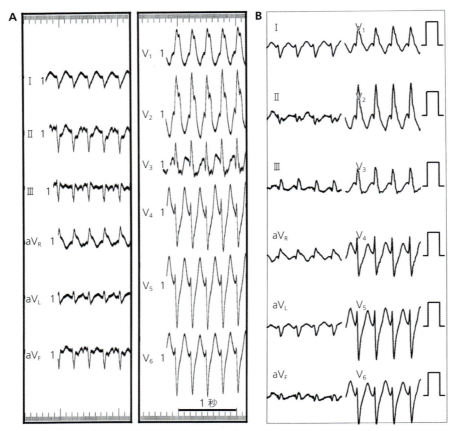

図20 左脚枝後乳頭筋型 VT に対するアブレーション
A：右脚ブロック型・北西軸（上方右軸偏位）の臨床的VT，B：初めのVTをアブレーション後数年で出現したVT．軸はさらに右軸偏位していたが，胸部誘導波形は同じである．

（次頁につづく）

E. 治療選択の考え方

- 上室頻拍と同様に，抗不整脈薬治療，カテーテルアブレーション治療のいずれもが第一選択となり得る．
- たとえ verapamil 静注が VT 停止に有効であっても，verapamil のみの内服では VT 再発を防げないことが多い．併用可能な薬剤は Na チャネル遮断薬や β 遮断薬である．

1. 薬物療法の限界とカテーテルアブレーション

　上室頻拍と同様に，抗不整脈薬治療，カテーテルアブレーション治療のいずれもが第一選択となり得るが，その根治性を考えた場合，カテーテルアブレーションが勧められる．薬物治療はたとえ有効であっても内服時の VT 抑制のみである．出現頻度のまれな VT のために，若年者に抗不整脈薬を長期服用させることには抵抗がある．また，verapamil 静注が VT 停止に有効であっても，verapamil のみの内服では VT 再発を防げないことが多い．そのような場合には，Na チャネル遮

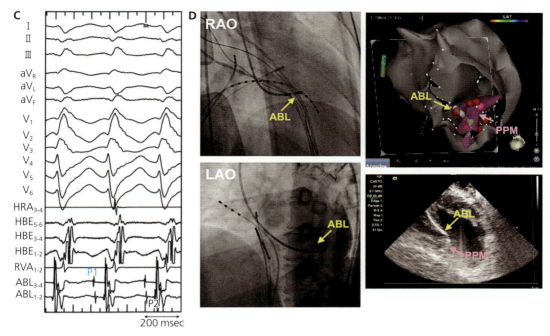

図20（つづき）
C：アブレーション成功部位で記録されたP1電位とP2電位．D：アブレーション成功部位の透視像と心腔内エコー．アブレーション先端電極（ABL）が後乳頭筋（PPM）に留置されているのがわかる．
HRA：高位右房，HBE：His束，RVA：右室心尖部，ABL：アブレーションカテーテル，RAO：右前斜位像，LAO：左前斜位像
（Komatsu Y et al：Circ Arrhythm Electrophysiol **10**：pii：e004549, 2017 より引用）

断薬との併用が推奨される．また，多くは運動誘発性でもあるので，β遮断薬の併用も考慮する．

2．カテーテルアブレーションの成績

カテーテルアブレーションの成功率と再発率は，左脚後枝領域型（$n=148$）でそれぞれ97％と4％，左脚前枝領域型（$n=36$）で90％と11％，上部中隔型（$n=12$）で100％と0％であった．中隔型に比して乳頭筋型ではアブレーションは困難で，再発時にQRS軸がわずかに変化する傾向がある[11]．

F．その他のアブレーションの方法

- VTが誘発不能な場合や，VT中に拡張期Purkinje電位が記録できない場合には，解剖学的アプローチも考慮する．
- ただし，解剖学的アプローチが有効であるのはverapamil感受性左脚後枝領域中隔型VTであり，確実な診断が重要である．

1．VTが誘発不能な場合

verapamil感受性左室脚枝VTは誘発が不能な

こともある．そのような場合には isoproterenol の投与が誘発に有効である．また，少量の Na チャネル遮断薬（pilsicainide など）の投与は，伝導遅延部位の伝導をさらに緩徐にさせることで VT 誘発を容易にさせることがある．その他，VT 誘発には心室刺激よりも心房刺激のほうが有効な場合があるので試みるべきである．ただし，房室ブロックのため高頻度刺激が Purkinje 網に進入できないと意味がないので，atropine 投与後に心房刺激を行うことも重要である．たとえ VT が誘発されなくとも，臨床的 VT と同波形の心室エコー波が再現性をもって誘発できれば，拡張期電位 P1 をマッピングできる．しかし，心室エコー波もまったく誘発ができない場合や，VT が誘発できても P1 電位が安定して記録できない場合には，解剖学的アプローチが有用となる[10, 28, 29]．

2. VT exit に対するアブレーション

図21 に解剖学的アプローチ法を示す．当初この症例では VT は誘発不能であったため，記録された VT の 12 誘導波形を参考にペースマッピングによる VT exit の同定を行った．ペースマップスコア 94％の部位とその周辺に 5 回の高周波通電を行った（図21）．従来から，VT が誘発されない症例や VT が誘発されても VT 中に良好な拡張期 Purkinje 電位が記録できない症例では，このような VT exit へのアプローチが行われてきた．しかし，この方法では有効なアブレーション効果が得られないことが多く，再発率も高い．実際この症例でも，VT exit およびその近位部を焼灼した後に，VT が誘発されるようになってしまった．回路の一部に伝導遅延を作成してしまい，より誘発が容易になったものと思われる．VT 時の

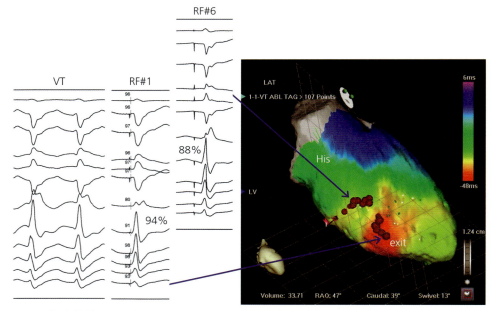

図21 左脚後枝領域型 VT に対する解剖学的アブレーション
ペースマップスコアが良好な箇所への通電後，むしろ VT 誘発は容易となった．VT 中に良好な P1 電位は記録できなかったため，His 束電位記録部位と exit 部位の遠位約 1/3 の部位に，同部位と VT exit を結ぶ線に垂直に（すなわち推定される VT 回路を垂直に交差するように），線状に高周波通電を加えた．VT は停止し，線状焼灼を完成させた後，VT は誘発不能であった．
[Talib AK, Nogami A: Anatomical ablation strategy for noninducible fascicular tachycardia. Interpretation of complex arrhythmias: A case-based approach, Scheinman M et al (eds), Elsevier, Philadelphia, p115-120, 2016 より引用]

興奮伝播マップをみると，確かにペースマップでexitと同定した部位がVT中の最早期興奮部位になっていることがわかる（図21）．

3. 推定VT回路を横断する線状焼灼法

VT中にマッピングを行ったが，本症例では良好な拡張期P1電位を記録することはできなかった．したがって，推定VT回路を横断する線状焼灼・アプローチを施行した[29]．

まず，VT exitからアブレーションカテーテルを約10～15 mm引き抜き，洞調律でP2電位が記録される部位に留置した．この部位はHis束電位の記録部位とexit部位の遠位約1/3の場所である．この部位でのVT中のP2-QRS間隔は10～30 msecであった．同部位とVT exitを結ぶ線に垂直に（すなわち推定されるVT回路を垂直に交差するように）線状に高周波通電を加えたところ，VTは停止した．さらに，線状焼灼を完成させたところ，VTは誘発されなくなった．線

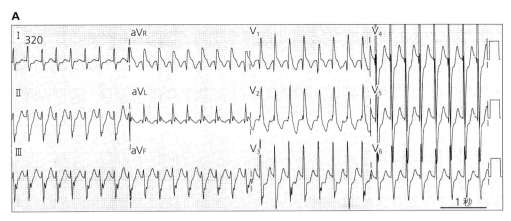

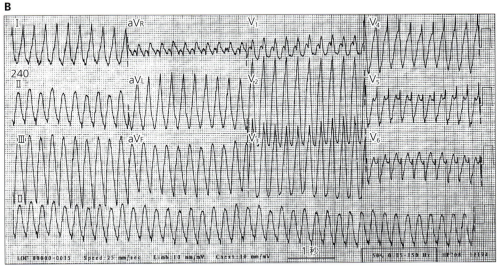

図22 非リエントリー型脚枝VT
A：右脚ブロック型・左軸偏位のQRS波形を呈する（頻拍周期は320 msec）．QRS幅は比較的狭く，波形のみからverapamil感受性左室脚枝VTと鑑別することは困難である．B：右脚ブロック型・左軸偏位のQRSを呈していが，頻拍周期は240 msecと短く，QRS幅も広くなっている．

（次頁につづく）

状焼灼の下端は下壁，上端はペースマップ波形が下方軸に変化する箇所である．Lin ら[28]の方法と異なるのは，彼らの線状焼灼は VT exit 近傍であるのに対して，筆者らのアブレーションラインは推定 VT 回路内の上流であることである．洞調律中に線状焼灼を行うと，多くの場合，P1 と思わ

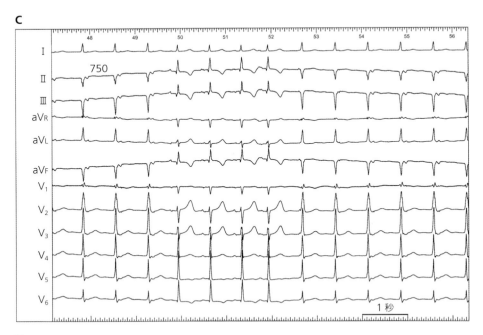

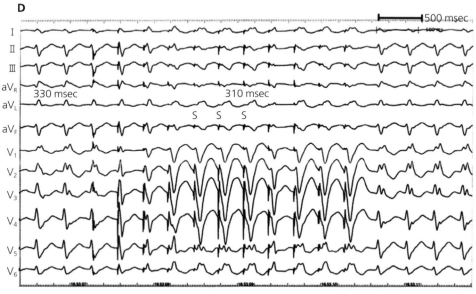

図22（つづき）
C：頻拍周期 750 msec の slow VT の QRS 幅は極めて狭い．また，VT 中に生じたより速い洞調律によって VT は一過性に抑制されている．D：頻拍中の右室からの頻回刺激ではエントレインメントを認めない．
(Talib AK et al：Circ Arrhythm Electrophysiol **10**：pii：e004177, 2016 より引用)

れる電位がQRSの後方に突然出現する．ただし，この電位がVT回路内の電位であるのか，バイスタンダーであるかに関してはわからない．拡張期電位（P1）アプローチと同様に，左脚後枝ブロックを作成することは不要である．脚ブロックが出現したり，QRS幅やPQ間隔が延長したりしたら，ただちに通電を中止する．

4. 解剖学的アプローチを施行する際の注意点

解剖学的アプローチは，VTが誘発不能な場合や，VT中に拡張期Purkinje電位が記録できない場合に有効な方法であるが，そのような場合に注意しなくてはならないのは，VTがverapamil感受性左室脚枝VTではなく，NRFTである可能性である[13,25-27]．NRFTの機序はPurkinje末梢からの異常自動能であり，プログラム心室刺激で持続性VTは通常誘発できない．また，体表面心電図からNRFTとverapamil感受性左室脚枝VTを鑑別することは困難であることが多い（図22A）．NRFTは頻拍周期が短くなればなるほどQRS幅は広くなる（図22B）．NRFTに対するカテーテルアブレーションでは，VT中あるいは同波形期外収縮時の最早期のPurkinje電位を探す必要がある．また，ペースマップも有用である（図22C）．verapamil感受性左室脚枝VTに対する解剖学的線状焼灼は無効である．鑑別方法としては，NRFTが少量のverapamilに反応することはまれであること，そして頻拍中の頻回刺激でエントレインされないこと（図22D）である[13]．

(野上昭彦)

······················· 文献 ·······················

1) Nogami A：Cardiac Electrophysiology Review **6**：448-457, 2002
2) Nogami A, Tada H：Idiopathic left ventricular tachycardias.Catheter Ablation of Cardiac Arrhythmias：Basic concepts and clinical applications, Wilber DJ et al（eds），Blackwell Futura, Malden, p298-313, 2008
3) Nogami A et al：J Am Coll Cardiol **36**：811-823, 2000
4) Tsuchiya T et al：J Am Coll Cardiol **37**：1415-1421, 2001
5) Zipes DP et al：Am J Cardiol **44**：1-8, 1979
6) Belhassen B et al：Br Heart J **46**：679-682, 1981
7) Ohe T et al：Circulation **77**：560-568, 1988
8) Nishiuchi S et al：J Cardiovasc Electrophysiol **24**：825-827, 2013
9) Talib AK et al：JACC Clin Electrophysiol **1**：369-380, 2015
10) Nogami A, Tada H：Ablation of idicpathic left and right ventricular and fascicular tachycardias. Catheter ablation of cardiac arrhythmias, 3rd ed, Huang SKS, Miller JM（eds），Elsevier, Philadelphia, p540-578, 2015
11) Komatsu Y et al：Circ Arrhythm Electrophysiol **10**：pii：e004549, 2017
12) Nogami A et al：J Cardiovasc Electrophysiol **9**：1269-1278, 1998
13) Talib AK et al：Circ Arrhythm Electrophysiol **10**：pii：e004177, 2016
14) Thakur RK et al：Circulation **93**：497-501, 1996
15) Maruyama M et al：J Cardiovasc Electrophysiol **12**：968-972, 2001
16) Lin FC et al：Circulation **93**：525-527, 1996
17) Haïssaguerre M et al：Nat Rev Cardiol **13**：155-166, 2016
18) Kuo JY et al：Pacing Clin Electrophysiol **26**：1986-1992, 2003
19) Morishima I et al：J Cardiovasc Electrophysiol **23**：556-559, 2012
20) Maeda S et al：Can J Cardiol **30**：e11-13, 2014
21) Ouyang F et al：Circulation **105**：462-469, 2002
22) Liu Q et al：Circulation Arrhythmia Electrophysiol **9**：e004272, 2016
23) Kottkamp H et al：Pacing Clin Electrophysiol **19**：1285-1297, 1995
24) Abdelwahb A et al：J Cardiovasc Electrophysiol **19**：330-331, 2008
25) Shimoike E et al：J Cardiovasc Electrophysiol **11**：203-207, 2000
26) Gonzalez RP et al：Am Heart J **128**：147-156, 1994
27) Rodriguez LM et al：J Cardiovasc Electrophysiol **7**：1211-1216, 1996
28) Lin D et al：Heart Rhythm **2**：934-939, 2005.
29) Talib AK, Nogami A：Anatomical ablation strategy for noninducible fascicular tachycardia.Interpretation of complex arrhythmias：A case-based approach, Scheinman M et al（eds），Elsevier, Philadelphia, p115-120, 2016

13 心室細動と Brugada 症候群

A. 病態

- 予期せぬ心臓突然死の多くは，心室細動によって引き起こされる．
- 心室細動をきたす疾患として，Brugada 症候群が注目されている．

　心室細動とは，迅速で無秩序な心室興奮が生じることで心室筋の同調性が失われる不整脈である．1914 年に MacWilliam によって，はじめて「心室細動」(ventricular fibrillation) という医学用語が使われ，心臓突然死の原因として紹介された[1]．不整脈のなかでは最も危険性の高いものである．機序はリエントリーであり，その主たる成因はスパイラルリエントリーの連鎖的分裂とさまよい運動である[2]（図1）．心室細動は血行動態的には心停止に等しく，臨床的には 30 秒以内に洞調律に復さなければ死に至る可能性がきわめて

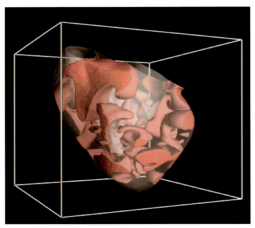

図1　コンピュータシミュレーションによる心室細動のイメージ
スパイラルリエントリーが連鎖的分裂とさまよい運動をきたすことで，心室細動は維持されている．
（中沢一雄氏の作成による）

表1　心室細動の原因疾患

Ⅰ．器質的障害
　1．虚血性心疾患
　　急性心筋梗塞
　　閉塞後の再灌流時
　　冠攣縮性狭心症
　　虚血性心筋症
　2．特発性心筋症
　　拡張型心筋症
　　肥大型心筋症
　　不整脈源性右室心筋症
　3．二次性心筋症
　　アミロイドーシス
　　サイコイドーシス
　　高血圧性心疾患
　　糖尿病性心筋障害
　　アルコール性心筋障害
　4．心筋炎
　5．弁膜疾患
　6．先天心奇形の術後
Ⅱ．非器質的障害
　1．遺伝性不整脈疾患
　　Brugada 症候群
　　先天性 QT 延長症候群
　　QT 短縮症候群
　　早期再分極（J 波）症候群
　2．上室性不整脈
　　心房細動を合併した WPW 症候群
　　1：1 心房粗動
　3．薬物の過剰
　　抗不整脈薬
　　ジギタリス製剤
　4．電解質失調
　　低 K 血症
　　低 Mg 血症
　5．代謝性アシドーシス
　6．特発性
　　特発性心室細動

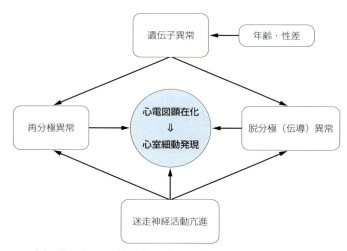

図2 Brugada症候群における特徴的な心電図変化と心室細動発現に関与する因子

高くなる[3]．最近，心臓突然死の管理がクローズアップされているが，心臓突然死の多くは心室細動によって引き起こされる[4]．原因疾患としては虚血性心疾患が最も多いが，心臓に器質的障害がない病態でも出現することがある（表1）．

近年，心室細動をきたす疾患として，Brugada症候群が注目されている．1992年にBrugada兄弟によって，はじめて紹介された[5]．明らかな器質的障害を認めず，右側胸部誘導（V_1，V_2誘導）で右脚ブロック様のcoved（凸）型ST上昇［欧州心臓病学会（ESC）のガイドライン[6]ではタイプ1として記載］を示すのが特徴である．東南アジアおよび日本の男性に多くみられる疾患である[7]．症例数の蓄積により，心房細動の合併率が高いことも知られるようになった[8]．以前は，saddleback（凹）型ST上昇（ESCのガイドライン[6]ではタイプ2または3として記載）もBrugada症候群の心電図波形として捉えられていたが，最近ではこのタイプのみしか示さないときは，一般にBrugada症候群に含めない．Brugada症候群は，遺伝子異常がベースにある病態であるが，これが顕在化するにはいくつかの電気生理学的因子が関与する．以前は，再分極異常によるとされていた[9]が，最近では脱分極（伝導）異常を支持する報告も多い[10]．現在は，遺伝子異常，再分極異常，脱分極異常が複雑に絡み合って特徴的なBrugada型心電図が形成され，それに，自律神経活動異常が拍車をかけ，心室細動が発現するという考え方が一般的になりつつある（図2）．

B. EPSで知りたいこと

●EPSは，ICDの適応を決定するために用いられる．

●心室細動がEPSで誘発された場合，自然発生する可能性があると判断される．

EPSは，不整脈診断に用いられる検査法である[11]が，植込み型除細動器（implantable cardioverter defibrillator：ICD）などを用いた治療法を決定することにおいても活用される[6,12-14]．心室細動が記録された患者においてはEPSの適応とはならないが，心室細動の発生が危惧される患者においては，その可能性を探る際にEPSが用いられる[6,13,14]．

EPSで心室細動が誘発された場合，その心室細動は自然発生する可能性が高いと判断される．また，EPSで誘発される心室細動の機序はリエント

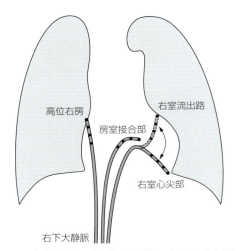

図3 心室細動の誘発を考えて EPS を行うときの電極カテーテルの位置
3本の電極カテーテルを使用した場合のシェーマである．2本で行う場合は，1本は高位右房または房室接合部，もう1本は右室心尖部（場所を変えて右室流出路）に留置する．

リーであり[11]．リエントリーは持続性不整脈の機序であるため，誘発された心室細動は持続しやすいと判断される．心室細動が持続すると死に至るため，ICD の適応が吟味される[6,12,14]．

C. カテーテルの配置と刺激法

●Brugada 症候群で EPS を行う場合，isoproterenol は使用しない．

　心室細動では，発作性上室頻拍ほどの電極カテーテル本数を必要とせず，2～3本で十分である[15]（図3）．5～6F で 4～10 極，電極間隔 2～10 mm の電極カテーテルが使用されることが多い．3本用いて行う場合は，2本を高位右房と房室接合部にそれぞれ置き，残りの1本を右室に挿入する．心室の電極カテーテルは，刺激部位を変えるために先端が可動性のものが好まれる．

心室から早期刺激と連続刺激を行う．心室早期刺激は，2種類の基本刺激周期（750～400 msec）において閾値の2倍で8発刺激した後に，単発から3連発までの早期刺激を不応期になるまで行う[15]．早期刺激数を2連発まで，あるいは早期刺激間隔を 200 msec までに制限している施設もある．刺激部位は，通常，右室心尖部領域と右室流出路領域の2ヵ所である．心室細動が誘発されない場合は，通常では β 刺激薬（isoproterenol）点滴静注下で同一の早期刺激が行われる．ただし，Brugada 症候群患者では，誘発性を低下させてしまうため，isoproterenol は使用しない．誘発された頻拍の QRS 幅が広くても心室不整脈とはかぎらないので，房室解離を確認する（図4）．

D. 症　例

●心筋梗塞後の低心機能患者では不整脈死をきたしやすく，リスクの予測に EPS は有用である．

●Brugada 症候群が疑われた患者では EPS が行われるが，リスク評価における EPS の有用性には未だ賛否両論ある．

●特発性心室細動患者のリスク評価における EPS の有用性は示されていない．

1. 心筋梗塞後の低心機能患者　（53歳男性；症例1）

①主訴：胸痛
②既往歴：高血圧症と高脂血症（いずれも無治療）
③家族歴：父親が高血圧症
④嗜好品：喫煙 20 本/日，飲酒少々
⑤現病歴：1ヵ月前から駅の階段を昇るときに，時おり胸痛を自覚するようになった．しかし，安静で消失することから放置していた．今回，会社で荷物を移動していたときに，これまでよりも激しい冷汗を伴う胸痛が出現した．ソファ

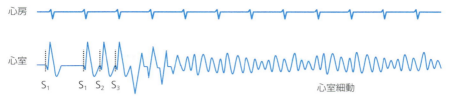

図4 心室早期刺激による心室細動の誘発
右室流出路からの基本刺激（S_1）後の2連発早期刺激（S_2, S_3）で心室細動が誘発されている．心室細動中には房室解離が認められる．
HRA：高位右房，RVOT：右室流出路

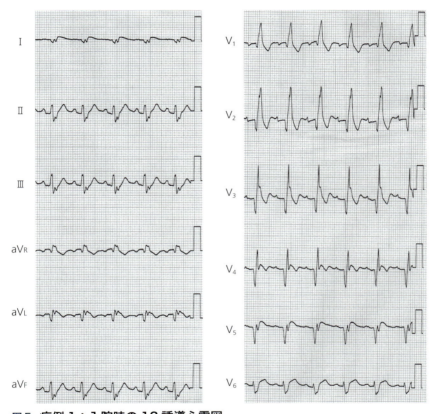

図5 症例1：入院時の12誘導心電図

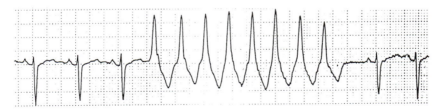

図6 症例1：Holter心電図で記録された非持続性（単形性）心室頻拍

に横たわり，様子をみていたが改善しないため，救急車で某大学病院の救急センターに搬送された．12誘導心電図（図5）と血液検査により，前壁中隔領域の急性心筋梗塞と診断され，緊急入院となった．

⑥ **入院後の検査所見と治療経過**：発症後5時間で冠動脈造影が施行された．左冠動脈前下行枝の主幹部が完全閉塞しており，ただちに冠動脈インターベンション（ステント留置）が行われた．血行再建には成功したが，CKは最高で6,050 IU/Lまで上昇し，心不全を合併した．カテコラミン，利尿薬，血管拡張薬で，心不全は徐々に改善傾向となり，入院時にみられた右脚ブロックも改善した．心臓リハビリテーションが行われ，入院後4週に退院となった．しかし，退院後3ヵ月に行われた心エコーでは，左室駆出率は32％と低下しており，左室拡張末期径も58 mmと拡大していた．24時間Holter心電図では心室期外収縮が1,280発/日出現しており，5〜10連発の非持続性の単形性心室頻拍が認められた（図6）．心臓突然死の予知指標であるT波alternans（図7）と加算平均心電図による心室late potentialを評価したところ，両指標とも陽性であった．ICDの一次予

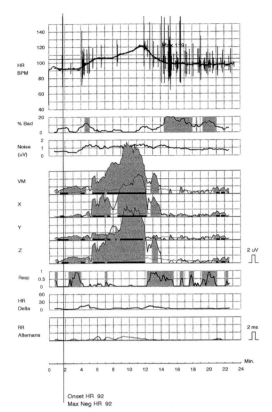

図7 症例1：T波alternansの検出（陽性）

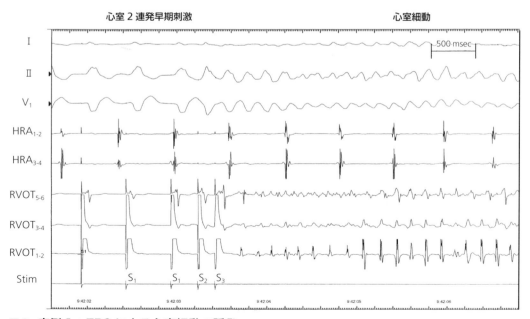

図8 症例1：EPSによる心室細動の誘発
右室流出路からの基本刺激（S_1）後の2連発早期刺激（S_2, S_3）で心室細動が誘発されている．

防としての適応を検討するため，EPSが行われた．

⑦ **EPSの結果とその後の経過**：右室心尖部からの早期刺激と連続刺激では心室細動は誘発されなかったが，右室流出路からの2連発早期刺激で心室細動が誘発された（図8）．心室細動が持続したため，ただちに直流電気ショックで心室細動を停止させた．これまでに，心室細動や持続性心室頻拍などの重篤なイベントは認められていなかったが，不整脈による心臓突然死の

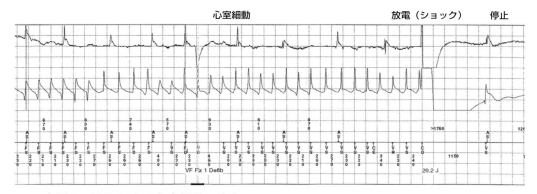

図9 症例1：ICDによる心室細動の停止

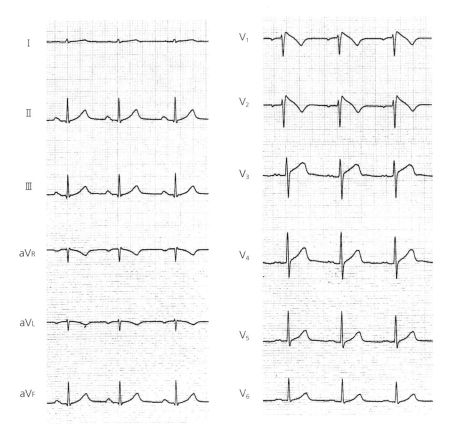

図10 症例2：12誘導心電図

可能性が高いと判断され，一次予防の目的でICD植込み手術が行われた．その後は，月に1回の外来で定期的に加療を行っていた．ICD植込み後6ヵ月に，患者がICDの作動を自覚し，救急外来を受診した．適切作動であったかを確認したところ，きわめて迅速な心室細動が記録されており，ICDによる除細動で心室細動が停止していた（図9）．EPSによる評価が適切であった症例と考えられた．

意識消失はすぐに回復したとのことである．その際，手足の痙攣などの症状は認められなかった．心配になり，翌々日に某大学病院の総合診療科を受診した．前額面に軽度の挫創を認めたものの，身体所見に異常は認められなかった．血液および尿，胸部X線，頭部MRI，脳波検

2. Brugada症候群が疑われた患者（37歳男性；症例2）

①主訴：失神発作
②既往歴：特記すべきことなし
③家族歴：叔父が40歳で突然死している．
④嗜好品：喫煙歴なし，飲酒少々
⑤現病歴：生来健康で，これまで定期健康診断で異常を指摘されたことはなかった．会社の納涼会で暴飲暴食をし，帰宅途中の電車の中で突然に意識消失（失神）発作をきたした．同僚の証言では，意識消失の時間は1分弱程度であり，

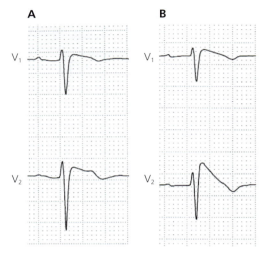

図11　症例2：満腹テストによる心電図変化
A：食前，B：食後20分

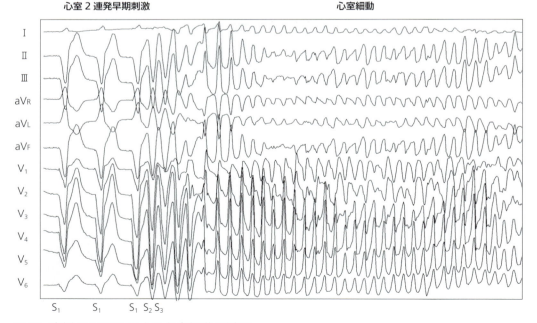

図12　症例2：EPSによる心室細動の誘発
右室心尖部からの基本刺激（S_1）後の2連発早期刺激（S_2，S_3）で心室細動が誘発されている．

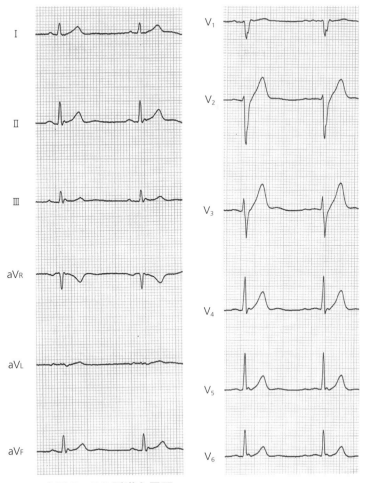

図13 症例3：12誘導心電図

査においても異常は認められなかった．しかし，12誘導心電図（**図10**）で異常所見が認められたため，不整脈による失神発作の可能性があると判断され，循環器外来を紹介された．

⑥ **検査所見と診断**：12誘導心電図では，V_1，V_2 誘導で軽度の coved 型 ST 上昇（タイプ1），すなわち Brugada 症候群様の心電図異常が認められた．心エコーでは，心臓に器質的な異常は認められなかった．薬物負荷試験（抗不整脈薬の pilsicainide 投与）を行ったところ，心電図は典型的な Brugada 症候群波形へと変化した．加算平均心電図で心室 late potential を評価したところ陽性と判定された．心電図は日

差・日内変動を示し，満腹テスト（食事および飲水による負荷試験）では典型的な Brugada 症候群波形へと変化した（**図11**）．失神発作があり，突然死の家族歴もあることから，Brugada 症候群の診断で問題ないと判断された．

⑦ **EPS の結果とその後の経過**：失神発作が一過性の心室細動によるものであったかを評価するため，EPS が行われた．EPS では，心室心尖部からの2連発早期刺激で心室細動が誘発された（**図12**）．ICD の適応と考えられ，後日，ICD 植込み手術を行った．典型的な Brugada 症候群患者であり，このような患者では EPS で心室細動が誘発される可能性が高いと考えら

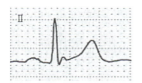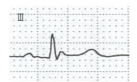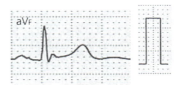

図14　症例3：Ⅱ，Ⅲ，aVF 誘導における J 波

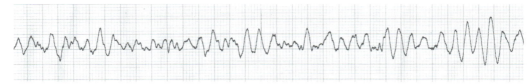

図15　症例3：心室細動

れるが，EPS のリスク評価における有用性には，未だ賛否両論ある．

3. 特発性心室細動と考えられた患者（26 歳男性；症例3）

①主訴：失神発作
②既往歴：特記すべきことなし
③家族歴：特記すべきことなし
④嗜好品：喫煙歴なし，飲酒の習慣なし
⑤現病歴：生来健康で，これまでに異常を指摘されたことはなかった．大学時代は，柔道選手として活躍していた．大学卒業後くらいから，時折，誘因なく失神発作をきたすようになった．1 回目はテレビを観ていたとき，2 回目は歩行中，3 回目は会議中，4 回目（今回）はレストランで食事をした後に，失神発作が生じていた．近医および総合病院で，血液，12 誘導心電図（図 13），胸部 X 線，心エコー，Holter 心電図，頭部 MRI，脳波などの検査が行われたが，異常所見は検出されず，さらなる精査が必要と判断され，某大学病院の循環器内科を紹介された．
⑥検査所見：12 誘導心電図では，Brugada 症候群あるいは QT 延長症候群などの遺伝性不整脈疾患を疑わせる所見は認められなかった．Brugada 症候群では心電図が正常パターンを示すことがあるため，薬物負荷試験，頻回の心電図記録，満腹テストなどの Brugada 症候群の診断に有用とされる検査を行ったが，Brugada 症候群の診断に一致する所見は認められなかった．T 波 alternans，心室 late potential，QT dispersion，心拍変動解析指標，心室 turbulence などの非侵襲的な突然死予知指標の評価も行われたが，いずれも陰性（正常所見）であった．頻回に記録された 12 誘導心電図をよく観察すると，Ⅱ，Ⅲ，aVF 誘導で QRS 波の終末部に小さなノッチ（J 波）を時おり認めることがあった（図 14）．特発性心室細動の可能性を考えて，EPS による誘発試験が行われた．
⑦EPS の結果とその後の経過：EPS では，心室心尖部および流出路から 3 連発までの早期刺激と連続刺激が行われたが，心室細動は誘発されなかった．isoproterenol 点滴静注下で同一の電気刺激が行われたが，同様に心室細動は誘発されなかった．本人および家族が ICD を希望しなかったこともあり，無治療での経過観察となった．その 1 年後に失神発作を再び呈し，そのときはすぐに意識が回復しなかったため，救急車が要請された．救急隊到着時の心電図で心室細動が記録された（図 15）．胸骨圧迫と AED（自動体外式除細動器）による除細動が行われ，救命できた．以上の臨床経過から，本症例は特発性心室細動と診断された．特発性心室細動の診断においては，EPS が有用であるとの報告はなく，リスク評価を EPS で判断すべきではないと考えられた．特発性心室細動を強く疑った場合には，ICD を積極的に勧める必要がある．

E. EPSを行ううえで知っておくべきこと

- EPSは，心室細動発現のリスク評価においてファーストラインではない．
- リスク評価におけるEPSの有用性は，誘発試験のプロトコールで変わる．

　心室細動発現のリスクを評価するには，EPSはファーストラインでない．EPSはハイリスク患者を絞り込むための二次検査と位置づけられる[11]．それは，左室駆出率などの非侵襲的指標（検査）が，侵襲的検査であるEPSと同等あるいはそれ以上の予測精度を有することが，臨床試験で立証されたことによる[6, 14]．また，これらの非侵襲的検査はEPSと比べて廉価であり，入院を必要とせず外来ベースで行えることもその理由として挙げられる．

　心室細動のリスク評価において，EPSは有用とする報告もあれば[16]，一方で有用でないとする報告もある[17]．Brugada症候群においても同様であり，未だに一定の見解が得られていない[18]．Brugada症候群に関していえば，わが国の調査ではむしろ有用でないとする意見のほうが多い．

　その理由の1つとして，誘発試験において一定のプロトコールがないことが挙げられる[19]．たとえば，心室早期刺激数は一般には2連発まで行われるが，3連発までとする施設もある．また，早期刺激間隔は不応期までとすることが多いが，200 msecまでと限定する施設もある．プロトコールは施設ごとに異なっている．したがって，EPS誘発試験で陰性（不整脈誘発不能）と判断された場合でも，そのプロトコールを確認する必要がある．仮に，心室早期刺激数が2連発までで，連結期も200 msecまでしか行わず陰性と判断された場合は，刺激プロトコールを厳しくすることで陽性に変わることも十分予想される[19]．

　最近の傾向として，isoproterenolの使用の如何にかかわらず，心室細動の誘発は2連発までの心室早期刺激と不応期までの刺激間隔で誘発された場合に陽性と判断されることが多い．したがって，3連発の心室早期刺激で誘発された場合は，EPSの結果を過信してはならない．

F. 治療選択の考え方

- 心室細動が臨床的に確認されている場合は，ICDの適応となる．
- Brugada症候群の治療の中心はICDであり，薬物療法は一般に功を奏さない．
- 心筋梗塞，心筋症，冠攣縮性狭心症では，治療において薬物療法が優先される．

　心室細動をきたし心肺蘇生で救命された患者は，無条件にICDの適応となる．ガイドラインでも心室細動が臨床的に確認されている場合は，classⅠ（適応としてよい）となっている[6, 12-14]．問題となるのは，心室細動の発現が疑われる患者における治療方針である．特殊な場合を除いて，心室細動の予防においては薬物療法やカテーテルアブレーション治療は功を奏さない．ICDの適応をどうするかが議論の中心となる．

　Brugada症候群においても，治療の中心はやはりICD用いた心臓突然死の予防ということになる[18]．薬物療法は一般に無効とされており，心筋梗塞や心筋症に対して有効なamiodaroneやβ遮断薬に関してはBrugada症候群においてはまったくその効果を期待できない．Naチャネル遮断薬については，むしろBrugada型心電図を誘発させる薬物として知られており，治療に用いられることはない．quinidine, bepridil, cilostazolなどが有用であったとするデータが報告されているが，これはケース・バイ・ケースであり，すべての患者に適応することはできない．なお，isoproterenolについては，急性期の心室細動が頻発する状態において有用であることが示されて

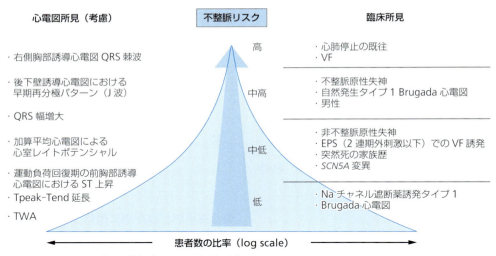

図16 Brugada症候群患者のリスク層別化
[日本循環器学会ほか：遺伝性不整脈の診療に関するガイドライン（2017年改訂版）(http://www.j-circ.or.jp/guideline/pdf/JCS2017_aonuma_h.pdf) (2018年11月閲覧), p40より許諾を得て転載]

いる．

現時点では，Brugada症候群患者のICDの適応においては，有用とされる指標を駆使して，総合的な判断によりICDの適応を決定するのが望ましい．日本のガイドラインが推奨する不整脈のリスク層別化のためのアルゴリズムを図16に示す[18]．心電図所見と臨床所見の両方を鑑みて，ICDの適応を決定するようになっている．

ICDには，従来から使用されている経静脈型ICDと皮下植込み型ICD（S-ICD）の2種類がある．S-ICDではペーシング治療はできないが，本体とリードが心臓や血管に触れないため，リードの断線や感染症の合併率が経静脈型ICDよりも少ない．加えて，将来不要になった場合，システムの抜去が比較的容易というメリットがある．Brugada症候群患者において一次予防としてICDを選択する場合，S-ICDが選択されることがある．経静脈型ICDにはsingle chamber（1本リード）とdual chamber（2本リード）があるが，心機能および心房性不整脈の合併などを考慮して使い分けられている．特に発作性心房細動が合併する患者では，誤作動を防ぐためdual chamber ICDが選択されることが多い．ICDを用いることで慢性期の突然死を予防することは可能であるが，ICDが頻回作動する患者やICDを使用することのできない患者では，薬物療法などの他の治療法で心室細動の原因となる病態を改善させることが必要である．心筋梗塞や心筋症などで低心機能となり，多源性心室期外収縮や非持続性心室頻拍が出現している患者では，リスク評価をしっかりと行い，リスクが高いと判断されればamiodaroneなどを用いて抑制する．class Ia群薬などの他の抗不整脈薬を用いる場合は，催不整脈作用を考慮して慎重に投与することが望ましい．冠攣縮性狭心症に起因する心室細動であれば，Ca拮抗薬をはじめとする薬物をしっかりと連日服用させる指導を行う．閉塞性肥大型心筋症では，β遮断薬，あるいは陰性変力作用のある抗不整脈薬などを考慮し，同時にペースメーカ治療や心室中隔アブレーションなどの他の侵襲的治療も検討する．このような間接的な治療も心室細動の発現を予防するうえで重要である．

G. カテーテルアブレーションの適応

- 心室細動に対しては，一般にカテーテルアブレーションは無力である．
- Brugada症候群に対しては，心外膜側の不整脈基質アブレーションが奏効する．

カテーテルアブレーションは，一般に心室細動に対しては無力である．しかし，心室細動の引き金となる心室期外収縮をカテーテルアブレーションで消失させることにより，心室細動の再発を抑えることが一部で試みられている[20]．これは，特発性心室細動やBrugada症候群などのような正常な心機能の患者に対して行われており，器質的心疾患に起因した心室細動に対してではない．直接的な治療法ではないが，場合によっては有効なことがある．

近年，Brugada症候群に対して心外膜側からのアプローチで不整脈基質を焼灼するアブレーションが行われており，良好な結果が得られている[21]．

〈池田隆徳〉

文献

1) 池田隆徳：心室細動．新・目でみる循環器病シリーズ7，不整脈，小川 聡（編），メジカルビュー社，東京，p324-334，2005
2) Jalife J et al : Mechanisms of ventricular fibrillation : drifting scroll waves and phase singularities of electrical activation. Cardiac Electrophysiology : From cell to bedside, 3rd ed, Zipes DP, Jalife J (eds), WB Saunders, Philadelphia, p386-395, 2000
3) Epstein AE, Ideker RE : Ventricular fibrillation. Cardiac Electrophysiology : From cell to bedside, 3rd ed, Zipes DP, Jalife J (eds), WB Saunders, Philadelphia, p677-683, 2000
4) Bayes de Luna A et al : Am Heart J **117** : 151-159, 1989
5) Brugada P, Brugada J : J Am Coll Cardiol **20** : 1391-1396, 1992
6) Priori SG et al : Eur Heart J **41** : 2793-2867, 2015
7) Ikeda T : Ann Noninvasive Electrocardiol **7** : 251-262, 2002
8) Eckardt L et al : J Cardiovasc Electrophysiol **12** : 680-685, 2001
9) Antzelevitch C : Eur Heart J **22** : 356-363, 2001
10) Ikeda T et al : J Am Coll Cardiol **37** : 1628-1634, 2001
11) 日本循環器学会ほか：臨床心臓電気生理検査に関するガイドライン（2011年改訂版）．http://www.j-circ.or.jp/guideline/pdf/JCS2011_ogawas_h.pdf（2018年12月閲覧）
12) 日本循環器学会ほか：不整脈の非薬物療法ガイドライン（2011年改訂版）．http://www.j-circ.or.jp/guideline/pdf/JCS2011_okumura_h.pdf（2018年12月閲覧）
13) 日本循環器学会ほか：心臓突然死の予知と予防法のガイドライン（2010年改訂版）．http://www.j-circ.or.jp/guideline/pdf/JCS2010aizawa_h.pdf（2018年12月閲覧）
14) 2017 American college of Cardiology/American Heart Association/Heart Rhythm Society : Circulation **138** : e210-e271, 2018
15) 池田隆徳：デバイス治療に必要な検査と解釈法：心臓電気生理検査（EPS）．心臓リズムマネージメントを究める，奥村 謙（編），メジカルビュー社，東京，p80-89，2009
16) Buxton AE et al : N Engl J Med **342** : 1937-1945, 2000
17) Daubert JP et al : Am Coll Cardiol **47** : 98-107, 2006
18) 日本循環器学会ほか：遺伝性不整脈の診療に関するガイドライン（2017年改訂版）．http://www.j-circ.or.jp/guideline/pdf/JCS2017_aonuma_h.pdf（2018年12月閲覧）
19) Takagi M et al : Europace **20** : 1194-1200, 2018
20) Knecht S et al : J Am Coll Cardiol **54** : 522-528, 2009
21) Pappone C et al : J Am Coll Cardiol **71** : 1631-1646, 2018

14 QT延長・短縮症候群

A. QT延長症候群（LQTS）の病態と診断

- LQTSは，QT時間延長によりtorsade de pointesを発症し，失神や突然死の原因となる．
- 先天性LQTSでは15個の遺伝子型が報告されている．
- 先天性LQTSの遺伝子診断率は75%であり，LQT1が35%，LQT2が30%，LQT3が10%を占める．
- 先天性LQTSの遺伝子診断は保険診療に承認されている．

QT延長症候群（long QT syndrome：LQTS）は，心電図上のQT時間の延長によりQRSの極性と振幅が心拍ごとに刻々と変化して，等電位線を軸としてねじれるような（twisting of the points）特徴的な波形を呈する多形性心室頻拍，torsade de pointes（TdP）を発症し，失神や突然死を引き起こす症候群である[1]．QT延長とは，Bazett式により心拍数補正した修正QT時間（QTc=QT/$\sqrt{RR}$）が440 msec以上をいい，440〜460 msecは境界域とされる．LQTSは，安静時からQT延長を認め，主に運動中などの交感神経緊張時にTdPを発症する先天性LQTSと，安静時のQT時間は正常範囲か境界域であるが，種々の誘因が加わった場合に二次的にQT延長を認めTdPを発症する後天性（二次性）LQTSに分類される．

先天性LQTSの臨床診断は，Schwartzのリス

表1 先天性LQTSの原因遺伝子とイオンチャネル機能

タイプ	遺伝子座	原因遺伝子	イオンチャネル
Romano-Ward症候群			
LQT1	11（11p15.5）	KCNQ1	I_{Ks}（α）
LQT2	7（7q35-q36）	KCNH2	I_{Kr}（α）
LQT3	3（3p21）	SCN5A	I_{Na}（α）
LQT4	4（4q25-q27）	ANK2	Na-K ATPase, I_{Na-Ca}
LQT5	21（21q22.12）	KCNE1	I_{Ks}（β）
LQT6	21（21q22.12）	KCNE2	I_{Kr}（β）
LQT7	17（17q23.1-q24.2）	KCNJ2	I_{K1}
LQT8	12（12p13.3）	CACNA1C	I_{Ca-L}
LQT9	3（3p25）	CAV3	I_{Na}
LQT10	11（11q23.3）	SCN4B	I_{Na}
LQT11	7（7q21-q22）	AKAP-9	I_{Ks}
LQT12	20（20q11.2）	SNTA1	I_{Na}
LQT13	11（11q23.3-24.5）	KCNJ5	I_{KACh}
LQT14	14（14q32.11）	CALM1	I_{Ca-L}?
LQT15	2（2p21）	CALM2	I_{Ca-L}?
Jervell & Lange-Nielsen症候群			
JLN1	11（11p15.5）	KCNQ1（homozygous）	I_{Ks}（α）
JLN2	21（21q22.12）	KCNE1（homozygous）	I_{Ks}（β）

クスコアを用いて行い，心電図所見（QT時間，TdP，T波alternans，ノッチ型T波，年齢不相応な徐脈），臨床症状（失神，先天性ろう），家族歴を点数化し，合計3.5点以上の場合に臨床診断可能である[2]．一方で，先天性LQTSのRomano-Ward症候群では，現在までに10個の染色体上に15の遺伝子型が報告されている[3]（表1）．いずれの遺伝子型でも，心室筋活動電位プラトー相の外向き電流［遅延整流K^+電流（I_K）の遅い成分（I_{Ks}），速い成分（I_{Kr}），内向き整流K^+電流（I_{K1}）］が減少するか，または内向き電流［late Na^+電流（I_{Na}），L型Ca^{2+}電流（I_{Ca-L}）］が増加することにより，活動電位持続時間（action potential duration：APD）が延長し，心電図上のQT延長を呈する．先天性LQTSの遺伝子診断率は75%であり，同定される遺伝子型の頻度は，LQT1が35%，LQT2が30%，LQT3が10%で，この3つの遺伝子型で遺伝子診断される患者の90%以上を占める．すでに，遺伝子診断結果が日常診療，治療に還元されていることから，遺伝子診断は2008年に保険診療として承認されている．

B. LQTSにおけるEPSの適応

● 先天性LQTSのEPSの適応にclass Iはない．

先天性LQTS患者に認めるTdP型の多形性心室頻拍は，陳旧性心筋梗塞や拡張型心筋症患者に認める単形性心室頻拍と異なり，プログラム刺激や頻回刺激による誘発率や再現性が低い．このため，EPS中のプログラム刺激による重症度評価や薬効評価の意義はあまり高くない．日本循環器学会ガイドライン（2011年改訂版）によるEPSの適応では，class Iはなく，原因不明の失神を認めるQT延長例ではclass IIa，心停止蘇生例，または心室細動やTdPが臨床的に確認されているQT延長例，突然死やTdPによる失神の家族歴があるQT延長例ではclass IIbの適応とされている[4]．

C. LQTSの電気生理学的特徴

● プログラム刺激によるtorsade de pointesの誘発率は低い．

1. 洞結節機能

先天性LQTS患者では，特にLQT2で安静時の心拍数が少なく，洞結節回復時間（sinus node recovery time：SNRT）が健常者に比べて延長していることが報告されている．

2. 房室結節機能

房室結節伝導能は一般に正常であるが，著明なQT時間の延長を認める例では，心室筋レベルでの相対不応期の延長により2：1房室ブロックを認めることがある．

3. 心　房

心房受攻性の指標は正常であるが，心房筋の不応期延長が報告されている．

4. プログラム刺激による心室不整脈の誘発

先天性LQTS患者の心室筋では，心室筋各部位での不応期のばらつきの増大を認めるが，心室期外刺激や頻回刺激によるTdPの誘発率は低い．この理由の1つには，EPS施行時のプログラム刺激がAPDの比較的長い心内膜側から行われるためと考えられている．

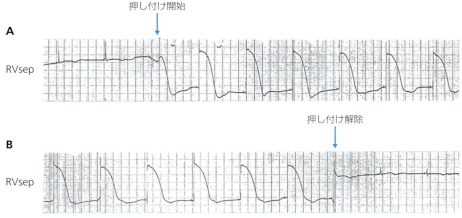

図1 単相性活動電位（MAP）記録
A：右室中隔側（RVsep）にカテーテル電極を押し付けると，MAPは基線からマイナス側へ変位し（矢印），次に心筋が興奮するとMAPは基線に復し，プラス側にオーバーシュートする．
B：再分極相では，再びマイナス側へ変位し活動電位と類似した波形を示す．カテーテル電極の押し付けを解除すると，再びMAPは基線に戻っている（矢印）．

D. 単相性活動電位を用いたLQTSのEPS所見

- 単相性活動電位は，カテーテル電極押し付け法によって心筋細胞内の活動電位波形を記録する方法である．
- 単相性活動電位は，第2相から第3相にかけての再分極過程を比較的忠実に反映する．
- 単相性活動電位記録により，先天性LQTS患者の発生機序が明らかとなった．

単相性活動電位（monophasic action potential：MAP）は，拍動心において心筋細胞外から心筋細胞内の活動電位波形を記録する方法である．ヒトへの臨床応用は，Franzや日本では大江らがカテーテル電極押し付け法によって初めて，EPS中にMAP記録を報告した[5]（図1）．方法は，通常FranzのMAP記録用カテーテル電極を使用し，遠位電極を陽性に，近位電極を陰性にして双極誘導として記録する．フィルターは直流（DC）アンプを使用すべきであるが，交流（AC）アンプでもフィルター幅を最大（0.05～500 Hz）に広げて記録すれば，DCとほぼ同様な波形が記録可能である．MAPは，その振幅や第0相立ち上がり速度（Vmax）に関しては細胞内電位の実測値を反映しないが，第2相から第3相にかけての再分極過程を比較的忠実に反映し，MAP持続時間とAPD，有効不応期はよく相関することから，これまで臨床ではQT時間や有効不応期でしか推察できなかった再分極過程の評価を可能とした．

筆者らも，カテーテル電極押し付け法によるMAP記録を用いて，先天性LQTS患者のおけるQT時間の延長は，MAP持続時間（MAPD）の延長によることを初めて系統立てて証明した[6]．また，isoproterenolやepinephrineなどのカテコラミン点滴静注により早期後脱分極（early afterdepolarization：EAD）様のhumpが記録され[6-9]（図2），TdP第1拍目の心室期外収縮（premature ventricular contraction：PVC）の機序として，EADからの撃発活動が関与することを世界で初めて直接的に証明した[7]（図3, 4）．

図2Aは，25歳女性，LQT1患者の右室前壁のMAP記録である．図2Bは，27歳女性，コントロール例患者の右室中隔のMAP記録である[6]．

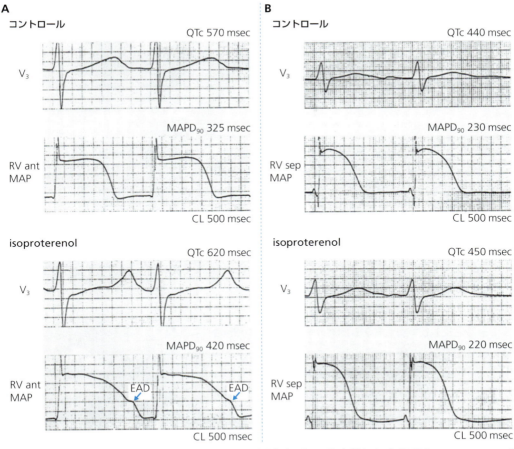

図2 LQT1 患者（25 歳女性）とコントロール例患者（27 歳女性）における isoproterenol（1 μg/分）持続点滴前後の MAP 記録

A：LQT1 患者. isoproterenol 持続点滴後に，修正 QT 時間 (QTc) の延長（570 → 620 msec）に一致して，MAP 上に早期後脱分極（EAD）が出現し（矢印），90% MAP 持続時間（$MAPD_{90}$）も延長（325 → 420 msec）している.

B：コントロール例患者. isoproterenol 持続点滴後にも EAD は記録されず，QTc, $MAPD_{90}$ とも変化は認めない. 各図とも，上から V_3 誘導，右室前壁（RVant）または右室中隔（RVsep）の MAP 記録を示す. 心房ペーシングにより cycle length（CL）は 500 msec に一定にしてある.

(Shimizu W et al : Circulation **84** : 1915-1923, 1991 より引用)

いずれも心房ペーシングにより cycle length (CL) は 500 msec と一定にしてある. LQT1 患者では, isoproterenol 点滴中に QTc が 570 msec から 620 msec へと延長するのに一致して, MAP 上に EAD が出現し, 90% MAP 持続時間（$MAPD_{90}$）も 325 msec から 420 msec へと延長している. これに対してコントロール例患者では, isoproterenol の点滴前後とも EAD は記録されず, QTc, $MAPD_{90}$ の変化は認めていない.

図3A は, 23 歳女性, LQT2 患者の安静時 12 誘導心電図を示す[7]. V_3 誘導で二峰性 T 波, V_4-V_6 誘導でノッチを伴う平低 T 波を認め, QTc は 590 msec と著明な延長を認めている. 図3B は, モニター心電図の V_5 誘導に比較的近い CM_5 誘導で捕らえられた TdP で, TdP 第 1 拍目の PVC はいずれも右脚ブロック型を呈している[7]. 図3C は, カテコラミンである epinephrine 5 μg/分の持続点滴により再現性をもって誘発され

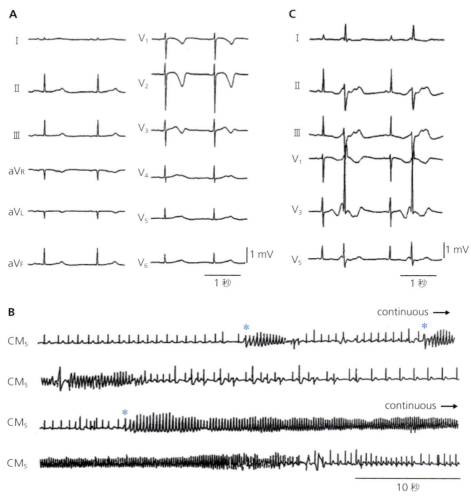

図3 LQT2患者（23歳女性）で記録されたtorsade de pointes（TdP）と心室期外収縮（PVC）

A：安静時12誘導心電図. V_3誘導で二峰性T波, V_4-V_6誘導でノッチを伴う平低T波を認め, QTcは590 msecと著明な延長を認める.

B：モニター心電図で捕らえられたTdP. 上2段は夜間目覚まし時計の音で覚醒した時点, 下2段は電話で口論となった時点に記録されたTdPを示す. いずれの誘導もV_5誘導に比較的近いCM_5誘導を示し, TdP第1拍目（＊）のPVCはいずれも右脚ブロック型である.

C：epinephrine 5 μg/分の持続点滴により再現性をもって誘発されたPVC. PVCは右脚ブロック型左軸偏位で, 起源は左室下壁付近と考えられる.

(Shimizu W et al：J Cardiovasc Electrophysiol 5：438-444, 1994 より引用改変)

たPVCのⅠ, Ⅱ, Ⅲ, V_1, V_3, V_5誘導心電図であり, PVCは右脚ブロック型左軸偏位で, その起源は左室下壁付近と考えられる[7]. 図4は, 図3と同じLQT2患者におけるepinephrine持続点滴中のMAP記録である. 左室中部-心基部下壁のMAP上に, V_3誘導のT波の後方成分に一致してEAD様のhumpが記録されている. 右脚ブロック型左軸偏位のPVCは, 増高したEADのピークから出現しており[7], TdP第1拍目のPVCの機序として, EADからの撃発活動が示唆

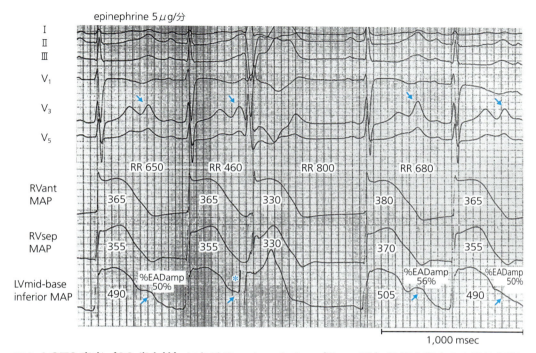

図4　LQT2患者（23歳女性）における epinephrine（5 μg/分）持続点滴中の MAP 記録

図3と同一症例．上段から体表面心電図のI，II，III，V_1，V_3，V_5誘導，右室前壁（RVant），右室中隔（RVsep），左室中部-心基部下壁（LVmid-base inferior）の MAP を示す．
LVmid-base inferior MAP 上に，V_3 誘導のT波の後方成分（下向き矢印）に一致して，早期後脱分極（EAD）が記録されている（上向き矢印）．右脚ブロック型左軸偏位の心室期外収縮（PVC）は，増高した EAD のピークから出現しており（*），TdP 第1拍目の PVC の機序として，EAD からの撃発活動が示唆される．
(Shimizu W et al : J Cardiovasc Electrophysiol **5**：438-444, 1994 より引用)

される所見である．
　一方，カテコラミン投与により心室筋各部位の $MAPD_{90}$ のばらつき（dispersion）も増大することから，交感神経刺激は，TdP の引き金となる PVC だけでなく，TdP 維持の機序と考えられる心室筋各部位の再分極時間のばらつきの増大によるリエントリーの基質もつくっていると考えられる[6]．また，MAP 記録を用いて，β遮断薬や Ca^{2+} 拮抗薬などの各種抗不整脈薬の有効性も報告されている[8,9]．図5は，図3および図4と同じ LQT2 患者において，MAP 記録中に epinephrine により誘発された PVC と EAD に対する Ca^{2+} 拮抗薬の verapamil 静注の効果をみたものである[8]．epinephrine 点滴中に左室下壁の MAP で EAD のピークから出現している PVC は，verapamil 静注により EAD の減高とともに完全に消失している．図6は，29歳女性，LQT1 患者において，MAP 記録中に epinephrine により出現した EAD と MAP 持続時間に対する，β遮断薬の propranolol や ATP 感受性 K^+ チャネル（I_{K-ATP}）開口薬の nicorandil 静注の効果を検討したものである[9]．epinephrine により V_3 誘導の増高したT波後方成分に一致して，左室側壁の MAP で $MAPD_{90}$ の延長と EAD が記録され，nicorandil 静注により EAD は消失し，$MAPD_{90}$ および QT 時間は短縮している．さらに propranolol 静注によりコントロール時の状態に復している．

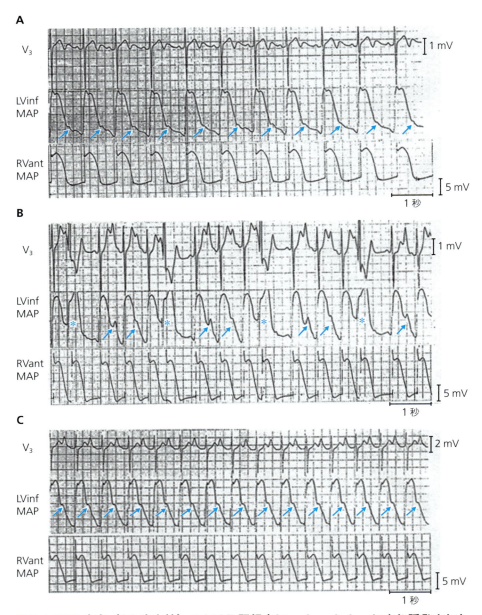

図5 LQT2 患者（23 歳女性）の MAP 記録中に epinephrine により誘発された心室期外収縮（PVC）と早期後脱分極（EAD）に対する verapamil の効果

図3, 4 と同一症例．
A：コントロール時．PVC は認めない．
B：epinephrine により，左室下壁（LVinf）MAP において EAD（矢印）のピークから PVC が出現している（＊）．
C：verapamil により，EAD が減高して（矢印），PVC が消失している．
図はいずれも体表面心電図の V_3 誘導，左室下壁（LVinf）および右室前壁（RVant）の MAP 記録を示す．
(Shimizu W et al：J Am Coll Cardiol **26**：1299-1309, 1995 より引用)

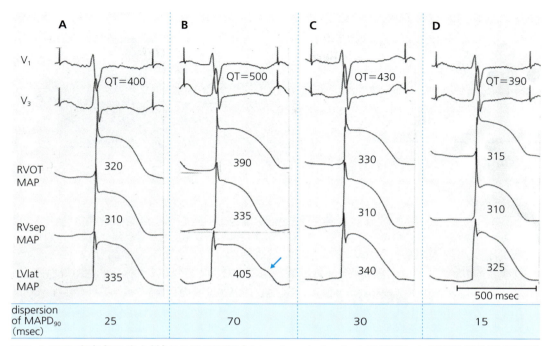

図6 LQT1患者(29歳女性)のMAP記録中にepinephrineにより出現した早期後脱分極(EAD)とMAP持続時間に対するnicorandilとpropranololの効果

A：コントロール時．EADは認めない．
B：epinephrine（0.1 μg/kg/分）により，V_3誘導の増高したT波後方成分に一致して左室側壁（LVlat）MAPにEADが記録され（矢印），これに伴い同部位の90%MAP持続時間（$MAPD_{90}$）は335 msecから405 msecへと著明に延長している．
C：nicorandilの静注（0.1 mg/kg）により，EADは消失し，各部位の$MAPD_{90}$およびQT時間は短縮した．
D：さらにpropranololの静注（0.1 mg/kg）により，コントロール時の状態に復している．
$MAPD_{90}$のばらつき（dispersion）は，epinephrineにより25 msecから70 msecへ増大し，nicorandilにより30 msecに縮小，propranololによりさらに15 msecへと縮小している．
上段から体表面心電図のV_1，V_3誘導，右室流出路（RVOT），右室中隔（RVsep）および左室側壁（LVlat）のMAP記録を示す．
（Shimizu W et al：Circulation **97**：1581-1588, 1998 より引用）

E. LQTSの治療

- 先天性LQTSのtorsade de pointesはカテーテルアブレーションの適応とはなっていない．
- 先天性LQTSのLQT1，LQT2，LQT3患者では，遺伝子型に基づいた管理，生活指導，薬物治療が実践されている．

1. カテーテルアブレーション

Haïssaguerreらは，LQTS患者4例で多形性心室頻拍のトリガーとなるPVCをターゲットとして高周波アブレーションを施行し，根治に成功したと報告している[10]．PVCの起源については，4例中3例では左室のPurkinje伝導系起源であり，1例では右室流出路起源であるとしている．しかし，LQTS患者におけるTdPの基質は，陳旧性心筋梗塞や拡張型心筋症患者に認める心室不整脈のように固定したものではなく，トリガーとなるPVCが心室筋の一定の場所のみから出現す

るとは考えにくく，彼らの報告には懐疑的な意見もある．このような背景から，日本循環器学会の『不整脈の非薬物治療ガイドライン（2012年改訂版）』でも，先天性LQTS患者のTdPはカテーテルアブレーションの適応とはなっていない[11]．

2. 予防的薬物治療と生活指導

頻度の多いLQT1，LQT2，LQT3患者では，遺伝子型に基づいた管理，生活指導，薬物療法が実践されている．

LQT1患者では，生活指導として，運動制限が必須であり，「競技レベル」の運動，特に競泳，潜水は禁止とする[1,4]．予防薬としては，β遮断薬が第一選択薬である[12,13]．また，補助的抗不整脈薬として，late I_{Na} 遮断作用を持つmexiletineやCa^{2+}拮抗薬のverapamilも有効性が期待できる[14]．

LQT2患者でも，第一選択薬はやはりβ遮断薬であるが，LQT1に比べて有効率がやや低く[15]，他の抗不整脈薬（mexiletine，verapamil）の併用が必要な場合が多い．

LQT3患者では，mexiletineが有効であるが，臨床的な長期エビデンスは確立されていない．最近の国際多施設登録研究では，LQT3患者においても女性ではβ遮断薬が有効であると報告された[16]．その他の遺伝子型や遺伝子型が判明していない場合には，β遮断薬が第一選択薬である．

F. QT短縮症候群（SQTS）の病態と診断

- ●SQTSは，修正QT（QTc）時間で330 msec以下で，心室細動から突然死を発症する症候群である．
- ●SQTSでは6つの遺伝子型が報告されているが，遺伝子診断率は低い．

QT短縮症候群（short QT syndrome：SQTS）は，QT時間が修正QT（QTc）時間で330 msec以下

表2 SQTSの原因遺伝子とイオンチャネル機能

タイプ	遺伝子座	原因遺伝子	イオンチャネル
SQT1	7 (7q35-q36)	KCNH2	I_{Kr}
SQT2	11 (11p15.5)	KCNQ1	I_{Ks}
SQT3	17 (17q23.1-q24.2)	KCNJ2	I_{K1}
SQT4	12 (12p13.3)	CACNA1C	I_{Ca-L}
SQT5	10 (10P12.33)	CACNB2	I_{Ca-L}
SQT6	7 (7q21.11)	CACNA2D1	I_{Ca-L}

と短く，心室細動（ventricular fibrillation：VF）から突然死を発症する症候群である[3]．SQTSと診断するには，QT（QTc）短縮に加えて，VFまたはこれによると思われる失神などの症状が必要であり，VFや明らかな失神を認める場合には，QTc時間が360 msec未満でも，SQTSと診断してよい[3]．

SQTS患者において臨床的に最も問題となるのは，VFによる失神発作や突然死である．発症年齢は，Gaitaらの報告によれば35±25歳（中央値39歳）である[17]．またGiustettoらは，有症候性SQTS患者の症状の内訳は，心肺停止が34％，失神が24％，心房細動による動悸が31％で，心肺停止を認めた症例の80％は初回の発作が心肺停止であったと報告している[18]．

遺伝子診断率は低いが，SQTSでも現在までに6つの遺伝子型が報告されている（表2）[19-23]．いずれの遺伝子型でも，K^+電流（I_{Kr}，I_{Ks}，I_{K1}）が増強，またはI_{Ca-L}が減少するため，心室筋APDが短縮し，QT時間の短縮をきたす．

SQTS患者の胸部誘導のT波は振幅が高く対称性（symmetrical）で，ST部分を認めない症例が多いとされている[17,19,20]．また，貫壁性再分極時間のばらつきを反映するとされるT波頂点からT波終末点までの時間（T_{peak}-T_{end}時間）が，SQTS患者では相対的に延長しており，これがVFの発生に関与すると考えられている[24]．しかし，SQT3ではT波が非対称性（asymmetrical）であり，上行脚がなだらかで下行脚が急峻なT波が特徴的とされている[21]．SQT4とSQT5では，QT短縮にBrugada症候群様のcoved型ST上昇を合併する[22]．

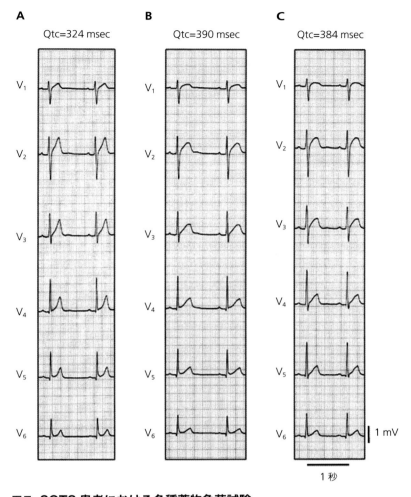

図7 SQTS患者における各種薬物負荷試験
A：コントロール時，**B**：nifekalant投与後，**C**：disopyramide投与後
薬物負荷前の修正QT（QTc）時間は324 msecと短縮を認める（**A**）．QTc時間は，class Ⅲ群薬のnifekalant静注により390 msecへ（**B**），class Ⅰa群のdisopyramide静注により384 msecへ（**C**）と延長している．

G. SQTSにおけるEPSの適応と電気生理学的特徴

- 心房または心室の有効不応期が短縮している．
- プログラム心室刺激による心室細動の誘発率は高いことが報告されている．

　SQTSは比較的新しい疾患概念であるため，EPSの適応やプログラム刺激によるVF誘発の意義については未だはっきりしていない．SQTS患者の電気生理学的特徴は，心房または心室の有効不応期が著明に短縮していることで，Gaitaらの報告したSQT1患者では，心房有効不応期は120〜180 msec（平均143±14 msec），心室有効不応期120〜180 msec（平均148±11 msec）であった[17]．また，Antzelevitchらが報告したSQT4患者でもそれぞれ150 msec，170 msec

と短縮していた[22]．また，プログラム心室刺激によるVFの誘発率は高いとされ，GaitaらのSQT1患者では9例中8例でVFが誘発されている[17]．しかし，EPSでのVF/心室頻拍（VT）誘発によるハイリスク群検出の有用性などは明らかとなっておらず，今後の検討が必要である．

H．SQTSの治療

●SQTSの心室細動に対するカテーテルアブレーションの報告はない．

●心室細動確認例，心肺停止既往例では，二次予防として植込み型除細動器（ICD）による治療が必須である．

SQTS患者のVFに対する高周波アブレーションの報告はこれまでない．SQTS患者で，VF確認例，心肺停止既往例では，二次予防として植込み型除細動器（ICD）が必須治療と考えられる[25]．一方で，薬物治療はICD治療の補助的治療と考えるべきである．薬物治療については，GaitaらはKCNH2に変異を有するSQT1家系で，QT短縮に対する各種抗不整脈薬の影響を検討し[26]，quinidineの内服でQT時間が有意に延長し，EPS時の心室有効不応期の延長や，プログラム心室刺激によるVF誘発の抑制を認めたと報告している．また，class Ⅲ群のnifekalantやclass Ⅰa群のdisopyramideの静注でQTc時間の延長を認めることも報告され[27]（図7），補助的抗不整脈薬としての可能性が示唆されている．しかし，SQTSでは各遺伝子型や個々の症例で，それぞれの抗不整脈薬に対する反応性が異なる可能性もあり，今後の更なる検討が必要である．

（清水　渉）

文献

1) 清水　渉：遺伝性不整脈．内科学，第11版，矢崎義雄（総編），朝倉書店，東京，p423-427，2017
2) Schwartz PJ et al：Circulation **124**：2181-2218, 2011
3) Priori SG et al：Heart rhythm **10**：1932-1963, 2013
4) 日本循環器学会ほか：臨床心臓電気生理検査に関するガイドライン（2011年改訂版）．http://www.j-circ.or.jp/guideline/pdf/JCS2011_ogawas_h.pdf（2018年12月閲覧）
5) Ohe T et al：Jpn Circ J **54**：1323-1330, 1990
6) Shimizu W et al：Circulation **84**：1915-1923, 1991
7) Shimizu W et al：J Cardiovasc Electrophysiol **5**：438-444, 1994
8) Shimizu W et al：J Am Coll Cardiol **26**：1299-1309, 1995
9) Shimizu W et al：Circulation **97**：1581-1588, 1998
10) Haïssaguerre M et al：Circulation **108**：925-928, 2003
11) 日本循環器学会ほか：不整脈の非薬物療法ガイドライン（2011年改訂版）．http://www.j-circ.or.jp/guideline/pdf/JCS2011_okumura_h.pdf（2018年12月閲覧）
12) Moss AJ et al：Circulation **115**：2481-2489, 2007
13) Vincent GM et al：Circulation **119**：215-221, 2009
14) Shimizu W, Antzelevitch C：Circulation **96**：2038-2047, 1997
15) Shimizu W et al：J Am Coll Cardiol **54**：2052-2062, 2009
16) Wilde AA et al：Circulation **134**：872-882, 2016
17) Gaita F et al：Circulation **108**：965-970, 2003
18) Giustetto C et al：Eur Heart J **27**：2440-2447, 2006
19) Brugada R et al：Circulation **109**：30-35, 2004
20) Bellocq C et al：Circulation **109**：2394-2397, 2004
21) Priori SG et al：Circ Res **96**：800-807, 2005
22) Antzelevitch C et al：Circulation **115**：442-449, 2007
23) Templin C et al：Eur Heart J **32**：1077-1088, 2011
24) Extramiana F Antzelevitch C：Circulation **110**：3661-3666, 2004
25) Schimpf R et al：J Cardiovasc Electrophysiol **14**：1273-1277, 2003
26) Gaita F et al：J Am Coll Cardiol **43**：1494-1499, 2004
27) 清水　渉ほか：心電図 **29**：392-396, 2009

第7章　三次元マッピング法

1　CARTO

A. CARTO システムとは

- CARTO は，不整脈の診断・治療に用いられる世界初の三次元マッピング装置である．
- 最新バージョンの CARTO3 では，複数のカテーテル表示，自動マッピング，心腔内エコーや CT 画像とのインテグレーションが可能になった．

2000 年にわが国で使用が開始されて以来，CARTO システム（以下，CARTO）（Biosense-Webster 社製）はさまざまな頻拍メカニズムの解明に光明を与え，また優れたナビゲーションツールとして，カテーテルアブレーションの成績向上に貢献してきた．また，2008 年より CT や MRI とのインテグレーションを備えた CARTO XP に，2010 年からは CARTO3 にバージョンアップされ，新たな機能が次々と追加されている．

同様に，重要な進歩として，わが国初となる CARTO 専用のイリゲーションカテーテル（Navistar ThermoCool）が 2009 年に，そして有効性と安全性を向上させた接触圧（コンタクトフォース）センサー付きのカテーテル（ThermoCool SmartTouch）が 2012 年に薬事承認された．

CARTO は，電気生理学的および解剖学的情報を同時に取得し，心腔の立体像を画像として描出することで，心腔内の興奮パターン，もしくは各部位の電位情報を表示する．その位置情報の精度は高く，肺動脈隔離や線状焼灼の際，正確な焼灼を行ううえで有用である．さらに，透視をほとんど用いずにカテーテル操作が可能となり，放射線被曝を低減できる．また，カテーテルと心腔の接触圧をリアルタイムで測定表示することで，焼灼の有効性と安全性の向上に寄与している（図1）．

1. 解剖学的情報の取得

CARTO3 では，位置情報を得るため磁界と電界の双方を用いている．磁気センサーが備わる CARTO 専用カテーテルを用いる場合，ロケーションパッドと呼ばれる磁場発生装置により心臓周囲に発生させた磁場を，カテーテル先端センサーで感知して位置情報を得る．位置情報の誤差は 1 mm 以内とされる．専用カテーテルでなくても，各カテーテルの電極から流れる電流をリファレンスパッチと呼ばれる皮膚に貼付したパッチが受け取り，磁界の位置情報と照らし合わせて，位置情報を得ることもできる（ACL テクノ

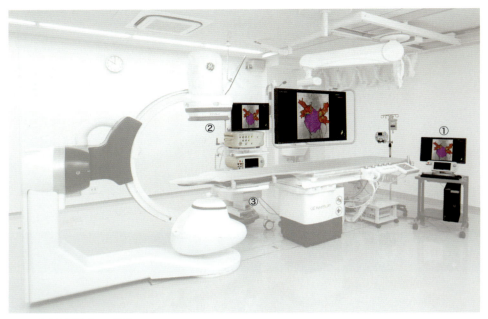

図1 CARTO システム
ワークステーション（①），UPI（コンソール）（②），ロケーションパッド（③），リファレンスパッチから構成される．

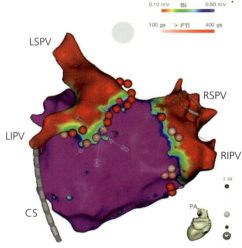

図2 FAM（fast anatomical mapping）による左房の構築と ACL テクノロジーによる電極カテーテルの表示
LSPV：左上肺静脈，LIPV：左下肺静脈，RSPV：右上肺静脈，RIPV：右下肺静脈，CS：冠静脈洞

ロジー；図2）．磁界と電界の双方を用いることで位置情報が安定している点が，CARTO の最大の長所である．

マップの取得方法には2つあり，従来のように1点1点ポイントをとって作成する point by point 法と，磁気センサー付きカテーテルの軌跡が解剖学的情報としてトレースされる FAM（fast anatomical mapping）がある．FAM を用いて解剖を構築する場合，その再現性は高く，造影が不要になるというメリットがある（図2）．

カテーテル位置は呼吸と心拍拍動により変化するため，呼吸と同期して，主に呼気でポイントを取得するよう設定する．特に，肺静脈では呼吸の変動を受けやすいため，正確な解剖を CARTO 上で再現するためには呼吸同期（AccuResp module）は必須である．

CARTOUNIVU module では，CARTO のマップ上に撮影した透視画像を表示できる．現在のところ，使用できる透視装置は Siemens 社，Philips 社，General Electric（GE）社の3社に限られているが，透視線量の減少が期待される（図3）．

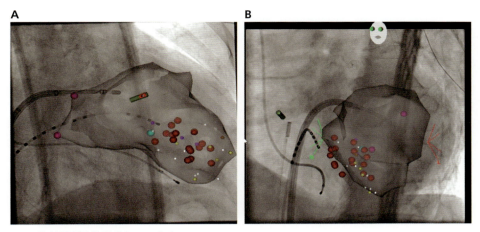

図3 CARTOUNIVU module
A：右前斜位像，B：左前斜位像．CARTOUNIVUを用いた左室のマップと心室頻拍に対するアブレーション．事前に撮影した透視画像をCARTOマップ上にオーバーラップできる（赤丸はアブレーション施行部位を示す）．透視を用いなくても，同様の感覚でカテーテル操作や位置把握が可能である．

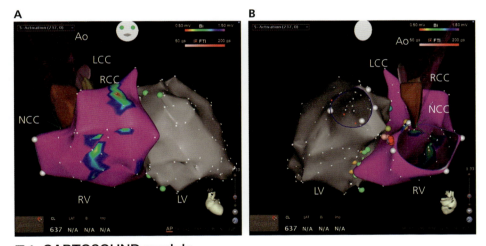

図4 CARTOSOUND module
CARTOSOUNDにより構築された右室および左室，大動脈の解剖（A：前後像，B：後前像）．左室流出路冠尖起源の心室期外収縮のアブレーションに有効．造影せずに各冠尖の位置を同定可能．冠静脈の入口部も同定できることから，冠動脈の損傷を避けることができる．
Ao：大動脈，LCC：左冠尖，RCC：右冠尖，NCC：無冠尖，LV：左室，RV：右室

CARTOSOUND moduleは，8Fの心腔内エコー（SOUNDSTAR eco 8F）を用いてマッピングを行う部位の解剖を表示する．リアルタイムのエコー画像と，事前に撮影したCT画像とのインテグレーションが可能である（SOUND merge；図4）．特に心房細動では，術前に施行した心臓CTの三次元画像をカテーテル時にリアルタイムで使用するため用いられている．

2. 電気生理学的情報の取得

電位情報は，基準（リファレンス）となる部位

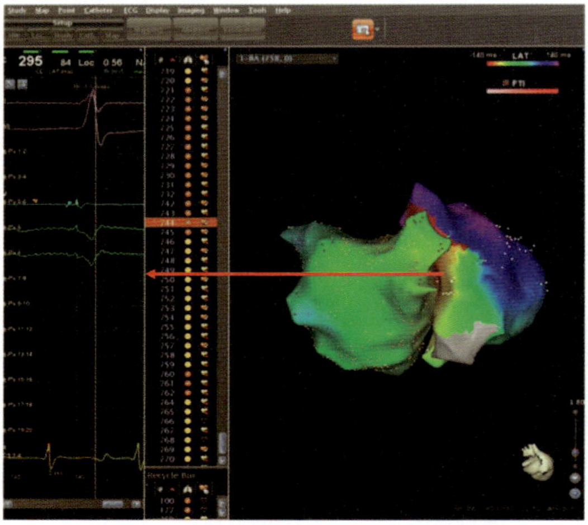

図5 CONFIDENSE における annotation（電位取得のタイミング）

その部位の電位のタイミングを双極電位と単極電位でそれぞれ解析し，単極誘導の-dV/dt が最大，かつ双極電位が急峻な負の傾きを示している部分とする．先端電極の単極電位には，理論上その部位の電気的活動を直接反映しており，その興奮のタイミングを正確に把握できる．図に示したのは，右房起源心房頻拍のマッピング．分界陵で記録される二重電位でも正確に把握できている．

および局所との興奮伝導時間，電位高（双極および単極）がリアルタイムに記録できる．その情報は位置情報と合わせてカラー表示される．すなわち，位置情報と電位情報を同時記録することで三次元画像が作成できる．

CARTO3 では，多極電極カテーテルによる多点同時マッピングが可能になった．MEM（Multi-Electrode mapping）と呼ばれる機能であり，Pentaray eco catheter, Lasso eco catheter, DecaNav catheter といった Biosense 社の3種カテーテルに限って使用可能である．

また，CONFIDENSE module（以下，CONFIDENSE）と呼ばれる自動マッピング機能も加わった．自動マッピングは，マッピングにかかる時間が短縮され，より情報量が多くなることが利点である．一方，取得した電位が正しく認識されているかどうかを1点1点評価することが困難になる．取得時の電位情報の精度が求められ，修正も自動的になされる必要がある．CONFIDENSE は以下の4つの機能から構成される．

① continuous mapping：CONFIDENSE の根幹をなす機能で，頻拍周期や周期の安定性，ポイント位置の安定性，ポイントの密度などの条件が満たされれば，自動的にマッピングを取得していく．EnSite では，頻拍周期のみでなく，QRS波形を基準にポイントを取得できる．この機能は心室期外収縮のマッピングに有効であるが，CARTO では現在のところ実装していない．

② WaveFront annotation：双極電位と単極電位をそれぞれ解析し，単極誘導の-dV/dt が最大，かつ双極電位が急峻な負の傾きを示している部分を，その部位の電位のタイミングとする．従来の annotation よりも信頼性が向上した（図5）．

③ TPI（tissue proximately index）：測定された周囲の心腔内の抵抗値より4%高くなった場合，組織に近接していると判断し，ポイントを取得する．心内膜面にコンタクトしていない，いわゆる internal point がなくなったこと，voltage map の信頼性が増したことがメリットである．ただし，基礎になる抵抗値のマップが作成されるまで待つ必要があること，アブレーションを施行した部位の周囲では抵抗値が変化し，うまくポイントが取得できない点があることが問題点である（図6）．

④ map consistency：取得したポイントのうち，周囲と比較してタイミングの整合性がとれていない点を除外できる．

B. CARTO マップの実際

● CARTO を使いこなすには，その機能の長所と短所を理解し，マッピングに応用することが必要である．何よりも電気生理学的情報を踏まえた解釈が必要になる．

CARTO の臨床上の役割として，①興奮伝導パターンの診断，②不整脈基質の描出，③解剖学的情報の表示，④アブレーション情報の表示，の4点

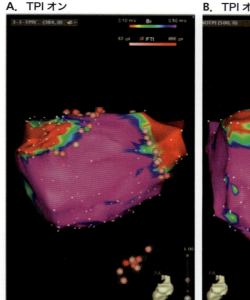
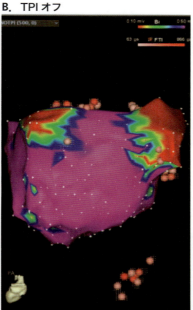

図6 TPI (tissue proximately index) による左房の電位高マップ
同一患者で TPI をオンオフして比較［A：TPI（＋）（384点），B：TPI（－）（500点）］．電位高の情報はほぼ同様である．TPI（－）でポイント数が多いのは，組織にコンタクトしていない余計なポイントが多いことを示す．肺静脈周囲のポイントは TPI（＋）で少ない．焼灼部位では，抵抗値が変化しポイントが取りにくい．左房（LA）の容積が TPI（－）で大きいのは，カテーテルを外側へ押しつけているためと考えられる．

が挙げられる．

1. 興奮伝導パターンの診断

リエントリー回路や最早期興奮部位を表示し，アブレーション部位の決定に有効な情報を提供する（activation map）．前述した CONFIDENSE と呼ばれる自動マッピング機能により，多極カテーテルを用いて短時間でより多くの情報が取得できるようになった．通常は，リファレンスを基準にした局所興奮時間（local activation time：LAT）を赤→橙→黄→緑→青→紫の順に興奮伝播パターンとして表示する，いわゆる isochronal map（等時性マップ）を用いる（**図7**）．

ただし，CONFIDENSE を用いて activation map を作成しても，頻拍回路の判定が困難なケースはまだまだ存在する．特に，線状焼灼などを行った心房細動アブレーション後の心房頻拍や開心術後の心房頻拍などの複雑な頻拍で，そうしたケースが発生することが多い．CARTO による activation map 作成後に回路の同定が困難な理由としては，①リファレンス設定の誤り，ずれ，② WOI（window of interest）の設定の誤り，③頻拍回路の変化，の主に3点が関与する．

a. 適切なリファレンスの設定

上室頻拍では，リファレンスをカテーテルが安定して留置できるという理由で冠静脈洞（CS）に置くことが多い．心室不整脈では主に体表面心電図を用いる．リファレンスに用いるカテーテル位置や annotation がずれてしまうと，興奮時間がずれ，マップが不正確になる．

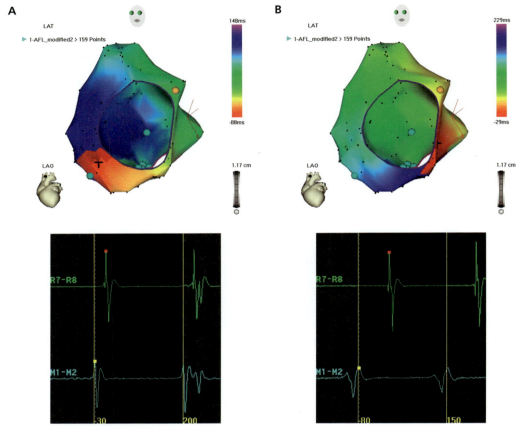

図7　通常型心房粗動における右房の activation map
同一の症例において，マッピング作成後，WOI（window of interest）を変えて比較した．左右のマップで赤色となる部分は異なる．これは WOI を変更したことにより，リファレンスにしている電位とのタイミングが異なることによる．しかし，左右とも同様に三尖弁周囲を反時計回りに旋回しているのがわかる．このようにリエントリー回路内に伝導遅延部位がない回路では，どのように WOI を取ろうと回路の同定は可能である．

　CS の走行部位により，記録される心房波が小さく，心室波が大きいことがある．安定して心房電位を記録する必要があるため，なるべく心房電位の大きい誘導を選択する必要がある．初期設定は良好でも，マッピング中に微妙なカテーテル位置のずれにより，心房電位高が低下して，心室電位を取得することがある．
　体表面心電図では，高い R 波か深い S 波を選択する．トリガーするポイントは，R 波のピーク，S 波の最下点，もしくは波形の傾きの最大ないし最小点が選択できる．常に安定したポイントでリファレンス電位が記録されるよう調節する必要がある．
　リファレンスのトリガーポイントがずれても，後に修正可能であるが，CONFIDENSE のように，自動マップで数百ポイントものポイントを取得した後に修正することは煩雑である．マッピング中にリファレンスがきちんと取れているか，注意を払う必要がある．特に右房でマッピングカテーテル操作を行っている際，透視を使用せずに CARTO のマップでカテーテル操作をしていると，CS のカテーテルをひっかけ，ずれてしまうことがあり，注意が必要である．

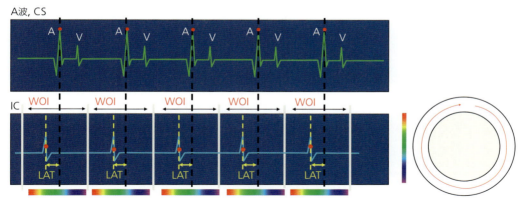

図8 マクロリエントリー頻拍における WOI の設定
マクロリエントリー頻拍の場合は，通常，頻拍周期と WOI はほぼ一致する．頻拍周期と WOI の間隔を一致させる．
WOI：window of interest，LAT：局所伝導時間，A：心房波，V：心室波，CS：冠静脈洞電位，IC：心内電位

b. WOI (window of interest) の設定

WOI の設定は，CARTO による activation mapping を行ううえで，重要なステップといえる．WOI はリファレンス電位のタイミングを基準に，マッピング部位の興奮時間を記録する範囲を決めるものである．通常，WOI の範囲は頻拍周期に合わせることが多いが，マクロリエントリー頻拍と，異所性自動能，撃発活動，ないしマイクロリエントリーによる巣状興奮パターンをとる focal tachycardia とでは，その決定方法が異なる．WOI の設定はマップ取得後に変更可能である．ある程度大まかに決めておいて，解釈が困難なマップになった場合に調節ができる．

1. マクロリエントリー頻拍での WOI の設定

前述の通り，CARTO では，頻拍の興奮順序を赤→橙→黄→緑→青→紫の順番で表示する．マクロリエントリー頻拍は，いわゆる必須緩徐伝導部位をチャネルとして，その部位より興奮が出て（exit），心筋を活動させ，再び緩徐伝導部位に戻っていく（entrance）パターンを取る．したがって，必須緩徐伝導部位が CARTO の activation map の紫と赤の間に入るように設定することで，exit は赤，entrance は紫で表示され，伝導パターンの解析が容易になる．心房頻拍であれば PP 間隔，心室頻拍であれば RR 間隔の中間地点を拡張期興奮，すなわち必須緩徐伝導部位と考え，WOI を設定する（図8）．マクロリエントリー頻拍の場合は，頻拍周期と WOI はほぼ一致するはずであり，activation map の全収縮時間が頻拍周期にほぼ一致すれば，マクロリエントリー頻拍の診断根拠にもなる（図7）．通常，activation map により 90％以上の頻拍周期をカバーすることができれば，リエントリーと診断する[1]．多くのリエントリー頻拍では必須緩徐伝導部位が存在し，そのような部位では頻拍中電位が記録できないことも多い．early meets tail という機能を用いて，赤と紫の間を補完して，回路をわかりやすくする機能がある．

通常型心房粗動や僧帽弁周囲を旋回する心房頻拍の場合は，緩徐伝導部位が明らかでないこともあり，WOI はどのように設定しても興奮パターンの同定は可能である（図7）．

2. focal tachycardia における WOI の設定

巣状興奮パターンが予測される心房頻拍（AT）の場合，P 波の開始点から 100 msec 程度先行する部位を WOI の開始点とし，心室興奮に重ならない程度後ろ側に WOI の終了点を設定する（図9）．focal AT においては頻拍周期と心房内伝導時間は必ずしも一致しない．頻拍周期と同じ間隔に WOI 間隔を設定すると，頻拍周期よりも遅い伝導時間を持つ部位の心房興奮部位が赤で表示されることになり，activation map の評価が混乱す

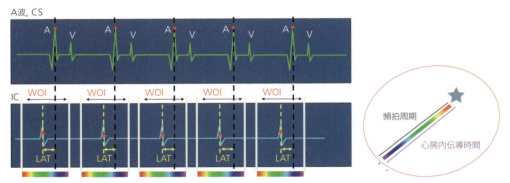

図9 focal tachycardia における WOI の設定
focal tachycardia の場合，頻拍周期は心房内伝導時間と一致しない．洞調律と同じように，通常，頻拍周期は心房内伝導時間よりも長い．すなわち，心房頻拍の興奮波は心房内に1つしか存在しない．このような場合，P波から100 msec 程度先行するように，WOI を設定すれば最早期部位が赤で表示され，そこから巣状に興奮するパターンが表示される．

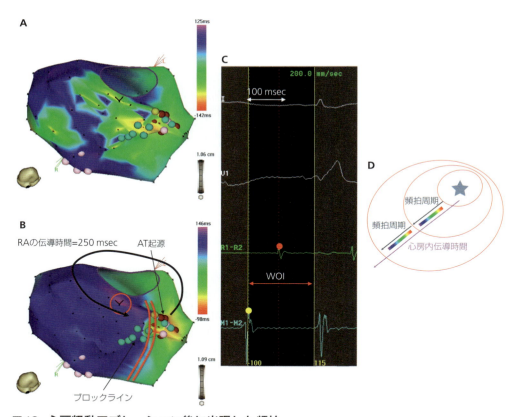

図10 心房粗動アブレーション後に出現した頻拍
頻拍周期は 230 msec．**A**：当初のマッピングでは明らかな起源は不明であった．**B**：WOI を変更したところ，前回の心房粗動の焼灼線の心房側を最早期とする focal AT と診断された．**C, D**：本例では，頻拍周期は 230 msec，心房内の伝導時間は 250 msec であり，C, D図に示す通り，WOI の設定上，遅い部位（紫）が速く（赤）表示されていた．
RA：右房，AT：心房頻拍

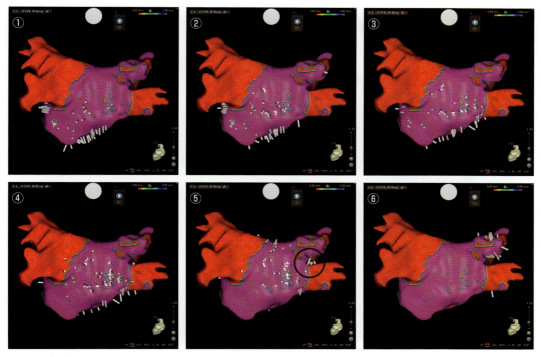

図11 ripple map
肺静脈隔離後再発例における左房および肺静脈のマッピング．冠静脈洞ペーシング中のripple mapを示す．白のバーは局所の興奮を，バーの長さは同部位の双極電位の電位高を示す．右上下肺静脈間後壁側から肺静脈に伝導していることがわかる（⑤の黒丸で囲んだ部位）．

る（図10）．P波を基準にWOIを設定することにより，興奮周期が変動するfocal ATでも，最早期興奮部位の同定が可能となる．

3. ripple map の活用

CARTO上で興奮伝播を色で表示する場合，どうしても赤が速いという先入観を持ってしまう．頻拍周期と心房内伝導時間が異なる場合，赤になる部位が複数表示されるようになる．つまり，カラーバー表示はわかりやすい反面，頻拍回路の同定に不向きな状況も起こり得る．このような問題点を改善するため，それぞれの部位の興奮と電位波高をバーの高さとタイミングで表示するripple mapが使用できるようになった．このマップは，WOIの設定とは無関係に局所の興奮を表示するいわゆるisopotential map（等電位マップ）と同義であり，興奮部位を連続表示するため，心腔内の伝導パターンを認識しやすくなった（図11）．

c. 頻拍回路の変化

頻拍のマッピング中に，興奮パターンが変化することはしばしば起こり得る．これは，マッピングに用いるカテーテルによる刺激で起こることが多い．三次元マップの所見のみで，その変化に気がついたときには，すでに修正不能になっていることが多い．心房であれば，左右の心房に多極カテーテルを留置して，その変化の有無を常に観察しておく必要がある．頻拍周期が自然に変化する頻拍も発生し得る．

2. 不整脈基質の描出

病的心筋領域では双極ないし単極電位で局所電位波高が低く，心筋線維化や手術瘢痕などの病的部位を低電位領域（low voltage area）として描出できる．また，伝導遅延部位では分裂電位など

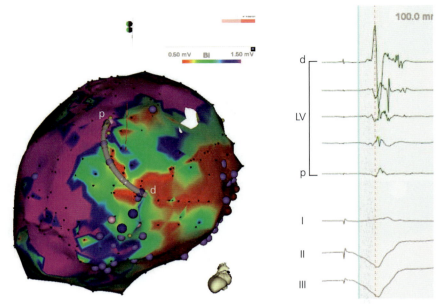

図12 心室頻拍（VT）を合併した拡張型心筋症例における心外膜マッピング
CATRO による左室心外膜の voltage map および DecaNav カテーテルによる心内心電図を示す．
紫は正常，赤は瘢痕領域を示している．左室側壁に広範な瘢痕領域があり，同部位では遅延電位が記録されている．同部位を必須緩徐伝導部位とした VT が誘発され，遅延電位をターゲットにしたアブレーションにより VT は誘発不能となった．
LV：左室，d：遠位，p：近位

の異常電位が記録される．これらの「不整脈基質」はリエントリー回路や異所性興奮の起源との関連性が示されており，頻拍中のマッピングが困難なアブレーションにおいては，この基質に基づきアブレーションする方法が取られる．双極電位において，心房では正常電位波高を＞0.5 mV，瘢痕を＜0.1 mV，心室ではそれぞれ＞1.5 mV，＜0.5 mV とすることが多い[2,3]（**図12**）．

a．心室の不整脈基質

このコンセプトは，まず心室頻拍のアブレーションにおいて導入された．これは，心室頻拍では頻拍中に血行動態が悪化してマッピング困難な症例が多いためである．低電位領域や異常電位記録領域を同定しペースマップを行うことで，その部位が頻拍回路に含まれている可能性を推察する．その周囲に焼灼を行うことで，心室頻拍が誘発不能になる[2]．

電位高のみでなく，分裂電位や遅延電位などの異常電位［近年では local abnormal ventricular activity（LAVA）とも表現される］も重要な所見である．頻拍回路はこのような電位記録部位周囲で起こる可能性が高い．マッピングに標識(タグ)を付けておくことが望ましい．

心外膜側のマッピングでは，異常電位の条件が心内膜と異なることに注意が必要である．心外膜の弁輪側，冠動脈周囲では心外膜脂肪が厚いため，電位高が低くなる．低電位のみでは異常とはいえない．分裂電位や遅延電位を見出すことを主眼とする（**図12**）．

磁場センサーはカテーテル先端にあり，磁場により位置情報を得ているが，各電極の位置情報は電極で得られるインピーダンスにより取得される．空気などの存在により抵抗値が変化する心外膜側においては，Pentaray はそのカテーテルの形態上，表示されないこともある．筆者が所属する東京医科大学病院では主に DecaNav を用いている．DecaNav では TPI を用いることができな

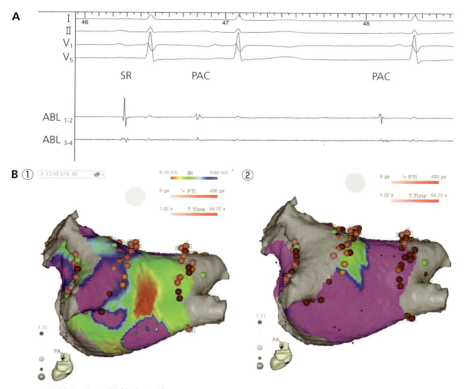

図13 調律による電位高の違い
A：洞調律時および期外収縮時の電位高の違い，B：洞調律時（①）および心房細動時（②）の電位高の違い
SR：洞調律，PAC：期外収縮，ABL：アブレーションカテーテル

いが，心外膜マッピングではカテーテルは心膜と心筋に挟まれ，コンタクトは良好である．心外膜マッピングではTPIを用いる必要がないため，DecaNavでも十分信頼性が高い情報が得られる（図12）．

心外膜腔では，心外膜，もしくは壁側心膜のどちらにカテーテルがコンタクトしているかがわかりにくい．コンタクトフォースセンサーは接触の方向を矢印で示してくれるため有用である．

b．心房の不整脈基質

不整脈基質の同定に基づくアブレーションは，持続性心房細動に対するストラテジーの1つとして注目されている[3]．洞調律中に左房の電位高マップを作成し，双極電位で＜0.5 mVの領域が存在する場合，低電位領域がない症例と比較してアブレーション後の心房細動再発率が高い．さらに，この低電位領域に焼灼を追加することで，アブレーション成績が改善することが報告されている．右房の関与はあるのか，低電位領域に対してどのように焼灼を加えるのが望ましいか，という課題は残るが，線状焼灼，分裂電位（CFAE）アブレーションに続く持続性心房細動に対するアブレーション方法として確立されつつある．

電位高は伝導方向によって変化する．また，記録する電極サイズにも依存する．心房細動中と洞調律中，ないし洞調律中と期外収縮中では電位高が異なる（図13）．CONFIDENSEは期外収縮を除外できるので便利である．ポイントの取得時間短縮のために，高頻度（100拍/分程度）のペーシング中に行うことが多い．電極サイズの小さい電極のほうが，電位高が高くなると報告されている[4]．

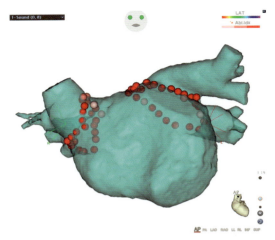

図14 肺静脈隔離術における VISITAG の表示
本例では，ablation index で前壁＞500，後壁＞450 を赤で表示するように設定している．心筋の厚さにより設定が可能であり，安全性も確保される．

3. 解剖学的情報の表示

　CARTO ではカテーテルにより取得したリアルタイムの位置情報と，事前に撮影した三次元 CT 画像の統合が可能である．また，心腔内エコー（CARTOSOUND）のリアルタイムエコー画像を統合することもできる．さらに，CARTOUNIVU により，透視画像とのインテグレーションも可能になった．これらの解剖学的情報は，大動脈弁周囲や乳頭筋などのアブレーションを行う際に重要構造物を認識するのに役立つほか，先天性心疾患における複雑な解剖を理解するためにも効果的である．将来は，MRI の遅延造影部位などを同時表示させ，不整脈基質の同定に役立てられることが期待される．

4. アブレーション情報の表示

　アブレーション部位，設定出力，コンタクトフォースなどの情報を統合してタグ表示し，安定したカテーテル位置で十分な焼灼ができているかどうかをカラー濃度で表示できる（VISITAG module）．
　コンタクトフォースの時間積分値である force time integral（FTI），もしくは設定出力を加味した ablation index を計算し，焼灼深達度を評価しながら安全かつ効果的な焼灼が可能になった（図14）．コンタクトフォースは，焼灼範囲と比例することが明らかになっている．FTI 400 gs 以上で肺静脈周囲を通電した場合，3ヵ月後のフォローアップで85％の例で肺静脈の完全隔離が確認できた．ablation index は焼灼の深達度のリニアに関連する指標である．ablation index を 400 以上に維持すれば，ほぼ全例で遠隔期の PV 隔離が維持されると報告されている[5]．

C. ピットフォール

●CARTO では自動マッピングが可能となったが，この機能を使いこなすには，電位情報の精度が重要である．異常電位や低電位領域では，しばしば電位情報の取得が困難である．それを踏まえて判断する必要がある．

1. マニュアルか自動マップか

　CONFIDENSE を用いた自動マップが使用できるようになり，最大の問題点は，作成されたマップの評価，修正に手間がかかる可能性がある点である．実際に頻拍回路を同定するために，数百点ものマップは必要ではないことが多い．たとえば，巣状興奮パターンを取る心房頻拍においては，心房全体をマップする必要はない．大まかなマップで早期性が良好な部位を同定し，その部位周辺で詳細にマッピングすれば十分である．
　心房細動アブレーション後や，メイズ手術後などの複雑な頻拍において，情報量が多いほうが望ましいと思われるが，必要なのは量よりも質である．CONFIDENSE による activation map では，基本的にはこれまでのリファレンスからの伝導時間を色表示するという仕組みは同様である．複雑な回路の診断能は従来のマップと変わらない．

2. FAM か point by point か？

　FAM の特徴として，カテーテルが通ったなかで一番外側に shell が作成されることがある．カテーテルが心臓の柔らかい部分を外側方向に押した場合，その部位の解剖が外側に変位することがある．それよりも内側の点は，透過（projected point）という点で設定上反映することもあるが，設定次第では無視される．たとえば，乳頭筋や分界稜といった心内膜側に突出した解剖学的構造として反映させることはできない．作成されたマップは表面がスムーズなマップになる．一方，point by point 法は，取得したすべてのポイントが解剖学的に反映される．したがって，心内膜に接していない点（internal point）や，解剖学的に突出した点も反映され，でこぼこの表面になる．フィルターにより，内側の点をマップに反映しないようにすることも可能ではある．どちらのマップを用いるかは，術者や操作者の好みでよいと思われるが，双方の長所・短所を知っておく必要がある．

（里見和浩）

文献

1) Ouyang F et al Circulation **105**：1934-1942, 2002
2) Marchlinski FE et al：Circulation **101**：1288-1296, 2000
3) Rolf S et al：Circ Arrhythm Electrophysiol **7**：825-833, 2014
4) Anter E et al：Circ Arrhythm Electrophysiol **8**：537-545, 2015
5) Das M et al：Europace **19**：775-783, 2017

2　EnSite

A. システムについて

- EnSite システムは体内に流した電流を電極カテーテルで検知し，その抵抗値で三次元的に電極位置を同定する impedance-based の三次元マッピングシステムである．
- 本システムには心臓と直接接触した電極で局所電位を取得する NavX mode と，心内に浮遊した多電極カテーテルより得られた遠隔電位から心内膜各部位の仮想局所単極電位を算出する Array mode の 2 つの mode が搭載されている．

1. NavX の原理

　NavX mode では，体表に貼付した電極パッチから出された 8.138 kHz の微弱なパルス電流を感知して，心内の電極位置の同定を行う．まず，心臓に対して電界のベクトル空間（X, Y, Z）を構成するように 3 組 6 枚のパッチを首，両側胸部，前胸部，背部，右大腿に貼付し，それぞれのパッチ間で電流を頻回に流して三次元フィールドを作り出す．そのフィールド内で電極のインピーダンスを測定することにより，任意の電極の位置を同定し，三次元画面上に表示させる．最新バージョンである EnSite Precision2.0 では最大 132 極のカテーテルを仮想空間上で常時位置表示（ナビゲーション）できる．それらの電極で心臓表面をなぞることにより，当該心内膜面（外膜面も可能）の三次元再構築像（geometry）を描く．その geometry 上に，電極カテーテルで収集した局所電位情報を表示させ，興奮伝播や電位波高などを解析する．

　ところで体内でのインピーダンスの減衰は均一でなく，部位や組織の性状により多少異なるため，作成された geometry には歪みが生じる．それを補正するために，電極カテーテルの電極長や電極間距離を基準に geometry の歪みを補正するフィールドスケーリングが用いられる．また，呼吸曲線の逆位相を適応することで，カテーテルの呼吸性変動を持続的に補正する機能を有している．さらに NavX には fusion 機能が組み込まれており，事前に撮影しておいた CT や MRI の画像に NavX で描出した geometry を融合させることで，両者の長所を引き出した再構築像を得ることもできる．

2. EnSite Array の原理と長短

　EnSite Array は心内に浮遊して留置した多電極 array（multielectrode array：MEA）より 1 秒に数十回の頻度で発生させた電磁波を用いて，心内膜に置いたマッピング電極カテーテルの位置を検知し，その解剖情報をコンピューター上に再構成することで当該心腔の三次元 geometry を作成する．そして，MEA で心内膜面のすべての遠隔電位（far-field potential）を記録し，それを Laplace 変換を逆方向に計算することで geometry 上に約 3,300 ポイントの仮想単極電位を各部位にくまなく投射し，心腔内の興奮の伝播（isochrone map），心内電位波高の分布（isopotential map, dynamic substrate map）を三次元で表現する non-contact mapping system である．

　EnSite Array により 1 心拍ごとに当該心内膜面全域の activation の動的解析が可能であるため，頻拍発生時のトリガー部位や，頻拍を維持させる focal activity の局在，マクロリエントリーの回路を瞬時に同定でき，activation に基づいた頻拍のアブレーションが可能となった．このため単形性の頻拍はもちろん，波形が時々刻々と変化する多様性を示す頻拍や，複数の頻拍を相互に移行する頻拍などの複雑な頻拍の機序の解明にも有

用である．また，ブロックラインの確認が瞬時に可能で，線状通電の成否の判定に有用である．しかし，MEAを当該心腔内に留置する必要があること，geometryの歪みや肺静脈などの円筒状構造物での電位の歪みがみられることなどの欠点もあり，最近では右室流出路起源の頻拍以外には用いられることが少ない．

3. NavXの長短と適応

　NavXの長所は，多電極の同時位置表示と電位表示および記録，そして任意の電極が使用できること（open platform）である．NavXは心臓と直接接触した電極でのみ局所電位を取得するcontact-based systemであるため，多電極カテーテルを用いたとしても通常は1心拍で当該心腔の全領域の興奮を検討することはできない．そこで，頻拍を解析するためには電極カテーテルを動かして当該心腔全体をカバーするように丹念にサンプリングを行い，局所電位情報を経時的に集積する必要がある．システムの構築にあたっては，位置情報の基準点（positional reference）への電極カテーテル留置が必要となる．通常，比較的短時間に終わる簡単な不整脈では，体外パッチ間で作り出した仮想基準点（virtual reference）もしくは冠静脈洞カテーテル，もしくは食道に留置した電極カテーテルが用いられる．positional referenceが動いた場合にはgeometry全体が動くので注意が必要である．また，直流通電を行うと体内のインピーダンスの変化によりgeometryがずれる場合があり，reassignment機能を用いて用手的にずれを修正する．

　NavXはあらゆる頻拍で使用可能であるが，複雑な頻拍で特に威力を発揮する．筆者らは心房細動では全例NavXを用いているが，そのほかに開心術後の心房頻拍（AT）のような傷害心筋が関与する頻拍や，心室頻拍（VT）などで有用である．一方，多形性VTや血行動態が破綻するVTでは，頻拍の機序を同定したり，リエントリー回路を解明することは難しい．このような例ではvoltage mappingに基づいたsubstrate modificationが行われる．

B. 具体的な使い方

●NavXを効果的に使用することで，より安全に，手技時間の短縮，成功率の向上が実現できる．それぞれの不整脈に対するNavXを使用したアプローチ方法を概説する．

1. 房室結節リエントリー頻拍（AVNRT）

　AVNRTのアブレーションではKoch三角内のslow pathwayが主なターゲットとなるが（図1），Koch三角は形状やサイズなどの解剖に個人差が大きいうえに，His束が下方に偏位していたり，slow pathwayの存在位置も症例によりさまざまである（図2）．透視下のアブレーションでは，His束部位やslow pathwayへの通電位置を三次元的に可視化できないため，完全房室ブロックの危険性や長い透視時間が懸念されるが，筆者らはNavXを用いてKoch三角のregional geometryを作成し，そのうえでHis束電位記録部，slow potential記録部を同定し，slow potential記録部位のうち最も下方で安全な領域を通電することで，安全に少ない透視時間でアブレーションを行っている（図1）．

　筆者らはslow pathwayへのアブレーションに関して，NavXを使用した場合と透視のみで行った場合とで比較検討を行ったが，両群で成功率や合併症率に差はないものの，NavX使用群では透視のみの群と比較して，通電回数，通電エネルギー，手技時間が有意に減少した[1]．

2. 特発性AT

　ATのアブレーションでは機序により通電部位が異なる．巣状興奮を機序とするAT（focal AT）では，フォーカスから放射性に伝播する興奮を認め，そのフォーカスを通電することになる．一方，マクロリエントリー性のATでは必須緩徐伝導路上の拡張期電位が記録される部位が至適通電

部位となる．図3は特発性ATの興奮マッピングと成功通電部位を示す．図3Aはfocal ATの症例であるが，右房の三尖弁輪6時の位置にフォーカスとそこより生じる放射性の興奮伝播を認め，同部位の焼灼で頻拍は停止，消失した．また図3Bでは，AT中の興奮マッピングにより冠静脈中位部のフォーカスより興奮が放射状に伝播する様子が冠静脈洞のみならず左房内でも認められた．本症例でもフォーカスへの通電でATは停止，消失した．図3Cは興奮が僧帽弁輪周囲を半時計方向に旋回するリエントリーATである．この症例では，僧帽弁輪側壁および左房前壁で頻拍中のペーシング後の復元周期であるpost pacing intervalが頻拍周期とほぼ一致するのに対して，天蓋部や右肺静脈前方では一致せず，perimitral ATと診断された．この症例では，僧帽弁輪側方の峡部での線状通電により頻拍を根治できた．このようにNavXを使用することで，右房起源，

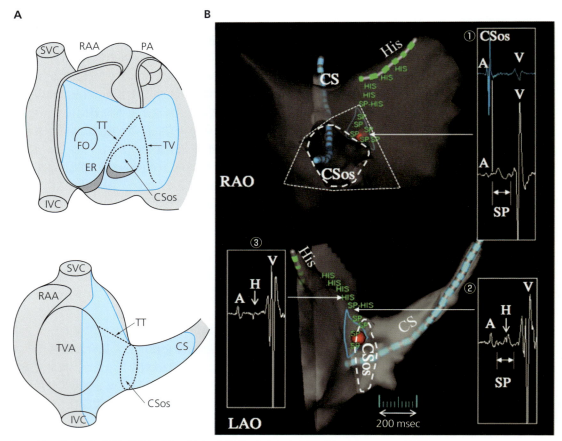

図1 Koch 三角の模式図と NavX により作成された三次元 geometry 画像
A：上段は右前斜位像であり，下段は左前斜位像である．
B：A 図で影になっている部分が，本図で geometry 構築されている範囲と一致する．geometry 上には His 束電位および Haïssaguerre's slow potential（SP），両者が同時に記録されたポイントがそれぞれ表示されている．①は冠静脈洞入口部で記録された SP，②は SP-His 束電位，③は His 束電位をそれぞれ示す．点線は Koch 三角と冠静脈洞入口部の輪郭で，赤タグが成功通電部位である．
A：心房電位，CS：冠静脈洞，CSos：冠静脈洞入口部，ER：Eustachian ridge，FO：卵円孔，H：His 束電位，IVC：下大静脈，LAO：左前斜位，PA：肺動脈，RAA：右心耳，RAO：右前斜位，SP：slow potential，SVC：上大静脈，TT：Todaro 索，TV：三尖弁中隔尖，TVA：三尖弁輪，V：心室電位
（Yamaguchi T et al：J Interv Card Electrophysiol **37**：111-120, 2013 より引用）

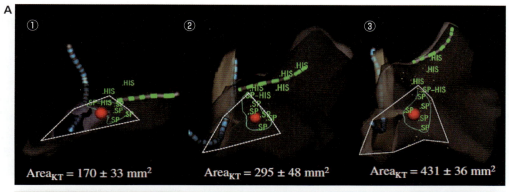
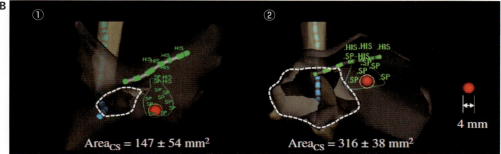

図2 Koch 三角および冠静脈洞入口部の面積および形状の多様性
A：Koch 三角を面積（$Area_{KT}$）により small（①），normal（②），large（③）の3群に分類した場合のそれぞれの geometry を示す．large type は small type の 2.5 倍の広さを有する．
B：冠静脈洞を面積（$Area_{CS}$）により normal（①）と large（②）の2群に分類した場合のそれぞれの geometry を示す．large type は normal type の約2倍の広さを有する．
このように面積も形状も症例ごとに多様性を有する．赤丸は成功通電部位を表し，His 束電位や slow potential（SP）記録部位も geometry 上に表示されている．
（Yamaguchi T et al：J Interv Card Electrophysiol 37：111-120, 2013 より引用）

冠静脈洞起源，左房起源などの AT の局在部や，頻拍の機序にかかわらず AT の興奮と伝播が明瞭に描出可能となり，至適通電部位でのアブレーションで AT が根治できた．

技術的な面では，NavX の興奮マッピングの表示方法には reentrant mode と auto color mode の2種類がある．reentrant mode では，頻拍周期を白から紫までの色彩グラデーションによって時相分割する．一方，auto color mode では，マッピングにより取得された最早期から最遅期までの興奮のタイミングを白から紫の color によって時相分割する．そのため，マクロリエントリー頻拍の場合は reentrant mode を用いることで頻拍周期をどれだけ満たしているかどうか，回路はどのように回旋しているのかを検討できる．一方で，focal AT の興奮マッピングや伝導 gap の検討では，限局した時間間隔での早期性を色彩表示する auto color mode を用いる．

3. 二次性 AT

NavX は開心術後などの複雑な頻拍にも有用である．図4 は経心房中隔的に僧帽弁形成術を行った20年後に AT が反復して生じた67歳女性の例である．頻拍中に reentrant map を作成したところ，黒ラインで示す部位に double potential が記録され，右房側壁切開線と推測された．さらに，頻拍はその切開線を時計方向に回旋するリエントリー頻拍であった．そこで切開線から下大静脈までを結ぶように線状通電したところ通電中に

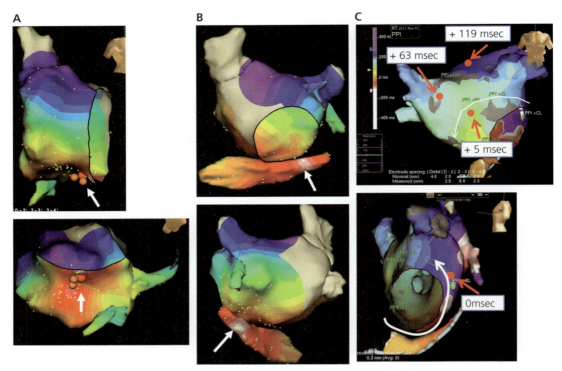

図3 特発性ATの3症例
A：三尖弁輪に最早期（白矢印）を有するfocal AT（上；右側面像，下；尾頭方向像）．同部位の通電で頻拍は停止した．B：冠静脈内に最早期（白矢印）を有するfocal AT（上；右前斜位像，下；後前像）．C：左房内のリエントリーATでpost pacing intervalは僧帽弁輪の側壁および前壁でほぼ一致しており，僧帽弁輪上を反時計方向に旋回するリエントリーATと考えられた（上；正面像，下；側面像）．

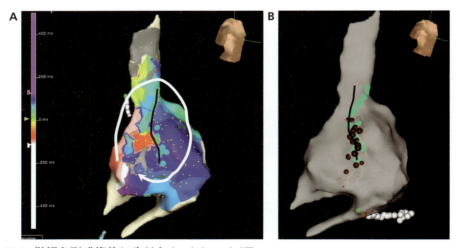

図4 僧帽弁形成術後に生じたincisional AT
A：頻拍中のreentrant map．右房側壁にはdouble potential（黒ライン）が認められ，開心術時の切開線と推測される．頻拍は切開線を時計方向に旋回している．B：最終通電部位を示す．側壁の切開線から下大静脈まで線状通電を行い，さらに下大静脈間峡部の線状焼灼を追加した．

頻拍は停止した．

NavX の color map には color bar の調整を行う機能があるため，いったん color map を作成した後に color bar を調整することで，リエントリー頻拍の critical isthmu を同定しやすいという利点もある．また，二次性 AT では切開線瘢痕を反映する double potential がしばしば記録されるので，geometry 上に記録し，興奮マッピングと合わせて興奮を解析すると興奮旋回路の理解が容易である．

4. 特発性心室期外収縮

特発性心室期外収縮の起源は，右室流出路，Valsalva 洞，僧帽弁輪，三尖弁輪，乳頭筋，His 束などが知られているが，いずれの場合も NavX は非常に有用である．図 5 は有症候性，薬剤抵抗性で 1 日 27,000 発の心室期外収縮が記録された 61 歳女性の例である．図 5A に心電図を示すが，心室期外収縮の波形は右脚ブロック型の下方軸で，移行帯は V_4 であることから右室流出路起源が疑われたため，まず右室流出路の activation map を作成したところ，posterior から posterior attachment にかけて最早期興奮部位を認め，局所電位は QRS から 20 msec 先行していた．しかし，同部位での pace map では perfect pace map は得られず，同部位を焼灼したが心室期外収縮は消失しなかった．そこで経大動脈的にカテーテルを進め，左室流出路の activation map を作成したところ，図 5C に示すように大動脈弁左冠尖に QRS から 31 msec 先行する局所電位を認め，同部位の通電で心室期外収縮はただちに消失した．NavX の auto map には基準となる心室期外収縮波形を記録することで，リアルタイムの波形との一致率を数値化するスコアリング機能があり，術中も心室期外収縮が頻発する症例には有

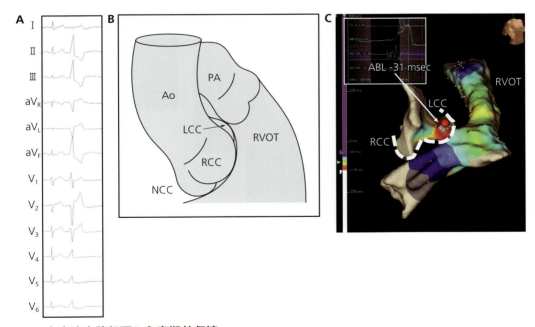

図5　左室流出路起源の心室期外収縮
A：心室期外収縮の 12 誘導心電図．右脚ブロック型の下方軸で，移行帯は V_4 であることから右室流出路起源が疑われる．B：右室流出路と左室流出路の関係性を表す図（右前斜位像）．C：経大動脈的にアプローチした左室流出路の activation map（右前斜位像）．左冠尖に QRS から 31 msec 先行する最早期興奮部位を認める．右室流出路と非常に近接していることがわかる．
Ao：大動脈，PA：肺動脈，NCC：無冠尖，LCC：左冠尖，RCC：右冠尖，RVOT：右室流出路，ABL：アブレーションカテーテル

5. 特発性 VT

特発性 VT は，verapamil 感受性 VT，流出路起源 VT，乳頭筋起源 VT，僧帽弁輪起源 VT などのマクロリエントリー VT および focal VT の双方が知られているが，いずれにおいても NavX は有用である．図 6 は呼吸困難感を主訴に救急外来を受診した左室乳頭筋起源の特発性持続性 VT の 46 歳男性の例を示す．外来時に verapamil 静注は無効であった．図 6A に心電図を示すが，VT は左脚ブロック型の superior right axis で房室解離を認めた．また，心臓カテーテル検査や心臓 MRI を含めて器質的心疾患は認められなかった．術中に VT を誘発し，経心房中隔的に左室にアプローチして頻拍中の興奮順序マッピングを行ったところ，図 6B の位置に Purkinje 電位を伴う再早期興奮部位を認め，QRS よりも 30 msec 先行していた．心腔内エコー（図 6C）では左室後乳頭筋の起始部に位置し，同部位を心腔内エコーでも確認しながら通電を行ったところ VT は停止し，以後誘発不能となった．このようにカテーテルの安定した留置が難しい乳頭筋起始部のアブレーションでは，NavX に加えて心腔内エコーを併用することは有用である．

6. 器質性 VT

器質性 VT の基礎疾患としては，陳旧性心筋梗塞，拡張型および肥大型心筋症，不整脈源性右室心筋症（ARVC），弁疾患などが知られており，

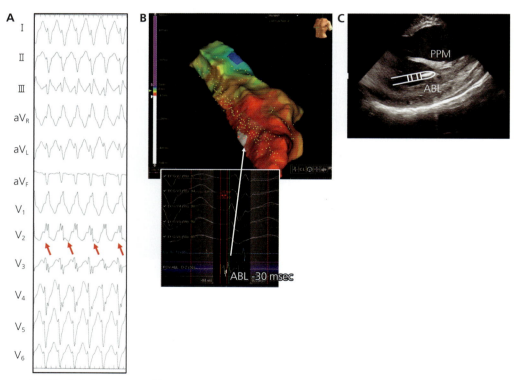

図6 後乳頭筋を起源とする特発性 VT
A：VT の 12 誘導心電図．心拍数 200 拍/分，左脚ブロック型の superior right axis を呈しており，房室解離（赤矢印）を認める．B：VT 中に作成した activation map．左室後乳頭筋に QRS よりも 30 msec 先行する最早期興奮部位を認める．C：再早期興奮部位の心腔内エコーの画像．
ABL：アブレーションカテーテル，PPM：後内側乳頭筋

一部巣状興奮を機序とするものの，大多数はマクロリエントリー性であると考えられている．focal VTではATと同様に，フォーカスと放射状興奮を認めることが重要である．一方，マクロリエントリーVTでは，VTの誘発により血行動態が破綻するために安定してVTを維持することが不可能で，マクロリエントリーATのように必須緩徐伝導路を同定することができないことがある．そのような場合にはvoltage mappingとdelayed potentialを併せて検討する電位基質マッピングを行う．図7は，左主幹部および3枝病変による急性冠症候群に対して冠動脈バイパス術を施行した陳旧性広範前壁梗塞の73歳女性の例である．術後より心室細動のelectrical stormとなり，深鎮静下に大動脈バルーンパンピング（IABP）を使用し，amiodaroneおよびβ遮断薬も併用したが，術後2週の時点から血行動態の破綻する単形性持続性VTが頻回に出現するようになり，VTのelectrical stormになったため緊急アブレーションを行った．アブレーションは全身麻酔下にIABPを挿入して実施した．右房ペーシング中のvoltage mapを図7Aに示す．低電位領域を0.6 mV以下に設定したところ，心尖部を除いて広範に低電位領域を認めた．さらに，側

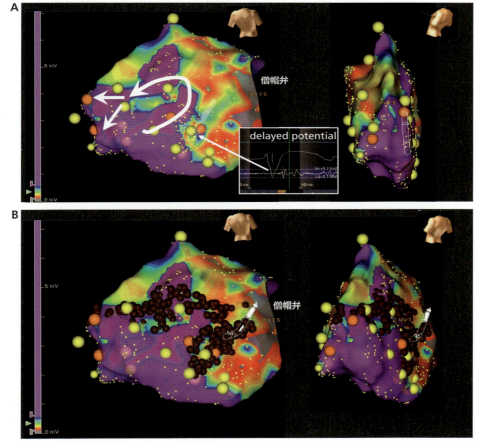

図7 急性心筋梗塞後にVTのelectrical stormになった症例
A：右房ペーシング中のvoltage map（**左**：側壁，**右**：心尖部）．0.6 mV以下の定義で心尖部を除いて広範に低電位領域を認める．さらに側壁領域は，低電位領域との境界領域に一致するようにdelayed potentialが集中的に認められる．予想される頻拍の回路を矢印で示す．**B**：最終通電部位（**左**：側壁，**右**：心尖部）．delayed potential記録部位を中心に境界領域の焼灼を行った．

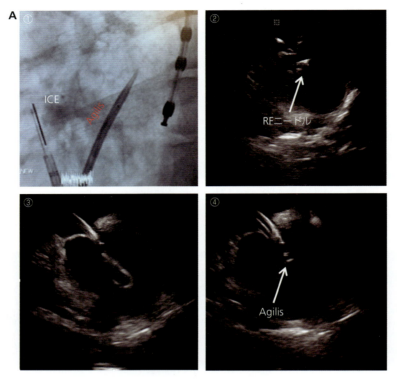

図8 心房細動アブレーションに関する画像
A：心房中隔穿刺時の透視画像とICE画像（① ICEとAgilisシースの透視上の位置関係を示す．② RFニードル先端が左房内にあることが確認できる．③左房内へ挿入されたワイヤーがICE上で確認できる．④左房内へ挿入されたAgilisシース）

（次頁につづく）

壁領域は低電位領域との境界領域に一致するようにdelayed potentialが集中的に認められた．VT中は血行動態が維持できないため図7Bのようにdelayed potentialの記録部位を中心に境界領域の焼灼を行った．その結果，VTは誘発不能となった．このように，血行動態が破綻しているVTでは頻拍の機序を同定したり，リエントリー回路を解明することは難しい．こうした例ではvoltage mappingに基づいたsubstrate modificationが行われる．

7．心房細動

心房細動アブレーションはNavXを使用することで手技時間や透視時間を大幅に短縮できる．さらに心房細動基質の解析，連続的でgapのない線状のlesion作成，そしてnon-PV fociへの通電が容易になったことで再発率が減少した．筆者らの手技の特徴を以下にまとめる．

① アブレーションはpropofolとi-gelを用いた全身麻酔で行う．
② 可変型シースであるAgilisシースを用いたsingle LA catheter法を用いる．
③ 左房geometry作成およびマッピングには渦巻き型リング電極を用いる．
④ 通電時にはcontact force sensing catheterであるTactiCathにより，NavXに搭載されたautomark機能を用いて各点のforce time integral（FTI）200 gs以上を指標に通電を行う．
⑤ 心腔内超音波カテーテル（ICE）を併用して透視時間を削減する．
⑥ 治療戦略として，洞調律中に左房のvoltage

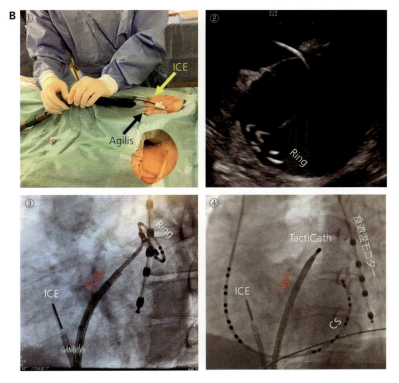

図8（つづき）
B：穿刺部画像および心腔内エコー，透視画像（①大腿静脈への穿刺はICE用シースとAgilisシースの2本で実施．②左房マッピング時のリング電極と内膜面とのコンタクトはICEで確認できる．③リングカテーテル（Ring）の透視像．④アブレーションカテーテル（TactiCath）の透視像）
CS：冠静脈洞

mappingで双極電位波高が0.5 mV以下の低電位領域（low voltage zone：LVZ）が全体表面積の5%以上に認められない場合には肺静脈前庭部隔離のみを行い，LVZが認められる場合には肺静脈前庭部隔離に加えて低電位領域の面的な通電を行う．

筆者らはi-gelを用いた全静脈麻酔下での心房細動アブレーションにより，肺静脈隔離の質が向上し，急性期成績も慢性期成績も改善することを報告した[2]．心房中隔穿刺はICEを併用して行う．図8Aに中隔穿刺を行う際の透視画像およびICE画像を示す．RFニードルの先端および左房内のワイヤーやAgilisシースが鮮明に描出されていることがわかる．症例によってはICEのみでは左房内が十分に描出されない場合もあるた

め，その際は安全を最優先して透視下で行う．single LA catheter法では，下大静脈経由ではAgilisシースとICEカテーテルしか挿入しないため，図8Bのように大腿穿刺は2本のみとなる．このため，一般的に行われている3本穿刺よりも動脈瘤や血腫などの穿刺部合併症のリスクを減らすことができる．左房geometry作成およびマッピングの際にも，ICEを使用することで図8B②のようにリング電極と心内膜とのコンタクトを把握しながら手技ができるので，より正確なgeometry作成およびマッピングが可能である．

アブレーションカテーテルはTactiCathを使用している．TactiCathは世界で初めて開発されたコンタクトフォース（CF）カテーテルで，CFおよびCFと時間を掛け合わせたFTIという主に2

つのパラメーターを通電の指標に用いる．TactiCath を使用した大規模マルチセンター試験である TOCCASTAR 研究の結果も加味して，筆者らは通電基準を CF 10〜20 g，FTI 200 gs としている．通電時は automark 機能を使用して，FTI の値に応じてタグの色調が変化し，目標値である 200 gs を超えると赤になるように設定しているが（図9），1 点での FTI が 200 gs を越えた場合には dragging の手法で通電部位を移動して通電を続ける．出力は 30 W を基本とし，食道近接部や，呼吸性変動により CF が 20 g を超えるような不安定な部位では 20〜25 W で通電を行っている．TactiCath は Agilis シースをバックアップとして用いることで，より安定した通電を行うことができる．また，NavX に搭載された機能である CF と時間に出力の要素を追加した LSI（lesion size index）という指標は，熱の伝わり方の違い，すなわち高周波が心筋にダイレクトに伝わる抵抗熱と，その後に細胞から細胞へゆっくり伝わる伝導熱の違いを加味し，関数を用いて算出されている．まだ十分なエビデンスが確立されておらず，現時点では推奨値が設定されていない．

このように，TactiCath や ICE といった新しいデバイスを有効に使用することで，従来よりも正確で安全な肺静脈隔離が実施でき，かつ透視時間や手技時間も短縮できると考えている．

図8B ④に NavX を用いた心房細動アブレーション中の透視画像を示すが，左肺静脈 carina 部位に Agilis シースを介してアブレーションカテーテルが置かれている．positional reference は食道カテーテルを使用している．通電中はリング電極を使用せずに，解剖学的に前庭部領域で肺静脈隔離を行い，隔離後はアブレーションカテーテルを使って肺静脈内の voltage map（PV map）を作成し，肺静脈伝導残存の有無をチェックしている．マッピングの際には肺静脈電位のみを対象とするために time window を最も遅い心房波から V 波の直前までセットして行う．また，左房の far field potential を区別するために 0.2 mV 以上の電位のみを肺静脈電位として記録する

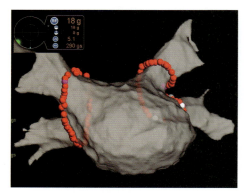

図9 両側肺静脈隔離後の FTI マップ
FTI 200 gs 以上で通電された部位が automark 機能により赤丸で表示されている．

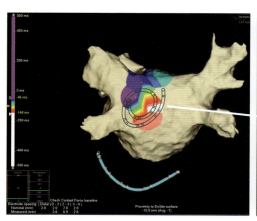 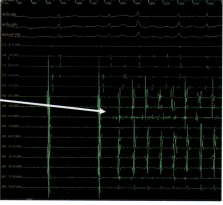

図10 左房後壁に認めた non-PV foci
左肺静脈後壁に non-PV foci を認める．右の心内心電図で同部位から心房細動が発生していることがわかる．再早期では CFAE を呈している．

ようにしている．大半の例で PV mapping 中に肺静脈内で解離性電位を認め，exit block が確認できる．この方法で両側の肺静脈隔離の確認を行った後は，リング電極に交換して隔離ラインの両方向性ブロックを確認している．

non-PV foci は isoproterenol 負荷下（4 μg）に burst pacing を行って確認している．non-PV foci の分布[3]は上大静脈が最も多く，そのほかに分界稜，入口部を含めた冠静脈洞，右心耳，心房中隔，左房天蓋部，左房後壁，左心耳や Marshall 靱帯（静脈）などが好発部位である．図 10 に肺静脈隔離後に左房後壁から生じる firing を認め，渦巻き型電極を用いた regional mapping でフォーカスからの放射性の興奮伝播を認めた．同部の通電により non-PV firing は停止し，消失した．NavX は任意の電極カテーテルでのマッピングが可能であるため，冠静脈洞や Halo カテーテル，リング電極を用いて一期的に多点興奮マッピングができ，non-PV foci の検討に大変有用である．

また，筆者らは洞調律中に左房の voltage mapping で双極電位波高が 0.5 mV 以下の LVZ

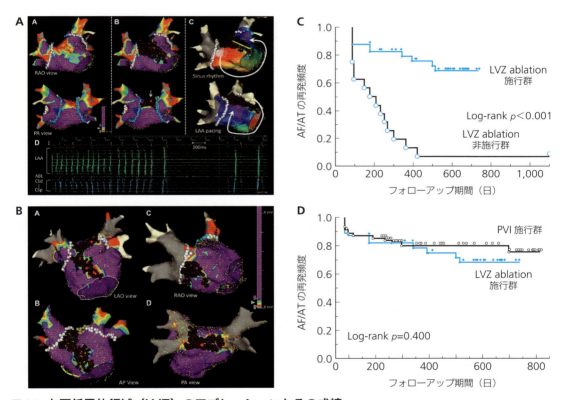

図11 左房低電位領域（LVZ）のアブレーションとその成績

A：左房の前壁および roof，後壁の上方に LVZ が認められた症例．0.5 mV 以上が紫色，0.1 mV 以下が灰色で表示されている．心房細動中に左房低電位領域を面状に焼灼したところ赤色の部位で洞調律化した．左房前壁の焼灼後に，洞調律中と左心耳からのペーシング中の activation map で両方向性ブロックが確認された．

B：LVZ ablation の実例．LVZ の焼灼によって isthmus が生じてしまう場合は，二次性 AT を避けるために線状焼灼を追加で作成している．

C：初回アブレーションで LVZ ablation を行った群と行わなかった群での Kaplan-Meier 曲線

D：初回アブレーションで肺静脈隔離（PVI）のみを行った群（LVZ が認められなかった）と LVZ ablation を行った群での Kaplan-Meier 曲線

ABL：アブレーションカテーテル，CS：冠静脈洞，LAA：左心耳

（Yamaguchi T et al：J Cardiovasc Electrophysiol 27：1055-1063, 2016 より引用）

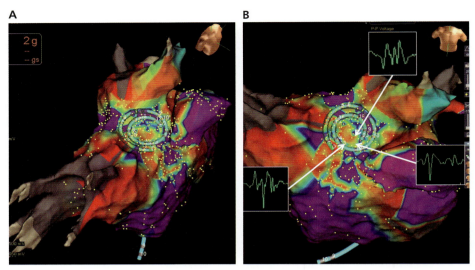

図12 リング電極を用いて作成した左房の voltage map
A：roof view，B：正面像．左房前壁に広範囲に低電位領域（LVZ）が存在し，LVZ の辺縁では fragmented potential が認められる．

が左房全体の面積の5％以上に認められた場合には，LVZ の面状焼灼（LVZ ablation）を実施している[4]．LVZ ablation に関しては，2014年に初めて Leipzig のグループより左房に LVZ を認める心房細動例に LVZ のアブレーションを行うことで慢性期成績が改善することが報告された[5]．筆者らも，2016年に LVZ を有する持続性心房細動例では肺静脈隔離に加えて LVZ を面的に焼灼することで洞調律維持効果が改善することを報告した（図11）[6]．図12 はリング電極を用いて作成した左房の voltage map であり，左房前壁に広範囲に低電位領域が認められる．さらに低電位領域の辺縁では fragmented potential が認められている．心房細動中に LVZ ablation を行うと，このような fragmented potential を認める LVZ 辺縁での通電で心房細動がしばしば停止する．また，図12 のように左房前壁に広範に LVZ を有するような症例については，面的な焼灼により Bachmann 束の伝導障害を生じて左心耳伝導が遅延したり，前壁にブロックラインが完成するために，Bachmann 束を介する二次性の biatrial AT が生じるリスクもあるため注意が必要である．

また，低電位領域は心房線維化組織を反映しており，心筋の脱落に伴い局所の収縮性が低下するために，造影剤の局所からの排出が遅延する．この現象は MRI において造影遅延（delayed enhancement：DE）というかたちで描出が可能である．臨床的には MRI で認められた心房の DE 部位は，洞調律中に electroanatomical mapping で記録された双極電位波高 0.5 mV の LVZ 部位とほぼ一致するとされている[7]．

本章では，前項で CARTO システム，本項で EnSite システムについて解説したが，わが国では2016年より RHYTHMIA システムも導入されている．

（大坪豊和，土谷　健）

・・・・・・・・・・・・・・・・・・・・・ 文献 ・・・・・・・・・・・・・・・・・・・・・

1) Yamaguchi T et al：J Interv Card Electrophysiol **37**：111-120, 2013
2) Yamaguchi T et al：J cardiol **72**：19-25, 2018
3) Yamaguchi T et al：Europace **12**：1698-1706, 2010
4) Miyamoto K et al：Europace **11**：1597-1605, 2009
5) Rolf S et al：Circulation **7**：825-833, 2014
6) Yamaguchi T et al：J Cardiovasc Electrophysiol **27**：1055-1063, 2016
7) Oakes R et al：Circulation **7**：1758-1767, 2009

第8章 EPSで用いる薬剤：いつ，なぜ使う

1 isoproterenol, atropine, β遮断薬

A. isoproterenol, atropine, β遮断薬の作用機序

- isoproterenolおよびatropineは心筋細胞膜L型Caチャネルをリン酸化し，β遮断薬はこれを抑制する．

図1に示すように，β受容体刺激は促進性G蛋白（Gs）を介してアデニル酸シクラーゼを活性化し，細胞内サイクリックAMP（cAMP）濃度を上昇させる．これがプロテインキナーゼAを介して細胞膜のL型Caチャネルをリン酸化する．この結果，洞結節では自動能亢進，房室結節では伝導促進，病的な心室筋やPurkinje線維では早期後脱分極（early afterdepolarization：EAD）や遅延後脱分極（delayed afterdepolar-

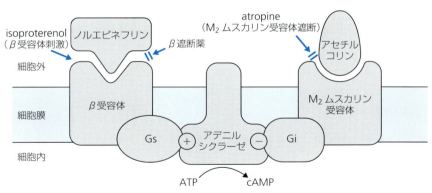

図1 β受容体とM₂ムスカリン受容体の関係
isoproterenolはβ受容体刺激薬であり，促進性G蛋白（Gs）を介しアデニル酸シクラーゼを活性化し，細胞内のサイクリックAMP（cAMP）濃度を上昇させる．一方，atropineはM₂ムスカリン受容体を遮断するため，結果的にアデニル酸シクラーゼを活性化し，isoproterenolに類似した薬理効果を発揮する．
Gs：促進性G蛋白，Gi：抑制性G蛋白，ATP：アデノシン三リン酸，cAMP：サイクリックアデノシン一リン酸

ization：DAD）からの撃発活動（triggered activity）が生じやすくなる．β遮断薬はβ受容体を競合的に遮断するために逆の効果になる．一方，atropine は M_2 ムスカリン受容体を遮断し，細胞内 cAMP 濃度上昇をもたらし，結果的に isoproterenol に似た薬理効果（陽性変時および陽性変伝導作用）を発揮する．

B. isoproterenol と EPS

●isoproterenol は頻脈性不整脈の誘発およびアブレーション後の確認に不可欠である．

1. 投与法

筆者は，生理食塩水 500 mL に isoproterenol［プロタノール-L 注（0.2 mg）］を溶解し，輸液セットを清潔な状態で電極カテーテルのシースにつなぎ，点滴筒内の滴下量を目視で確認しながらクランプを調節している．心拍数および血圧の変動を確認しながら適宜増減する．正確を期す際には，輸液ポンプを介して 1 μg/分で持続注入するのが一般的であるが，この投与量では過剰に心拍数が上昇したり血圧が低下したりする症例があるので注意を要する．

2. 発作性上室頻拍

発作性上室頻拍（paroxysmal supraventricular tachycardia：PSVT）のなかでも，房室結節リエントリー頻拍（atrioventricular nodal re-entrant tachycardia：AVNRT）の誘発には isoproterenol 負荷を必要とすることが多い．これは，房室結節が Ca チャネル依存性の組織でありβ受容体刺激に感受性が高いためである．安静時には室房伝導すら認められないが，isoproterenol 負荷によって房室結節を介した室房伝導が出現し，AVNRT が誘発可能になる症例をしばしば経験する．遅伝導路アブレーション後の成功確認にも isoproterenol は必須である．AVNRT では，心房期外刺激で jump-up 現象が消失することが遅伝導路完全離断の指標であるが，若年者では完全離断に至らないことが多い．この場合，isoproterenol 負荷下で，jump-up 現象を伴う心房エコーが 1 発までしか認められなければ成功と判断する．

Wolff-Parkinson-White（WPW）症候群の副伝導路は Na チャネル依存性の組織であり，通常，isoproterenol に対する感受性はない．では WPW 症候群に対する EPS およびアブレーションに isoproterenol が不要かというと，決してそんなことはない．アブレーションが導入される以前は，isoproterenol 負荷下で心房期外刺激を入れて副伝導路の順行性不応期測定を測定し，ハイリスク群を同定していた．最近では，副伝導路アブレーションの成功率は 100％ 近く，この過程（isoproterenol 負荷下での副伝導路の順行性不応期測定）を経ずにアブレーションが行われることが多い．筆者は，標的とする副伝導路離断後の isoproterenol 負荷の重要性を強調したい．図 2 は 56 歳男性の WPW 症候群の例で，発作性心房細動（偽性心室頻拍）のみがドキュメントされていた．EPS で僧帽弁輪前側壁の副伝導路を介した房室回帰頻拍（atrioventricular reciprocating tachycardia：AVRT）が容易に誘発され（図 2A），アブレーションによって副伝導路は離断されて室房伝導は消失した．しかし isoproterenol を負荷したところ，His 束電位記録部位（HBE）を最早期とする室房伝導が出現し，別の PSVT が誘発された（図 2B）．この室房伝導は，減衰伝導特性を示さず ATP にも感受性を示さなかったことから，副伝導路を介した室房伝導と判断した．したがって PSVT は，isoproterenol 負荷によって新たに顕在化した副伝導路を介した AVRT と診断した．順行性の副伝導路離断後，isoproterenol 負荷後に副伝導路を介した順行性伝導が再発する場合もある．「副伝導路の離断をもって成功とする」のではなく，離断後も十分量の isoproterenol 負荷を行い，別の副伝導路が顕在化しないか，あるい

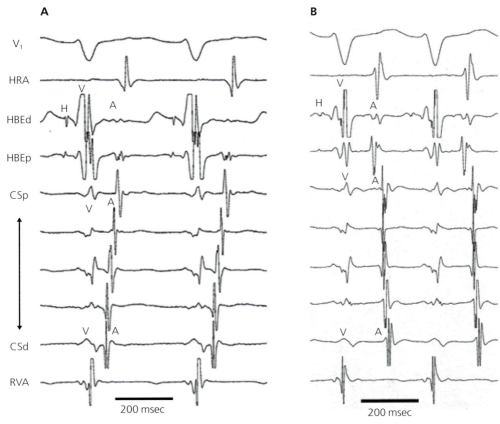

図2 isoproterenol 負荷後に顕在化した副伝導路(56歳男性)
A：EPS で僧帽弁輪前側壁の副伝導路を介した房室回帰頻拍（atrioventricular reciprocating tachycardia：AVRT）が容易に誘発された．
B：僧帽弁輪の副伝導路離断後，isoproterenol を負荷したところ，His 束電位記録部位（HBE）を最早期とする室房伝導が出現し，AVRT が誘発された．この室房伝導は，isoproterenol 負荷によって新たに顕在化した副伝導路を介したものと診断した．
HRA：高位右房，HBE：His 束，CS：冠静脈洞，RVA：右室心穿部，H：His 束電位，V：心室電位，A：心房電位

は AVNRT や心房頻拍など他の種類の不整脈が誘発されないかを観察する必要がある．

3. 特発性心室頻拍

特発性心室頻拍（idiopathic ventricular tachycardia：IVT）や心室期外収縮（premature ventricular contraction：PVC）を標的にするアブレーションでは，EPS 中に VT や PVC が出現しないとアブレーションそのものが困難になる．病棟のモニター心電図では VT や PVC が頻発していたのに，カテ室入室後にはまったくみられなくなることも少なくない．右室流出路起源 VT（RV-OT-VT）の機序のほとんどは撃発活動であり，交感神経緊張状態で誘発されやすい．しかし，運動負荷と isoproterenol に対する感受性は個々の症例によって異なる．たとえば運動負荷で容易に出現・増加するが，isoproterenol では出現・増加が認められないという場合である．アブレーション前に運動負荷と isoproterenol 負荷を行い，VT や PVC がどちらに感受性が高いか確認しておくとよい．VT や PVC が isoproterenol 負荷中ではなく，負荷終了後の心拍数が低下する時相（recovery phase）で出現する症例も多い．

verapamil 感受性左室起源 VT はリエントリー性であるが，誘発に isoproterenol が必要な場合が多い．高用量を要することもある．

4. 器質的心疾患に伴う VT および心室細動（ventricular fibrillation：VF）

陳旧性心筋梗塞や拡張型心筋症など器質的心疾患による VT の維持機序の多くはリエントリーである．isoproterenol によってリエントリー VT の誘発率は 5～20％程度増加する．植込み型除細動器（implantable cardioverter defibrillator：ICD）の適応決定，アブレーションの標的となる VT の誘発などに有用である．

C. atropine と EPS

● atropine は頻拍の誘発や徐脈性不整脈の重症度評価に有用である．

1. 投与法

atropine 注 0.5 mg を 1/4～1 アンプル（A）静注する．皮下注もしくは筋注で使用する場合もある．本来は診断のために使用するが，EPS 中の不意の迷走神経過緊張による徐脈や血圧低下への対処に使用する場合も少なくない．筆者は以前，自主研究のために薬理学的除神経［atropine 注（0.5 mg），5 A 弱静注］を受けたことがあるが，それから数時間，目は眩しく（散瞳），口渇，尿閉に苦しんだ．それ以来，「硫アトは使っても 2 A まで」との原則にしている．著しい洞不全症候群などで心拍数を保ちたいときは，atropine で急場をしのいで，速やかに isoproterenol の持続静注に切り替えるようにしている．実際，atropine の抗徐拍化効果は一時的なものであり，ペースメーカまでの「つなぎ」としては isoproterenol の持続静注を優先する．

2. 頻脈性不整脈誘発

atropine の薬理効果は isoproterenol に似ており，PSVT，心房頻拍などの誘発に使用する．心室不整脈の誘発に使用する機会は少ない．頻拍が isoproterenol で誘発されずに atropine で誘発可能になる場合もある．

3. 徐脈性不整脈の診断

洞不全症候群患者では，洞機能不全の原因が，内因性か，自律神経機能障害あるいは外的因子（投与薬剤）によるかを見きわめることが治療法の決定に重要である．自律神経の影響を除外する目的で薬理学的自律神経遮断術を行う．atropine 0.04 mg/kg＋propranolol 0.2 mg/kg を静注し評価する[1]．自律神経遮断後の心拍数が内因性心拍数（intrinsic heart rate：IHR）である．基準値は，(118.1－年齢)×0.57 の±14％（45 歳未満）あるいは±18％（45 歳以上）である．内因性心拍数が基準値未満の場合は「内因性洞結節機能障害」と判定され，正常を示す場合は「自律神経調節障害」と判定される[1]．房室ブロックにおける atropine の意義は高い．簡単にいえば，「atropine に反応しブロックが消失すれば機能性で良性，反応が悪くブロックが残存すれば器質性でペースメーカが必要」ということになる．図 3 は，健康診断の心電図で完全房室ブロック（無症状）を指摘された 13 歳女性の EPS 時の記録である．EPS 時，2：1 房室ブロックであったが（図 3A），atropine 注 1 mg の静注により，I 度房室ブロックを伴うものの 1：1 伝導になった（図 3B）．運動負荷でも 1：1 伝導が容易に回復した．日本循環器学会のガイドライン[2]に従い，ペースメーカ植込みは行わずに経過観察とした

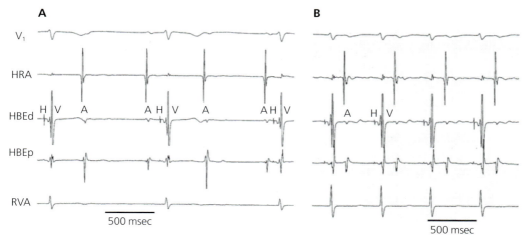

図3 atropine で 1：1 伝導が回復した高度房室ブロック（13 歳女性）
A：高度房室ブロック（AH ブロック）
B：atropine 注 1 mg の静注により，I 度房室ブロックを伴う 1：1 伝導が回復した．
HRA：高位右房，HBE：His 束，RVA：右室心尖部，H：His 束電位，V：心室電位，A：心房電位

D. β遮断薬と EPS

● β遮断薬を通常の EPS に使用する機会は少ない．器質的心疾患の electrical storm には有用である．

EPS 中にβ遮断薬の注射剤を使用することは通常ない．頻脈性不整脈に対し EPS による薬効評価が盛んに行われていた頃は，β遮断薬を含む経口抗不整脈薬投与前後の頻拍誘発を目的とした EPS が多く行われていたが，最近は ICD の普及もあり一般的でない．

通常の頻脈性不整脈は交感神経緊張によって誘発されやすくなるが，Brugada 症候群や早期再分極症候群における VF は夜間，迷走神経緊張時に生じることが多い．したがって，理論的にはβ遮断薬投与によって VF が誘発されやすくなる可能性がある．実際に，筆者はこれまで夜間に VF がドキュメントされ，通常の EPS で VF が誘発されなかった Brugada 症候群および早期再分極症候群の数例に，propranolol 負荷下に EPS を行ったことがあるが，やはり VF は誘発されなかった．あらためてこれらの疾患における EPS 解釈の難しさを実感した．

EPS に直接関係しないかもしれないが，筆者がβ遮断薬注射を使用する機会が多いのは器質的心疾患を有する患者の electrical storm への対処時である．たとえば，ICD 植込み後，amiodarone 内服中に血行動態が保たれた VT が頻発する場合がある．血圧に注意しながら propranolol（インデラル注射液 2 mg）を 1/4 A ゆっくり静注し，さらに VT に対する効果を確認しながら 1 A までゆっくり静注する．VT 抑制効果が認められた場合には，持続点滴静注に切り替えることもある．最近は landiolol（オノアクト点滴静注用 50 mg または 150 mg）を使用する機会が増えてきた．

（髙橋尚彦）

文 献

1) Jose AD：Am J Cardiol **18**：476-478, 1966
2) 日本循環器学会ほか：不整脈の非薬物療法ガイドライン（2011 年改訂版）．http://www.j-circ.or.jp/guideline/pdf/JCS2011_okumura_h.pdf（2018 年 12 月閲覧）

2 ATP（アデノシン三リン酸）

アデノシンは体内で生成されるヌクレオシドである．アデノシンを基本構造に，リン酸基が3つ結合したものがATP（アデノシン三リン酸）である．生体内のATPは蛋白合成，シグナル伝達，筋収縮などさまざまな生理活動における原動力となっている．体外から投与されたATPは血中で迅速に分解されアデノシンとなり，心筋細胞ではアデノシン受容体（P1受容体）に結合することによって，洞徐脈，房室ブロックなどの反応を引き起こす．アデノシンの半減期は10秒以内ときわめて短いことから，特に房室結節リエントリー頻拍（atrioventricular nodal reentrant tachycardia：AVNRT）や房室回帰頻拍（atrioventricular reciprocating tachycardia：AVRT）の停止目的に汎用されている．また，洞結節リエントリー頻拍（sinus node reentrant tachycardia：SNRT）や，撃発活動の遅延後脱分極を機序とする一部の心房頻拍（AT）や心室頻拍（VT）においても停止効果が認められている．さらに，アデノシンのさまざまな薬理効果を利用して，カテーテルアブレーションの治療効果判定を行う試みもなされており，ATPは治療薬としてだけではなく，EPSにおける重要なツールとなっている．

P1受容体に結合する．P1受容体は，アセチルコリン感受性Kチャネル（K_{Ach}）を活性化するため，外向き電流であるアセチルコリン感受性K電流（IK_{Ach}）が増加する．また，P1受容体がM_2ムスカリン受容体と同じシグナル伝達系を利用しているため，P1受容体はM_2ムスカリン受容体の作用，すなわちアセチルコリンと同一の作用を示す．したがって，βアドレナリン受容体の作用には拮抗し，L型Caチャネルが抑制され，内向き電流であるL型Ca電流（ICa-L）が減少する．これらの反応によって，心筋細胞の活動電位持続時間は短縮し，静止膜電位は過分極して，Ca依存性の活動電位は抑制されることから，洞結節には陰性変時作用（洞徐脈），房室結節には陰性変伝導作用（房室ブロック），心房筋には陰性変力作用（収縮力の低下）が生じる．またICa-Lの抑制は，心室筋などにおいてカテコラミン誘発性の撃発活動である遅延後脱分極を抑制する可能性がある[1]（図1）．

B. 臨床における使用方法

● ATPは半減期が短いため，急速静注と「後押し」が大切である．

ATPは半減期が短く蓄積性がないため，頻拍の停止や鑑別目的に汎用される．短い半減期のため十分な薬効を得るためには，末梢の静脈ルートから投与する場合，急速な注入とともに10 mL程度の生理食塩水などで行ういわゆる「後押し」も大切である．投与部位や投与量によって効果は異なるが，通常は1回量として5～10 mgから開始し，効果が得られない場合には20 mg程度まで増量することが多い．中心静脈から投与する場合には，末梢静脈からの投与量よりも少量で効

A. 薬理作用

● アデノシンはアセチルコリンと同一の作用を示す．
● アデノシンはβアドレナリン受容体拮抗作用を示す．

静注されたATPは，血中で数秒のうちにアデノシンに分解される．心臓においてアデノシンは

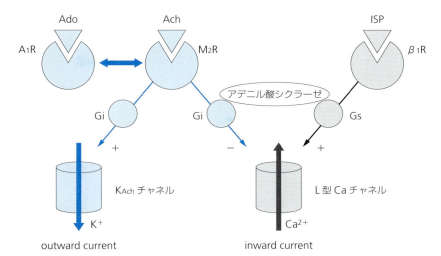

図1 心筋細胞におけるアデノシンの薬理作用
アセチルコリンは M_2 ムスカリン受容体によるG蛋白の活性化を介して，アセチルコリン感受性Kチャネル（K_{Ach}チャネル）を開き，アデニル酸シクラーゼのG蛋白による二重制御によって，$β_1$アドレナリン受容体の作用に拮抗し，L型Caチャネルを閉じる．A_1プリン受容体を介したアデノシンの作用は，このM_2ムスカリン受容体を介したアセチルコリンの作用と，同じシグナル伝達系を利用している．
Ado：アデノシン，A_1R：A_1プリン受容体，Ach：アセチルコリン，M_2R：M_2ムスカリン受容体，ISP：isoproterenol，$β_1R$：$β_1$アドレナリン受容体，Gi：抑制性G蛋白，Gs：促進性G蛋白

発現が期待できる．アデノシンはβアドレナリン受容体に対して拮抗作用があることから，気管支攣縮を誘発する恐れがあり，気管支喘息患者に対する使用には十分な注意が必要である．また，dipyridamole にはアデノシン分解酵素の阻害作用があり[2]，dipyridamole 内服患者ではアデノシンの効果が増強するため，使用量を通常の半量程度にすべきである．一方で，theophylline やカフェインなどのメチルキサンチンには，アデノシン受容体に対する拮抗作用があるため，これらの薬剤を使用していると，アデノシンの効果は減弱する．

C. 上室頻拍（SVT）に対する作用

●ATPは頻拍の停止だけでなく，頻拍回路や起源の推定にも役立つ．

アデノシンの薬理作用を考慮すると，ATPによって停止可能な頻拍は洞結節や房室結節を回路に含むリエントリー頻拍，すなわちSNRT，AVNRT，AVRTと考えられる．遅延後脱分極による撃発活動を機序とするATでは一過性の抑制効果が認められるものの，停止後すぐに再開してしまうのが一般的である．一方で，心房細動（AF）や心房粗動（AFL），洞結節や房室結節を回路に含まないリエントリーAT，外科的切開線の周囲を旋回する incisional リエントリーAT などでは，ATPによる停止は期待できないが，ATPを使用する

ことによってATP感受性頻拍を鑑別から除外することができる．また，ATPによって故意に房室ブロックを作成して頻拍の房室伝導比を低下させると，QRS波に隠れていたP波あるいはF波の形態解析が可能となり，頻拍回路や起源の推定に役立つことがある．また，少量のATPで停止可能なATP感受性房室結節近傍（Koch三角頂点）起源リエントリーAT（ATP感受性AT）[3]は，リエントリーの電気生理学的特徴を有するATで，ATPに感受性がある点において興味深い頻拍であり，電気生理学的にはfast-slow型AVNRTとの鑑別がとても大切である（第6章-4「房室結節リエントリー頻拍をめぐる新しい展開」参照）．

D. 心室頻拍（VT）に対する作用

●VTに対するATPの効果は限定的である．

心室筋にはK_{Ach}がないため，VTに対するATPの効果は限定的である．ATPは陳旧性心筋梗塞などの器質的心疾患を有する例に認められるマクロリエントリーを機序としたVTには無効である．一方で，カテコラミン誘発性の遅延後脱分極を機序とするVTに対しては，同様の機序を有するATと同じように一過性の停止効果が期待できる．特発性VTのうち右室流出路を起源とするものは，isoproterenol負荷や心室頻回刺激で誘発され，propranolol，verapamilで抑制可能なことが多い．このタイプのVTはさまざまな迷走神経刺激法で停止できることも多く，機序として撃発活動が推測されていることから，ATPにも停止効果が期待できる．特発性VTでも，右脚ブロックと上方軸を呈し，頻拍回路にPurkinjeネットワークを含むことが推測されているリエントリー性特発性VTは，verapamilが有効だがATPは無効である．しかし，Purkinjeが関与しているVTでもfocal Purkinje VTと呼ばれる一群は，機序として撃発活動が推測されており，ATPに停止効果が期待できる．

E. EPSにおける有用性

●ATP感受性を評価するために1～3 mgの少量から投与する．

●ATPによる左房-肺静脈間再伝導は，心房細動の再発と関連する．

EPSあるいはカテーテルアブレーションにおいては，ATPが有している房室結節の伝導抑制作用や心房筋の活動電位持続時間短縮作用，ATP投与後の反応性交感神経緊張などを利用して，頻拍の鑑別や治療効果判定などがなされている．

1. WPW症候群に対するカテーテルアブレーション

副伝導路は特殊な例外を除き固有心筋に類似した性質を有しているため，ATPによる影響は受けない．この性質を利用すれば，ATPを投与することによって下記の所見あるいは反応を観察することが可能である．

① ATPを投与し房室結節を介した房室伝導（正常AV伝導）がブロックされることによって，房室伝導は純粋な副伝導路を介した房室伝導（副伝導路AV伝導）となる．そのときの洞調律または心房ペーシング中の心室最早期興奮部位は，副伝導路の心室端近傍と考えられ，通電部位特定のための情報となる．

② 房室結節を介した室房伝導（正常VA伝導）がブロックされることによって，室房伝導は純粋な副伝導路を介した室房伝導（副伝導路VA伝導）となる．このときの心室ペーシング中の心房最早期興奮部位は，副伝導路の心房端近傍と考えられ，通電部位を特定する決め手となる．この反応は，副伝導路が正常房室結節の近くに

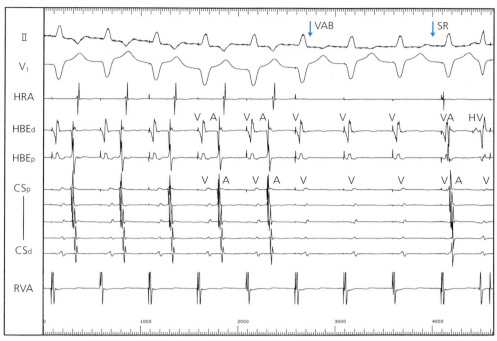

図2 ATPによる室房ブロックの出現
　カテーテルアブレーションによる副伝導路離断後，心室ペーシング中にATP 20 mgを急速静注した．数秒後に一過性室房伝導ブロックとなったため，この室房伝導はATP感受性であり，正常房室結節を介するものと判断した．
　HRA：高位右房，HBE：His束，CS：冠静脈洞，RVA：右室心穿部，VAB：室房ブロック，SR：洞調律，V：局所心室電位，A：局所心房電位，H：局所His束電位

存在する場合や，正常VA伝導の不応期が短く伝導速度が速いか，あるいは副伝導路VA伝導の伝導速度が遅い場合など，副伝導路VA伝導が正常VA伝導に隠れてしまう場合に有効な手段となる．
③副伝導路への通電後，正常VA伝導が存在している場合は，ATP投与によって正常VA伝導にブロックを誘発させてみる．このとき房室解離となれば，副伝導路VA伝導は完全に離断されたと考えられるが，一部の例において，ATPを投与して正常AV伝導のブロックを作ると副伝導路AV伝導が顕在化したり，正常VA伝導のブロックを作ると副伝導路VA伝導が顕在化したりすることがある．この現象は，正常房室結節を介した伝導が，潜在性に副伝導路に影響を与えるため（linking現象）[4]に生じるものと考えられ，副伝導路への追加通電を必要とする所見と捉えることができる（図2）．

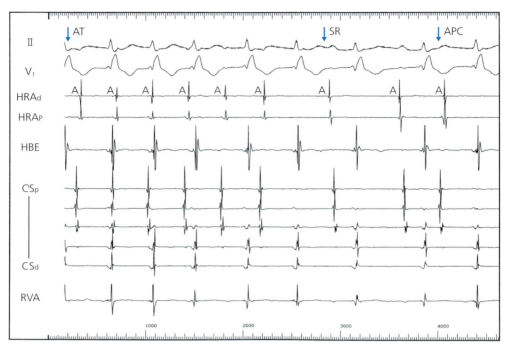

図3 ATPによる心房頻拍（AT）の停止（ATP感受性AT）

もともと房室伝導が不良なATに対して，ATP 1 mgを急速静注した．ATは停止したが，すぐに，ATと同型の心房期外収縮（APC）が出現した．
HRA：高位右房，HBE：His束，CS：冠静脈洞，RVA：右室心尖部，AT：心房頻拍，SR：洞調律，APC：心房期外収縮，A：局所心房電位

2. ATP感受性かどうかの判定

薬理作用を考えれば，洞結節や房室結節を回路内に含むリエントリー頻拍か，遅延後脱分極の撃発活動を機序とした頻拍は，ATPで停止可能であるが，どの不整脈も同じような容量で停止するとはかぎらない．特に，ATP感受性ATでは，1～3 mg程度のごく少量で再現性を持って頻拍が停止する．ATP感受性ATとfast-slow型AVNRTの鑑別には，詳細な電気生理学的検討を必要とすることが多いが，ATPに対する反応をみることはとても重要である．すなわち，いずれの頻拍もATPで停止可能だが，房室伝導を延長させないほど少量のATPで頻拍が停止すれば，ATP感受性ATの可能性が高いと考えられる（図3）．

3. 心房細動（AF）に対するカテーテルアブレーション

AFのカテーテルアブレーションでは，肺静脈隔離術が標準的手技である．ATP投与による一過性徐脈時や，その後に続く反応性頻脈時に，心房期外収縮と，それを契機としたAFが誘発されることがあり，AFの起源を推定することに有用な可能性がある．これは，ATPによる副交感神経刺激や反射性の交感神経緊張を利用した心房細動誘発法と考えられる．また，肺静脈を隔離し，両方向性ブロックを確認したのちにATPを投与すると，一過性に左房肺静脈間の伝導が再開することがある[5]．この現象はisoproterenolの投与のみでは認められないことから，ATPによる心房筋の活動電位持続時間ならびに不応期の短縮作用が主たる要因と考えられている．こうした症例では，AFの再発率が増加することから，伝導再

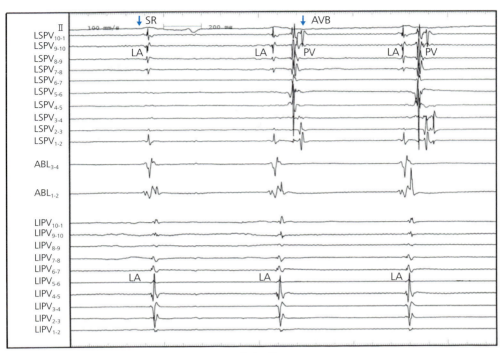

図4 ATPによる左房-左上肺静脈間の一過性伝導再発
カテーテルアブレーションによる肺静脈隔離術後，洞調律中にATP 20 mgを急速静注した．一過性房室ブロックが出現するのとほぼ同じタイミングで，左房-左上肺静脈間の伝導が再発した．
SR：洞調律，AVB：房室ブロック，LA：左房電位，PV：肺静脈電位，LSPV：左上肺静脈，ABL：アブレーションカテーテル電位，LIPV：左下肺静脈

開部へ追加通電を行うことで再発率を減少させる試みがなされている[6]．ただし，近年使用頻度の増えているクライオバルーンによるアブレーションでは，一定の冷却温度と十分な復温時間が得られた場合には，ATPによる一過性再伝導の発生率が極めて低いとの報告もある[7]．しかし，ATPの投与量が確立していないこと，肺静脈隔離を完了してからATPを投与するまでの時間が確立していないこと，ATPによる再伝導が一過性のため伝導再開部位への正確な追加通電が難しいこと，ATPによる伝導再開部位と長期的な再発時の伝導再開部位が必ずしも一致しない可能性があることなどの問題点もあり，長期成績との相関について議論がなされている（図4）．

（関田　学，中里祐二）

文献

1) Lerman BB et al：Circulation **83**：1499-1509, 1991
2) Klabunde R et al：Eur J Phamacol **93**：21-26, 1983
3) Iesaka Y et al：J Cardiovasc Electrophysiol **8**：854-864, 1997
4) Gonzalez MD et al：Circulation **83**：1221-1231, 1991
5) Arentz T et al：J Cardiovasc Electrophysiol **15**：1041-1047, 2004
6) Hachiya H et al：J Cardiovasc Electrtophysiol **18**：392-398, 2007
7) Ciconte G et al：J Cardiovasc Electrophysiol **25**：845-851, 2014

3 抗不整脈薬

A. カテーテルアブレーション全盛期における抗不整脈薬の位置づけ

● カテーテルアブレーションの進歩により，EPSを用いて抗不整脈薬の薬効評価を行う機会は減少したものの，今日でも抗不整脈薬はEPSにおける重要なツールである．

　不整脈治療としてのカテーテルアブレーションがこれほど一般的となったのは，1990年代に入ってからであり，ごく最近のことである．カテーテルアブレーションが登場する以前のEPSといえば，抗不整脈薬の薬効評価（EPSガイド治療）目的がほとんどであった．

　しかし現在では，EPSはカテーテルアブレーションすることを前提とした術中検査として位置づけられることがほとんどである．すなわち，治療対象とする頻拍の誘発，頻拍機序の解明，そして焼灼ポイントの決定，焼灼効果の判定がEPSの主たる役割となっている．つまり今日では，EPSは頻脈性不整脈をカテーテル治療で「根治」するためのガイドであり，そこに抗不整脈薬を用いることは少なくなっている．

　しかし現在でも，EPS中に抗不整脈薬を投与する機会はしばしばある．それは，カテーテルアブレーションで根治しえない不整脈に対する薬効評価，潜在性の電気生理学的異常を明らかにするといった目的で使用するときである．

B. 抗不整脈薬の基本を知る

● Naチャネル遮断薬は興奮伝導速度を低下することによって，また，Kチャネル遮断薬は不応期を延長することによって，それぞれ抗不整脈効果を発揮する．

● 抗不整脈薬の分類には，Vaughan-Williams分類とSicilian Gambitがある．

1. 心筋の興奮はイオンチャネルによって制御されている

　抗不整脈薬の作用を知るためには，正常な心筋の興奮過程を大まかに理解しておきたい．図1に示すように，心筋は電気的興奮と安静を繰り返しているが，各種イオンチャネルがこの活動電位をつかさどっている．

　心筋細胞内は，安静時には細胞外よりも低い電位（-90 mV）に保たれている．心筋細胞は指令を受けるとまずNaチャネルを開放し，陽イオンであるNa^+が細胞外から細胞内に大量に流入する．その結果，細胞内電位は負電位から正電位となる（脱分極）．これがきっかけとなって，次に膜電位依存性のL型Caチャネルが開口し，細胞外からわずかなCa^{2+}が流入する．細胞内のCa^{2+}濃度が上昇すると，筋小胞体はさらに大量のCa^{2+}を細胞内に放出する．このCa^{2+}がトロポニンCに結合することにより，心筋は収縮する．

　正の電位となった心筋細胞は，次の興奮に移るには負の電位に戻る（再分極する）必要がある．そのためにKチャネルを開口させ，細胞内のK^+を放出させる．

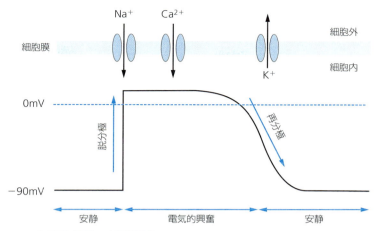

図1 心室筋細胞の活動電位
心筋の電気的興奮（脱分極）を担うのはNaチャネルとCaチャネルで，再分極をつかさどるのはKチャネルである．

表1 抗不整脈薬のVaughan-Williams分類

分類	作用機序		薬剤名
Ia	Na$^+$チャネル抑制 （膜安定化）	活動電位持続時間 延長	quinidine, procainamide, disopyramide, ajmaline, cibenzoline, pirmenol
Ib		活動電位持続時間 短縮	lidocaine, diphenylhydantoin, mexiletine, aprindine
Ic		活動電位持続時間 不変	propafenone, flecainide, pilsicainide
II	β遮断作用		propranololほか
III	活動電位持続時間延長作用		amiodarone, sotalol, nifekalant
IV	Ca^{2+}チャネル遮断		verapamil, diltiazem, bepridil

（Vaughan Williams EM：J Clin Pharmacol **24**：129-147, 1984より引用改変）

2. Naチャネル遮断薬は心筋の伝導速度と収縮能を低下させる

　心筋興奮（脱分極）をつかさどる重要なチャネルがNaチャネルである．したがって，このNaチャネルを遮断することにより，心筋の伝導速度と収縮能が低下する．体表面心電図では，伝導速度の低下を反映してQRS幅が広くなる．伝導速度の低下は，うまくいけば不整脈を停止させてくれるが，かえって新たな不整脈を生み出してしまうこともある（催不整脈作用）．また，Naチャネル遮断薬は心筋収縮能を低下させるため，基礎心疾患を持った症例には使いにくい．

3. Kチャネル遮断薬は心筋の不応期を延長する

　Kチャネルは，Na$^+$やCa$^+$の流入によって脱分極した心筋細胞を，もとの負電位に戻す役割を担っている（再分極）．Kチャネルを遮断すると再分極過程が延長するので，次の脱分極に入るためには時間がかかる（不応期の延長）．この不応期の延長作用によって，Kチャネル遮断薬は抗不整脈作用を発揮する．Kチャネル遮断薬は心筋の収縮能には影響しないため，低心機能例にも比較的使いやすい．しかし，体表面心電図上のQTを延長してtorsade de pointesなどの致死的不整脈を誘発する危険性があるため，投与の際は十分な注意が必要である．

表2 Sicilian Gambit の提唱する薬剤分類の枠組み（日本版）

薬剤	Na fast	Na med	Na slow	Ca	K	If	α	β	M₂	A₁	Na-K ATPase	左室機能	洞調律	心外性	PR	QRS	JT
lidocaine	○											→	→	●			↓
mexiletine	○											→	→	●			↓
procainamide		Ⓐ			●							↓	→	●	↑	↑	↑
disopyramide			Ⓐ		●				○			↓	→	●	↑↓	↑	↑
quinidine		Ⓐ			●		○		○			→	↑	●	↑↓	↑	↑
propafenone		Ⓐ						●				↓	↓	○	↑	↑	
aprindine		Ⓘ		○	○	○						→	↓	●	↑	↑	→
cibenzoline			Ⓐ	○	●				○			↓	↓	○	↑	↑	→
pirmenol			Ⓐ		●				○			↓	↓	○	↑	↑	↑→
flecainide			Ⓐ		○							↓	↓	○	↑	↑	
pilsicainide			Ⓐ									↓→	→	○		↑	
bepridil	○			●	●							?	↓	○			↑
verapamil	○			●				●				↓	↓	○			
diltiazem				●								↓	↓	○			
sotalol					●			●				↓	↓	○			↑
amiodarone	○			●	●			●				→	↓	●			↑
nifekalant					●							→	→	○			↑
nadolol								●				↓	↓	○			
propranolol	○							●				↓	↓	○			
atropine									●			→	↑	●	↓		
ATP										■		?	↓	○			↑
digoxin									●		■	↑	↓	●	↑		↓

（遮断作用の相対的強さ）○：低，● ：中等，● ：高
A：活性化チャネルブロッカー，I：不活性化チャネルブロッカー，■：作動薬
[Jpn Circ J **72**（Suppl IV）：1584, 2008]

4. 抗不整脈薬を大まかに分けた Vaughan-Williams 分類

Vaughan-Williams 分類は，薬剤が活動電位に与える影響によって抗不整脈薬を分類している（**表 1**）．すなわち，I 群は活動電位の最大立ち上がり速度を減少させる薬剤（主に Na チャネル遮断薬），II 群は β 交感神経遮断薬，III 群は活動電位持続時間と不応期を延長させる薬剤，IV 群は Ca チャネルを遮断する薬剤といった具合である．

この分類は大まかで臨床に応用しやすい反面，さまざまな矛盾を抱えている．たとえば，amiodarone は III 群に分類されているものの，Na チャネル遮断作用や β 遮断作用も有している．

5. 抗不整脈薬のプロフィールを一覧表にした Sicilian Gambit

Vaughan-Williams 分類の弱点を克服すべく考案されたのが，Sicilian Gambit（**表 2**）である[1]．Vaughan-Williams 分類と比較すると一見して複雑で，臨床で活用しにくい印象を持つかもしれない．しかし，Sicilian Gambit は抗不整脈薬を無理に分類せず，それぞれが持つ標的分子と作用の強さといったプロフィールを紹介した一覧表であると解釈するとよい．

たとえば純粋に Na チャネルのみを阻害するのは lidocaine，mexiletine，pilsicainide であることが読み取れる．そのうち lidocaine と mexiletine は Na チャネルとの結合・解離速度の速い

fast drugと呼ばれ，Naチャネル遮断作用は弱い．pilsicainideはNaチャネル遮断作用が強いため，左室機能を低下させ，心機能低下例には使用しにくい．一方，純粋にKチャネルのみを遮断する薬剤はnifekalantである．これは心機能に与える影響は少ないが，QT時間を延長させるので注意が必要である．その他の薬剤はNaチャネルとKチャネルの両方を遮断するものが多い．amiodaroneに至ってはCaチャネル遮断作用や交感神経β遮断作用まであわせもつ，マルチチャネルブロッカーである．このように，個々の薬剤が標的とする分子を的確に読み取れることが，Sicilian Gambitの最大の利点といえる．

C. EPSで抗不整脈薬をいつ使うか

- カテーテルアブレーションによる根治が困難な心室不整脈に対する薬効評価を，EPSガイドで行う場合がある．
- 潜在的な徐脈の存在を明らかにするために，EPS中に抗不整脈薬を投与する．
- カテーテルアブレーションのターゲットとする不整脈がプログラム刺激により誘発されない場合，抗不整脈薬の投与により誘発可能になることがある．

1. EPSによる薬効評価（EPSガイド治療）

a. 上室頻拍

カテーテルアブレーションが一般的治療として確立される以前は，EPSで上室頻拍を誘発し，抗不整脈薬による停止効果や予防効果を検討することは広く行われていた．しかしながら，今日では心房細動を除く上室性不整脈（心房頻拍，心房粗動，房室結節リエントリー頻拍，房室回帰頻拍）に対するカテーテルアブレーションの成功率は，おおむね90％以上である．したがって，現状ではこれらの頻拍に対してEPSによる薬効評価を行うことはほとんどない．

b. 特発性心室頻拍（特発性VT）

特発性VTに対するカテーテルアブレーションの有効性も高く，上室頻拍と同じ理由で，今日EPSガイド治療は通常行われない．

c. 器質的心疾患に合併した心室頻拍（VT）

VTに対するカテーテルアブレーションの成績もめざましく向上しているが，特発性VTを除くとその成功率はいまだ満足のいくものではない．特に，心筋症に合併したVTは，多源性であったり心外膜側に起源を有することも多く，カテーテルアブレーションによって完全に抑制できないこともしばしばである．そのような場合には植込み型除細動器（ICD）も考慮されるが，VTに対するショック治療が頻繁に行われる場合は，VT予防目的に薬物療法が必要となる．

VT予防のための抗不整脈薬選択にあたっては，発作頻度が高くICDのバックアップが存在すれば，ある程度のトライ・アンド・エラーも可能である．たとえば週に1回程度認めていたVT発作が，ある薬剤の経口投与開始後1ヵ月間で生じなかったのであれば，その薬剤はVT予防に臨床的に有効であるといえる．しかし，年に2回程度の発作頻度の場合は，薬剤投与後に1ヵ月間発作が生じなくても，有効とは判定できない．また，ICDショックに対する患者の苦痛が強い場合にも，このような臨床的効果判定法は用いにくいであろう．

このような場合には，EPSで薬剤投与前後のVTの誘発性を確認する，いわゆるEPSガイド治療が有用である．図2にそのEPSガイド治療が奏効した症例を示す．

EPSガイド治療は症例を選べば有用な手段であるが，いくつかの限界がある．まず，プログラム刺激によるVTの誘発に再現性があることが薬効評価の前提条件となる．また，EPS中と日常生活中とでは自律神経の状態が大きく異なるため，臨床的なVTがEPSで誘発されるとはかぎらない．

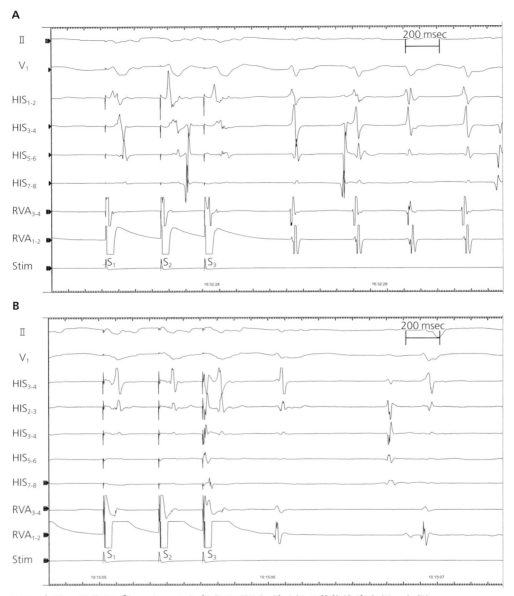

図2 カテーテルアブレーションに加えて EPS ガイドの薬物治療を行った例

51歳男性．拡張相肥大型心筋症にVTを合併した．

A：EPSでは，右室心尖部からの心室2連期外刺激（S_1S_1 600 msec, S_1S_2 330 msec, S_2S_3 260 msec）で容易にVTは誘発された．このほかにも，少なくとも6種類のVT波形を確認した．カテーテルアブレーションを施行した後にICD植込みを行ったが，VTは再発してICDショックが作動した．

B：経口で sotalol 320 mg/日を投与して再度EPSを施行したところ，同様の心室刺激でもVTは誘発不能であった．その後はVTの再発を認めず，ICDショックから解放されている．

さらに，心筋症などの基礎疾患がある場合は，その進行により不整脈基質が時間的に変化していく可能性がある．

また，EPSガイド治療が患者の生命予後を改善するか否かは議論のあるところである．Wilberらは，院外心停止患者（急性心筋梗塞に関連したものを除く）166例に対するEPSガイド治療の効果を検討した[2]．EPSで有効な薬剤が確認できた症例は，薬剤が無効であった症例と比べて有意に心停止の再発が少なかった．一方で，ESVEM（Electrophysiologic Study versus Electrocardiographic Monitoring）研究ではEPSガイド治療は生命予後を改善しなかったと報告されている[3]．しかしながら，ESVEM研究ではamiodaroneなど現在主流の抗不整脈薬が用いられていなかったという問題はある．

いずれにせよ，EPSガイドの有無にかかわらず，現時点では突然死の二次予防としての薬物療法はICD治療に勝ることはない[4,5]．したがって，特に基礎心疾患を伴った低心機能症例における心室不整脈に対しては，EPSで抗不整脈薬の効果を認めたとしてもこれを過信せず，まずICD治療を優先すべきである．そのうえで，ICD作動を回避するためのツールとしてカテーテルアブレーションと薬物療法を考えたい．

2. 潜在性（薬剤性）洞不全症候群の診断に抗不整脈薬を用いる

洞不全症候群（sick sinus syndrome：SSS）が疑われる症例で，Holter心電図などでその証拠がつかめない場合にEPSが施行される．洞機能の評価としてはoverdrive suppression testが頻用されている（第6章-1「洞不全症候群」参照）．無投薬状態で洞結節回復時間（SNRT）の延長が有意に認められなかったとき，抗不整脈薬を負荷してoverdrive suppression testを追加で行うことがある．すなわち，①病歴上，失神の症状が抗不整脈薬内服中に生じている場合，②SSSが強く疑われるものの，無投薬の状況でSNRTがボーダーラインで判定に窮する場合（ペースメーカ適応と思われるが，患者説明用に客観的なデータが必要な場合），などである．

図3にpilsicainideを負荷してoverdrive suppression testを施行した例を呈示する．無投薬状態でSNRTは1,552 msecとボーダーラインであったが，pilsicainide 50 mgの静注後には，これが4,352 msecと著明に延長し，薬剤性の洞不全症候群と診断した．

3. 潜在性房室ブロックを抗不整脈薬で診断する

洞不全症候群の場合と同様に，失神の原因として一過性の房室ブロックが考えられるが，非観血的検査で証拠が得られない場合にEPSが行われる．atropine投与や心房ペーシングにより心房レートを上昇させても房室ブロックの出現がない場合に，抗不整脈薬負荷試験を考慮する．Ⅰa群抗不整脈薬はHis-Purkinje系の伝導を抑制する作用がある．Ⅰa群抗不整脈薬の投与によりHV時間が2倍以上に延長するか，またはⅡ度以上の房室ブロックが出現した場合に，潜在的な房室伝導障害が存在すると判定する．もちろん高度房室ブロックが出現する可能性のある試験であり，心室バックアップペーシングの準備を万全にしてから施行すべきである．

4. 心房粗動が安定しない場合の抗不整脈薬投与

心房粗動に心房細動が合併する頻度は高い．心房粗動に対してカテーテルアブレーションを行うつもりであっても，マッピング中にときどき心房細動に変化して頻拍が安定しないといった，いわゆる「心房粗細動」という状態に陥ることも多い．以前より，心房細動に対してⅠc群薬を投与していると，心房細動が通常型心房粗動に変化する症例があることが知られている．これを利用して，心房細動が心房粗動のアブレーション手技を邪魔する場合には，Ⅰc群薬（例：pilsicainide）の静注を行うと心房粗動が安定することがある．

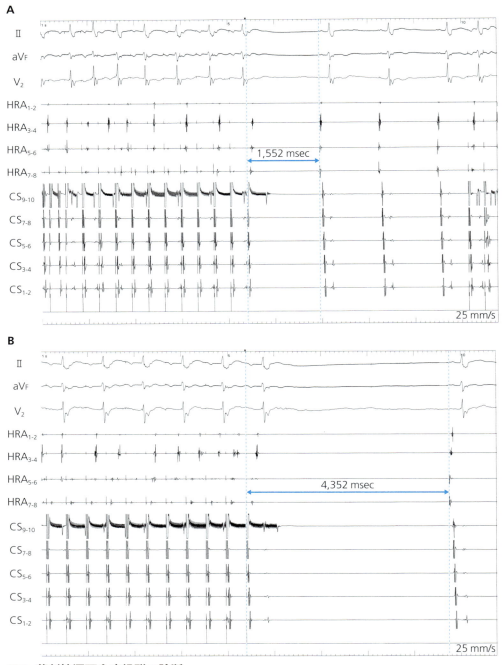

図3 薬剤性洞不全症候群の診断
60歳女性．上室頻拍に対してpilsicainideが投与されていたが，めまいの症状を訴えた．
A：冠静脈洞入口部（CS$_{9-10}$）からのペーシングによるoverdrive suppression testを行うと，無投薬状態でのmax SNRTは1,552 msecとボーダーラインであった．
B：pilsicainide 50 mg静注後には，max SNRTが4,352 msecと著明に延長し，薬剤性の洞不全症候群と診断した．

5. verapamil 感受性心室頻拍の誘発に抗不整脈薬を用いる

　verapamil 感受性心室頻拍は，器質的心疾患のない症例にも発症するVTで，カテーテルアブレーションにより根治が可能である．しかし，心室（または心房）のプログラム刺激を行っても，頻拍が誘発されないことはよく経験される．この場合，まずは isoproterenol の 0.005～0.05 μg/kg/分の投与を行うことにより 60～70％の症例で誘発可能となる．それでも誘発されない場合は，pilsicainide の少量投与（0.14 mg/kg）が有効な場合がある[6]．その機序は明らかではないが，おそらく Na チャネル遮断薬がリエントリー回路の緩徐伝導部位を顕在化させる（伝導をより遅延させる）ことによると考えられる．

（加藤武史）

文献

1) Circulation **84**：1831-1851, 1991
2) Wilber D et al：N Engl J Med **318**：19-24, 1988
3) Mason JW；ESVEM Investigators：N Engl J Med **329**：445-451, 1993
4) Hennersdorf MG et al：Cardiology **99**：190-197, 2003
5) AVID Investigators：N Engl J Med **337**：1576-1583, 1997
6) Nagai T et al：Pacing Clin Elecrophysiol **29**：549-552, 2006

索引 INDEX

β遮断薬	378, 381
2：1房室ブロック	106, 193
2枝ブロック	107
3枝ブロック	108
Ⅰ度房室ブロック	105
Ⅱ度房室ブロック	105
Ⅲ度房室ブロック	107

欧文

A
A型WPW症候群	125
abnormal automaticity	73
absolute refractory period（ARP）	61
accelerated idioventricular rhythm	74
activation mapping	285
Adams-Stokes症候群	91
advancement	77
AH時間	54
amiodarone	248, 259
anisotropic conduction	149
arrhythmogenic right ventricular cardiomyopathy（ARVC）	263
ATP（adenosine triphosphate）	119, 382
——感受性	386
——感受性心房内リエントリー頻拍	165
atrial recovery time（ART）	95
atrial tachycardia（AT）	5
atrioventricular nodal reentrant tachycardia（AVNRT）	5, 146, 365, 378
atrioventricular reciprocating tachycardia（AVRT）	5
atropine	377, 380

B
B型WPW症候群	125
Bachmann束	52
bepridil	248
bispectral index（BIS）	29
Brugada症候群	328, 334
bundle branch reentrant tachycardia（BBRT）	266

C
CARTOシステム	215, 231, 351
chaotic atrial tachycardia	196
compact AV node	34
concealed entrainment	216, 252, 278, 285
concealed fusion	253
constant fusion	78
cool-down現象	172, 204
corrected sinus node recovery time（CSNRT）	89, 95
Coumel現象	10
crista terminalis	52
CT像	18

D
decremental conduction	68
delayed afterdepolarization（DAD）	75
dexmedetomidine	30
differential atrial overdrive pacing法	118
differential pacing法	180
double potentials	79, 180
double response tachycardia	157
double tachycardia	207
double ventricular response	149, 158

E
early afterdepolarization（EAD）	74
Ebstein奇形	125
ectopic atrial tachycardia	195
ectopic automaticity	74
effective refractory period（ERP）	58
electrical storm	371
enhanced AV nodal conduction（EAVNC）	143
EnSiteシステム	216, 364
entrainment	75, 78, 152, 177, 253, 265, 285

F
Fabry病	279
Fallot四徴症	279
fascicular VT	269
fast-slow型AVNRT	150, 158
fatigue現象	86
fragmentation	79
fragmented electrogram	79
functional refractory period（FRP）	59

G
gap junction	57
gap現象	82

H
Haloカテーテル	42
head-up tilt試験	102
His-Purkinje系関連頻拍	266
HVブロック	112
HV時間	55

I
implantable cardioverter defibrillator (ICD)	258, 329, 337, 350	
inappropriate sinus tachycardia (IST)	5, 172, 210	
incisional atrial tachycardia	196, 368	
interfascicular reentrant tachycardia (IFRT)	268	
intra-atrial reentrant tachycardia (IART)	166, 172, 196	
intracardiac echo catheter	37	
intrinsic heart rate (IHR)	87, 93	
inverse relationship	119	
isoproterenol	377, 378	

J
James束	120, 143
Jervell & Lange-Nielsen症候群	340
jump-up現象	63, 79, 148, 378

K
Kチャネル遮断薬	389
Kent束	120, 140

L
Lassoカテーテル	43
linking現象	385
local abnormal ventricular activity (LAVA)	360
long QT syndrome (LQTS)	340
long RP' tachycardia	158, 171, 204
Lown-Ganong-Levine (LGL) 症候群	143

M
Mahaim線維	120, 142
Marshall靱帯	239
Mobitz II型房室ブロック	106
monophasic action potential (MAP)	342
mother rotor theory	218
multiple wavelet theory	229

N
Naチャネル遮断薬	389
Narula法	89, 96

O
orthodromic AVRT	116
overdrive facilitation	86
overdrive pacing	75
overdrive suppression	86, 89, 93, 204
── test	94

P
P1電位	270
P2電位	270
pace mapping	26, 285
pacemaker-mediated tachycardia	72
paroxysmal atrial tachycardia (PAT) with block	193
paroxysmal supraventricular tachycardia (PSVT)	141, 378
Pd電位	270
peeling back現象	85
Pentarayカテーテル	37
peri-compact node atrial pacing	163
permanent form of junctional reciprocating tachycardia (PJRT)	134
pharmacological autonomic blockade (PAB)	93
pleomorphic VT	275
post pacing interval (PPI)	78, 177
Pp電位	270
precordial maximum deflection index (MDI)	296
progressive fusion	78
propofol	30
pseudo AVNRT	162
Purkinje線維	270
Purkinje不整脈	266
P波形	7

Q
QRS alternance	10
QT延長症候群	340
QT短縮症候群	348

R
R wave duration index	290
R/S amplitude ratio	291
relative refractory period (RRP)	61
reset	75
return cycle	77
Romano-Ward症候群	340
roof line	240
Rubenstein病型分類	91

S
secondary pause	95
short QT syndrome (SQTS)	348
Sicilian Gambit	390
sick sinus syndrome (SSS)	91, 393
sinoatrial conduction time (SACT)	87, 95
sinus node modification	175
sinus node recovery time (SNRT)	89, 94
sinus node reentrant tachycardia (SNRT)	171
slow Kent束	134, 141, 204
slow-fast型房室結節リエントリー頻拍 (AVNRT)	7, 147, 152, 155, 157
slow-slow型房室結節リエントリー頻拍 (AVNRT)	9, 156
sotalol	248
Strauss法	88, 95
supernormal conduction	85
SVT	383

T
torsade de pointes (TdP)	75, 340, 347

	total recovery time (TRT)	89
	total sinus node ablation	175
	triggered activity	74, 193, 195
V	V3現象	266
	Vaughan-Williams 分類	390
	verapamil 感受性	303
	──心室頻拍	271, 303, 395
W	warm-up 現象	172, 204
	Wells 分類	176
	Wenckebach 型房室ブロック	68, 105, 193
	wide QRS 頻拍	116
	Wolff-Parkinson-White (WPW) 症候群	17, 41, 71, 116, 121, 125, 134, 378, 384

和文

あ	アデノシン三リン酸	119, 382
	──感受性心房内リエントリー頻拍	165
い	異常自動能	73
	異所性自動能	74
	異所性心房調律	54
	異所性心房頻拍	195, 204
	一方向性ブロック	73
	異物混入	47
	異方向性伝導	149
	イリゲーションカテーテル	257
う	植込み型除細動器 (ICD)	258, 329, 337, 350
	右脚ブロック	113
	右室流出路起源心室頻拍	284, 286
	右上肺静脈起源心房粗動	187
	右側副伝導路	23
	右房内解剖学的峡部依存型心房粗動	177
え	永続性接合部回帰性頻拍	134
	エコーゾーン	120
	エントレインメント	75, 78, 152, 177, 253, 265, 285
お	横隔神経麻痺	238
か	回復周期	77
	解剖学的峡部依存型心房粗動	177
	解剖学的峡部非依存型心房粗動	187
	拡張型心筋症	274, 275
	過常伝導	85
	下大静脈起源心房粗動	187
	カテーテル操作	34

	カテーテル挿入	30
	カテ室	26
	冠静脈洞心筋	239
	冠静脈洞穿孔	36
	緩徐伝導	73
	完全房室ブロック	107
き	期外刺激	58
	機器の配置	19
	偽性 AVNRT	162
	偽性陽性P波	155
	機能的不応期	59
	脚間リエントリー頻拍	266
	脚枝間リエントリー頻拍	65, 268, 314
	逆方向性房室回帰頻拍	5
	逆行性P波	162
	ギャップ結合	57
	胸部単純X線像	17
く	クライオバルーンアブレーション	232
け	経左室逆行性アプローチ	37
	経心房中隔アプローチ	37
	撃発活動	74, 193, 195
	血栓症	46
	減衰伝導	68
	顕性 WPW 症候群	55, 125
	顕性早期興奮症候群	55
こ	高周波通電	257
	高度房室ブロック	106
	高頻度駆動ペーシング	75
	高頻度駆動抑制試験	94
	抗不整脈薬	388
	興奮旋回	73
	興奮伝導	52
	──時間	58
さ	左脚後枝領域型 VT	317
	左脚枝後乳頭筋型 VT	319
	左脚前枝領域型 VT	317
	左室上部中隔起源頻拍	300
	左室内マッピング法	36
	左室流出路起源心室期外収縮	292, 369
	左上大静脈遺残	17, 229
	左上肺静脈起源心房頻拍	207
	左側 Kent 束	37
	左側副伝導路	22, 37, 38
	──アブレーション法	36
	左房 roof line	240

索引		
左房起源心房粗動	188	
左房峡部線状焼灼	239	
左房-食道瘻	243	
左房内解剖学的峡部依存型心房粗動	184	
三次元マッピングシステム	19	
三尖弁輪起源心房頻拍	10	

し
シース挿入	31	
ジギタリス中毒	193	
持続性洞徐脈	91, 92	
室房伝導	72	
修正洞結節回復時間	89, 95	
順方向性房室回帰頻拍	5, 116	
上室頻拍	383	
上大静脈隔離	238	
上大静脈起源心房頻拍	9	
上肺静脈間線状焼灼	240	
上部中隔型VT	317	
静脈麻酔薬	30	
徐脈頻脈症候群	91, 92	
心エコー像	17	
心外膜起源頻拍	292, 296, 298	
心腔内エコーカテーテル	37	
心サルコイドーシス	279	
心室エコー	66	
心室期外刺激	64, 169	
心室期外収縮	24, 369	
心室筋	72	
──内リエントリー	66	
心室細動	300, 328, 336, 348	
心室内伝導遅延	16	
心室二重応答	149, 158	
心室頻回刺激	72	
心室頻拍	384	
心室不整脈	283	
──ストーム	249	
心臓突然死リスク評価	274	
心タンポナーデ	46, 242	
心嚢液貯留	46	
心房エコー	67	
心房回復時間	95	
心房期外刺激	63	
心房期外収縮	221	
心房細動	24, 44, 218, 372, 386	
──アブレーションによる合併症	45	
──ドライバー	230	
心房粗細動	393	

心房粗動	15, 23, 42, 176, 356
心房中隔穿刺法	37, 39
心房内リエントリー頻拍	166, 172, 196, 204
心房頻回刺激	68
心房頻拍	5, 193

せ
切開痕性心房頻拍	196
絶対不応期	61
潜在性WPW症候群	121
潜在性エントレインメント現象	216, 265, 278, 279, 285
先天性QT延長症候群	75

そ
早期後脱分極	74
早期興奮症候群	41, 42
相対不応期	61
総洞周期長回復時間	89
僧帽弁周囲時計方向回転型心房粗動	184
僧帽弁輪前壁起源頻拍	300
束枝内リエントリー頻拍	269
促進心室固有調律	74
塞栓症	46

た
第3相ブロック	84
第4相ブロック	84
大動脈弁右冠尖起源心室頻拍	294, 295
大動脈弁左冠尖起源心室頻拍	290
大動脈弁閉鎖不全症	47
多形性心室頻拍	300
多源性心房頻拍	196
単相性活動電位	342
タンポナーデ	242

ち
遅延後脱分極	75
陳旧性心筋梗塞	245
鎮静方法	29

て
デルタ波	16
電極カテーテル	21, 34

と
洞結節	56
──回復時間	89, 94
──修飾術	175
──焼灼術	175
──リエントリー頻拍	5, 171
洞停止	92
洞不全症候群	86, 91, 393
洞房伝導時間	87, 95
洞房ブロック	92
洞房リエントリー頻拍	214

索引

な
	時計方向回転型心房粗動	176, 177, 184
な	内因性心拍数	87, 93
に	二次性洞停止	95
	二相性P波	155
の	ノイズ対策	27
	脳梗塞	243
	乗り込み現象	78
は	肺静脈隔離	222
	肺静脈起源心房頻拍	199
	肺静脈狭窄	243
	肺静脈造影	235
	肺静脈頻拍	229
	肺動脈起源心室頻拍	286
	バルーンアブレーション	232
	反時計方向回転型心房粗動	176
	反復型心房頻拍	194
	反復性心室興奮	64
	反復性心房興奮	66
ひ	非虚血性心疾患	262
	肥大型心筋症	278
	非リエントリー型脚枝VT	313
	非リエントリー性二重応答性頻拍	157
	頻回刺激	67
ふ	不応期	58
	副伝導路	116, 141
	——間房室回帰頻拍	5
	不整脈源性右室心筋症	16, 263
	不適切洞頻脈	172, 210
	分界稜	52

へ
へ	ペースメーカ	258
	——植込み適応基準	102
	——起因頻拍	72
ほ	傍His束ペーシング	117, 205
	房室回帰頻拍	5, 8, 116, 204
	房室解離	12, 13, 72
	房室結節	57, 143
	——インプット	167
	——共通路	34
	——三重伝導路	148
	——二重伝導路	68, 148, 158
	——リエントリー頻拍	5, 6, 8, 41, 146, 204, 365, 378
	房室伝導	53, 68
	房室ブロック	47, 105
	放射線防護キャビン	27
	発作性上室頻拍	5, 21, 141, 378
	ポップ現象	46
ま	マイクロリエントリー心房頻拍	158, 197
	マクロリエントリー心房頻拍	5, 201, 216
む	無秩序型心房頻拍	196
や	薬剤性洞不全症候群	393
	薬理学的自律神経遮断	93
ゆ	有効不応期	58
り	リエントリー	73
	リセット	75
	流出路起源頻拍	283
	——の起源同定	294

EPS概論(改訂第2版)

2011年1月1日 第1版発行	編集者 村川裕二,山下武志
2019年3月10日 改訂第2版発行	発行者 小立鉦彦
	発行所 株式会社 南江堂
	〒113-8410 東京都文京区本郷三丁目42番6号
	☎(出版)03-3811-7236 (営業)03-3811-7239
	ホームページ https://www.nankodo.co.jp/
	印刷・製本 日経印刷
	装丁 花村 広

Textbook of EPS, 2nd Edition
© Nankodo Co., Ltd., 2019

定価はカバーに表示してあります.
落丁・乱丁の場合はお取り替えいたします.
ご意見・お問い合わせはホームページまでお寄せください.

Printed and Bound in Japan
ISBN978-4-524-24616-8

本書の無断複写を禁じます.
JCOPY〈出版者著作権管理機構 委託出版物〉

本書の無断複写は,著作権法上での例外を除き禁じられています.複写される場合は,そのつど事前に,出版者著作権管理機構(電話 03-5244-5088, FAX 03-5244-5089, e-mail: info@jcopy.or.jp)の許諾を得てください.

本書をスキャン,デジタルデータ化するなどの複製を無許諾で行う行為は,著作権法上での限られた例外(「私的使用のための複製」など)を除き禁じられています.大学,病院,企業などにおいて,内部的に業務上使用する目的で上記の行為を行うことは私的使用には該当せず違法です.また私的使用のためであっても,代行業者等の第三者に依頼して上記の行為を行うことは違法です.

〈関連図書のご案内〉　　　　　*詳細は弊社ホームページをご覧下さい《www.nankodo.co.jp》

超・EPS・入門
村川裕二・山下武志　編　　　　　　　　　　　　　　　B5判・160頁　定価（本体3,400円＋税）　2016.6.

不整脈学 オンラインアクセス権付
井上 博・村川裕二　編　　　　　　　　　　　　　　　B5判・626頁　定価（本体15,000円＋税）　2012.9.

循環器科の心電図 ECG for Cardiologists
山下武志　編　　　　　　　　　　　　　　　　　　　B5判・224頁　定価（本体6,000円＋税）　2018.7.

むかしの頭で診ていませんか？ 循環器診療をスッキリまとめました
村川裕二　編　　　　　　　　　　　　　　　　　　　A5判・248頁　定価（本体3,800円＋税）　2015.8.

不整脈症候群 遺伝子変異から不整脈治療を捉える
池田隆徳・清水 渉・髙橋尚彦　編　　　　　　　　　　B5判・204頁　定価（本体6,500円＋税）　2015.4.

不整脈デバイス治療バイブル 適応・治療・管理まですべてマスター
草野研吾　監修　　　　　　　　　　　　　　　　　　B5判・358頁　定価（本体10,000円＋税）　2018.7.

心臓デバイス植込み手技（改訂第2版）
石川利之・中島 博　編著　　　　　　　　　　　　　　B5判・204頁　定価（本体7,500円＋税）　2018.3.

こうすれば必ず通過する！PCI医必携ガイドワイヤー"秘伝"テクニック
村松俊哉　編　　　　　　　　　　　　　　　　　　　B5判・294頁　定価（本体8,300円＋税）　2018.2.

達人が教える！PCI・カテーテル室のピンチからの脱出法119
村松俊哉　編　　　　　　　　　　　　　　　　　　　B5判・590頁　定価（本体12,000円＋税）　2014.3.

インターベンション医必携 PCI基本ハンドブック
伊苅裕二　編著　　　　　　　　　　　　　　　　　　B5判・318頁　定価（本体7,200円＋税）　2017.7.

こんなときどうする？ PCIトラブルの対処術
坂田泰史　監修／Gruentzig Club編集委員会・南都伸介・藤井謙司・西野雅巳　編　B5判・186頁　定価（本体5,500円＋税）　2018.8.

TAVI実践マニュアル
林田健太郎　監修／OCEAN-SHD研究会　編／山本真功・渡邊雄介　編集協力　B5判・210頁　定価（本体6,500円＋税）　2018.8.

冷凍カテーテルアブレーション治療ハンドブック
沖重 薫　著　　　　　　　　　　　　　　　　　　　A5判・140頁　定価（本体4,200円＋税）　2017.7.

心室頻拍のすべて
野上昭彦・小林義典・里見和浩　編　　　　　　　　　B5判・352頁　定価（本体11,000円＋税）　2016.11.

循環器疾患最新の治療2018-2019
永井良三　監修／伊藤 浩・山下武志　編　　　　　　　B5判・538頁　定価（本体10,000円＋税）　2018.1.

循環器内科ゴールデンハンドブック（改訂第4版）
半田俊之介・伊苅裕二・吉岡公一郎　監修　　　　　　新書判・610頁　定価（本体4,800円＋税）　2018.4.

誰も教えてくれなかった 心筋梗塞とコレステロールの新常識
伊苅裕二　著　　　　　　　　　　　　　　　　　　　A5判・146頁　定価（本体2,800円＋税）　2018.3.

末梢血管疾患診療マニュアル
東谷迪昭・尾原秀明・金岡祐司・水野 篤　編　　　　　B5判・494頁　定価（本体14,000円＋税）　2018.3.

グロスマン・ベイム 心臓カテーテル検査・造影・治療法（原書8版）
絹川弘一郎　監訳　　　　　　　　　　　　　　　　　B5判・1,336頁　定価（本体30,000円＋税）　2017.5.

本日の内科外来
村川裕二　編　　　　　　　　　　　　　　　　　　　A5判・336頁　定価（本体4,600円＋税）　2018.3.

リアルワールドデータの真っ赤な真実 宝の山か，ごみの山か
山下武志　著　　　　　　　　　　　　　　　　　　　A5判・140頁　定価（本体2,700円＋税）　2017.7.

定価は消費税率の変更によって変動いたします．消費税は別途加算されます．